临床麻醉应用与病例分析

主编 郭 瑜 等

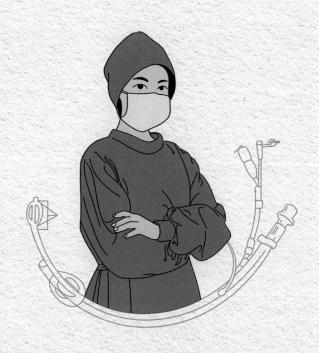

河南大学出版社
HENAN UNIVERSITY PRESS

·郑州·

图书在版编目（CIP）数据

临床麻醉应用与病例分析 / 郭瑜等主编 . —— 郑州：
河南大学出版社，2022.11
ISBN 978-7-5649-5365-2

Ⅰ . ①临 ... Ⅱ . ①郭 ... Ⅲ . ①麻醉学 Ⅳ. ① R614

中国版本图书馆 CIP 数据核字 (2022) 第 219385 号

责任编辑：林方丽
责任校对：聂会佳
封面设计：河南树青文化

出版发行：河南大学出版社
地址：郑州市郑东新区商务外环中华大厦 2401 号
邮编：450046
电话：0371-86059750（高等教育与职业教育出版分社）
　　　0371-86059701（营销部）
网址：hupress.henu.edu.cn
印　　刷：广东虎彩云印刷有限公司
版　　次：2022 年 11 月第 1 版
印　　次：2022 年 11 月第 1 次印刷
开　　本：787 mm × 1092 mm　1/16
印　　张：25
字　　数：562 千字
定　　价：128.00 元

（本书如有印装质量问题，请与河南大学出版社营销部联系调换）

编委会

主　编　**郭　瑜**　曹县人民医院

　　　　陈　琛　北京大学深圳医院

　　　　李燕则　北京大学深圳医院

　　　　杨　光　深圳大学附属华南医院

　　　　张一帆　河源市人民医院

主编简介

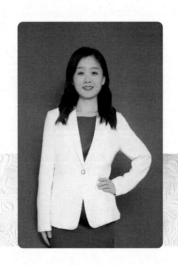

郭 瑜

本科毕业于潍坊医学院，主治医师。现工作于曹县人民医院。一直从事临床麻醉工作，在中、大型手术麻醉，危重患者抢救方面积累了丰富的经验，能够开展各临床科室手术的麻醉，擅长宫、腹、胸腔镜等微创手术麻醉、介入科室手术的麻醉及无痛分娩、无痛人流及无痛胃肠镜检查、超声内镜的诊治及内镜下治疗（ESD、EMR、POEM及ERCP）的麻醉，特别在疑难危重患者麻醉、困难气道处理、控制性降压、各入路动静脉穿刺置管、高位硬膜外阻滞、颈臂丛神经阻滞方面有独到之处，同时还担任医院及学校聘任的临床教学工作。

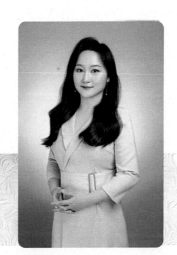

陈琛

　　本科毕业于徐州医科大学麻醉学院，研究生毕业于中山大学医学院麻醉学专业，主治医师。师从中山大学肿瘤防治中心麻醉科主任曾维安教授，现工作于北京大学深圳医院麻醉科。曾于中山大学肿瘤防治中心、中山大学第一附属医院、广东省人民医院心血管研究所进行为期三年的住院医师规范化培训。主持参加科研课题 1 项，发表中文及英文论文多篇。

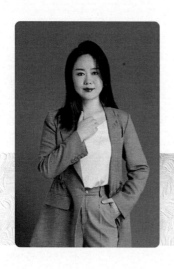

李燕则

  硕士毕业于山西医科大学，主治医师。现工作于北京大学深圳医院麻醉科。擅长多种麻醉技术和相关常见疾病的诊断及治疗，对危重患者麻醉抢救诊治积累了一定的临床经验，可灵活应用超声进行各种神经阻滞麻醉，曾于《中华麻醉学》期刊编辑部学习3个月。发表国家级核心期刊论文及国家级普刊论文2篇。

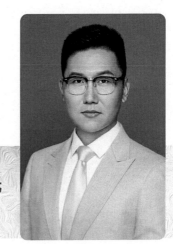

杨 光

　　主治医师，医学硕士。先后工作于山东省烟台市烟台山医院（三级甲等）及深圳大学附属华南医院。从事一线临床麻醉工作近 10 年。擅长神经阻滞技术、床旁超声诊断技术、困难气道管理、围术期血流动力学监测、术中保护性肺通气管理等。主要研究方向为围术期重要器官保护（心、肺）、超声可视化技术的临床应用（超声引导下神经阻滞和重要脏器评估）及老年患者术后认知功能障碍的病理生理机制；熟悉各个亚专科手术的麻醉管理并掌握各种麻醉操作技术，参与大量围术期血液管理流程制定及麻醉科质量控制等工作；在急危重创伤患者、高龄患者及危重产科麻醉等领域有着较为丰富的临床经验。

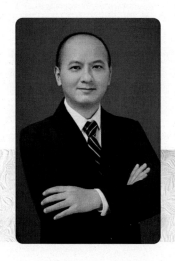

张一帆

毕业于赣南医学院，主治医师。现工作于河源市人民医院。从事临床麻醉工作多年，具有相当丰富的理论与实践经验。参与市级科研 1 项，发表了《允许性低血压在不同年龄腰椎手术中的可行性》等文章。

前　言

　　21世纪以来，国民经济持续稳定增长，医疗保险体系逐步完善，同时临床医疗卫生技术的手段也在不断地更新和应用。由于临床手术数量的增加、中国老龄化的加剧，以及医学技术的不断发展，各种因素综合作用推动了麻醉专业的发展。同时，随着临床医学各科对麻醉需求的增加，麻醉科的工作内容已不再局限于手术室。就目前而言，麻醉科工作涉及广泛，从院前急救、复苏，到术前麻醉门诊、术中麻醉、术后镇痛以及术后重症监护治疗，都已成为麻醉科的工作领域。麻醉科医师需要在一台手术中从注射药物开始就对生命机能进行良好维护，调控因手术操作所致的内环境紊乱，降低手术和麻醉相关并发症及死亡率，最终改善患者的预后和长期转归。为此，我们特组织编写了此书。

　　本书主要介绍了两方面的内容：一是介绍了临床麻醉技术应用、手术麻醉的特点和选择，以及并发症等的防治；二是通过筛选临床经典麻醉病例，对麻醉经过、病例讨论做出了具体的讲解，充分展示了麻醉在临床上的应用策略。全书内容实用，结构编排合理，文字简练，有较好的阅读价值，也为麻醉工作者提供了实践性的指导方向，同时也希望能加强麻醉界的信息交流，向更高要求的麻醉专业方向发展。

　　本书在编写过程中，由于各编者的编写风格不尽一致，且编写水平有限，故书中难免存在疏漏之处，恳请广大读者不吝指正，以期再版时完善。

编　者

目 录

上篇　临床麻醉

下篇 麻醉病例

参考文献

上篇　临床麻醉

第一章　全身麻醉技术

第一节　全身麻醉技术概述

全身麻醉的主要目标是在提供睡眠、遗忘、无痛和最佳手术状态的同时，尽最大可能保障患者的安全。全身麻醉的选择主要取决于患者病情、手术方法和麻醉设备。围术期管理包括手术前、手术中和手术后的综合处理。麻醉计划包括麻醉前准备、麻醉诱导、麻醉维持、苏醒、是否回 ICU（重症监护室）和术后镇痛的多种方法。根据术中患者可能出现的生理变化和手术方式改变，麻醉医师需要调整麻醉计划。

一、术前准备

当患者接受麻醉前用药时，麻醉医师即承担了责任，生命体征不稳定的高危患者应由一名麻醉医师陪同送进手术室。

1. 麻醉前评估

对择期手术，麻醉前评估通常在手术前一天进行；对日间手术，麻醉前评估可能在术前几分钟到几周进行；对急诊手术，麻醉前评估通常在术前几分钟到几小时进行。在麻醉实施前，麻醉医师要复习患者的现病史、既往病史、手术麻醉史和药物过敏史，生化和辅助检查、会诊记录、患者生命体征和用药情况。必须确保绝对禁食状态（NPO），择期手术的成人患者禁食固体食物时间应大于 6 小时，禁水大于 4 小时；对患儿术前禁食水的时间可适当放宽，如 6 ~ 36 个月大的患者可以规律进食液态或固体食物到诱导前 6 小时，清亮液体到诱导前 2 ~ 3 小时。实施麻醉前要获得患者或其委托人的知情同意。施行麻醉者要对患者进行气道评估。

2. 血容量

患者可能因长期的禁食、严重的疾病、出血、发热、呕吐、服用利尿药，或者术前肠道准备而引起血容量不足。术前应估计血容量不足的程度，诱导前尽量充分补液。成人禁食的液体缺乏量可以按照下式进行估计：［60 mL/h+（体重 −20）×1 mL/h］× 禁食时间（h）。缺乏的血容量一般在诱导前至少补充一半，其余的在术中补充。

3. 静脉通路

外周静脉导管的大小和数量取决于手术方法、预计的失血量和是否需连续静脉给药。如果需要快速输液或输血，至少需要放置一个 14 G 或 16 G 静脉导管。如果在快速输液的同时需要连续静脉给药，则需要再放置一个静脉导管。如果需要监测中心静脉压并连续给予心血管活性药物，则需要放置中心静脉导管。

4. 术前用药

（1）焦虑：手术前患者处于高度紧张状态，麻醉医师未进行过访视的患者更是如此。麻醉医师通过术前访视、与患者交流、安慰和关心患者可以缓解这种焦虑。通常不需要给予术前药，但对大手术和术前极度焦虑的患者，手术前一天的晚上和手术当天可以口服苯二氮䓬类药（如地西泮、咪哒唑仑），另外，手术当日可加或不加小剂量阿片类药（如芬太尼、吗啡）。口服的地西泮在手术前 30 ～ 60 分钟以少量水服下，剂量取决于患者的年龄、病情和预期的出院时间。对老年、危重患者，给予术前药后，应监测生命体征，并准备好复苏设备。

（2）中和胃酸和减少胃内容量的药物：当患者发生误吸的危险性增加时（如患者刚进食、外伤、病态性肥胖、怀孕、有胃部手术史，或者有反流病史），要使用中和胃酸、减少胃内容量的药物。

5. 监测

在麻醉诱导前，连接标准的监测仪，监测心电图、无创血压和脉搏血氧饱和度。对老年危重患者、合并有心脑血管疾病患者和大手术患者，在诱导前应置入动脉导管和中心静脉导管连续监测有创动脉压和中心静脉压，诱导后应监测体温。如果有创性监测为手术所需（如患者择期主动脉手术时所使用的中心静脉导管），则可在诱导后安置。

6. 特殊准备

外伤、心脏、胸部、主动脉、神经系统和颈动脉的手术对患者有很大的危险，需延长严密监测和精心处理的时间，术前应确认 ICU 病床，急诊手术者应安排好患者的术后病床。

二、麻醉诱导

诱导使患者失去意识，同时抑制反射。这时，完全依靠麻醉医师来维持患者的内环境稳定和生命安全。

1. 手术室环境

环境应当温暖和安静，以使正常工作者所有的注意力集中在患者身上。

2. 诱导时体位

麻醉诱导时患者通常取仰卧位，四肢以解剖中立位舒适地放于平坦的床面上，将头部稍抬高，安放在枕上固定，处于鼻孔朝天位置。

3. 诱导方法

诱导方法的选择取决于患者的年龄、病情、是否进食、是否饱胃、是否是困难气道和患者的意愿。

静脉诱导：诱导前打开氧气，氧气流量大于 5 L/min，将面罩轻柔地放在患者面部以供氧，随后静脉注入麻醉性镇痛药（芬太尼、舒芬太尼或阿芬太尼等）和静脉麻醉药（丙泊酚、依托咪酯、硫喷妥钠或氯胺酮等）。患者意识消失后，应继续给予静脉麻醉药和（或）吸入麻醉药，同时根据手术需要决定是否给予肌肉松弛药。患者可能持续自主通气或需辅助通气。

吸入诱导：当呼吸道不畅或者为了推迟放置静脉导管（如儿科患者），应先采用吸入麻醉药维持自主呼吸。诱导前打开氧气，氧气流量大于 2 L/min，开启吸入麻醉药（如氟烷或七氟醚），从低浓度开始，然后每 3 ~ 4 次呼吸增加 0.5% 的浓度，直到麻醉深度可满足静脉置管或置入喉罩或气管插管。另一种方法是用高浓度低刺激性的药物（如氟烷或七氟醚），可采用单次肺活量吸入诱导来完成。吸入麻醉的分期可参考乙醚麻醉的分期：第一期（遗忘期）：从麻醉开始至神志消失。大脑皮质开始抑制。一般不在此期施行手术。第二期（兴奋期）：从神志消失至呼吸转为规律。因皮质下中枢释放，患者呈现挣扎、屏气、呕吐、咳嗽、吞咽等兴奋现象，对外界反应增强，不宜进行任何操作。第三期（手术麻醉期）：从呼吸规律至呼吸麻痹为止。其又分为 4 级。第 1 级：从规律的自主呼吸至眼球运动停止。大脑皮质完全抑制，间脑开始抑制。第 2 级：从眼球运动停止至肋间肌开始麻痹。间脑完全抑制，中脑及脊髓自下而上开始抑制。第 3 级：从肋间肌开始麻痹至完全麻痹。脑桥开始抑制，脊髓进一步抑制。第 4 级：从肋间肌完全麻痹至膈肌麻痹。脑桥、脊髓完全抑制，延髓开始抑制。第四期（延髓麻痹期）：从膈肌麻痹开始至呼吸、心搏停止。一般手术常维持在第 1、2 级。在腹腔或盆腔深处操作，为了获得满意的肌肉松弛，可暂时加深至第 3 级。

肌内注射氯胺酮和咪哒唑仑，直肠给予美索比妥和口服咪哒唑仑，通常适用于小儿的诱导。

4. 气道管理

在麻醉诱导期间，患者的气道通畅至关重要。对于已经预计的困难气道患者，采用清醒气管插管最安全。已麻醉的患者可以选择面罩、口咽或鼻咽通气道、普通喉罩、可弯曲喉罩、双管喉罩或者气管内导管（ETT）等气道管理工具来管理气道。气道管理工具的选择取决于患者的情况和手术方式，原则是安全、有效和微创。如计划使用气管插管，则应使用肌松药，以便于喉镜置入和气管插管；如计划使用喉罩，肌松药使用取决于外科手术方式；体表和四肢手术，可以不使用肌松药，保留自主呼吸；腹腔内手术则需要使用肌松药。当患者处于误吸危险时，应使用快速诱导。

5. 喉镜置入和插管

喉镜置入和插管可能会引起重度交感神经反应，表现为高血压和心动过速。这些反应通过事先给予静脉麻醉药、吸入麻醉药、麻醉性镇痛药、利多卡因或 β – 受体阻滞剂来减弱。

6. 手术体位

通常在全身麻醉诱导后安置手术体位。把仰卧位的麻醉患者改为半坐位或头高脚低位，可能会引起低血压，因为此时患者缺乏完善的代偿性血流动力反射。给患者安置手术体位时应当按严格的步骤进行，密切监测患者的血压和心率，并密切注意患者的气道和呼吸。麻醉医师应当确保患者的头和四肢受到保护，并且充分地垫好，以防受压而产生局部缺血和神经损害。患者的颈部和四肢要防止过度伸展和旋转过度。

三、维持期

当患者处于足够的麻醉深度，完成诱导和置入气道管理工具后，就进入维持期，从手术开始起，一直持续到手术结束为止。麻醉医师需要密切监测患者，维持其内环境稳定（生命体征、酸碱平衡、体温、凝血功能和血容量）和调整麻醉深度。

1. 麻醉深度

通过观察血压、心率、呼吸、体动反应、流泪等生理现象和对手术刺激的反应来评估麻醉深度。麻醉医师应了解手术步骤，并预见手术刺激的变化而相应地调整麻醉深度。麻醉深度不足表现为来自躯体的反应（比如：体动、咳嗽、呼吸方式的变化）或者是来自自主神经系统的反应（心动过速、血压升高、瞳孔放大、出汗、流泪）。躯体反应可以给予足够量的静脉麻醉药或吸入麻醉药和麻醉性镇痛药，并给予肌松药加以缓解。自主神经系统反应可以给予足量的静脉麻醉药或吸入麻醉药和麻醉性镇痛药、局部麻醉药和自主神经阻滞剂（β – 受体阻滞剂）来解除。自主神经反射也可能是由非手术刺激（如缺氧、高碳酸血症、低血容量）引起的。麻醉医师必须辨别血流动力学的变化是因手术操作引起的（如出血、腔静脉受压、肾上腺处理），还是因麻醉深度改变导致的自主神经反应所引起的。对于老年危重患者和大手术患者，如条件许可，可以监测 BIS（脑电双频指数）值以指导麻醉药物的给予，避免麻醉过深或过浅。

2. 方法

（1）使用吸入麻醉药和少量麻醉性镇痛药可保留自主呼吸。吸入麻醉药的浓度依据患者有无体动（如果没有使用肌松药）、血压（将随着麻醉加深而下降）和呼吸频率（将随着麻醉加深而下降）的变化而调整。如需用 N_2O，应保证充足的供氧量。在患者有封闭的充气体腔时（如气胸、颅腔积气、肠梗阻、眼科手术中玻璃体注气）应禁止使用高浓度 N_2O。

（2）使用 N_2O– 麻醉性镇痛药 – 吸入麻醉药 – 肌肉松弛药的技术时，N_2O 浓度通常为50% ~ 67%。N_2O 的应用可减少麻醉性镇痛药的用量和吸入麻醉药的浓度。根据患者心率和血压来调整麻醉性镇痛药的用量和吸入麻醉药的浓度。合用肌松药和阿片类药物的患者必须使用控制通气以防通气不足。瑞芬太尼和舒芬太尼可以使用 TCI（靶控输注）技术给予。应计算麻醉性镇痛药的总用量和知晓各种麻醉性镇痛药的时量相关半衰期，芬太尼、舒芬太尼和阿芬太尼手术接近结束前半小时不宜大剂量使用，以避免术后苏醒延迟和通气不足；使用瑞芬太尼的患者，在手术结束前，应该根据术后疼痛的大小采取相应的措施给予术后镇痛。

（3）全凭静脉麻醉可以使用 TCI 或持续输注技术给予异丙酚和麻醉性镇痛药，加或不加肌肉松弛药。这项技术特别适用于支气管镜检查和激光气道手术，也可用于其他手术的麻醉维持，并且可快速苏醒。

（4）以上这几种方法经常复合使用。N_2O 和麻醉性镇痛药通常与静脉麻醉药或吸入性麻醉药结合使用。多种麻醉药合用可避免大量使用单一麻醉药及可能存在的毒性。同时，不利的药物的相互作用会随着所使用的麻醉药的种类的增多而增加。

3. 肺通气

肺通气在全身麻醉期间可以保留自主呼吸或控制呼吸。

（1）自主呼吸时，麻醉医师可以通过呼吸的频率与方式来判断麻醉的深度。患者可以在有或没有辅助的情况下通过面罩、喉罩、气管内插管进行自主呼吸。呼吸功能在手术中可能严重受损，原因包括：患者的疾病、体位、胸部受到外部压力，手术操作（如腹腔内注气、开胸、手术区纱布垫填塞）和药物（如麻醉性镇痛药）。大多数吸入麻醉药和麻醉性镇痛药会抑制呼吸，其程度与剂量相关，使二氧化碳分压（$PaCO_2$）中度升高。

（2）控制呼吸虽然可以使用面罩或喉罩，但如果需要长时间地控制呼吸，则通常要使用气管内插管和麻醉机。健康患者呼吸参数的设置：潮气量 8 ~ 12 mL/kg，呼吸频率 8 ~ 12 次/分，同时监测吸气峰压、脉搏血氧饱和度和呼气末 CO_2。当呼吸道压力过高（大于 30 cmH$_2$O）或者发生变化时，需立即查找原因，可能是因为气管导管阻塞或者移位导致导管过深、肺顺应性增加、肌松恢复，或者手术引起的压迫。呼吸道压力骤降表明呼吸环路漏气，应该立即改为手控呼吸，检查呼吸回路。

（3）通气状况的判定：通过观察患者、胸部听诊、麻醉机呼吸参数的监测（如通气风箱的运动、潮气量、呼吸频率和气道压）、麻醉气体监测仪（如呼气末 CO_2）和生命体征监护仪（如脉搏血氧饱和度）来判断通气是否充分。必要时进行动脉血气分析来调节通气。如果气体交换不足，可通过采用手控通气、改变呼吸参数的设置、增加吸入氧气的浓度、使用呼气末正压通气或者其他特殊的通气方式（如高频通气）来改善通气，同时寻找通气不充分的原因并处理。

4. 静脉输液

（1）手术中所需的静脉输液：①维持液量按下式计算：［60 mL/h+（体重 –20）×1 mL/h］× 时间（h）。在失血较少的手术（如手的手术），这是术中输液的主要部分。②"第三间隙损失"是由手术创伤引起的组织水肿造成的，不显性丢失是由气道和手术切口的水分蒸发引起的。这些损失是难以估计的，可能相当大［高达 20 mL/（kg·h）］，主要取决于手术的部位和范围。不显性丢失量在发热的患者会有所增加。③失血量可能是难以估计的。要观察吸引瓶中的液量，同时计算可能吸入的其他液体（如冲洗液、腹腔积液）。用过的纱布要检查和称重，手术部位流失的血液和流在地板上的血液量要进行估计。如果失血量大，应连续监测 HCT（血细胞比容）和 Hb（血红蛋白）。

（2）进行静脉输液以补充术前的体液缺乏和术中的丢失：①用晶体液来补充维持液、蒸发损失液和第三间隙失液。静脉输液应当是一种等张平衡盐溶液（如乳酸钠林格液）。失血可以由平衡盐溶液来替代，平衡盐溶液按照估计的失血量以 3：1 的比例输入。在连续失血的情况下，这个比例可能需要增加。②胶体溶液（如 6% 羟乙基淀粉、琥珀明胶和 5% 的清蛋白）可以用来替代失血和恢复血管内容量。为了补充失血量，胶体溶液应当按照估计的失血量以 1：1 的比例输入。③评估心率，血压和尿量的变化可以用来判定血管内容积状态和输液是否充足。当术中失血量大或者由于心肺疾病要求对中心血管压力进行严格控制时，应当监测中心静脉压、肺动脉楔压和心排血量，以指导输液。血细胞比容、血小板计数、纤维蛋白原浓度、凝血酶原时间、部分凝血活酶时间可以用于评估不同的血液制品的疗效。

四、全身麻醉的苏醒

在这一阶段，患者从无意识状态向清醒状态转变并恢复完整的保护性反射。

（一）目标

患者应当清醒，保护性反射和肌张力完全恢复，此时，拔除气管导管后气道梗阻和误吸的危险将减至最小，有利于立刻对神经系统功能进行评估。当患者患有心血管疾病时，应注意保持苏醒和拔除气管期间的血流动力的稳定。

（二）技术

当手术快结束时，随着手术刺激的减小，麻醉深度也应减浅，以利于术后迅速苏醒。对残余的肌松药作用进行拮抗，患者可恢复自主呼吸。在苏醒前给予麻醉性镇痛药要注意用量，以免影响呼吸和苏醒。

（三）环境

手术室温度不应过低。在手术期间，要注意患者体温的监测并保暖，避免低体温，影响苏醒。

（四）体位

患者在拔管前通常恢复仰卧位。如果麻醉医师能确保患者的气道通畅并能保护气道，可以在侧卧或俯卧位拔管。必须保证可快速将患者恢复到仰卧位。

（五）面罩通气

在拔除气管导管或喉罩后，使用面罩通气应吸入纯氧。在患者意识没有完全恢复前，患者处于浅麻醉状态，在保证呼吸道通畅和气体交换充分的情况下，应避免刺激，因为刺激（比如气道刺激）可能诱发喉痉挛。当患者已经完全清醒，能遵从口令，并保证足够的通气和氧合时，可以移动患者。

（六）拔管

拔管是关键时刻。当患者呼吸衰竭、低体温、延迟清醒、血流动力学不稳定或气道严重受损时（如广泛的口腔手术），应当在手术后保留导管直至上述情况好转后再拔管。

1. 清醒拔管

通常在患者已清醒并完全恢复了保护性反射后才拔除气管内导管。清醒拔管适用于饱胃、困难气道和刚刚进行了气管或颌面部手术的患者。

（1）标准：拔管前，患者必须清醒，血流动力学稳定，肌力完全恢复，可听从简单的口令（如抬头）并能自主呼吸，氧合和通气在正常的范围内。在浅麻醉状态下（第二期）拔管可能引发喉痉挛。

（2）技术：气管内导管可能成为从麻醉到苏醒过程中的一个刺激物。利多卡因（0.5 ~ 1.0 mg/kg 静脉注射）可以用来抑制咳嗽，但可能延迟苏醒。给患者吸入纯氧，并进行口咽部吸引。在保持气管导管内轻度正压（气道压 20 cmH$_2$O）的条件下套囊放气并拔出气管导管，经面罩吸入纯氧。拔出气管导管后，麻醉医师重点关注患者的意识、呼吸和循环，直到患者完全清醒、恢复了气道保护性反射、呼吸和氧合良好、血流动力学稳定为止。当拔管刺激消失后，已拔管的患者可能重新入睡，这可能会引起气道梗阻，特别是老年患者。

2. 深麻醉状态下拔管

在苏醒过程中导管的刺激引起的气道反射可以通过在深麻醉状态（第三期）下拔管来避免。深麻醉状态下拔管可以减少喉痉挛和支气管痉挛的发生，因此可以应用于严重哮喘病患者。深麻醉状态下拔管也可避免中耳手术、眼内手术、腹腔和腹股沟疝缝合术后因咳嗽和屏气而导致的不良影响。

（1）标准：深麻醉下拔管的禁忌证包括：饱胃、困难气道、刚刚进行了气管或口咽部或颌面部手术的患者。麻醉深度一定要足以防止引起气道反射。可以通过单次静脉注射小剂量静脉麻醉药或者吸入高浓度挥发性麻醉药来加深麻醉。

（2）技术：拔除气管导管前要准备好必要的气道管理设备和药物。患者的体位必须保证麻醉医师可以不受限制地接触其头部以管理气道。口咽部要进行充分吸引，将套囊放气，如果套囊放气时患者无反应，则可拔管。可用面罩控制或辅助呼吸，直到患者完全清醒、恢复了气道保护性反射、呼吸和氧合良好、血流动力学稳定为止。深麻醉状态下拔管要注意保护患者的呼吸道通畅，防止反流和误吸的发生。

（七）躁动

在全身麻醉苏醒过程中偶尔会出现严重躁动情况，尤其是青少年和老年患者。首先必须排除生理性原因，如缺氧、高碳酸血症、气道梗阻和膀胱充盈。疼痛是引起躁动的常见原因，可给予小剂量麻醉性镇痛药（芬太尼 25 μg 或吗啡 2 mg 静脉注射）来治疗。

（八）延迟清醒

如患者在全身麻醉后不能迅速清醒，必须继续辅助呼吸和保护气道，并同时查找引起延迟清醒或不清醒的原因。

五、转运

麻醉医师要陪同患者从手术室到麻醉后恢复室（PACU）或 ICU。将患者转运到 ICU 的过程中要继续监测血压、SpO_2（血氧饱和度）和心电图，但将一个状态稳定的患者转运到 PACU 则没有必要行上述监测。老年、危重和大手术患者，在转运时应该吸氧，继续并观察患者的气道通畅状况、呼吸状况和全身状况。转运过程中将患者置于侧卧位有助于防止误吸和上呼吸道梗阻。如果患者状态不稳定或转运距离较远，在转运过程中应准备好药物和气道管理设备。在转运患者到达 PACU 和 ICU 后，麻醉医师应该对患者的病史、手术过程、手术后状况和当前治疗向在 PACU 和 ICU 的医师作一个简明且全面的介绍并交接。

六、术后访视

麻醉医师应在术后 24 ～ 48 小时内完成术后访视工作，并且记录在病历上，包括重新回顾病史、检查并且进行围术期处理的经验的讨论。特殊的并发症，如恶心、咽喉痛、牙齿损伤、神经损伤、眼损伤、肺炎或者精神状态的变化，都应查明。如有需要进一步治疗和会诊（如请神经科医师），应立即提出。

（张一帆）

第二节　静脉全身麻醉技术

静脉全身麻醉是指将一种或几种药物经静脉注入，通过血液循环作用于中枢神经系统而产生全身麻醉的方法。按照给药方式的不同，静脉麻醉可分为单次给药法、分次给药法和持续给药法。

一、方法分类

（一）单次注入

单次注入指一次注入较大剂量的静脉麻醉药，以迅速达到适宜的麻醉深度，多用于麻醉诱导和短小手术。此方法操作简单方便，但因用药过量而易产生循环、呼吸抑制等不良反应。

（二）分次注入

分次注入是指先静脉注入较大剂量的静脉麻醉药，使达到适宜的麻醉深度后，再根据患者的反应和手术的需要分次追加麻醉药，以维持一定的麻醉深度。静脉麻醉发展的一百多年来，分次注入给药一直是静脉麻醉给药的主流技术，至今广泛应用于临床。它具有起效快、作用迅速及给药方便等特点。但是此方法血药浓度会出现锯齿样波动，患者的麻醉深浅也会因此而波动，显然难以满足临床麻醉时效概念的要求。

（三）连续注入

连续注入包括连续滴入或泵入，是指患者在麻醉诱导后，采用不同速度连续滴入或泵入静脉麻醉药的方法来维持麻醉深度。本方法避免了分次给药后血药浓度高峰和低谷的跌宕波动，不仅减少了麻醉药效周期性的波动，也有利于减少麻醉药的用量。滴速或泵速的调整能满足不同的手术刺激需要。然而单纯连续注入的直接缺点是达到稳态血药浓度的时间较长，因此，在临床上可以将单次注入和连续注入结合起来使用，以尽快地达到所需的血药浓度，并能以连续输注来维持该浓度。

（四）靶控输注（TCI）

靶控输注（TCI）是指在输注静脉麻醉药时，以药代动力学和药效动力学原理为基础，通过调节目标或靶位（血浆或效应室）的药物浓度来控制或维持适当的麻醉深度，以满足临床麻醉的一种静脉给药方法。

1. BET 方案

根据药物的三室模型原理，为了迅速并准确维持拟达到的血药浓度，就必须给予负荷剂量；同时持续输注从中央室消除的药物剂量，并且加上向外周室转运的药物剂量。这就是著名的 BET 输注方案。

2. TCI 系统

现阶段的靶控输注系统主要包括三部分：PC 机、药代动力学模型控制程序及输液泵和相关辅助部件。PC 机可以输入有关药物和患者资料，其并行接口与输液泵 R232 接口相连以传输信息。目前临床较为成熟的是用于丙泊酚的 Diprifusor TCI 系统。Diprifusor 也有一些缺陷，如只能用于丙泊酚、不能用于 15 岁以下儿童、只有一个适于年轻健康成年人的参数可以设定。而用于实验研究的系统则可以用来输注其他静脉麻醉药物，诸如阿片类、咪达唑仑、氯胺酮等。它含有较多的药代学模型，可以用于老人或儿童，且能实现效应室的靶控输注。

二、静脉全身麻醉技术的优缺点

1. 优点

（1）无须经气道给药，对呼吸道无刺激。

（2）无污染，无燃无爆。

（3）诱导迅速，苏醒较快，患者舒适。

（4）操作方便，无须特殊设备。

2. 缺点

（1）有些药对血管及皮下组织有刺激性而引起注射部位疼痛。

（2）可控性不如吸入麻醉药，当药物过量时不能通过增加通气来方便地纠正。

（3）不能连续监测体内静脉麻醉药物的血药浓度变化。

（4）对麻醉深度的估计往往依赖于患者的临床表现和麻醉医师的用药经验，而缺乏像监测体内吸入麻醉药浓度那样直观的证据。

（5）静脉麻醉药的个体差异大，代谢受到肝肾功能的影响。

三、静脉全身麻醉的实施

由于没有任何一种静脉全身麻醉药能够单一满足手术的需要，因此临床上的静脉全身麻醉往往是多种静脉麻醉药的复合使用，而全凭静脉麻醉则是静脉复合麻醉的一个经典代表。所谓"全凭静脉麻醉"（TIVA），是指完全采用静脉麻醉药及其辅助药来对患者实施麻醉的方法。此方法诱导迅速，麻醉过程平稳，无污染，苏醒也较快。TIVA 的种类很多，但早期最为广泛使用的是静脉普鲁卡因复合麻醉。随着静脉麻醉药物和技术的不断发展，尤其是丙泊酚和 TCI 的出现赋予了 TIVA 以崭新的意义，普鲁卡因复合麻醉正逐渐淡出历史舞台。

1. 麻醉前处理

麻醉前处理与其他全身麻醉相同，主要包括患者身体与心理的准备、麻醉前评估、麻醉方法的选择，及相应设备的准备和检查，以及合理的麻醉前用药。

2. 麻醉诱导

静脉麻醉诱导适合多数常规麻醉情况（包括吸入性全身麻醉），这特别适合需要快速诱导的患者。可以利用单次静脉注射麻醉药物来实现，也可利用 TCI 技术来完成静脉麻醉的诱导。麻醉诱导时应注意以下几点。

（1）静脉注射的首剂量可以根据公式"负荷剂量＝靶血药浓度（Cr）× 峰效应时表观分布容积（Vd 峰效应）"计算，同时还应兼顾患者的实际情况。

（2）熟悉所用药物的峰效时间，这对于麻醉诱导非常重要。例如，丙泊酚和芬太尼的峰效时间分别为 2.2 分钟和 3.6 分钟，如果按合理的顺序并以适当的间隔先注入芬太尼后注入丙泊酚，则能在两药峰效应时进行气管插管，从而最大限度地减轻插管时的应激反应。否则，有可能出现插管时高血压，插管后由于药物的峰效应出现低血压。

（3）应注意到静脉麻醉本身的一些特点：①应强调个体化原则。药物的选择和剂量应根据患者的具体情况调整，如体重、年龄、循环状况、术前用药等。如果估计到患者可能有异常反应，可先预注负荷剂量的 10% ~ 20%，以观察患者的反应。如果很小的试验剂量，患者的意识或呼吸循环系统就出现了明显改变，则应该考虑减少原先所计算出的负荷剂量。观察患者对试验剂量的反应，应等待足够时间以免出现假阴性结果。②对于老年患者或循环时间较长的患者（如休克、低血容量及心血管疾病等）用药量应减少，且注射速度应减慢，同时密切监测心血管系统的变化。③诱导时一些麻醉药的注射可能会引起局部疼痛，术前或诱导前给予阿片类药或所注射的静脉全身麻醉药里混入利多卡因可以减少疼痛的发生。

3. 麻醉维持

利用麻醉药静脉连续滴入或泵入来维持患者的麻醉。应该注意：①由于伤害刺激在术中并非一成不变，因此应根据具体情况选择合适的靶浓度。②预先主动调节靶浓度以适应即将出现的强刺激比等到出现伤害刺激后才去被动调节效果要好得多。③强调联合用药，应做到意识消失、镇痛完全、肌肉松弛及自主神经反射的抑制，涉及静脉全身麻醉药、麻醉性镇痛药和骨骼肌松弛药三大类药物。联合用药不仅可以最大限度地体现每类药物的药理作用，还可减少各药物的用量及不良反应，这也是"平衡麻醉"所倡导的原则；联合用药时可产生明显的协同作用，每种药物的用量应小于单独使用时的达到同样效应的剂量。④注意阿片类药物麻醉作用的封顶效应，如果芬太尼浓度低于 3 ng/mL，可以通过增加镇痛药物或剂量来保证足够的麻醉深度，反之，则最好增加镇静催眠药的剂量。

4. 麻醉恢复

静脉麻醉后，患者苏醒时间与中央室（血浆）麻醉药的浓度密切相关。对于单次注入的药物，其血药浓度的降低主要取决于药物的分布半衰期和清除半衰期。按等效剂量单次注入给药，恢复快慢的顺序为：丙泊酚、依托咪酯、硫喷妥钠、咪达唑仑、氯胺酮。

对于较长时间持续输注麻醉药物，其血药浓度下降的快慢则不仅取决于分布半衰期和清除半衰期，还与其外周室是否迟钝有关。长时间输注，外周室药物已经逐渐充满并不断向血浆中释放，这就是考虑外周室会影响到患者苏醒的原因。在长时间应用后，丙泊酚比硫喷妥钠的临床恢复快，不仅是因为丙泊酚的清除半衰期远小于硫喷妥钠，而且是后者存在容量巨大且迟钝的周边室。

显然，要考虑上述三方面的因素才能估计患者的苏醒时间对于临床麻醉工作仍显得有些复杂，引入静脉麻醉药物的持续输注即时半衰期概念（context sensitive half time，CSHT）将使问题得到简化。CSHT 是指持续恒速给药一段时间后，停止输注，血浆血药浓度下降 50% 所需要的时间。与消除半衰期不同，CSHT 不是一个常数，随着持续输注时间从几分钟到几小时的变化，它会有显著的增加。它的值越小，药物的血药浓度下降也就越快，患者苏醒也就越迅速。一个具有较长清除半衰期的静脉麻醉药物可能具有较短的持续输注即时半衰期。可见，药物在体内消除一半与血药浓度（或中央室药物浓度）下降一半的含义并不相同，这一点对于估计患者的苏醒时间非常重要。结合静脉麻醉药的即时血药浓度（如 TCI 时的靶浓度），以及患者清醒时可以耐受该药的浓度，再根据 CSHT 便可估计患者的苏醒时间。

良好的恢复除了迅速，还应没有不良反应，并尚存足够的镇痛作用。丙泊酚恢复期不良反应最少。氯胺酮及依托咪酯麻醉后，苏醒期常出现躁动，咪达唑仑可以较好地减少这些不良反应，但使得恢复延迟。氟哌利多可能会增加噩梦的发生率。患者在恢复期出现躁动首先应该排除缺氧、二氧化碳蓄积、伤口痛及肌松药残余，如果使用了吸入麻醉药，还应考虑其洗出是否彻底。

（张一帆）

第三节 吸入全身麻醉技术

吸入麻醉是指挥发性麻醉药或麻醉气体经呼吸系统吸收入血，抑制中枢神经系统而产生全身麻醉的方法。

一、吸入麻醉方式分类

（一）按麻醉通气系统

根据呼吸气体与空气接触方式、重复吸入程度，以及有无二氧化碳吸收装置，吸入麻醉可以分为开放法、半开放法、半紧闭法及紧闭法四种（表1-1）。

表1-1 吸入麻醉按通气系统分类及其特点

| | 与回路外空气的关系 | | 与呼出气体关系 | 钠石灰罐 | 气体 | 实际应用 |
	呼气	吸气				
开放法	空气进入	排向空气	无重复吸入	无	空气	麻醉面罩
半开放法	部分空气进入	全部排向空气	无重复吸入	无	空气	Mapleson 系统
半紧闭法	无空气进入	部分排向空气	部分重复吸入	有	O_2/N_2O	循环/来回式系统
紧闭法	无接触	无接触	全部重复吸入	有	O_2/N_2O	循环/来回式系统

（二）按新鲜气流量

紧闭循环系统新鲜气流量的分类，到目前为止尚无统一标准。通常将 1 L/min 以上的新鲜气流量称为中、高流量，而低于 1 L/min 的新鲜气流量称为低流量。因此，低流量麻醉指新鲜气体流量为 1 L/min（50%O_2 和 50%N_2O）；最低流量麻醉指新鲜气体流量为 0.5 L/min（60%O_2 和 40%N_2O）；紧闭回路麻醉理论上新鲜气体流量和麻醉药量与机体的摄取量和需要量相等，通常为流量小于 0.2 ~ 0.25 L/min，实际工作中气流量不低于 0.5 L/min 为准。

二、低流量吸入麻醉

（一）低流量麻醉的实施

低流量麻醉操作简单，易于掌握，对于麻醉机性能要求不高，但推荐术中监测吸入 O_2 浓度、呼吸末 CO_2 浓度及挥发性麻醉气体浓度。

术前用药同一般的麻醉前用药。低流量麻醉实施前，必须用高流量氧气去填充肺泡功能残气量和呼吸回路。通常残气量为 3000 mL，回路容量为 6000 mL。如果以 6 L/min 的高流量氧气去吸氧去氮，经过 4 ~ 5 分钟可以认为肺泡和回路内都充满了氧气。麻醉诱导可采用静脉快速诱导法，插入气管导管后，给套囊充气。吸入麻醉开始时先予以较高流量的新鲜气体 5 L/min，其中 O_2：N_2O 为 2：3（L/min）。10 ~ 15 min 后将新鲜气流量降低至 1 L/min（其中 O_2：N_2O 为 1：1）。在 1 ~ 2 小时后，将新鲜气流量成分改为 0.6

L/min O$_2$：0.4 L/min N$_2$O。术中可以根据肺泡气麻醉药浓度及手术需要调节挥发罐的刻度。

（二）低流量麻醉的优点

（1）减少手术室污染。

（2）节约吸入麻醉药。

（3）保持湿度和温度。由于吸入气体的温度和湿度高，起到保持体温、减少隐性失水量及保护肺的作用。紧闭式麻醉患者肺与麻醉机回路成为一体，肺内气体的摄入量直接反映在回路容积上，从而增加了对患者情况的了解。

（三）低流量麻醉的缺点

（1）低流量麻醉时其麻醉深度不易改变。

（2）钠石灰的利用率增加，有可能引起二氧化碳蓄积。

（3）技术先决条件不充分（如老式的麻醉机、技术条件差、气体的计量装置达不到要求、低流量段计量不准，以及麻醉机存在泄露等）可导致缺氧、吸入麻醉药的意外超剂量。

（4）由减少新鲜气体容量导致外来气体的聚集。

三、紧闭回路吸入麻醉

紧闭回路麻醉时，新鲜气体流量等于患者的摄取量，麻醉药物由新鲜气体及重复吸入气体带入呼吸道。整个系统与外界隔绝，呼出气中的二氧化碳被钠石灰吸收，剩余气体被重复吸入。从某种意义上说，紧闭回路麻醉是一种定量麻醉，麻醉维持中仅需精确补充三种气体：O$_2$、N$_2$O 及挥发性麻醉药。所需的氧气量必须根据患者的实际代谢来补充，而药物的需要量目前则主要依据"时间平方根法则"来计算给予。

（一）紧闭回路麻醉的实施

1. 氧耗量及吸入麻醉药量的计算

根据体重 kg 3/4 法则可以计算每分钟氧耗量（Brody 公式），根据时间平方根法则计算麻醉药的消耗量。

2. 吸氧去氮

在紧闭回路前，必须对患者实施吸氧去氮。但在麻醉一段时间后，组织仍会释放出一定量的氮气（15 mL/kg），因此每隔 1 ~ 3 小时要采用高流量半紧闭回路方式通气 5 分钟，以排除氮气及其他代谢废气，保持 N$_2$O 和 O$_2$ 浓度的稳定。

3. 给药

给药的方式包括直接向呼吸回路注射液态挥发性麻醉药和依靠挥发罐的蒸发作用。注射法给药如同静脉麻醉一样能注射预充剂量，使之尽快达到诱导所需要的麻醉药浓度，然后间隔补充单位剂量来维持回路内麻醉药挥发气浓度。如果采用注射泵持续泵注液态的挥发性麻醉药，可以避免间隔给药产生的浓度波动，这就使得吸入麻醉像持续静脉输注麻醉一样。依靠挥发罐方式给药只适合于麻醉的维持阶段，而在诱导时应使用常规的诱导方法和气体流量。这不仅有利于吸氧去氮，更重要的是加快了麻醉药的摄取。

4. 优缺点

紧闭回路麻醉的优缺点与低流量麻醉类似，但更趋于突出。在调控肺泡内吸入麻醉药浓度方面，依靠挥发罐方式给药的紧闭回路麻醉效率最低，这是紧闭回路吸入麻醉的主要缺点，也是其难以广泛应用的原因。

（二）计算机控制紧闭回路麻醉

麻醉药分析仪及微型电子计算机技术的进步，可以保持紧闭回路内一定的容积和挥发性麻醉药浓度。这种以重要生命体征 [EEG（脑电图）、脉搏、血压等]、挥发性麻醉药浓度及肌松程度为效应信息来反馈控制麻醉药输入的技术称为计算机控制紧闭回路麻醉。计算机控制紧闭回路麻醉是一种闭合环路的麻醉，是吸入麻醉技术与计算机技术的结合，代表了吸入全身麻醉的一个发展方向。

四、吸入全身麻醉的实施

（一）麻醉前处理

麻醉前处理与其他全身麻醉相同，主要包括患者身体与心理的准备、麻醉前评估、麻醉方法的选择及相应设备的准备和检查，以及合理的麻醉前用药。此外还应根据吸入麻醉诱导本身的特点向患者做好解释工作。

（二）诱导

诱导分为浓度递增慢诱导法和高浓度快诱导法。单纯的吸入麻醉诱导适用于不宜用静脉麻醉及不易保持静脉开放的小儿等，对嗜酒者、体格强壮者不宜采用。

慢诱导法是用左手将面罩固定于患者的口鼻部，右手轻握气囊，吸氧去氮后打开挥发罐开始予以低浓度的吸入麻醉药。打开挥发罐至 0.25%，让患者深呼吸，每 3 ~ 4 次增加吸入麻醉药浓度 0.5%，直至 1 MAC。如果需要可以插入口咽或鼻咽通气导管，以维持呼吸道通畅，同时检测患者对刺激的反应，如果反应消失，可通知手术医师准备手术。麻醉开始后静脉扩张，应尽可能早地建立静脉通道。这种浓度递增的慢诱导方法可以使麻醉诱导较平稳，但诱导时间的延长增加了兴奋期出现意外的可能。

高浓度快诱导法是先用面罩吸纯氧 6 L/min 去氮 3 分钟，然后吸入高浓度麻醉药如 5% 恩氟烷，让患者深呼吸 1 ~ 2 次后改吸中等浓度麻醉药如 3% 恩氟烷，直至外科麻醉期。可行气管插管，实施辅助或控制呼吸。诱导中应注意保持呼吸道通畅，否则可致胃扩张，影响呼吸，并易导致误吸。

此外，还有人推荐采用 Mepleson E 或 F 型或 Bain 回路，以减少回路内容积对输出麻醉药的稀释作用。

（三）维持

麻醉诱导完成后即进入麻醉的维持阶段。此期间应满足手术要求，维持患者无痛、无意识、肌肉松弛及器官功能正常，应激反应得到抑制，水、电解质及酸碱保持平衡，血液丢失得到适当补充。平稳的麻醉要求了解手术操作步骤，掌握麻醉药物的药理学特性，能提前 3 ~ 5 分钟预测手术刺激，以及时调整麻醉深度。如果为控制呼吸，气管插管后应给予肌松药，同时可吸入 65%N_2O、35%O_2 及 0.8 ~ 1.2 MAC 挥发性麻醉药。目前低流量吸入麻醉是维持麻醉的主要方法。术中应根据手术特点、术前用药情况及患者对麻醉和手术刺激的反应来调节麻醉深度。在不改变患者的分钟通气量时，改变麻醉深度主要是通过调节挥发罐开启浓度和增加新鲜气流量来实现。MAC 可用来判断吸入麻醉的深度，1.3 MAC 相当于 ED95 水平。

尽管吸入麻醉药本身就产生肌松作用，但为了获得满足重大手术的完善肌松，往往需要静脉给予肌松剂，以避免为增强肌松作用而单纯增加吸入浓度引起的循环抑制。挥发性麻醉药可明显增强非去极化肌松药的肌肉松弛作用，两者合用时应注意减少肌松药的用量。

（四）苏醒及恢复

吸入麻醉患者的苏醒过程与诱导过程相反，可以看作是吸入麻醉药的洗出过程。由于回路内气体的低流量，无法迅速把麻醉药洗出，因此，在手术结束时应比高流量麻醉更早关闭挥发罐。整个手术操作结束后，用高流量纯氧来快速冲洗患者及回路里的残余麻醉药。当肺泡内吸入麻醉药浓度降到 0.4 MAC 时，约 95% 的患者能够按医师指令睁眼。吸入麻醉药洗出越干净越有利于苏醒过程的平稳和患者的恢复，过多的残余不仅可能导致患者烦躁、呕吐，甚至会抑制清醒状况和呼吸。在洗出吸入性麻醉药时，静脉可给予一定的止痛药来增加患者对气管导管的耐受，以有利于吸入药的尽早排出，同时还可减轻拔管时的应激反应。

（张一帆）

第四节　静脉 - 吸入复合麻醉技术

对患者同时或先后实施静脉全身麻醉技术和吸入全身麻醉技术的麻醉方法称为静脉 - 吸入复合麻醉技术，简称静吸复合麻醉。其方法多种多样，如静脉麻醉诱导，吸入麻醉维持；或吸入麻醉诱导，静脉麻醉维持；或者静吸复合诱导，静吸复合维持。由于静脉麻醉起效快，诱导平稳，而吸入麻醉易于管理，麻醉深浅易于控制，因此静脉麻醉诱导后采取吸入麻醉或静吸复合麻醉维持在临床麻醉工作中占主要地位。

一、静脉麻醉与吸入麻醉的比较

二者的比较见表 1-2。

表 1-2　静脉麻醉与吸入麻醉的比较

静脉麻醉	吸入麻醉
起效快、诱导迅速、无兴奋期	起效慢、诱导慢、有兴奋期
无肌松作用	有肌松作用

静脉麻醉	吸入麻醉
术中可能知晓	无知晓
术后恶心呕吐发生率低	术后恶心呕吐多见
所需麻醉设备简单	需要较复杂的麻醉设备
操作可控性差	操作简单、可控性好
无环境污染	有环境污染
代谢物可能有药理活性	基本不代谢
个体差异大	个体差异小
尚无明确的麻醉深度指标	可用 MAC 表示麻醉深度

二、平衡麻醉

没有一种麻醉药在单独应用时就能满足手术需要，目前临床麻醉中都是同时或先后使用几种不同的麻醉药物或技术来获得全身麻醉状态。这种同时或先后应用两种以上的全身麻醉药物或麻醉技术，达到镇痛、遗忘、肌松、自主反射抑制并维持生命体征稳定的麻醉方法，称为平衡麻醉。平衡麻醉强调联合用药，联合用药不仅可以最大限度地体现每类药物的药理作用，还可减少各药物的用量及不良反应。静吸复合麻醉是平衡麻醉的典型代表，尤其是静脉麻醉诱导和吸入麻醉维持充分展现了静脉麻醉与吸入麻醉各自的优点。

三、麻醉实施

1. 静脉麻醉诱导

静脉麻醉诱导与 TIVA 的麻醉诱导并无明显区别，可以用单次静脉注射静脉全身麻醉药（如丙泊酚）来实现，也可利用 TCI 技术来完成，但重要的是根据患者的实际情况来选择麻醉药物和给药方式。麻醉诱导应辅以镇痛药和肌松剂。整个诱导过程应力求平稳迅速，对循环功能影响小，并尽可能降低气管插管时的应激反应。

2. 静吸复合麻醉维持

静脉诱导完成后，应安全、平稳地过渡到静吸麻醉维持阶段。单次剂量的丙泊酚以及琥珀胆碱产生的麻醉作用非常短暂，而挥发性麻醉药在这段时间内尚未达到有效的麻醉浓度。处理的措施包括：①静脉诱导时予以充足剂量并包括适量镇痛药。②插管后如果患者出现应激反应，应积极处理。③增大新鲜气流量和挥发性麻醉药的吸入浓度；诱导时选择作用时间稍长的静脉全身麻醉药或应用低血气分配系数的吸入药，以利于快速建立有效的肺泡浓度。术中维持麻醉可以低流量吸入挥发性麻醉并合用镇痛药、肌松剂。

四、注意事项

（1）实施静吸复合麻醉应充分掌握各种麻醉药的药理特点，根据患者的不同病情和手术需要，正确选择不同的静吸麻醉药的配伍和组合，以尽可能地以最小量的麻醉药达到完善的麻醉效果，并将各种麻醉药的不良反应减少到最小。

（2）为确保患者安全，实施静吸复合麻醉时必须行气管内插管控制或辅助呼吸。

（3）严格监测术中麻醉深度，遵循药物的个体化原则，适当增加或减少不同麻醉药的用量，合理调节静脉麻醉药的输注速度和吸入麻醉药的吸入浓度。

（4）肌松药可以提供满意的肌肉松弛，并减少麻醉用药量，但本身无麻醉作用，不能代替麻醉药。因此，应用肌松药必须维持一定的麻醉深度，以避免术中知晓和痛苦。

（张一帆）

第五节　其他全身麻醉技术

一、基础麻醉

基础麻醉是指在病室内预先使患者意识消失的麻醉方法。最初基础麻醉的目的是消除患者的精神创伤，但目前主要是用于不合作小儿的麻醉处理，使之能进一步接受局部麻醉、区域阻滞或全身麻醉。基础麻醉常用的药物为硫喷妥钠和氯胺酮，实施的方式主要为肌内注射，有时也行直肠灌注和口服。

1. 硫喷妥钠基础麻醉

一般用 2.5% 硫喷妥钠溶液按照 15 ~ 20 mg/kg 肌内注射，体弱者或 3 ~ 12 个月婴儿宜减量至 10 ~ 15 mg/kg，浓度也宜降低为 1.5% ~ 2%，一次总量不超过 0.5 g。其能使患者意识较快消失，但不具备镇痛作用。用药后应密切观察呼吸及循环系统变化。由于其呈强碱性，肌内注射的部位应在臀部外上方肌肉深层，禁止注入皮下和动脉，更不能注入神经部位。

2. 氯胺酮基础麻醉

该药主要用于小儿，一般 3 ~ 5 mg/kg 肌内注射。其能使患者意识较快消失，具备强镇痛作用，但呈现"分离麻醉"现象。由于氯胺酮明显增加腺体分泌，因此术前应给予足量的抗胆碱药物。

二、监护性麻醉

监护性麻醉（MAC）曾经被认为是"当高危患者在病情过重不适于全身麻醉而需行姑息性手术时，麻醉医师处于待命状态以随时提供监测和镇静的方式"。现在 MAC 已经发展为静脉麻醉与区域麻醉相结合的一种独特灵活的麻醉技术。

（一）MAC 的内容

1. 镇静、镇痛

为了消除一些小手术和有刺激性检查（如内镜、心导管等）给患者带来的不适和恐惧，麻醉医师常常通过给予镇静、催眠或镇痛药以提高患者的耐受性和舒适性。这是最初产生 MAC 的一个重要原因。

2. 监护生命体征

一些危重患者在接受局部麻醉或小手术时往往需要麻醉医师提供一定的生命体征的监护，这是产生 MAC 的另一个重要原因。同时由于镇静和镇痛药可能抑制呼吸及循环系统，这就要求对实施 MAC 的患者进行必要的生命体征监护。因此，监护生命体征既是实施 MAC 的原因，又是 MAC 的结果。

（二）MAC 的实施

实施 MAC 的方法多种多样，只要在保证患者安全的前提下，可以根据手术和患者的要求、患者的实际情况及麻醉医师的经验来选择药物和给予方式，以达到镇静、镇痛的目的。临床所用药物主要包括两大类：①镇静催眠药，地西泮、咪达唑仑、依托咪酯、丙泊酚。②镇痛药，阿片类镇痛药、氯胺酮等。给药方式有经口、鼻、静脉、肌肉或直肠，给药的技术有间断分次给药、连续注入和患者自控镇静或镇痛。在成人多用静脉途径，而小儿则易于接受口服或直肠灌注。实施 MAC 也应强调联合用药的原则，一般为镇静药和镇痛药联合使用，如成人咪达唑仑 2～5 mg 复合芬太尼 25～75 μg 静脉注射。

（三）MAC 的注意事项

正如前所述，生命体征的监护在 MAC 中占有重要地位（尤其是在联合用药时），麻醉医师应该牢记"只有小的手术，而没有小的麻醉"。面对"小"的操作而缺乏警惕是麻醉中潜伏的最大危险。在实施 MAC 时，其监测的指标主要包括心率、血压、心电图及 SpO_2，并注意观察患者的呼吸变化。在 MAC 结束后，麻醉医师应判断患者是否能直接回病房或回家。准予患者离开的标准为：①循环和呼吸功能稳定，保护性反射恢复。②苏醒完全，能唤醒，能交流。③能自主站立，对于低龄患者或残疾人，难以达到上述标准，但应尽可能恢复到（或接近）实施 MAC 前水平。

（张一帆）

第二章　神经外科麻醉

第一节　出血性脑血管病麻醉

一、颅内动脉瘤手术麻醉

（一）疾病特点

颅内动脉瘤系指脑动脉壁的异常膨出部分，病因多为先天性畸形，其次是感染和动脉硬化。发病的高峰年龄在 50 ~ 54 岁，女性发病率比男性略高。其是引起自发性蛛网膜下隙出血（SAH）的最常见原因。脑动脉瘤主要在近心端颅内动脉，其中 35% ~ 40% 在前脑动脉，30% 在内颈动脉，20% ~ 25% 在中脑动脉，10% 在后部循环（图 2-1）。动脉瘤性蛛网膜下隙出血（SAH）多见于中年女性，病情的凶险程度取决于出血的速度和量及患者的心血管功能状态。若出血量大，患者除了剧烈头痛外，可因颅内压急剧升高而出现精神障碍、血压升高、心律失常，如果患者现有心血管疾病，可能失代偿而危及生命。所以，1/3 患者没来得及手术便很快死亡。手术患者，术后约 2/3 恢复良好，1/3 死亡或留下严重缺陷。即便是恢复良好者，若进行详细的神经系统功能检查，约有一半的患者也留有程度不同的行为、精神或记忆障碍。再出血和脑血管痉挛是 SAH 致残致死的主要原因。

（二）术前评估和处理

1. 神经外科诊断

神经外科诊断主要依靠 MRI、CT 和血管造影，以及翻阅病史和体格检查（包括神经外科查体）和神经功能状态的判断。常用的 SAH 患者病情分级方法有 Hunt & Hess 法、Botterell 法、合作研究分级和世界神经外科医师联合会标准等（表 2-1）。以上分级标准的共同特点为级别越高，功能损害越重。

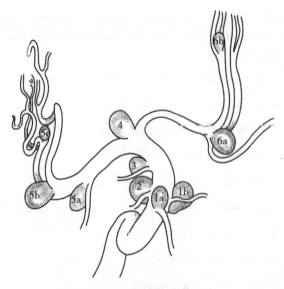

图 2-1　脑动脉瘤常发部位

1a. 眼动脉瘤；1b. 垂体上动脉瘤；2. 后交通动脉瘤；3. 脉络膜前动脉瘤；4. 颈动脉分叉段动脉瘤；5a. 中动脉主干动脉瘤；5b. 中动脉分叉段动脉瘤；5c. 中动脉远端动脉瘤；6a. 前交通动脉瘤；6b. 大脑前动脉远端动脉瘤。

表 2-1　蛛网膜下隙出血的临床分级标准

分级系统	级别	临床表现
Botterell 分级系统	1	神志清醒，伴有或无 SAH 的脑膜刺激征
	2	嗜睡，但没有明显的神经功能缺损
	3	嗜睡，伴有神经功能缺损和脑内凝血块
	4	脑内凝血块较大，神经功能缺损明显而加重；或虽然神经功能缺损不是很严重，但伴发有脑血管疾病的年老患者
	5	生命中枢衰竭和伸肌僵直的濒死患者
Hunt & Hess 分级系统	0	没有破裂的动脉瘤
	1	动脉瘤破裂，但无症状或轻度的头痛和轻微的项部僵直
	2	中到重度的头痛，项部僵直，但除了脑神经麻痹外没有神经功能缺损
	3	嗜睡，意识模糊，或轻微的局灶性神经功能缺损
	4	昏呆（Stupor），轻至重度的偏瘫，去大脑僵直的早期，自主神经功能紊乱
	5	深昏迷，去大脑僵直，濒死

（续　表）

分级系统	级别	临床表现
合作研究分级系统	1	无症状
	2	轻度症状（头痛，脑膜刺激征，复视）
	3	明显的神经功能缺损，但患者反应完全
	4	神志状态受损，但对伤害性刺激有反应
	5	对伤害性刺激反应迟钝，但生命体征平稳
	6	对声音或摇动无反应，对伤害性刺激无目的性反应，且生命体征不平稳
世界神经外科医师联合会分级系统	1	Glasgow 昏迷程度评分（Glasgow Coma Scale，GCS）总分 15 分，无运动缺陷
	2	GCS 14 ~ 13 分，无运动缺陷
	3	GCS 14 ~ 13 分，有运动缺陷
	4	GCS 12 ~ 7 分，有或无运动缺陷
	5	GCS 6 ~ 3 分，有或无运动缺陷

2. 评估液体及电解质平衡情况

大多数患者（30% ~ 50%）在 SAH 后容易发生低血容量，且程度与临床分级和颅内高压程度相关，原因包括卧床、负氮平衡、高颅压脱水治疗、红细胞生成减少、医源性血液丢失（较多的抽血化验等）、自主神经系统调节不良等。术前等待时间越长，低血容量的可能性及程度越大。另外，SAH 患者可能存在脑耗盐综合征，肾排钠异常增高，导致低容性低钠血症。低容性低钠血症会增加脑缺血和脑梗死的发病率，术前应尽可能纠正，治疗包括输注等渗或高渗（3%）盐水以改善脑灌注。50% ~ 70% 患者发展为低钾血症和低钙血症，需对症处理，高血糖也必须纠正。

3. 心脏评估

根据心脏病史及心电图，决定是否需要进一步行超声心动图、心肌酶和心脏核素扫描检查。50% ~ 100% 的患者 SAH 后出现心电图异常，最常见为 T 波倒置和 S-T 段压低。其他一些改变包括出现 U 波、Q-T 间期延长、出现异常 Q 波。这些改变与心肌缺血或心肌梗死时心电图的改变类似，甚至可以引发致命的心律失常，应引起注意。另外，低钾血症是诱发心律失常的高危因素，应及时纠正。心脏损伤程度与 SAH 后神经功能损伤程度有关，通过心脏同工酶或超声心动图评价心肌缺血程度是决定是否急诊行外科手术治疗的重要因素之一。

预防性应用肾上腺素能受体阻滞剂可改善一部分患者心肌损伤的预后。

4. 处理

动脉瘤性蛛网膜下隙出血患者一定要绝对卧床休息，同时给予镇静、止痛治疗。合理控制血压，既要防止动脉瘤破裂或者再出血，又要维持足够的脑灌注压。SAH 后因颅内压的升高，为维持脑灌注压，高血压是代偿性反应，处理高血压反而有害。只有在收缩压＞160 mmHg 时才考虑使用降压药物。降压药可以使用钙离子通道阻断剂，如尼莫地平，或 β-受体阻滞剂，如拉贝洛尔。硝普钠可使血管扩张而增加脑血流，有危险后果，不推荐使用。

（三）麻醉管理

1. 麻醉前用药

麻醉前用药的目的是消除患者的紧张情绪及由其引起的血压升高，防止动脉瘤再破裂。给予镇静药、催眠药、抗焦虑药和麻醉药时应注意不要抑制患者的呼吸及掩盖神经外科症状。对一般情况较好的患者可在严密监测下静脉给予小剂量镇痛药（吗啡 1 ~ 4 mg，芬太尼 25 ~ 50 μg）或苯二氮䓬类药物（咪达唑仑 1 ~ 2 mg）。一般情况较差的患者一般不给予术前给药，除非带气管导管的患者需要肌松、镇静和控制血压者。

2. 麻醉监测

基本监测包括心电图、无创和（或）有创动脉血压、脉搏血氧饱和度、体温、尿量等。为了能够在术中动脉瘤破裂后快速输液及监测中心静脉压，应在麻醉后手术开始前放置中心静脉导管。对于心功能较差者，必要时考虑放置动脉导管。无创性心排血量测定，如经食管或气管超声多普勒、心阻抗血流图等，用于指导治疗也很有价值。脑电图（EEG）在动脉瘤手术中的应用价值尚不肯定。体感诱发电位可以判断手术对传导通路的影响，但首先要排除麻醉药物对其造成的影响。

3. 麻醉诱导和气管插管期

关键问题是预防动脉瘤破裂，诱导过程要保持平稳，抑制气管插管时的呛咳反射及其引起的高血压，保证足够的脑灌注压，降低动脉瘤跨壁压的变化。除了氯胺酮和琥珀胆碱不宜使用外（因为有可能引起短暂突然升高的颅内压），其他常用静脉麻醉药都可以应用。常用的药物组合为丙泊酚 2 mg/kg 或依托咪酯 0.3 ~ 0.4 mg/kg，罗库溴铵 0.6 ~ 0.9 mg/kg 或维库溴铵 0.1 ~ 0.12 mg/kg，芬太尼 6 ~ 8 μg/kg，肌肉完全松弛放置喉镜时静注艾司洛尔 0.5 ~ 1 mg/kg，显露声门后，咽喉及气管内喷雾 1% 丁卡因或 2% ~ 4% 利多卡因，然后行气管插管。力争整个插管过程在 20 s 内完成，因为持续时间越长，心血管不良反应越重。如果插管困难，每次操作不要＞ 20 s。需要时加用艾司洛尔 30 ~ 50 mg 和尼卡地平 0.5 mg，防止血压升高和心率增快。必要时考虑光导纤维喉镜辅助插管。诱导时，分级较好的患者由于脑组织的弹性较好，不需要过度通气（$PaCO_2$ 35 ~ 40 mmHg）；对于分级差的患者建议采用中度过度通气，维持 $PaCO_2$ 在 30 mmHg。

4. 麻醉维持

麻醉维持包括联合应用丙泊酚、麻醉性镇痛药、非去极化肌松药和（或）联合 0.5 MAC 的吸入麻醉药。维持一定的麻醉深度，调控血压，降低脑组织张力。所有的吸入麻醉药均扩张脑血管，可能增加颅内压，但复合过度通气后（$PaCO_2$ 28 ~ 30 mmHg）对颅内压影响不大。地氟烷和七氟烷苏醒迅速，利于术后早期神经功能评估。颅骨钻孔前可静注芬太尼 2 μg/kg。

5. 术中脑保护

（1）液体治疗：SAH 患者全身循环血量减少，因此应在诱导前补充等张晶体液以保证脑灌注。动脉瘤夹闭后应保持适当高血容量。由于高血糖可加重局部或全脑缺血损伤，因此应选用无糖晶体液。对于血 - 脑脊液屏障受损的患者选用生理盐水和等张溶液优于选择乳酸林格液，因为后者渗透压低于血浆渗透压，可透过受损的血 - 脑脊液屏障造成脑水肿。输血或血制品以维持血细胞比容 30% 以上，输注中分子羟乙基淀粉 130/0.4 不宜＞500 mL，以免对凝血功能产生影响。

（2）控制性降压：在显微镜进行动脉瘤操作期间，用硝普钠、艾司洛尔、尼卡地平、异氟烷进行控制性降压，可降低动脉瘤壁张力，有利于手术操作，降低动脉瘤破裂的机会。

（3）临时夹闭期间的麻醉：临时夹闭动脉时间估计＜ 120 s 时，可以不采取保护措施。如果＞ 120 s，应采取以下保护措施：①吸入氧浓度增加到 100%；②静注硫喷妥钠减少脑代谢和氧耗，EEG 处于爆发抑制状态；③同时给予 25 ~ 100 μg 的去氧肾上腺素预防低血压；保持血压在基础值 20% 以上；④夹闭时间＞ 5 min 的患者术后常需要机械通气和镇静；⑤预计夹闭时间＞ 10 min 的患者，可以考虑使用轻中度低温；⑥对巨大动脉瘤及复杂椎基底动脉瘤用深低温停循环。

（4）低温：体温每降低 1℃，脑代谢率降低 7%。亚低温（32 ~ 34℃）即明显降低脑氧代谢，减少谷氨酸、甘氨酸和多巴胺的释放，抑制蛋白激酶 C，降低自由基诱发的磷脂过氧化，进而提高动物对半球或局灶性脑缺血的耐受性。一些单位也将其用于术中脑缺血时的脑保护，中度低温（28 ~ 32℃）和深低温（20 ~ 28℃）因对心脏影响大而在手术中的应用受限。

6. 麻醉苏醒

应特别注意避免呛咳、屏气、二氧化碳升高和高血压。一般情况较好的患者手术结束后可在复苏室拔除气管导管。在拔管时要特别预防血压升高，较常用的方法为气管拔管前静注利多卡因 1 ~ 2 mg/kg 和（或）艾司洛尔 0.5 ~ 1 mg/kg 加尼卡地平 0.5 mg。术后维持适当高容量和相对血液稀释状态。术后患者持续 2 h 意识不恢复或出现新的神经功能损伤症状，在排除麻醉残留作用和其他影响因素（如缺氧或低钠血症）后应及时行 CT 扫描检查是否存在血肿、脑积水及脑梗死等。

7. 围术期脑血管痉挛的预防

脑血管痉挛的发生机制与血红蛋白、氧自由基、前列腺素、血管紧张素、组胺、儿茶酚胺和血清素有关。

（1）脑血管平滑肌内钙离子浓度增高是各种原因引起血管痉挛的共同途径。因此，应用钙离子拮抗剂尼莫地平或硝苯地平阻断钙离子通道，可防止细胞外钙离子进入胞质，从而防止血管收缩。据此，术前 2 ~ 3 周口服尼莫地平 60 mg，每 4 h1 次；术中按 0.5 μg/（kg·min）静脉输注，能有效缓解脑血管痉挛。

（2）蛛网膜下隙出血后 30% ~ 40% 患者的脑血管内膜有损伤，血小板在损伤处凝集，释放血管收缩物质和血栓烷 A_2（TXA_2），由此可引起血管痉挛。前列环素（PGI_2）的作用与 TXA_2 相反，因此，具有抗血小板凝集和扩张血管的作用。目前 α–受体阻滞剂（酚妥拉明），5–羟色胺拮抗剂（甲麦角新碱），磷酸二酯酶抑制剂（氨力农、米力农），以及各种血管平滑肌扩张剂（硝普钠、硝酸甘油、前列地尔等）已广为临床应用，而钙通道阻滞剂也正在临床逐渐试用。

（3）高血压、高血容量和血液稀释（3H）治疗成功的关键是要在轻度脑缺血进展为脑梗死前实施。但再出血率高达 19%，所以，应用升高血压和扩容疗法要慎重。3H 治疗可能引发的其他颅内不利改变有：梗死区出血、加重脑水肿、升高颅内压。全身并发症有：心肌梗死、肺水肿、凝血性病理改变、稀释性低钠。在手术或介入治疗前，如收缩压＞160 mmHg，则需要降压。SAH 后脑血流自动调节曲线右移，正常灌注压并不能保证足够的脑血流。在 SAH 或有血肿占位效应时，必要时要使用去氧肾上腺素、多巴胺或去甲肾上腺素等药物维持血流动力学的稳定。SAH 确诊后应立即开始尼莫地平治疗，为预防尼莫地平引起的低血压，必要时可以使用去氧肾上腺素等。术后脑血管痉挛的预防：低风险的患者，保持收缩压在 110 mmHg 以上；中度风险患者为 130 ~ 140 mmHg；高度风险患者保持在 140 ~ 160 mmHg。必要时可以使用去氧肾上腺素、多巴胺、去甲肾上腺素等。

（4）血管成形：如患者病情危重，3H 治疗无效，可以通动脉导管在动脉痉挛段内置入球囊扩张痉挛血管，但可能并发症是动脉破裂。

（5）动脉内罂粟碱或尼卡地平灌注：由于大脑前动脉近段、大脑后动脉及大脑中动脉远段等区域扩张球囊不能放入，经动脉内灌注高浓度罂粟碱数小时后可以使某些痉挛血管缓解。但此法复发率高，只有在其他方法失败后使用。

（6）颈交感神经阻滞或星状神经节阻滞可以减轻脑痉挛，减轻由此引起的神经症状。

二、颅内动静脉畸形手术麻醉

（一）疾病特点

颅内动静脉畸形（AVM）是一种先天性非肿瘤性的血管异常。其发病部位幕上远比幕下多；供应动脉以大脑中动脉分布区为最多（占 50% 左右），其次为大脑前动脉分布区。发病无明显家族史，年龄最多在 20 ~ 30 岁，绝大部分在 40 岁以前发病。主要危险为病变中的小血管破裂出血，其他症状有抽搐、癫痫、脑实质出血伴脑萎缩、头痛、智力减退、面瘫、共济失调等，婴儿巨大 AVM 可引起心脏扩大及心力衰竭。手术治疗 AVM 能杜绝再出血，并阻止脑窃血，从而改善脑组织血供。AVM 在重要功能中枢者不宜手术，可用血管内栓塞术。

（二）术前评估

AVM 的最大危险性是出血、癫痫和神经功能缺损。手术后的恢复程度与 AVM 的大小、位置、供血动脉的多少、血流速度的快慢、静脉引流情况、是否毗邻重要功能区（大脑皮质的感觉区、运动区、语言中枢、视听中枢、丘脑、下丘脑、内囊、脑干、小脑深部核团、小脑脚等）、周围脑组织的缺血程度等因素有关。目前较多采用的是 Spetzler-Martin 评级标准（表 2-2）。级别越高，表示危险性越大，预后越差。

表 2-2　颅内动静脉畸形 Spetzler-Martin 评级系统

内容	分值
AVM 的大小	
小（＜3 cm）	1
中（3～6 cm）	2
大（＞6 cm）	3
是否毗邻重要功能区	
否	0
是	1
静脉引流情况	
表浅静脉	0
深部静脉	1

注：级别＝上述三方面的分值总和为 1～5。

（三）麻醉管理

AVM 患者麻醉管理要点：① AVM 切除或栓塞前要保持血流动力学平稳，防止破裂出血。② AVM 切除中要严密监测出血量，给予控制性降压，减少出血，及时补充血容量，纠正水、电解质和凝血功能的紊乱。③ AVM 切除或栓塞后要注意预防和治疗正常灌注压突破综合征（NPPBS）。

AVM 切除术中出血较多，尤其是供血丰富的巨大 AVM，所以在手术开始前要放置好各种监测管道和仪器；开放 2 条外周静脉，保证输液通畅；放置中心静脉导管，监测 CVP（中心静脉压）；动脉置管监测血压和取血化验；留置尿管监测尿量；必要时放置漂浮导管监测 PCWP 和心排血量；也可采用无创法测定心排血量；监测鼻咽温度和凝血功能。

麻醉多选用全身麻醉，麻醉诱导和维持与颅内动脉瘤相似，尤其是伴有动脉瘤的 AVM，要按动脉瘤的麻醉处理。

采取各种措施减少术中出血，包括避免损伤血管，适度的血液稀释，术区局部浸润含肾上腺素的盐水或局部麻醉药，合理使用控制性降压技术，需要时应用止血药物，必要时自体血回输。

术中注意脑保护，常有以下几点。

（1）全凭静脉或静吸复合麻醉可以很好控制血压。硫喷妥钠具有脑保护作用，其机制是多方面的，包括降低脑代谢，改善局部脑血流的分布，抑制惊厥，减少儿茶酚胺释放，抑制神经冲动传入，降低颅内压，减少脑血流，清除自由基，稳定细胞膜，阻断钙离子内流，改变脂肪酸的代谢等。一般维持脑电图出现爆发性抑制即可，应避免硫喷妥钠剂量过大而致循环抑制和苏醒延迟。

（2）尼莫地平对脑血管有选择性扩张作用，对心肌抑制轻，用药后心排血量反而增加，停药后无反跳现象，对预防术后心脑血管痉挛尤其有效，在脑血管手术中已被列为首选预防药，需严密监测血流动力学、血气、酸碱平衡等。

（3）因动静脉瘘致血流短路，可形成静脉动脉化和动脉静脉化改变，久之可引起心脏肥大、脉搏增快、循环时间缩短、血容量增多，血管畸形处脑组织更缺氧，有14%~30%患者出现智力障碍。所以，术中必须充分吸氧，维持脑灌注压，降低颅内压，以减少颅内窃血现象。由于畸形血管周围的脑组已处于缺氧状态，故慎用过度通气。

（4）由于较大的AVM的供血相当丰富，而造成其周围的脑组织呈慢性低灌注状态，此现象称为AVM的窃血现象。当AVM切除或栓塞后，已适应低灌注且对血压、二氧化碳等变化自主调节能力受损的周围脑组织供血恢复，尽管灌注压在正常范围，但仍呈现充血、水肿，甚至出血，被称为正常灌注压突破（NPPB）。NPPB的治疗包括降低颅内压（脱水、利尿、激素、头高位、脑脊液引流等）、术中和术后给予巴比妥类药物、亚低温等。有充血并发症的患者与无充血发生的患者良好预后比例分别是46%和92%。麻醉苏醒期控制血压是非常重要的，所以预防术后充血是非常必要的，最好将血压波动控制在基础水平以下10%之内。对于术后出血形成血肿者，应再次开颅清除血肿并彻底止血。

（5）头位置正确，尽可能减少屈曲和旋转，脑脊液引流，利尿或渗透性利尿，预防脑血管过度扩张，轻度低碳酸血症。

（6）温度管理。采用可以忍受的轻度低温，防止术后高体温。

三、高血压脑出血手术麻醉

（一）疾病特点

高血压脑出血患者发病急，病情重，常伴有高血压、高颅压及不同程度的意识障碍，患者年龄偏大，因长期原发性高血压而伴有其他脏器功能障碍，或有长期服药史。对条件适合的高血压脑出血病例，往往主张早期或超早期手术。高血压脑出血手术的目的主要在于清除血肿，降低颅内压，解除脑疝，使受压的神经元有恢复的可能，防止和减轻出血后一系列继发性病理改变，阻断危及生命的恶性循环。

（二）术前评估

高血压脑出血患者多为突然发病急诊入院手术，麻醉前准备不充分，过去病史往往不能全面了解。应着重了解主要脏器的功能及服药史，若时间及病情允许，应立即检查心、肺功能。

（三）麻醉管理

（1）多数患者有原发性高血压史，长期服用降压药物，麻醉诱导应慎重用药。为了减少药物对心血管功能的抑制及喉镜刺激引起的颅内压升高和心血管反应，宜选用快速静脉诱导。用药方法参见动脉瘤手术的麻醉。对术前已昏迷且饱食的患者，宜保留自主呼吸状态下行气管内插管。

（2）在患者生命体征稳定的前提下，尽量保证脑组织氧供，减少脑组织氧耗，降低颅内压，减少继发性损害，为术者提供良好手术条件。麻醉时气管插管、拔管等刺激及手术本身的刺激均可激发交感神经系统，使血压升高、心率增快，对高血压脑出血患者极为不利。高血压脑出血患者血压升高的原因除原发疾病外，颅内高压和手术应激反应也可以使血压继发性升高，因此控制性降压非常必要，可以选用乌拉地尔行控制性降压。

（3）尽量保持血压、心率稳定，维持一定的麻醉深度，以尽量减少脑组织氧耗，防止屏气呛咳。过度通气虽然可以降低颅内压，但会减少脑血流量，加重脑缺氧的危险，应慎用，一般要以脱水降颅内压为主。控制性降压也会加重脑缺血，所以降压幅度不应超过麻醉前水平的30%。

（4）麻醉苏醒期应尽量保持患者安静，避免躁动和呛咳，必要时可以辅以镇静药物。

（5）术后给予适当的脑保护治疗。

（郭　瑜）

第二节　缺血性脑血管病麻醉

一、烟雾病的麻醉

（一）疾病特点

烟雾病是原发性颈内动脉末端狭窄和闭塞、脑底出现异常血管扩张网所致的脑出血性或缺血性疾病。其因脑底异常血管网在脑血管造影时显示"烟雾状"或"朦胧状"而得名。目前对其病因尚不十分清楚，部分与细菌、病毒、结核和血吸虫感染有关。发病年龄在10岁以内，或在40～50岁成人。在蛛网膜下隙出血的原因中，烟雾病约占6.2%。基本的病理部位在双侧对称性颈内动脉末端、大脑前动脉和大脑中动脉主干，表现为狭窄乃至闭塞，呈进行性发展。由于长期缺血，使Willis动脉环及其周围主干动脉与周围大脑皮质、基底核、丘脑和硬脑膜形成有广泛的侧支代偿血管，构成脑底广泛的异常血管网。病变的血管腔内呈结缔组织增生、内膜增厚、内弹力板重叠和破坏、平滑肌细胞变性、坏死，脑内其他血管（如眼动脉、大脑后动脉、基底动脉及脑底血管网）、颈外动脉系统（如颞浅动脉和脑膜中动脉）等处均有上述病理变化，但程度轻。代偿性形成的侧支循环新血管，由于不能耐受异常的血流动力学压力，可构成微小动脉瘤、假性动脉瘤和真性动脉瘤，一旦破裂即可引起脑出血。微小动脉瘤和假性动脉瘤多位于脑实质内，真性动脉瘤常引起蛛网膜下隙出血。儿童患者主要表现脑缺血症状，如短暂性脑缺血发作（TIA）、缺血性脑卒中和脑血管性痴呆等；成人患者多表现为脑出血症状，常为脑内出血、脑室内出血或蛛网膜下隙出血，表现为头痛、昏迷、偏瘫及感觉障碍。本病的诊断主要依靠脑血管造影、CT 扫描和 MRI 检查。对脑缺血患者，内科治疗和手术治疗的预后相同，故目前对出血灶较小者倾向于内科治疗，应用抗生素、激素、血管扩张剂和低分子右旋糖酐等。手术治疗主要用于出血灶较大、有脑压迫或有脑室内出血者。

（二）麻醉管理

全身麻醉重点是降低脑氧代谢率，维持脑血流正常，尽可能降低增加脑氧代谢率的因素。

（1）监测必须包括 ECG（心电图）、IBP（有创血压）、SpO_2、$P_{ET}CO_2$（呼气末二氧化碳分压），以及体温和尿量。尿量是液体容量状态的良好指标，与临床预后密切相关，有明显脑缺血发生的患者术中尿量明显减少。

（2）要求麻醉浅而平稳，镇痛完善。脑血管扩张药物在烟雾病患者可以引起颅内窃血。吸入麻醉药物和 N_2O 可以扩张脑血管，不宜使用。丙泊酚、依托咪酯、硫喷妥钠可以减少脑的氧代谢和脑血流，不会发生脑窃血，可以安全应用于烟雾病手术。

（3）维持循环稳定，保证脑灌注压，严防麻醉过深引起血压剧烈波动。主要是维持近似正常的血压和保持充足的血容量，诱导前可给予负荷剂量乳酸林格液 500 mL。仅在手术必要时方可使用甘露醇。不宜使用靶控输注给药，靶控输注血浆浓度需数秒钟内高速注入大量的药物，易引起血流动力学指标不稳定。轻、中度血液稀释有利于减少血液黏滞度，防止吻合血管栓塞。术中或术后出现低血压的患者围术期脑缺血的发生率明显增高。

（4）术中采用机械通气，加强监测，严格防止缺氧和二氧化碳蓄积，维持 $PaCO_2$ 正常或轻度增高，以利于扩张组织微血管和血管吻合口血流通畅；过度通气会引起患者出现脑缺血症状。在小儿，合理的术前用药、平稳的静脉诱导、良好的术后镇痛对预防患儿哭闹引起的过度通气非常必要，可以在静脉通路建立前口服咪达唑仑 0.5 mg/kg。当然也要避免过度镇静带来的高碳酸血症，因为高碳酸血症可以引起正常脑血管的扩张，导致缺血区的脑血流进一步减少，所以保持正常的 $PaCO_2$ 是相当重要的。苏醒期要平稳，无寒战、躁动，以免影响手术效果。术后需要良好的镇痛，避免应激反应的发生。维持正常的血压、血容量、$PaCO_2$ 和体温是非常必要的。

（5）体温下降可能诱发脑血管痉挛，引起脑缺血的发生，所以维持正常的体温是非常必要的。可以使用变温毯等设备在术中或术后维持体温。

（6）术中需用肝素，以局部使用为妥，尽量避免全身应用。

（7）术中需应用利尿脱水药以减轻脑水肿，避免"脑搏动性膨出"，可采取头高位、控制心率和血压、降低通气压力和潮气量，必要时采用高频喷射通气来减少脑随呼吸的搏动等措施。

（8）术后拔管不宜过晚，过浅麻醉下拔管常引起剧烈呛咳，可致吻合血管痉挛。一般在通气量、咳嗽和吞咽反射恢复正常后即予拔管，不必等待患者完全清醒。

（9）术后给予适量镇痛、镇静和止吐药物，苏醒期尽可能平稳；术后保证血运畅通，注意移植组织保暖，根据需要应用扩血管药，如罂粟碱和山莨菪碱。

二、颈动脉内膜剥脱术麻醉

颈动脉内膜剥脱术（CEA）不仅存在脑缺血的危险性，且患者大多为高龄，常伴有高血压、冠心病、糖尿病和肾功能不全等疾病，因此术前仔细评估患者情况和术中正确处理十分重要。

（一）术前评估及准备

1. 脑血管疾病

患者的神经系统症状是决定手术指征、手术效果和手术危险性的重要因素。如近期有否渐进性神经系统功能障碍的临床体征，有无频繁的短暂性脑缺血发作，以及多次脑梗死而造成神经系统功能障碍。麻醉医师应知晓手术侧颈动脉病变，同时了解对侧颈动脉、椎动脉及其他脑血管尤其是侧支循环情况。颈动脉狭窄通常发生在颈内、外动脉分叉处。若造影发现对侧颈动脉狭窄阻塞、颈内动脉狭窄、颈动脉广泛粥样斑块坏死并伴有血栓等，均提示手术属高危，颈动脉内膜剥脱术围术期病残率和死亡率与脑血管疾病的严重程度相关。依据患者术前状况可分为无症状颈动脉狭窄、短暂性脑缺血发作、轻度脑卒中、严重脑卒中。有明显神经损害的急性颈动脉阻塞的患者，行急诊颈动脉内膜剥脱，围术期病残率和死亡率相当高，应权衡利弊，考虑是否采用手术治疗。一般认为，由颈动脉疾病引起的急性脑卒中患者，应进行积极的内科治疗 2 ~ 6 周后，若病情稳定，情况良好，无明显神经系统残留障碍，手术指征确切则可考虑手术。

2. 心血管病

冠状动脉病变常与颈动脉内膜剥脱术预后有明显的相关。在心肌梗死后 3 ~ 6 个月内或伴有充血性心力衰竭的患者施行颈动脉内膜剥脱术死亡率颇高，若无特殊情况，手术应延期并进行合理治疗，待病情稳定和情况改善后才能进行手术。有文献报道将 1546 例颈动脉内膜剥脱患者分为三组：Ⅰ组患者无冠状动脉病变史或症状；Ⅱ组患者有症状性冠状动脉病变，如心绞痛、心衰或严重室性心律失常；Ⅲ组患者有症状性冠状动脉病变，但在颈动脉内膜剥脱术前或同时施行冠状动脉旁路术。结果表明上述三组在行颈动脉内膜剥脱术后，Ⅱ组患者心肌梗死、短暂性脑缺血发作和脑卒中发生率及手术死亡率明显高于Ⅰ组和Ⅲ组患者。根据大量资料分析颈动脉内膜剥脱术患者围术期引起死亡的原因，发现心肌梗死明显比脑出血或脑缺血、脑梗死所导致的死亡率高。由于颈动脉内膜剥脱术患者 50% ~ 70% 患有高血压，术后发生高血压机会更常见，不仅有潜在脑卒中的危险，也会加重心脏负担，影响心肌氧供需平衡和引起心律失常、心肌缺血或心肌梗死等。因此高血压患者术前应控制血压 < 180 mmHg/100 mmHg 为宜，术前在不同体位下多次测定患者两上臂的血压及患者清醒和静息时的血压，以确定患者一般情况下的血压范围，此对确定术中和术后可耐受的血压范围极为重要。若术前两上臂血压存在差别，术中和术后采用血压较高值一侧的上臂测定血压似能更好地反映脑灌注压。

3．其他疾病

颈动脉内膜剥脱患者大多为老年患者，通常手术危险性与围术期病残率和死亡率随年龄增长而增加。由于半数患者可合并有糖尿病，因此对患糖尿病者应在术前制定适当的用药方案，控制血糖于适当水平。吸烟者常伴有慢性支气管炎、不同程度的气道阻塞、闭合容量增加、分泌物增加及肺功能不全等表现，术后肺部并发症机会增多，故术前应停止吸烟，使用支气管扩张药和预防性使用抗生素，并教会患者呼吸锻炼。颈动脉内膜剥脱术的目的是减轻临床症状，预防脑卒中，增进生活能力和延长寿命。患者有以下情况者有手术指征：①近期有再发栓塞引起短暂性脑缺血发作。②可逆性缺血性神经障碍而用抗凝治疗无法良好控制。③短暂性脑缺血发作。④可逆性缺血性神经障碍伴有颈动脉杂音。⑤陈旧性脑卒中而出现新症状。

由于患者术前常服用多种药物，如抗血小板、抗高血压、脑血管扩张药，因此要了解患者用药史。抗血小板药目前临床上常用阿司匹林肠溶片和双嘧达莫以降低血小板凝集，尤以前者为常用，且以小剂量为宜。由于血小板凝集受抑制，出血时间可延长，应引起重视。至于抗高血压与其他心血管方面用药，术前要了解用药类型、品种、剂量及与麻醉之间可能发生的药物相互作用，原则上各种治疗用药均应持续至术日晨，不要随便停药，可按情况适当减量，以保持病情稳定。

（二）麻醉

1．术前用药

术前用药的目的是使患者镇静，防止因焦虑而引起血压升高、心率加速和心律失常等。但不主张应用大剂量术前药，尤其是阿片类药，一般可选用咪达唑仑 3 ~ 5 mg 术前 30 min 肌内注射。术前未应用 β - 受体阻滞剂者，则可在术前 2 h 口服美托洛尔 12.5 ~ 25 mg，缓和全身麻醉诱导和气管内插管时心血管系统的应激反应。

2．麻醉选择

麻醉期间总的原则是保持良好平稳的麻醉，保持正常通气，维持正常或稍高的血压，轻度抗凝及正常血容量。常用麻醉方法如下。

（1）颈丛神经阻滞：颈动脉内膜剥脱术可采用单侧颈丛神经阻滞，通常浅颈丛用 1% 利多卡因加 0.1% 丁卡因混合液或 0.375% 罗哌卡因 10 ~ 15 mL（不加肾上腺素），以及用 1% 利多卡因加 0.1% 丁卡因混合液或 0.375% 罗哌卡因 8 ~ 10 mL，经 C_4 脊神经一点法作深颈丛神经阻滞，待阻滞完全后才开始手术。术中显露颈动脉鞘后由术者在直视下作颈动脉鞘内浸润阻滞，预防由于手术操作引起反射性心动过缓和血压下降。面罩吸氧，并按需静注芬太尼 0.05 mg 和氟哌利多 1.25 ~ 2.5 mg 作辅助。由于操作简单、方便，患者可在清醒状态下接受手术，可反复测定神经系统功能，并保持良好的血流动力学，围术期发生心肌梗死少见。患者意识均保持清醒，术者在作颈动脉内膜剥脱术前常规作颈动脉钳夹试验，阻断颈动脉 3 ~ 10 min，密切观察意识水平，是否有意识消失、嗜睡、对答及计数迟钝和对侧手握力减退等，以决定是否需要建立临时性旁路分流。若患者能良好地耐受此夹闭试验，可接受颈动脉切开内膜剥脱。于颈丛阻滞下手术需要患者充分合作，遇有阻滞不全、长时间体位不适，以及外科医师操作等因素常会造成患者不合作，为保证手术进行必然增加辅助用药机会，由此造成意识不清，失去对脑缺血评判依据。但对重症、CEA 术后再狭窄患者，全身麻醉仍不失为一种安全的麻醉方法。

（2）全身麻醉：是颈动脉内膜剥脱术常用的麻醉方法。目前尚无确切的证据可以证明何种麻醉技术、麻醉方法及麻醉药会显著地影响结局。目前多采用小剂量咪达唑仑和丙泊酚诱导，可降低脑代谢、脑组织的氧耗，同时可降低脑血流和颅内压，对脑缺血可能有保护作用。为缓和气管插管时的应激反应，可加用芬太尼 3 ~ 4 μg/kg 或艾司洛尔 0.5 mg/kg，可改善因气管插管应激反应引起的血压升高、心率增快及心肌收缩性的改变。临床实践证明气管插管前用小剂量 β – 受体阻滞剂可使因气管内插管造成的应激反应性心肌缺血发生率从 28% 降至 2%。麻醉维持用异氟烷对脑缺血有保护作用，异氟烷麻醉时，脑血流降低至 8 mL/（100 g·min）时脑电图才显现脑缺血改变，而氟烷、恩氟烷当脑血流降至 47 mL/（100 g·min）即发生脑缺血改变。但有报道在 2196 例颈动脉内膜剥脱患者分别采用氟烷、恩氟烷和异氟烷，围术期心肌梗死的发生率并无差别。目前大多认为可采用静吸复合麻醉，维持较浅麻醉，吸入麻醉药可选用异氟烷或七氟烷，浓度 < 1 MAC，结合小剂量丙泊酚、麻醉性镇痛药和中短效肌松药以保证血流动力学稳定。此外，采用颈丛神经阻滞加上良好的气管内表面麻醉基础上，配合气管插管全身麻醉，操作并不复杂，不仅能维持术中血流动力学平稳，还可减少全身麻醉药用量，术毕清醒早，有利于神经功能评判。

（三）术中处理

1. 控制血压

控制和维持适当的血压对颈动脉内膜剥脱术患者颇为重要。由于缺血区域的脑血管自身调节作用已减退或丧失，平均动脉压与脑血流相关曲线右移，缺血区的脑血管发生代偿性极度扩张，因此脑血流仅与脑灌注压有关。虽然临床上可设法使手术期间血压维持比基础血压高 10% ~ 20% 以增加缺血区的脑血流，但如果侧支循环差，血压升高并不能有效地改善缺血区的脑血流灌注。因此积极预防和正确治疗低血压就显得很重要，除调整体液容量和麻醉深浅外，若出现低血压而心率基本正常时，可采用去氧肾上腺素 0.05 ~ 0.2 mg 静注，用药量小，作用时效短，可按需使用。当低血压同时伴心动过缓，可用麻黄碱 5 ~ 10 mg 静注，需要时可用多巴胺 4 ~ 8 μg/（kg·min）泵注。手术中发生持续高血压多见于颈丛神经阻滞不完全，患者体位不适，而增加辅助用药可能导致意识抑制，可选用静注拉贝洛尔（柳胺苄心定）首剂 5 mg。若历时 5 min 无效，则可追加 10 ~ 20 mg，也可采用艾司洛尔负荷量 0.5 ~ 1 mg/kg，接着 0.1 ~ 0.2 mg/（kg·min）维持，必要时可用硝普钠或硝酸甘油控制血压。

2. 氧合和通气

颈丛阻滞麻醉下保持自主呼吸，应充分吸氧，使 SpO_2 维持在 100%，$PaCO_2$ 保持正常范围，给予辅助用药，但须加强监测，不应抑制呼吸，必要时采用面罩供氧或插入喉罩进行辅助通气。全身麻醉使用机械通气，应调节潮气量和呼吸频率，维持 $PaCO_2$ 于正常水平或稍低。因为 CO_2 有强烈的脑血管扩张作用，改变 $PaCO_2$ 可显著改善脑血流。$PaCO_2$ 增高可引起脑血管扩张，但由于缺血区的脑血管已极度扩张，因此 $PaCO_2$ 增高，其结果使非缺血区域的脑血流增加而发生脑内窃血现象。此外，高 $PaCO_2$ 可增强交感神经活动，心率增快，血压升高，增加心肌氧耗，诱发心律失常等。相反，降低 $PaCO_2$ 可引起脑血管收缩，理论上可降低脑正常区域的血流而使缺血区域脑血流增加。

3. 输液、输血

按患者具体情况输液量可适当放宽，除非出血量过多，通常无须输血。主要以晶体液为主，一定程度的血液稀释对脑缺血患者是有益的。手术期间应控制血糖，必须限制含葡萄糖液体的输入。动物实验证明在脑损伤期间输注过量葡萄糖可造成高血糖的动物脑对缺血性损伤更为敏感。脑血管意外患者同时伴有高血糖者神经系统后遗症更为严重。这提示颈动脉内膜剥脱术患者围术期对葡萄糖的应用要有所限制，并随时监测血糖，尤其是伴有糖尿病的患者更应预防高血糖。但出现严重低血糖时也同样不利。总之，应维持正常循环血容量，降低血液黏度，保持适当尿量，可输入一定量的 6% 羟乙基淀粉或无糖血液代用品。

4. 脑保护

麻醉的基本原则是防止脑缺血，除保持血流动力学稳定，维持适当通气外，阻断颈动脉前静注肝素 20 mg 可减少脑血栓形成。硫喷妥钠可降低脑代谢率，还可降低颅内压，抑制氧自由基，减轻脑水肿及钠通道阻滞等，具有一定的脑保护作用。但临床上在颈动脉阻断前单次注射硫喷妥钠对脑缺血的保护作用仍有争议，主要是预先应用巴比妥类药并不能确切地降低围术期脑卒中的发生率和严重性，并认为术中阻断颈动脉引起的脑缺血卒中最重要的原因是栓塞。此外，使用硫喷妥钠后特别是较大剂量，使脑电波变成低平甚至等电位，对心血管功能影响明显，甚至发生低血压，还会影响及时升高血压和（或）采用分流措施的实施。严重颈动脉狭窄时侧支循环供血不足，当作试探性颈动脉阻断时，若立即出现脑电图波幅降低和减慢时应立即解除阻断，并单次静注硫喷妥钠可能有益。丙泊酚呈剂量依赖性脑血流减少，可使脑代谢明显降低，且苏醒快可能也是有利的。钙通道阻滞药尼莫地平对脑保护有益。综上所述，寻找临床上确实能有效保护脑缺血的药物或措施还需更多的研究。

5. 分流

当颈动脉阻断时，血液供应到同侧大脑皮质主要取决于通过 Willis 环的侧支血流，若侧支循环血流不足就会引起脑缺血和神经功能障碍。为预防起见，有主张常规在颈动脉内膜剥脱区远近端暂时性放置分流导管，但至今对患者是否使用分流保护措施意见尚不一致。选择性地按需采用分流术，主要依据监测脑电图、诱发电位和颈动脉阻断后远心端动脉压力而做决定。

有下列情况应考虑作分流：①术前对侧颈动脉闭塞，或颈内动脉颅内段严重狭窄，术前已有神经损害症状，或有明显基底动脉缺血表现。②术中颈内动脉远端回血差，或估计手术较困难，需较长时间阻断颈内动脉血流。③在麻醉状态下颈动脉阻断后远心端动脉压 < 50 mmHg。④颈动脉阻断后，脑监测显示脑缺血，或脑血流监测发现局部脑血流 < 47 mL/（100 g·min）。采用分流术时特别应注意由于手术操作引起粥样斑块物质脱落进入脑循环而引起栓塞的危险。

6. 监测

颈动脉内膜剥脱术的监测主要是心血管和神经系统两方面：心血管方面主要取决于术前患者情况，由于手术本身对心血管方面影响较小，也无大量体液丧失和转移，一般出血也不多，可常规采用 ECG 或改良胸导联、NIBP（无创血压）、SpO_2 监测等。全身麻醉时增加 $PaCO_2$ 监测。由于手术操作会影响颈动脉压力感受器引起心率与血压改变，以及术前存在高血压，血压波动大，可采用动脉穿刺置管测压，便于及时调控血压。一般不必作中心静脉或肺动脉压力监测，除非术前有心肌梗死、心功能不全或伴其他严重的夹杂症。如果需要穿刺对侧颈内静脉，尽可能避免误穿颈动脉，也可选用对侧锁骨下静脉。虽然在颈动脉内膜剥脱术患者监测脑灌注颇为重要，但至今仍无切实可行、绝对准确的方法能及早发现脑缺血和预测术后神经并发症。值得指出的是术中和术后许多神经系统并发症通常不是由于颈动脉阻断后的缺血，而是由于术中、术后栓塞或血栓形成所引起，目前尚无灵敏的可供临床发现脑血管小栓子的有效方法和措施。脑缺血相关的监测有 EEG、SSEPs（诱发电位）、TCD（经颅多普勒超声）、颈动脉夹闭后残余压力和观察清醒患者的神经功能状态，还可以进行血氧定量和颈静脉氧分压监测。脑缺血监测有很大的变异性。监测指标评价如下：①对清醒患者神经功能状态监测虽然可能是个金标准，但缺乏足够的数据来证明它的优势。② EEG 与神经病学改变相关联，但是用 EEG 来辨别缺血有相当高的假阳性，另外 EEG 不能监测深部脑组织的缺血，并且对于原有或者有不稳定的神经功能受损患者存在假阴性，但在全身麻醉下仍不失为一个好指标。③ SSEPs 的功效与 EEG 相当，但是较复杂，对于皮质下缺血可能更有价值。④残余压力缺乏灵敏度和特异度。⑤ TCD 在检测夹闭引起的低灌注状态是有用的，同时在评定分流、栓子情况和过度灌注综合征方面起主要作用，但可靠性不佳。⑥颈静脉氧分压的灵敏度、特异度和临界域值不能确定。

（四）术后问题

1. 血流动力学不稳定

术后高血压多见于既往有高血压史，手术前血压控制不理想，术中有脑缺血性损伤，颈动脉窦压力感受器功能失调及术后疼痛等，通常血压 > 180 mmHg/100 mmHg。高血压可能通过加剧高灌注综合征引起大脑内出血而使神经学预后变差。高灌注更可能发生在高度狭窄的患者（在手术后脑血流量可以增加 100% 以上）、没有控制高血压的患者和合并有对侧颈动脉狭窄的患者。由于高血压可引起手术部位出血、心肌缺氧、心律失常、心力衰竭、颅内出血和脑水肿等，应寻找原因，可采用艾司洛尔、硝普钠、硝酸甘油及拉贝洛尔等药物治疗。术后低血压可由于低血容量、残余麻醉药对循环的抑制、心律失常和心肌

梗死等引起，应及时寻找原因进行纠正。文献报道颈动脉内膜剥脱术后心肌梗死发生率为
1%～2%。

2. 术后呼吸功能不全

常见原因为喉返神经损伤导致声带麻痹，喉返神经损伤发生率为 12.5%，一般并不多
见，多数可完全恢复。局部血肿可压迫气管影响呼吸，应提高警惕，及时处理气道梗阻。
此外空气经伤口进入纵隔和胸膜腔导致气胸也可引起呼吸功能不全。

3. 神经并发症和功能异常

此项指脑血管意外。高灌注的体征和症状包括单侧头痛、癫痫发作或局部性神经功能
缺失。为了使出血尽可能最小化，在手术后有高灌注风险的患者必须尽可能维持血压正常。
部分患者术后可发生过度灌注综合征，由于术前颈动脉狭窄，脑血流减少，脑血管自动调
节功能失调，而于术后脑灌注压恢复正常，脑血流骤增可发生过度灌注综合征，患者主诉
头痛，甚至发生脑出血。颈动脉内膜剥脱术患者，围术期卒中发生率大约为 3%，若患者术
后出现新的神经功能损害，应立即进行脑血管造影，以确定是否在手术部位形成内膜瓣，
如果立即切除此瓣可减轻神经损害的程度。若检查发现手术侧颈动脉已再阻塞，则大多由
于栓塞或有技术缺陷，应及早进行手术探查。当患者有突发的症状和难以控制的高血压，
怀疑有脑出血的可能时，再探查时间最好在 1～2 h。颈动脉内膜剥脱术后可发生神经精神
功能紊乱，术后第一日发生率为 28%，术后 1 个月表现认知障碍为 9%～23%。

（郭 瑜）

第三节 脑血管疾病介入治疗麻醉

一、介入性神经放射学

血管内栓塞具有侵袭性小、对不适合手术的患者成功率高、并发症少等优点，为动脉
瘤的治疗又开辟了一条新途径。介入性神经放射学（INR）治疗一般包括对动静脉畸形、动
脉瘤或血管瘤的栓塞治疗，还包括静脉血管瘤硬化治疗、脑血管痉挛球囊扩张成形和急性
血栓栓塞溶栓治疗。INR 的发展包括颅内血管支架安放术、血管内超声检查及新的动静脉
畸形和动脉瘤栓塞物的使用。INR 治疗可以择期，也可以在急诊情况下实施。由于这些中
枢神经系统疾病的本身特点、手术操作的较高技术要求及其潜在危险性和治疗过程可能时
间冗长和不舒适，因此除对患者进行心肺和神经学监测外，通常还需要给予镇静或麻醉。
INR 治疗对麻醉医师的要求较高，因为需要在放射科实施麻醉，而且这些患者通常合并复
杂的内科或神经学疾病。麻醉医师职责是保持患者安静不动，维持生理状态稳定，调控局
部血流变化，提供最佳抗凝水平，处理相关并发症，组织对患者的安全运输及进行快速复
苏以利于术后神经学评估。

二、麻醉方法选择

用于 INR 治疗的麻醉方法一般有局部麻醉、神经安定麻醉和全身麻醉三种。采取神经安定麻醉可以对患者的神经状态进行全面而有效的监测，也更适用于伴有系统性疾病的患者。而在 INR 治疗过程中使用全身麻醉的原因，包括需要患者保持静卧的时间长短及一些放射学技术如数字减影示踪需绝对安静（包括控制呼吸幅度）的要求。

（一）局部麻醉

脑血管疾病血管内介入治疗时，不但需要较完善的局部麻醉，通常还要求患者保持一定程度的镇静，以减轻患者的应激反应，但又能配合医师动作，以便医师了解患者栓塞前、中、后的神经功能状态。同时又需要适当降压，以防止栓塞时血管破裂及一些高血流量患者栓塞后过度灌注综合征。

（二）神经安定麻醉

接受 INR 治疗的患者可给予氟哌利多 2.5 ～ 5 mg，芬太尼 0.05 ～ 0.1 mg 静注，复合局部麻醉行股动脉穿刺置入微导管，术中面罩给氧，并予硝普钠进行控制性降压。神经安定麻醉的最大优点是循环系统稳定，重危患者耐受良好，更适合老年和危重患者。氟哌利多具有 α 肾上腺素能阻滞作用，可使血管适度扩张，有利于微导管置入造影和栓塞，不抑制心肌，防止心律失常和抗休克，血流动力学改变轻微，意识影响小；与芬太尼并用，可降低基础代谢，使氧耗量减少，对心排血量无明显影响。与控制性降压共用，可明显减少其用量，使降压平顺，平均动脉压（MAP）维持稳定。由于术中易发生脑血管破裂、心律失常、血栓形成、血管梗死等并发症，所以应积极准备急救。另外对颅内动脉瘤微导管血管内介入治疗患者实施患者自控镇静复合控制性降压，也能取得满意介入性神经放射学效果。

具体方法：所有患者不用术前药，常规静脉输液，导尿后进入 DSA（血管造影）室，入室后先用咪达唑仑 0.05 mg/kg 缓慢静脉滴入。采用患者自控制镇痛（PCA）泵实施患者自控镇静，泵内装有 1% 丙泊酚。设定丙泊酚每次给药量为 10 mg（1 mL），每次给药所需时间为 0.33 min，锁定时间 1 min，丙泊酚 5 min 最大给药量为 30 mg。指导患者根据自己的焦虑情况挤压 PCA 泵，使自己处于合适的镇静状态。同时持续输入 0.5 ～ 3 μg/（kg·min）硝普钠控制性降压，维持血压较术前下降 15% ～ 25%，血管栓塞时血压下降到术前 2/3 左右。高血流量患者术后在病房内继续控制性降压，保持血压较术前稍低。患者自控镇静（PCS）复合控制性降压用于颅内动脉瘤微导管血管内介入治疗安全有效，无明显不良反应，而且可以使患者根据自己需要的镇静水平给药，使患者具有主动参与感，能较好地解决患者的焦虑、紧张和恐惧，增强自信心，避免过度镇静或镇静不足，做到给药个体化，从而使镇静用药更加合理。PCA 泵及短效的药物如咪达唑仑和丙泊酚的应用是实施患者自控镇静的重要条件。丙泊酚的显著特点是超短效，具有好的可控性，一般在停药数分钟就可以完全清醒且有抗呕吐作用。但丙泊酚也存在明显的注射痛等缺点。丙泊酚遗忘作用较弱，而咪达唑仑遗忘作用较强，为了加强丙泊酚的遗忘作用，但又不失去其恢复快的特点，可以在手术开始前单次给予一定量的咪达唑仑。

（三）全身麻醉

尽管 INR 手术需要在清醒下对患者进行神经学评估，但是目前大多数神经放射学家更倾向于全身麻醉以达到最佳成像。因为接受 INR 治疗的患者必须能够在平而硬的手术台上保持仰卧，在造影过程中，长时间处于这种体位，患者任何动作都将会严重影响成像质量。所以最佳选择是行气管内插管。气管内插管或喉罩下的气道控制可以更好地给氧和进行麻醉管理及维持患者安静不动。

脑动脉瘤疾病可以分为三种类型：①未破裂，无症状；②未破裂，巨大，无症状；③已破裂，伴或不伴血管痉挛。其中最不稳定的是蛛网膜下隙出血，可以发生再出血、脑水肿、血管痉挛等，从而导致高死亡率。对急性蛛网膜下隙出血患者，全身麻醉是首选的麻醉方法。脑动静脉畸形的栓塞治疗最好在全身麻醉下进行，这样能够更好地进行控制性降压、脑保护和制动。可采用快速诱导方法，依次静注咪达唑仑 2 ~ 3 mg，丙泊酚 1.5 ~ 2 mg/kg、芬太尼 5 μg/kg、罗库溴铵 40 mg，顺利气管插管后接麻醉呼吸机行机械通气，潮气量 10 ~ 12 mL/kg，频率 12 ~ 16 次 / 分，通气峰压控制在 20 cmH$_2$O 以内，手术开始前静注芬太尼 2 μg/kg。术中用丙泊酚 25 ~ 75 μg/（kg·min），维库溴铵 1 μg/（kg·min）维持麻醉。全身麻醉是适宜的麻醉方式，尤其是病情较重和小儿不能合作者，在发生严重并发症的情况下，因为拥有安全气道，可对潜在致命性并发症进行快速处理。

三、麻醉管理

（一）术前评估

患者术前如果正处于一个慢性发病过程，病情可能相对较稳定；但如果是急诊入院，病情则可能极度不稳定，要特别关注患者的神经学评估和潜在心血管系统损伤。患者术前的神经学缺损应该引起麻醉医师的警惕，如果平均动脉压降低，则可能发生了脑缺血。正确判断患者的神经功能状态有利于合理选择麻醉方式、麻醉药物及管理、预测患者的恢复程度。应正确评估心功能状态，纠正血容量不足和电解质紊乱。除常规麻醉前评估外，麻醉医师还应该注意患者既往的造影史、抗凝药物使用或凝血功能障碍史、鱼精蛋白过敏史和甾体激素使用情况。碘或贝类食物过敏史尤其重要，需要认真关注和准备。其他如呼吸循环系统疾病和肾功能不全也应该给予评估。此外，因为抗凝是手术步骤之一，凝血功能情况必须认真考虑。

（二）术前准备

除常规麻醉前处理外，该类手术麻醉尚须特别注意以下方面：手术在 DSA 室进行，要检查所有设备，如用于连接电源、氧、吸引器和废气排放器的接口是否取之可得，功能是否完好，复苏设备及必要的抢救药物亦应备齐，尤其是行神经安定术者。麻醉医师不能与患者同处一室，通气环路各接口必须牢固，监护仪宜选用彩显屏幕便于远处观察；为避免呼吸抑制及颅内压高，病重患者通常不用术前镇静药，术中存在出血危险如血肝素化、动脉瘤破裂等，术前宜置中心静脉导管，便于快速扩容及监测中心静脉压，术前桡动脉置管测压可为控制性降压提供及时、准确的数据。

（三）术中监测

由于麻醉医师要远离患者，只能通过房间里的各种监护仪器和影像设备来了解患者情况，所以要加强术中监测，加强管理。INR 室内麻醉监测标准应该与手术室相同。术中监测的使用程度取决于患者病情及手术对中枢神经系统的潜在危险性及其复杂程度。患者用布带固定四肢，常规或连续监测血压、脉搏、心率、心电图；进行血气分析及出、凝血功能检查；常规导尿，防止膀胱充盈，影响镇静效果。严密监测患者神经功能状态，随时了解意识状态、语言功能、运动功能及瞳孔的变化。神经生理学监测，尤其体表感觉诱发电位（SSEPs），可以用于脊髓栓塞术。颅内压监测被证实对伴蛛网膜下隙出血患者行脑室切开引流术有用。在实施镇静术时，必须对患者进行标准无创血压监测。必要时对 INR 手术实施有创监测。要对尿量进行测量和评估，因为对比剂通常会导致渗透负荷从而出现多尿。对于有系统性血压改变或准备实施控制性降压的患者，必须给予有创动脉监测。如果要求进行精确的体液评估和术后血流动力学维持，那么还应该包括中心静脉置管。

（四）术中管理

麻醉基本目标是遗忘、制动、控制颅内压（ICP）和脑灌注压，尽可能提供术终快速复苏和拔管。全身麻醉患者诱导力求平稳，插管操作时间宜短，可适当行过度通气，使 $PaCO_2$ 维持在 25 ~ 30 mmHg 利于降颅压。股动脉插管通常在 INR 过程中刺激性最强，所以麻醉剂需要量通常较多。手术结束时要求快速复苏，尽量早拔管，但不主张催醒。非全身麻醉患者应保持患者意识清醒，以配合术者行神经系统检查。出现栓塞并发症或神经系统功能恶化须行开颅手术者，必须紧急行气管插管，并积极维持循环稳定。

麻醉技术应该做到术中和复苏过程平稳，避免过多呛咳和躁动。高血压应该加以控制，以预防潜在脑水肿和股动脉穿刺点出血。术后，患者可能有极小的疼痛，但必须保持仰卧一段时间。大多数患者应该在 ICU 病房进行监护，以观察其突然神经病学改变。蛛网膜下隙出血的快速诊断治疗和神经学问题早期处理，对于预防意外死亡和达到神经学最佳恢复十分关键。

INR 治疗强调控制性降压的重要性。术中适当行控制性降压有利于手术操作和减少动脉瘤破裂的概率，通常要求在手术开始时即平稳降压，栓塞时血压降至术前 2/3 左右。对有颅内高血流病变栓塞后的患者，在术后 2 ~ 3 d 继续使用控制性降压，以防止过度灌注综合征的发生。血压剧烈变化时可使用血管活性药物，尽量选用对循环干扰小且利于控制 ICP 的麻醉药物。潜在 ICP 升高和脑缺血是术中要经常注意的问题，要达到最佳颅内动力学状态。根据需要，选择硝普钠 0.5 ~ 3 μg/（kg·min）进行血压调控。

（五）防治术中并发症

防治术中并发症的基本原则是任何紧急情况的处理都要与介入操作者协商解决，如对比剂反应、微粒栓塞、动脉瘤穿孔、生理性动脉消失和颅内出血等。在血管内治疗期间，两种最严重的潜在并发症是脑梗死和蛛网膜下隙出血，对动脉瘤性蛛网膜下隙出血患者必须考虑到颅内压升高、跨壁压改变和脑出血的可能性。术中动脉瘤破裂多因导丝或导管前端在动脉瘤内操作不慎，刺破动脉瘤壁引起，如不及时处理可导致灾难性后果。通常伴有平均动脉压急剧升高，处理包括停止抗凝和尽可能快地置入更多的弹簧圈以封闭裂口，必要时需行脑室切开引流术以降低和监测颅内压。如遇栓塞术中动脉瘤破裂，立即给予镇静剂，保持呼吸道通畅，迅速中和肝素等措施，并继续用弹簧圈填塞动脉瘤。第一个合适的弹簧圈安置妥当后，出血多能停止，并顺利完成全部栓塞过程，患者情况迅速好转。术前常规使用尼莫地平，操作轻柔、规范化，妥善进行神经安定镇痛麻醉，则脑血管痉挛发生率相对较低。一过性脑血管痉挛一般可经微导管静脉注射罂粟碱等治疗后缓解。血栓栓塞应给予患者输液及肝素化加以预防，如已发生脑栓塞，应及时经微导管行超选择性动脉内溶栓或经静脉溶栓治疗。为了保证动脉瘤远端的脑组织有充分的血液灌注，术后必须抗凝，同时扩充血容量，必要时升高血压，可有效地避免并发症。栓塞治疗可能会导致血压的突然变化，从而出现充血性并发症。脑水肿和出血也可以是静脉栓塞的结果。手术过程中可发生急性重度颅内出血，多是因为导引钢丝和（或）导管穿破供应血管，或者继发于充血性并发症，较多的血流通过原先低灌注区也可导致围术期脑水肿和出血，其处理依赖于病因解除。微小的穿孔可以保守治疗，不需要马上介入，而在许多情况下，导管本身就可以用于阻塞破孔。对于术中并发症，麻醉医师应充分了解并积极配合和处理。

（郭　瑜）

第三章　胸外科麻醉

第一节　胸部手术麻醉

胸部手术涉及胸壁、肺、心脏、大血管、食管及纵隔等手术。除胸壁手术外，胸部手术需剖开胸腔，以肺及食管手术为主，以老年和恶性肿瘤患者居多。患者原因所致的意外事件以药物不良反应为主，较难预测，所以重在及时发现，尽快处理；麻醉相关的问题，主要是呼吸道管理，与麻醉医师的个人技术、评估不当有关；手术相关的意外事件主要是大出血和心搏骤停。

一、胸部手术患者的生理变化

1. 开胸后的纵隔摆动及反常呼吸

一侧剖胸，胸腔负压消失，产生同侧肺萎陷，肺泡通气面积锐减，通气量降低可达50%。同时，由于左右胸腔出现压差，使处于正中位的纵隔随着呼吸周期而出现向健侧及开胸侧的左右移位，侧卧位吸气时纵隔下移，呼气时上移，称纵隔摆动。气流在健侧及开胸侧的气管来回移动称反常呼吸。这种摆动气并不参加气体交换（图3-1）。根据上述机制，一侧剖胸的后果是导致缺氧和 CO_2 潴留；同时使静脉回流受阻，心排血量减少。其有效的解决方法是气管内插管及应用肌松药进行控制呼吸。

2. 侧卧位下开胸对呼吸的影响

胸腔手术患者多被置于侧卧位，一侧开胸后对呼吸的影响为：①由于重力影响，使得下肺的血流量比上肺多。②腹腔脏器向胸腔方向移动，使膈肌上升约4 cm，功能残气量（FRC）减少约0.8 L。③纵隔压迫下肺，影响下肺的通气。

侧卧位时，由于气管插管、肌松药及机械通气，理论上是上肺处于通气良好，但血流减少；而下肺由于重力原因，纵隔下移及腹腔内压增加，使FRC进一步减少，虽然血流增加，但通气不足。且在胸腔手术时，鉴于手术操作及压迫等，常使上肺萎陷、通气不足，因此胸外科手术中确保下肺的有效通气至关重要。

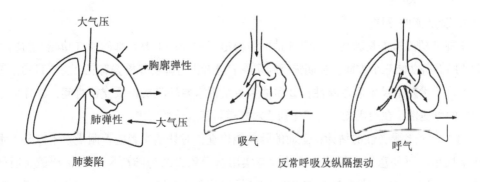

图 3-1 肺萎缩、反常呼吸及纵隔摆动

3. 全身麻醉侧卧位时单肺通气对呼吸的影响

全身麻醉下侧卧位双肺通气时，上肺平均血流量为心排血量的 40%，而下肺则为 60%（图 3-2）。由于在侧卧位时静脉血掺杂为心排血量的 10%，每侧肺分流相当于 5%，因此参加气体交换的肺血流量在上肺为心排血量的 35%，下肺为 55%。

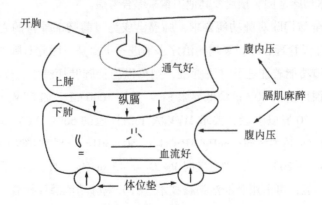

图 3-2 侧卧，全身麻醉，双肺通气

单肺通气引起明显肺内分流。由于发生低氧性肺血管收缩，进入上肺的肺血流量减少 50%，因为其分流量为 17.5%，再加上原来的肺分流为 5%，所以单肺通气时上肺的肺血流量为心排血量的 22.5%。$FiO_2 = 1.0$ 时，测得 PaO_2 约为 150 mmHg，单肺通气时 77.5% 的血流量直接进入下肺，为达到良好的气体交换，血流与通气的匹配极为重要。因此在单肺通气时，保证健肺足够通气量是关键。

二、术前评估和准备

胸腔手术围术期呼吸系统的并发症发生率为 15% ~ 20%，死亡率为 3% ~ 5%，主要包括肺不张、肺炎和呼吸衰竭等。

（一）病情评估

1. 肺功能的评估

术前肺功能检查是肺切除患者评估的重要组成部分，主要是肺的通气功能、肺实质功能和心肺储备功能三个方面。预期施行肺切除的患者进行肺功能检查有三个主要目的：①了解、评价手术效果及术后危险性；②评估术后是否需要呼吸支持及支持时间；③评估小气道阻塞的可逆性，在使用支气管扩张药后对气道阻塞改善的程度。

（1）对手术耐受性的估计：全面的肺功能检查，对评估患者能否耐受手术以及手术后的生活质量有重要意义。目前临床认为有实用指导意义的为肺活量（VC）和最大通气量（MVV）。VC < 预计值的 50% 或 VC < 2 L，提示手术风险大。有人报道其手术后并发症有 33%，围术期死亡率有 10%。MVV 的含义较广，包括容积、阻塞、肌肉及体力和运动耐量，对全面衡量手术危险性更有意义。一般可用术前 MVV 根据肺切除范围作估计，如肺切除术后可维持 MVV 大于预计值的 40% 者，可考虑手术。但必须注意有无气道阻塞性功能减退，如 $FEV_1 < 50\%$ 或 $FEV_1 < 1$ L，则 F–V 曲线呈现低平型，最大呼气流量容积与最大呼气流速比例（MEFT/MEFR）倒置，则说明有严重阻塞性减退。该时能否做胸部手术，必须根据病种、手术切除范围、预后及其他因素来综合考虑。

（2）肺叶、全肺切除对肺功能要求：肺癌已成为目前胸部外科的主要治疗对象。由于近年来对术后呼吸管理、呼吸衰竭的治疗水平进一步提高，因此对肺功能的禁忌范围有一定放宽。术前肺功能若能达到如下标准，则可以施行肺叶切除术：MVV 大于预计值的 50%，FEV_1 大于预计值的 50%；最低界限 FEV_1 量为 1000 mL，如 $FEV_1 > 2000$ mL，则术后呼吸情况稳定。70 岁以上者，要求 MVV 大于预计值的 60%，$FEV_1 > 2000$ mL 为妥。FiO_2 为 0.21 时，PaO_2 必须 > 60 mmHg，$PaCO_2 < 50$ mmHg。全肺切除时要求 MVV 大于预计值的 50%，$FEV_1 > 2000$ mL，吸空气时 $PaCO_2 < 45$ mmHg。如不能达到上述要求，应进一步测定分侧肺功能，可采用肺灌注扫描技术进行分侧肺功能灌注检查。如预计全肺切除后 $FEV_1 > 8$ L，且无明显阻塞性肺气肿，则仍可考虑施行全肺切除。文献报道以下三个指标为适于手术的指征：①运动负荷下，阻断肺动脉后肺动脉压力 < 35 mmHg 者；②动脉血气 $PaO_2 > 45$ mmHg；③手术后余肺 FEV_1 预计值 > 0.8 L。该三项中如两项合格，则认为能施行全肺切除术。

施行肺切除术的肺功能最低标准见表 3–1。

表 3–1 施行肺切除术的肺功能检查最低限度

检查项目	单位	正常值	全肺切除	肺叶切除	肺段切除
最大通气量	L/min	> 100	> 50	> 40	40
最大肺通气量预计值	%	100	> 55	> 4	> 35
用力肺活量	L	> 5	> 2.1		

检查项目	单位	正常值	全肺切除	肺叶切除	肺段切除
FVC（用力肺活量）预计值	%	100	> 51 ~ 64		
FEV_1	L	> 2	> 1.7 ~ 2.1	> 1 ~ 1.2	> 0.6 ~ 0.9
FEV_1 预计值	%	> 80 ~ 100	> 55 ~ 65	40 ~ 50	40 ~ 50
运动后 SaO_2	%	无改变	←	改变 ≤ 2	→
登楼			5 楼	3 楼	3 楼

2. 呼吸动力学评估

评估呼吸动力学最常用和最有价值的单项指标是第一秒用力呼气容积占预计值的百分比（FEV_1% 预计值），尤其是术后预计 FEV_1%。计算公式如下：

术后预计的 FEV_1% = 术前 FEV_1% ×（1– 切除的功能性肺组织所占的百分数）

即术后预计的 FEV_1% = 术前 FEV_1% ×（1–S × 0.052 6）

注：式中 S 为肺段数。

根据术后预计的 FEV_1% 值可将患者分为低（> 40% 术后预计的 FEV_1%）、中（30% ~ 40% 术后预计的 FEV_1%）及高危（< 30% 术后预计的 FEV_1%）三类。低危患者肺切除后呼吸并发症的危险较小，高危患者易发生术后呼吸功能不全。

3. 肺实质功能评估

动脉血气分析结果是常用的评估指标，PaO_2 > 60 mmHg、$PaCO_2$ < 45 mmHg 是界定能否耐受肺叶切除的传统指标，但临床上低于此条件进行肺癌或肺减容术均有成功报道。最能反映肺实质功能的是一氧化碳弥散量（DLco），术后预计 DLco < 40%，与呼吸和心脏并发症发生率增加相关；DLco < 20% 则围术期死亡率很高。

4. 肺通气灌注扫描

对于病变部位可能存在严重的通气 / 血流比率失常患者，为修正和调整术前对术后残留呼吸功能的评估，可采用分侧肺功能放射性核素扫描和通气 / 灌注扫描来确定肺和各肺段的通气血流状况。

5. 心血管疾病和心脏功能

（1）年龄：没有绝对年龄限制，但 80 ~ 92 岁手术死亡率为 3%，呼吸及心血管并发症各占 40%。相对于年轻人，65 ~ 75 岁全肺切除手术患者死亡率升高 1 倍，> 75 岁则升高 2 倍。所以以老年患者胸腔手术的危险性高，术前应全面评估，特别是呼吸和心血管功能，对术后转归影响很大。

（2）冠心病：老年患者常合并冠心病，术前进行登楼试验是传统评估心肺功能的有效方法，最大氧消耗量（VO_2 max）是反映心肺储备功能最有价值的指标，也是评估心肺功能和预测肺切除术后结局的"金标准"。依据测定的 VO_2 mx 值可将患者分为低危、中危和高危三类：低危＞ 20 mL/（kg·min），中危 = 15 ~ 20 mL/（kg·min），高危＜ 15 mL/（kg·min）。术后预计的 $VO_2 max$ ＜ 10 mL/（kg·min）是肺切除的绝对禁忌证。术前运动试验亦很重要，若患者不能在速度为 3 mile/h（1 mile = 1 609.344 m）、倾斜 10° 的踏板上走完 2 min，则不能行全肺切除。

（3）其他：正常情况下，当肺血流量增加时，由于肺小血管再充盈，肺动脉压力增高。但慢性阻塞性肺疾病（COPD）肺血管代偿能力受限，当心排血量增加时，肺循环阻力（PVR）增高，肺动脉压力上升。在临床麻醉中，酸中毒、脓毒血症、低氧血症、正压通气等都可使肺血管阻力增加，并可引起右心衰竭，麻醉处理中要予以重视。

6. 肿瘤患者

肺肿瘤患者需要特别注意肿块引起的效应（阻塞性肺炎、肺脓肿、上腔静脉综合征、支气管扭曲、肺尖肿瘤综合征、周围神经麻痹、胸壁或纵隔扩张）、代谢效应（肌无力综合征、高钙血症、低钠血症、库欣综合征）、肿瘤转移（脑、骨、肝、肾上腺）、药物使用（肺损伤化疗药物、心肌毒性药物、肾毒性药物）。

（二）术前准备

1. 术前呼吸锻炼

术前呼吸锻炼对老年患者、术后并发症高危患者防止术后肺不张有重要意义。使用 DHD Coach 呼吸锻炼指导器，可以锻炼呼吸肌，有效提高呼吸肌强度，加强通气功能，并可锻炼腹式呼吸。

2. 控制呼吸道感染

支气管与外界相通，严重的感染大多为混合性，因此主张根据痰的细菌培养和药敏试验，使用广谱抗生素或两种敏感的抗生素联合应用。对是否术前预防性应用抗生素观点不一。

3. 促进支气管引流

慢性肺脓疡和支气管扩张患者除了用抗生素抗感染外，还应进行体位引流，待每日痰量减少至 100 mL 以下，手术较为安全。

4. 缓解支气管痉挛

哮喘急性发作要立即治疗，手术应延期，直至有效控制。COPD 患者由于分泌物潴留、黏膜水肿、气管支气管平滑肌收缩、小气道阻塞，故常有支气管痉挛，应使用选择性 β_2 肾上腺素能药，如沙丁胺醇等。过去 6 个月内口服激素的患者，激素需用至手术当天，术前应增加剂量，术前和术中输注氢化可的松 100 mg，可减轻黏膜水肿，并防止支气管收缩物质的释放，术后减量。必要时应用氨茶碱。

5. 停止吸烟

吸烟者多有慢性支气管炎、支气管扩张和肺气肿，血中碳氧血红蛋白增加达 2% ~ 7%，致使携氧能力降低；吸烟增加气道应激，减弱黏液输送，并增加分泌物，也降低 FVC 和最大呼气中期流量（MMEF），从而使术后肺并发症增加。戒烟后可使痰量明显减少，改善纤毛运动功能，咳嗽减轻，术后呼吸道并发症明显减少。戒烟 48 h 已可明显降低体内碳氧血红蛋白浓度，有利于患者术中、术后心肌氧供。吸烟除可引起气道炎症、黏液分泌增多及小气道狭窄外，还有一氧化碳和尼古丁对心肺系统的影响。尼古丁兴奋交感肾上腺素系统，致末梢血管收缩、心率加快和心肌氧耗量增加。吸烟者 FEV_1 的年下降速度明显高于不吸烟者。长期吸烟使气道纤毛运动降低，肺泡巨噬细胞功能异常，分泌黏液腺体增生。香烟烟雾刺激黏膜下感受器，通过迷走神经使平滑肌收缩而致使呼吸道阻力增加。一氧化碳与血红蛋白的亲和力比氧大 200 倍，长期吸烟者的部分血红蛋白变成碳氧血红蛋白，氧合血红蛋白量相对减少，血液携氧能力降低，氧解离曲线左移，导致组织供氧减少，并可引起红细胞增多症和血液黏度增高。气道高反应患者由于长期吸烟，上述损害程度更为严重。手术前停止吸烟不足 8 周者，术后肺部并发症发生率高达 56%，而手术前停止吸烟 8 周以上者，并发症发生率降到 17%。因此，胸科手术患者需于择期手术前 8 周以上停止吸烟才有意义。一般主张术前至少停止吸烟 2 周，为降低术后肺部并发症需要停止吸烟至少 4 周。

6. 其他

改善全身营养状况，对于长期营养不良及蛋白质消耗而造成的严重贫血、水和电解质失衡，要积极纠正。必要时，术前可给予胃肠外营养支持治疗。合并有高血压、冠心病、糖尿病、心律失常、传导阻滞等并发症者，均应针对病因，请内科会诊并协助治疗，积极创造条件手术。

三、麻醉管理

（一）围术期监测

1. 氧合和通气监测

（1）胸腔手术麻醉的各个不同时段应常规听两侧呼吸音，包括麻醉前、气管插管及置侧卧位后、术中有问题时、术毕转平卧位及拔管后均需听两侧呼吸音，有助于早期发现肺部并发症。

（2）常规使用脉搏氧饱和度监测，动脉置管测压后，必须在 $FiO_2 = 0.21$ 时测得动脉血气基础值。开胸后观察肺的上下移动，机械通气时，监测潮气量、呼吸频率、每分通气量、气道压力，并设置气道压力报警范围。

（3）呼气末 CO_2 分压（$P_{ET}CO_2$）监测，与动脉血气 $PaCO_2$ 比较，是评定通气的良好指标，正常情况下两者阶差在 4 ~ 6 mmHg。观察呼气末的 CO_2 波形，有助于早期判断气道阻塞、双腔管移位、气管导管是否在气管内、心搏骤停等突然变化。

2. 循环功能监测

（1）心电图：所有胸外科手术患者均需监测心电图（II 导联或 V_5 导联），心电图 II 导联的轴心与 P 波平行，是常用的连续心电图监测的导联，采用单极心前区导联 V_5，观察 S-T 段和 T 波变化，可监测心脏前壁心肌缺血。

（2）直接动脉压监测：因手术创伤大、出血多，较大的胸外科手术均需施行直接动脉压监测。一般在健侧的桡动脉进行穿刺置管。动脉测压除获得压力数据，还可获得压力变化的波形。一般而言，脉搏波形的升支斜率与心肌收缩力成正比，下降支形态与外周阻力有关，而中线下面积则与心排血量成正比，可供临床衡量循环功能做参考。

（3）中心静脉压监测：中心静脉压能够反映患者血容量、静脉张力和右心室功能，但亦受到中心静脉途径阻塞及胸膜腔内压等的影响。在临床使用中的注意点是：①认识中心静脉压影响因素。②观察动态改变比单次测量的绝对值更有意义。③ CVP 可反映血容量和右心室功能，是常用的输血、补液的指标。④对于伴有严重肺疾患或瓣膜功能发生改变的患者，CVP 并不能提示左心功能。⑤ CVP 导管一般从右侧颈内静脉置入，经中心静脉还可插入静脉起搏导管或肺动脉漂浮导管。

（4）肺动脉导管：胸外科应用肺动脉导管的指征：①伴有心血管疾患（尤其是冠心病）。②危重患者（伴呼吸衰竭、脓毒血症、肺动脉高压、肺血管阻力增高者）。③伴肺心病。④预期肺移植或全肺切除。

采用肺动脉飘浮导管可同时测定肺动脉压、中心静脉压及心排血量，并可演算得出一些重要的血流动力学参数，有利于对左心室功能的判断。

理论上，当二尖瓣和左心室功能正常时，肺毛细血管楔压（PCWP）与左心室舒张期末压（LVEDP）有较好相关性，但在实际临床中大量观察表明：PCWP 和 LVEDP 相关性差，并在使用 PEEP（呼气终末正压）后进一步受影响。因此在胸腔手术中应用必须全面结合临床，并对参数的临床价值做出准确的估计。在肺动脉飘浮导管监测中可进行混合静脉血氧饱和度（SvO_2）测定，SvO_2 正常值在 65% ~ 77%，增加或减少 10%，在临床上有显著意义。导致 SvO_2 下降的因素有心排血量下降、氧消耗增加、血红蛋白浓度下降，对进一步了解组织的氧摄取和消耗有一定的临床意义。

（二）麻醉实施

剖胸引起的呼吸循环扰乱，其有效的解决方法是气管内插管及应用肌松药进行控制呼吸，所以一般胸外科麻醉均采用全身麻醉。但巨大纵隔肿瘤、气管肿瘤、气道有明显梗阻的患者，麻醉诱导时应用肌松药后可引起面罩通气困难，宜保留自主呼吸，选用清醒插管。

为方便手术操作、保护肺功能，胸内手术多采用肺隔离技术。使用双腔气管导管在肺隔离中是标准技术，支气管阻塞技术也可作为备选方案。

全身麻醉都采用联合用药，如丙泊酚、咪达唑仑、依托咪酯、瑞芬太尼、舒芬太尼等药。气道高反应、胸部创伤、急性出血行急诊剖胸患者宜选用依托咪酯、氯胺酮等。老年患者诱导，可采用丙泊酚 TCI，从低靶控浓度开始分级诱导。强效吸入麻醉药可降低气道反应引起的支气管痉挛的发生，但是在单肺通气时，吸入麻醉浓度不宜过高（< 1 MAC），以防止低氧血症的发生。因此，静吸复合麻醉是目前在胸外科手术麻醉中最常用的方法。术中肌松药的使用，以中、短效肌松药为主，目前以选用维库溴铵、罗库溴铵和顺阿曲库铵为多。为合理正确地用药，长时间手术应加强肌松药监测。

全身麻醉复合硬膜外或椎旁神经阻滞在一些医院也常规开展，其优点是结合了全身麻醉和硬膜外或椎旁神经阻滞各自的优势，减少各自的并发症风险，减轻手术创伤导致的应激反应，提供术后更好的镇痛，改善呼吸功能，降低术后肺部并发症的发生率。

目前胸腔镜手术广泛开展，胸腔镜胸壁穿刺部位一般位于第 4 和第 7 肋间隙，阻滞麻醉平面需达到 $T_{2 \sim 10}$，因此硬膜外阻滞穿刺间隙选择宜 $T_{7 \sim 8}$ 或 $T_{8 \sim 9}$。向头端置管 3 ~ 4 cm，给予 2% 利多卡因 2 mL 后，过 5 min 观察麻醉平面，无异常者可分两次注入 0.5% 罗哌卡因各 3 ~ 4 mL（即总量为 6 ~ 8 mL）。静脉镇静与镇痛治疗采用静脉持续输注或 TCI 模式，维持 BIS 值在 55 ~ 65。根据各种治疗操作、手术部位与进程对镇静或镇痛的需求不同，适当调整与平衡镇静或镇痛程度。迷走神经局部阻滞由手术医师实施，经术野对食管旁迷走神经干（左右两侧解剖略有不同）进行阻滞。方法为迷走神经干旁黏膜下局部注射 2% 利多卡因 2 ~ 3 mL，可阻断刺激迷走引起的心率减慢等不良反应。期间循环、呼吸管理尤显重要。

（三）术中管理

1. 气道管理

保证气道通畅是胸腔手术麻醉最重要的环节，以达到足够的供氧及良好的 CO_2 排出。术前有大量脓痰者，在手术当天早晨再进行充分的体位引流，并有效排痰，其后肌内注射东莨菪碱以减少气管分泌物。有大咯血者应在诱导前尽量使咯血终止，并抓紧在短暂的气道通畅间隙进行麻醉诱导和气管插管，以防诱导时气道出血而发生窒息危险。在插管操作之前，可静注利多卡因 1 ~ 2 mg/kg，以预防反射性支气管痉挛。切肺断离气管或支气管前，应充分吸痰，以免在气道开放后痰液进入术野。吸痰时间 ≤ 20 s，并观察 SpO_2 改变。在气管、支气管吻合后，要充分吸引流入气管、支气管内的血液。整个围术期麻醉医师需要与手术医师密切交流，必要时外科医师可协助调整导管位置，在手术的重要步骤可暂停呼吸以保证手术进行。

2. 循环管理

剖胸后，由于胸腔负压消失，影响静脉回流，血压略下降 10 ~ 20 mmHg，一般均能自行代偿。肺门周围操作、冷盐水刺激可引起心律失常；术中牵拉压迫或纱布填塞过紧都可机械性地影响心肌舒缩，从而导致低血压；巨大纵隔肿瘤在游离时可造成上腔静脉回流受阻，造成面色暗红、眼压过高、颈部肿大等上腔静脉综合征现象。食管癌根治术，在游离食管时，也可能影响上腔静脉回流而引起低血压。

术中失血量估计很重要。一般采用计重法，出入量平衡是循环稳定的关键。中心静脉压监测是重要的输血、输液的依据。中心静脉输液，为术中大出血和及时补充容量提供了方便。在大量输血时应做到用温血、补钙和纠正酸中毒等，必要时可给予去甲肾上腺素等血管活性药物以维持血流动力学稳定。

3. 关胸

关胸前应将萎陷侧的肺完全膨胀，在缝合胸壁时，肺的膨胀要小，以免缝针刺破肺。关胸完毕，应再次膨肺，直至水封瓶压力呈负压。

4. 保持体温

胸内手术保持体温十分重要，开胸可致一侧胸腔失去热量，小儿、老年患者尤其显著。所以使用主动加温毯或保温毯、维持合理的手术室温度、输注加热的液体等措施，均有助于减少热量损失、维持患者体温。

5. 液体管理

虽然目前对使用的液体种类、数量、方法还没有统一的标准，但就已有的文献资料，一般认为：胸内手术液体正平衡 ≤ 20 mL/kg；对于一般成年患者，晶体液要控制在 < 3 L/24 h；肺切除手术不需要补充第三间隙的液体损失量，要保证 > 0.5 mL/（kg·h）的尿量。

四、术后管理

（一）苏醒期管理

手术结束后，待患者清醒、安静、血压稳定、潮气量和动脉血气基本正常后拔除气管导管。如患者有早期低氧血症，则在返回病室途中常规给予氧治疗。下列患者应考虑更换双腔气管导管为单腔气管导管或延迟拔管：①术前肺功能严重减退者；②合并冠心病；③重症肌无力；④年龄 > 70 岁，在 $FiO_2 = 1.0$ 时 $SpO_2 < 90\% \sim 92\%$；⑤术中大出血、休克；⑥病态肥胖患者。

留置气管导管者，送外科重症监护室（SICU）持续呼吸和循环监护。运送过程中应吸氧，用简易呼吸囊人工或呼吸机支持呼吸，并监测 SpO_2。SICU 中可选用 CPAP（持续正压通气）或 SIMV（同步间歇强制通气）模式支持呼吸功能。一般维持术后 6 ~ 24 h，根据血气分析决定拔管与否。术后发生呼吸衰竭者，需要较长时间使用呼吸机支持呼吸。

（二）心律失常

心律失常是胸科手术围术期常见的并发症，其中房颤的发生率可达 12% ~ 44%，好发于术后第 2 ~ 3 天。对肺切除范围大（全肺 > 双叶 > 单叶 > 楔形）、手术时间长、有心包炎、男性、高龄（> 70 岁）、既往有充血性心衰史、有心律失常病史、伴有肺部并发症、术后疼痛严重的患者而言需要格外注意。

胸科手术期间常发生心律失常，采取预防策略优于发生后的对症治疗。预防策略包括：术前使用 β–受体阻滞剂的患者术后应继续使用，术前未使用 β–受体阻滞剂的患者术后使用地尔硫草、镁剂，避免围术期低血压、心动过缓、肺水肿等。发生心律失常时，如房颤患者血流动力学稳定的患者以药物控制，血流动力学不稳定的新发房颤患者推荐立即电复律。

（三）术后镇痛

剖胸术后伤口疼痛剧烈，不仅增加患者痛苦、影响肺通气功能，而且影响病情的转归。30% 的术后急性疼痛可能会转换为慢性疼痛，严重影响患者术后的生活质量。因此，满意的镇痛不仅可解除患者的痛苦，也是改善患者的呼吸功能、增加通气量及有利于咳嗽排痰、减少术后肺部并发症、促进患者早日康复的重要措施。

1. 自控静脉镇痛

阿片类药物镇痛技术已被广泛接受，但用药量要个体化：尤其是老年患者，要适当控制药量，加强术后访视，以免产生过度镇静或呼吸抑制。自控静脉镇痛（PCA）借助一种特殊的给药装置（PCA泵），在医师设定的范围内，患者按需自己调控给药的剂量和时机，从而达到用药个体化的目的，由此也提高了用药的安全性及有效性。但不容忽视PCA的不良反应。

2. 非甾体消炎药

全身应用的非阿片类药物主要包括非甾体消炎药（NSAIDS），可分为 COX-1 和 COX-2 抑制剂。其作为其他给药方式的重要补充，可以提高疗效及减少不良反应。其镇痛机制在于抑制外周前列腺素的合成。NSAIDS 单独应用可有效缓解轻、中度疼痛，但对剖胸等大手术后的镇痛则被嫌不足，故可作为辅助镇痛手段。根据笔者经验，诱导后及苏醒期分别给予 50 mg 氟比洛芬酯，可以减少术后阿片类药物用量及不良反应，增强镇痛效果，特别是对剖胸术后的单侧肩关节或上臂的镇痛效果更佳。由于 COX-1 抑制剂对前列腺素的抑制是非特异性的，也抑制了正常生理作用的前列腺素，可能导致胃肠道副作用、血小板功能障碍和肾功能损害等，宜加强观察和处理。

3. 胸段硬膜外镇痛

一般于麻醉前给患者置入硬膜外导管，并给予试验剂量的局部麻醉药以确定阻滞平面。术中可用于麻醉，术后可用于镇痛。大量研究表明：硬膜外镇痛可有效缓解剖胸术后切口部位及内脏的疼痛，有利于患者生理功能的恢复。硬膜外联合用药最常用的药物是阿片类药物复合局部麻醉药。联合用药可产生协同镇痛作用，并有利于患者肺功能的恢复。其可能的机制是：阿片类镇痛药通过与脊髓后角的阿片受体结合产生镇痛作用，而局部麻醉药可直接阻断经脊神经根传入的疼痛信息，可有效阻断交感链，阻断伤害性刺激的传入，有效控制术后应激反应。硬膜外自控镇痛（PCEA）是硬膜外镇痛的特殊形式，体现了"按需给药"的思想，综合了硬膜外镇痛与 PCA 给药方式的优点。应用于剖胸术后，其镇痛效果令人满意。虽然硬膜外镇痛对剖胸术后患者的镇痛是满意的，但有可能发生直立性低血压、皮肤瘙痒、恶心呕吐、呼吸抑制等并发症，临床上应引起注意。

4. 肋间神经阻滞

切口局限于胸部的患者，关胸前于切口上下两个肋间神经血管束部位和引流管周围各注射局部麻醉药 4～5 mL，或在创口内沿肋间神经置入硬膜外导管行连续肋间神经阻滞（INB）（常用 0.125%～0.15% 丁哌卡因 +1 ：200 000 肾上腺素 3～5 mL），可有效减轻切口疼痛。文献报道表明：实施 INB 后，阿片类药的需求量减少，VAS 评分却明显低于对照组，术后 5 天内肺活量（VC）、用力呼气量（FEV）及呼气流量峰值（PEF）均明显高于对照组。但也有报道：其有效镇痛时间短，效果欠佳，原因可能与其不能阻断内脏疼痛及膈肌反射到同侧肩部的疼痛有关。

5. 胸膜间阻滞

胸膜间阻滞（IPB）于手术结束前，患者被置于侧卧位，在第8肋间隙后正中线旁开8~10 cm处，持带有斜面的16 G Tuohy 穿刺针在下一肋骨上缘进针，使穿刺针与皮肤呈30°~40°。当针尖穿过肋间膜时接上无菌玻璃注射器，继续进针突破壁层胸膜时，由于胸膜腔的负压作用，针栓向前推进一段距离，将注射器取下，置入硬膜外导管，回吸无血、无气可注药。导管可直接缝至皮肤上或通过皮下隧道固定。判断针尖是否进入胸膜腔可采用悬滴法、盐水吸入法、空气吸入法等，所有这些方法均基于胸膜腔负压。阻力消失法也曾被用于判断是否进入胸膜腔，但可能出现较高危险的并发症，因为阻力在肋间隙、胸膜腔、肺三处均可消失，因而气胸发生率增加。注药可采取间断给药和持续给药，间断给药可每隔至少6 h给予0.5%丁哌卡因20 mL，持续给药速度为0.25%或0.5%丁哌卡因0.5~1.0 mL/（kg·h），负荷剂量为0.5%丁哌卡因20 mL。机制可能为局部麻醉药经渗透通过胸膜腔、胸膜下间隙和薄弱的肌肉而浸润肋间神经，从而使其得到阻滞。研究肯定其镇痛效果，并认为其有助于术后肺功能的恢复。文献报道给药后VAS评分明显降低，0.25%和0.5%的丁哌卡因需求量均显著升高，吗啡需求量明显减少。但由于胸内手术疼痛部分是因刺激膈肌或牵拉肩胛骨所致，加之药液可能随引流丢失，因此，也有报道显示其镇痛效果欠佳。另外，局部麻醉药经胸膜腔吸收迅速，血药浓度可能过高，达到中毒水平。

6. 椎旁阻滞

椎旁阻滞（PVB）以棘突旁开2.5~3.0 cm为穿刺点，局部麻醉下用16 G或18 G硬膜外穿刺针穿刺，先垂直进针，针尖触及横突后再向头侧与皮肤呈45°~90°角穿刺，出现阻力消失感后回吸观察有无气体及血液，注气或注液无阻力即可判断为进入椎旁间隙，置入硬膜外导管1~3 cm后退针，固定。回吸无血，一次注入0.5%丁哌卡因15 mL，在椎旁间隙置管注入局部麻醉药，可获得确切而广泛的肋间神经阻滞效果，适用于胸壁后外侧切口镇痛。研究表明：椎旁阻滞与硬膜外阻滞比较，低血压、尿潴留、恶心呕吐的发生率低，并且对肺功能影响小。其对凝血功能障碍者、不能施行硬膜外操作及血流动力学不稳定的患者尤为适用。

尽管目前剖胸术后的镇痛方法不少，但确切兼备镇痛有效、安全、便捷并明显有助于术后肺功能改善的方法尚不确切。在临床实践中，应联合使用全身及区域镇痛方法，发挥各自优势，以最大限度地减少患者术后痛苦，促进患者尽快康复。

五、特殊患者围术期处理

（一）胸壁手术麻醉

胸壁手术的部位包括胸壁的各层组织，即皮肤、皮下组织、肋骨、肋间肌和局部的血管与神经，乳房也属于胸壁手术的范围。胸壁手术部位虽在胸腔外，但常由于病变或手术而进入胸腔，可发生气胸而造成呼吸循环紊乱。麻醉时应考虑发生气胸的可能性。

胸壁小的肿瘤手术可在局部麻醉下进行手术切除，较大手术如肋软骨瘤切除可在硬膜外阻滞或全身麻醉下进行。乳房肿瘤手术的麻醉：①乳房局部良性肿瘤切除或组织活检可采用局部麻醉或监测下静脉麻醉镇痛技术。②单纯乳房切除或乳腺癌根治术的麻醉方法选择应依据患者体质、体形、对麻醉舒适度的要求等因素综合考虑，可选择硬膜外阻滞或全身麻醉或全身麻醉复合硬膜外阻滞。硬膜外穿刺多选用 $T_{2\sim3}$ 向头端置管，因阻滞平面高，故必须谨防呼吸抑制，可选用低浓度局部麻醉药阻滞感觉神经，而对运动神经阻滞较轻。常用 1% 利多卡因、0.25% 丁哌卡因或 0.25% 罗哌卡因。但即使用较低浓度的利多卡因或丁哌卡因，因肋间肌麻痹影响呼吸功能，在不吸氧的情况下，氧饱和度常有下降，故在麻醉期间必须吸氧，同时还需注意自主呼吸的幅度。如果呼吸抑制明显，那是因为吸氧下 SpO_2 可正常，可能已存在 CO_2 潴留，此时应给予辅助呼吸。丁卡因对运动神经阻滞作用较强，不宜选用。近年来，乳腺癌根治手术更多倾向于选用全身麻醉。

（二）支气管胸膜瘘

支气管胸膜瘘是指支气管与胸膜腔之间发生异常交通，常见于肺切除或胸部创伤后。支气管胸膜瘘在全肺切除后比其他肺部手术的发生率高。麻醉的难度是正压通气后引起健肺污染及漏气，肺泡通气量减少导致 CO_2 潴留和产生张力性气胸。麻醉处理要点为：①瘘口较大，一般情况差，开放引流手术应在局部麻醉下进行，面罩给氧辅以少量镇静药，取坐位或半卧位，以防窒息、缺氧。②如施行瘘修补肌肉填塞手术，较为稳妥的方法是用静脉镇静保留自主呼吸下，气道内用利多卡因局部喷雾，插入双腔气管导管。一旦精确定位，则可从患侧支气管腔中吸出脓痰。可使用肌松药对健侧肺行机械通气；不能钳夹术前已放置的胸腔引流管，以免正压通气后引起张力性气胸。③支气管胸膜瘘小、漏气少的病例，可在全身麻醉下使用单腔气管插管，但存在健侧污染及发生张力性气胸之可能。④机械通气应用小潮气量，适当增加呼吸频率，限制气道压力，减少漏气，必要时选用高频通气。

（三）肺大泡

肺大泡是由肺组织结构不良造成，其空腔壁由脏层胸膜、结缔组织或肺组织构成。考虑外科手术患者，往往因气急而丧失劳动力，呼吸储备功能低下。麻醉应注意：① $FiO_2 = 1.0$。②由于氧化亚氮可引起体内任何气体容积扩张而导致肺大泡破裂，故不主张使用。③可在全身麻醉下插入双腔气管导管，由于正压通气可能引起大泡进一步扩张甚至破裂，从而发生张力性气胸，所以必须进行严密监测。双肺通气时，应控制气道压力，用潮气量小（5~6 mL/kg）和呼吸频率较快的呼吸支持方式，气道压力不宜 > 20 cmH_2O；也可在健肺（如果没有肺大泡）进行机械通气。④如开胸并已施行正压通气，必须警惕张力性气胸发生的可能性。⑤高频通气技术被用于肺大泡患者有一定的优点。⑥肺大泡结扎切除后，虽然可使既往不被利用的肺组织得到利用，改善呼吸功能，但术后有些患者需更换为单腔气管导管适当支持呼吸，所用 PEEP 水平必须降至最低限度。

（四）肺气肿

肺气肿是慢性阻塞性肺疾患（COPD）的一种。目前常规的治疗方法以内科及功能锻炼为主，但对终末期患者疗效不佳。1957 年 Brantigan 等人首次报道对肺气肿患者施行肺减容术（LVRS），但由于死亡率高达16%，未被广泛接受。1995年Cooper再次报道以肺减容术来缓解肺气肿引起的呼吸困难，手术取得显著疗效，使其成为胸外科手术中的新热点。

接受肺减容术的患者必须是肺功能重度减退，活动能力明显受限，内科保守治疗无效，但尚未达到肺移植的标准。目前认为，具备下述条件的患者可以考虑接受肺减容术：①被确诊为肺气肿，且活动能力明显受限；②年龄在75岁以下；③FEV_1为预计值的30%～50%；④RV（残气量）大于预计值的200%～250%；⑤胸片见明显的肺过度充气，CT与放射性核素显像示病变分布不均匀。下列情况的患者进行肺减容术预后较差：①年龄在75岁以上；②合并哮喘、支气管扩张或严重慢性支气管炎等气道病变；③合并其他严重的系统性疾病，如恶性肿瘤、心脏病、肝或肾功能不全等；④FEV_1低于预计值的15%；⑤$FiO_2 = 0.21$时，$PaCO_2 > 55$ mmHg；⑥肺动脉平均压 > 35 mmHg。因此，术前必须经过全面临床和实验室检查，包括肺功能、动脉血气分析、胸片X、CT及放射性核素肺灌注等影像学检查。

肺减容术分为两类：一为经正中切口开胸行同期双侧手术，以切割器切除病变；另一为经胸腔镜行单侧或分期双侧手术，以激光或切割器切除病肺组织。一般切除占肺容量的20%～30%病变最严重的肺组织。Brantigan认为通过减少肺容量可以增加肺弹性回缩力，并降低呼吸道阻力，从而改善胸壁和膈肌活动，改善肺功能。

1. 术前准备

术前准备包括：①原有COPD疾病及伴发疾病的治疗；②抗生素预防及控制肺部感染；③禁烟；④肺功能物理康复治疗。

术前用药要慎用阿片类药物，剂量要小；禁用吗啡类药物，以免抑制呼吸，加重呼吸衰竭。酌情给予支气管扩张药和面罩吸氧。对术前使用激素治疗的患者应给予氢化可的松。如果需要预防术后血栓形成，可给予肝素5000 U，皮下注射，以后每12 h1次，直到患者术后起床活动。术中除常规监测外，宜选用肺动脉导管，以监测肺动脉压力及围术期合理的治疗方案的建立。

2. 麻醉处理

麻醉诱导前供氧要充分，以提高机体氧储备，麻醉用药量要得当。为使患者及早清醒和拔除气管导管，应避免使用过量阿片类镇痛药，且应进行肌松监测。已使用氨茶碱的患者宜使用异氟烷、七氟烷等吸入麻醉药。麻醉中要注意维持血流动力学稳定，加强中心静脉压监测，合理掌握输液量。

为便于手术操作，需行单肺通气（OLV）时，为了避免肺过度充盈和气压伤，应以较小的潮气量、延长呼气时间的模式进行通气。最佳通气模式以通气侧肺的潮气量在6 mL/kg左右为佳。近年来主张进行容许性高碳酸血症通气治疗，通过机械通气给氧，能够在存在血高CO_2分压的情况下纠正低氧血症，而不会发生呼吸衰竭。因此，在OLV中一旦发生低氧血症，便应提高吸入氧气分数（FiO_2），对非通气肺行CPAP。对健肺行PEEP，因为PEEP使FRC增加，可预防呼气末气道及肺泡萎缩，使肺顺应性增加，通气侧肺气体弥散增加，使氧合增加；然而 PEEP 过度，会使心排血量减少、肺内分流增加、PaO_2 下降。所以，建议在 OLV 时应用等于 PEEPi（本身的内源性 PEEP）的 PEEP 为最佳 PEEP。

术中应监测 BP（血压）、HR（心率）、ECG、SpO_2、$PECO_2$（呼气末二氧化碳分压）、IBP（有创血压）、CVP 等，对心肺功能差者可插入 Swan-Ganz 导管持续监测肺动脉压、右房压和心排血量。值得注意的是，OLV 期间 SpO_2 偏低的发生率达 10%～20%，SpO_2 监测效果时常有误，术中可多次进行血气分析，以早期发现低氧血症并采取措施。

经严格选择的患者，一般均可在术后早期顺利拔除气管导管，无须长期辅助呼吸。Cooper 报道 150 例行双侧肺减容术，切除 20%～30% 肺容量，除一例外其余均在手术结束时拔除气管导管，90 天死亡率为 4%。术后主要并发症是肺切缘粗糙面漏气。尽早拔除气管导管可以减少持续肺漏气和肺气压伤发生。拔管前 SpO_2 在辅助呼吸或自主呼吸下应恢复至正常范围，尽量减少因咳嗽而造成的气压伤。该手术围术期的主要死亡原因是呼吸衰竭，所以拔管前应严密监测呼吸功能。用 IPPV（间歇正压通气）和 CPAP 可增加 FRC，但会使肺气肿加重，促进气压伤的发生。近年来有人主张对与 COPD 有关的呼吸衰竭，尤其对伴有高碳酸血症的急性呼吸衰竭可采用鼻式或口鼻式面罩无创性正压机械通气（NPPV），疗效最好。因此，术后应尽可能早期脱离呼吸机以恢复自主呼吸，并进行有效的镇痛和深呼吸训练，以利于肺功能的恢复。

（五）超声支气管镜细针穿刺活检

超声支气管镜（EBUS）是一种在支气管镜前端安装超声探头的设备，结合专用的吸引活检针，可在实时超声引导下行经支气管针吸活检（TBNA）、搭载的电子凸阵扫描的彩色能量多普勒，同时可帮助确认血管的位置，防止误穿血管。目前，超声支气管镜细针穿刺活检（EBUS-TBNA）的应用范围包括：①肺癌的淋巴结分期。②肺内肿瘤的诊断。③不明原因的肺门及纵隔淋巴结肿大的诊断。④纵隔肿瘤的诊断。行 EBUS-TBNA 检查时，麻醉方法主要有以下两种：局部表面麻醉联合镇静，基本同常规纤维支气管镜检查，多数学者采用此方法；全身麻醉，经气管内插管或喉罩进行操作。两种不同的麻醉方法对 EBUS-TBNA 的检查时间及检查结果无明显影响。

（六）重症肌无力

1. 病情特点

重症肌无力（MG）是一种以神经肌肉接头部位传导障碍为特点的自身免疫性疾病。研究发现，多数 MG 患者神经肌肉接头处突触后膜上的乙酰胆碱受体（AChR）数目减少，受体部位存在抗 AChR 抗体，突触后膜上有 IgG 和 C_3 复合物的沉积，现认为血清中的抗 AChR 抗体的增高和突触后膜上的沉积所引起的有效的 AChR 数目的减少，是发病的主要原因。MG 在普通人群中的发病率很低（0.5/100 000～5/100 000）；我国有此类患者约 60 万人，发病年龄明显低于国外。女性多见，男女比例为 2：3；并且女性患者较男性的发病年龄低，女性在 20～30 岁发病最多，男性则在 50 岁以上发病最多。

（1）病变部位：主要病变在神经肌肉接头突触后膜上的 ACh（乙酰胆碱）减少。约

70% 的 MG 患者存在胸腺异常，其中 10% ~ 15% 合并胸腺瘤，50% ~ 60% 合并胸腺肥大及淋巴滤泡增生，切除胸腺后有 75% 的患者病情明显改善。因此，胸腺在 MG 的发病中起重要作用。

（2）临床征象：MG 患者表现为部分或全身骨骼肌易疲劳，波动性肌无力（发作—缓解），活动后加重、休息后减轻和晨轻暮重的特点，其体格检查可无其他神经系统体征，低频重复电刺激的波幅递减，胆碱酯酶抑制药治疗有效和对箭毒类药物超敏感等药理学特点，以及血清 AChR 抗体增高等。其临床特点：①首先眼肌受累，儿童占 100%，成人占90%，一侧或双侧眼外肌乏力、麻痹，出现眼睑下垂和复视，晨轻暮重，约 25% 可自行缓解；②面肌受累，表情淡漠，闭眼启齿困难；③咽喉、腭、舌肌受累，出现吞咽困难、呛咳无力，发音障碍，口腔内潴留分泌物；④颈部肌肉受累，表现为屈颈、抬头困难；⑤肢体肌肉受累，四肢无力，偶见肌萎缩。感染或外伤可诱发肌无力危象，即指肌无力症状突然加重，特别是呼吸肌（包括膈肌、肋间肌）及咽喉肌的严重无力，导致呼吸困难，如不及时给予人工呼吸支持会造成死亡。肌无力危象多在重型肌无力的基础上诱发，伴有胸腺瘤者更易发生危象。

2. 重症肌无力的治疗

（1）抗胆碱酯酶药的应用：其作用机制是通过抗胆碱酯酶药抑制胆碱酯酶活性，使ACh 与受体结合的时间延长，从而缓解肌无力症状。常用药物：①新斯的明，口服 15 mg，肌内注射 1.5 mg；②溴吡斯的明，口服 60 mg，肌内注射或静注 2 mg；作用时间较长（3 ~ 6 h），毒蕈碱样不良反应比新斯的明明显减轻；③安贝氯铵，5 ~ 10 mg 口服；④依可碘酯是最强的抗胆碱酯酶药，对严重型肌无力特别有效。

抗胆碱酯酶的使用如过量，可引起"胆碱能危象"，表现为腹痛、腹泻、口腔分泌物增多、心动过缓、出汗、瞳孔缩小、失眠、抽搐等，可肌内注射阿托品 0.3 ~ 0.6 mg 治疗，每日 2 ~ 3 次。

（2）免疫抑制药：常用肾上腺皮质激素治疗，如泼尼松，其用法为递减和渐增两种。①递减用药法。初量泼尼松 100 ~ 200 mg，口服，隔日 1 次或地塞米松 10 ~ 15 mg 每日静脉滴注 1 次，待起效病情稳定一段时间后，开始减量。本法起效快，但有肌无力加重的过程，需做好气管内插管、气管切开和辅助呼吸等准备。②渐增用药法。此法适用于轻症患者，泼尼松 10 ~ 20 mg/ 日口服，每周增加剂量 1 倍，直至达到 70 ~ 100 mg 时，改为隔日口服1 次。激素方法起效后，抗胆碱酯药应逐渐减量至停止。同时，须注意服用激素引起的不良反应。

（3）胸腺切除治疗：约 70% 的重症肌无力患者于胸腺切除后症状得到显著改善。手术可能去除了启动自身免疫的胸腺肌样细胞表面的乙酰胆碱受体抗原（AChR-Ag）和胸腺生发中心 AChR-Ag 致敏的 T 细胞和分泌 AChR-Ab（抗乙酰胆碱受体抗体）的 B 细胞；切除了胸腺素的来源及可能异位脂肪组织的胸腺。

（4）血浆置换治疗：即输入正常人的新鲜血浆，置换患者带有抗 AChR 抗体的血浆，可治疗重症肌无力，每周 1 ~ 2 次，每次置换 2000 mL，5 ~ 7 次为一疗程。

（5）肌无力危象的治疗：重症肌无力危象为 MG 患者因病情加重致呼吸衰竭而必须行机械辅助呼吸的状态，是严重威胁生命的并发症，5% ~ 20% 的 MG 患者可发生重症肌无力危象。治疗：①保持呼吸道通畅，维持有效呼吸支持（气管插管、机械通气）。②先肌内注射新斯的明 1 mg，然后根据病情，每隔 0.5 ~ 1 h 注射 0.5 ~ 1 mg。少量多次用药可以避免发生胆碱能危象。如果经治疗肌无力症状不能减轻反而加重，则提示可能已发生胆碱能危象。胆碱能危象是指胆碱酯酶抑制药应用过量，使乙酰胆碱免于水解，在突触积聚过多，表现为胆碱能毒性反应：肌无力加重、肌束震颤（烟碱样反应，终板膜过度除极化）、瞳孔缩小（自然光线下直径＜ 2 mm）、出汗、唾液增多（毒蕈碱样反应）、头痛、精神紧张（中枢神经反应）。若注射依酚氯铵后症状不见好转，反而加重，应立即停用胆碱酯酶抑制药，静注阿托品 1 ~ 2 mg。对反拗性危象（即对胆碱酯酶抑制药暂时失效，加大剂量无济于事），宜停止以上用药，静注地塞米松 50 mg 或甲泼尼松龙 500 mg，每日 1 次，连续 6 天，可使肌肉运动终板功能恢复，恢复后再重新确定胆碱酯酶抑制药用量。如果情况稳定而肌无力无好转，可用大剂量激素治疗。泼尼松 100 ~ 120 mg 隔日 1 次，或地塞米松 10 ~ 15 mg 静脉滴注，或甲泼尼龙 500 mg 静注。③症状好转后改为口服。

（6）治疗注意事项：①禁忌使用影响神经肌肉接头的任何药物，如箭毒类药、奎宁、新霉素、链霉素、多黏菌素、卡那霉素、万古霉素等氨基苷类抗生素；②禁用或慎用对呼吸有抑制作用的药物，如吗啡、哌替啶等；③禁用抑制乙酰胆碱的药物，如四环素类的抗生素。

3. 麻醉前准备

了解病情、类型及其治疗用药的种类、剂量、效果，以及是否有肌无力危象。手术当天早晨服用维持剂量的抗胆碱酯酶药。禁忌在无监测下应用阿片类药物及其他镇静药，以免呼吸抑制。准备术后实施机械通气的设备。

4. 麻醉管理

（1）麻醉诱导：镇静药和镇痛药可选用丙泊酚、咪达唑仑和芬太尼或瑞芬太尼。关键问题是肌松药的选用，有报道 MG 患者琥珀胆碱的 ED_{50}（半数有效量）和 ED_{95}（95% 的有效药物剂量）分别是正常人的 2 倍和 2.6 倍。尽管患者对琥珀胆碱表现为抵抗，但也有表现敏感的，可能与术前抗胆碱酯酶药治疗导致琥珀胆碱水解率降低有关。以往重症肌无力全身麻醉诱导常使用琥珀胆碱，但鉴于琥珀胆碱的不良反应，目前多数选用小剂量非去极化肌松药，不过由于 MG 患者对非去极化肌松药敏感，故一般为常规剂量的 1/20 ~ 1/10。维库溴铵的 ED_{95} 小于正常人的 2.5 倍，如减少非去极化肌松药的剂量，则其恢复时间与正常人相似。由于此类患者对肌松药反应异常，应在肌松药监测下使用小剂量非去极化肌松药，首次剂量可减少 1/2 ~ 2/3，并监测其阻滞效应，以指导术中肌松药的追加剂量，并估计术后早期的肌松药的残余阻滞作用。可以选用顺阿曲库铵、罗库溴铵或维库溴铵。近年报道全身麻醉诱导应用七氟烷、丙泊酚和瑞芬太尼，即使不用肌松药也可完成气管插管。

（2）麻醉维持：可选用吸入麻醉（异氟烷或七氟烷或地氟烷），或静脉麻醉（全静脉麻醉），静脉丙泊酚、瑞芬太尼靶控输注麻醉可达到术后快速恢复的效果。因吸入麻醉药具有一定的肌肉松弛作用，可减少或免用肌松药。

（3）术中监测：应常规监测 ECG、SpO_2、无创血压（NIBP）、$P_{ET}CO_2$、有创动脉压（IBP）、中心静脉压（CVP）、肌松监测。其他监测包括血气分析、脑双频指数（BIS）等。

（4）呼吸管理：依据手术径路决定呼吸管理的方式，颈部径路或胸骨正中切口选用单腔气管插管，双肺通气。如选用侧胸径路或采用胸腔镜因需行肺隔离技术，可采用双腔气管插管或在单腔气管插管后应用支气管阻塞导管行肺隔离，实施单肺通气。后者的有利之处是：在术后需要继续辅助通气时，只要拔除支气管阻塞导管即可，而无须再更换气管导管；前者则需要将双腔气管导管拔除后再插入单腔气管导管。

（5）麻醉苏醒期的管理：手术结束后待患者完全清醒，肌松药作用完全消退，潮气量和呼吸频率恢复满意，$SpO_2 > 95\%$ 和 $P_{ET}CO_2 < 45\ mmHg$，血气分析结果在正常范围，可在手术后早期拔除气管导管。但拔管后严密观察和持续监测呼吸幅度，注意患者的主诉，防止术后早期肌力恢复又逐渐减弱至无法维持基本通气量，会发生重症肌无力危象。尤其对存在下列情况的患者需倍加注意：①肌无力的病程 > 6 年者。②除肌无力症状外，并存其他慢性阻塞性肺疾病。③术前 48 h 内溴吡斯的明的剂量 > 750 mg 者。④术前肺活量 < 2.9 L 者。一旦出现通气不足，应及时给予呼吸支持。

5．术后处理

患者术后入监护室，除了常规生命体征监测外，应用肌松监测仪监测肌力恢复情况，如有轻度呼吸抑制可使用新斯的明拮抗，也可用依酚氯铵拮抗，其作用开始迅速，效果良好。对于潜在加重肌无力症状的术后治疗药物应避免，尤其是抗生素的选择应格外注意。

术后 48 ~ 72 h 常会出现重症肌无力危象。由于大多数重症肌无力患者抗胆碱酯酶药物治疗量和中毒量十分接近，故在严密观察危象发生的同时，应及时正确地鉴别用药的过量或不足（表 3-2），选用适宜的治疗，必要时进行血浆置换。

表 3-2　重症肌无力危象与抗胆碱酯酶危象的鉴别

	重症肌无力危象	抗胆碱酯酶危象
原因	抗胆碱剂量（新斯的明）不足	抗胆碱剂量过多
瞳孔	无变化或略大	明显缩小
分泌物	不多，痰少，舌喉干燥	眼泪、唾液、呼吸道分泌物增多
肌束颤动	（-）	（+）
腹痛及肠鸣音	无腹部胀气	有，亢进
心率	加快	减慢

	重症肌无力危象	抗胆碱酯酶危象
Tensilon 试验	（+）	（–）
Atropine 试验	（–）	症状缓解

注：依酚氯铵（Tensilon）10 mg 加入 0.9% 氯化钠（生理盐水）10 mL 内，每分钟静注 2 mL 直到症状好转［呼吸及吞咽增强（+）或减弱（–）］。

对呼吸功能不全的患者，进行积极有效的机械通气和呼吸支持，挽救患者生命。

（七）纵隔肿瘤手术

纵隔分上、下、前、中、后五部分，上纵隔有甲状腺瘤、胸腺瘤，前纵隔易发生畸胎瘤和囊肿，中纵隔有支气管囊肿、心包囊肿、淋巴肉瘤等，后纵隔多为神经源性肿瘤。

纵隔肿瘤均在全身麻醉下手术，除遵循胸内手术的一般原则外，对前纵隔及上纵隔肿瘤术前访视时要特别注意有无压迫气管和胸部大血管，根据 X 线和 CT 片确定气管狭窄、移位程度，检查有无颈静脉回流障碍和胸部大血管压迫症状，有无头或面部水肿、发绀，以及静脉怒张，并估计循环受损程度。某些胸腺肿瘤患者伴有重症肌无力，应按重症肌无力患者处理。后纵隔肿瘤多为神经源性，常无明显压迫症状。

对于有气道压迫、呼吸困难患者，应根据气管受压程度来准备不同型号的导管。可在自主呼吸下吸入七氟烷麻醉诱导，也可采用局部咽喉表面麻醉及环甲膜穿刺注入 2% 利多卡因 2 mL，充分吸氧后在清醒状态下气管插管。需要注意的是：必须使气管导管插过气管受压部位，如为一侧支气管受压，可选用双腔气管导管，将导管插入未受压一侧以保证一侧肺通气。气管插管后，气管或大血管受压仍较严重时，应尽快开胸，手术医师将瘤体托起，以减轻压迫症状，改善呼吸和循环功能。如术中肿瘤粘连、分离困难，有可能损伤上腔静脉或肺动脉而引起大出血，麻醉时要做好充分准备，要保证静脉通畅。

手术完毕，应待患者完全清醒和通气量正常后才可考虑拔除气管导管，如拔管后有气管塌陷，应再次插入气管导管。必要时应紧急行气管造口术。

（八）食管手术麻醉

食管手术以食管癌为多见，其他有贲门失弛缓症、食管裂孔疝等。其麻醉要点包括：①术前有消瘦、贫血、低蛋白血症、脱水和电解质紊乱，术前应尽可能纠正。②均采用气管内全身麻醉，若病情允许也可应用气管内全身麻醉联合硬膜外阻滞或椎旁阻滞，麻醉诱导时要注意预防误吸。③为方便手术操作及避免手术操作对手术侧肺的机械损伤，常采用双腔气管导管或支气管阻塞导管行单肺通气，按单肺通气常规加强呼吸管理。但手术游离食管分离病变时可能损伤对侧胸膜，发生张力性气胸，造成呼吸循环严重扰乱，因此术中应严密观察，必要时可张肺后缝合胸膜裂口。④食管手术过程中应根据手术医师的要求调整胃管位置，吸出胃内气体及液体，要防止切断食管时将胃管切断。关胸、张肺后接密封引流并作持续胸腔负压引流。⑤加强围术期液体监测和治疗，避免发生输液不足或负荷过多。同时也需密切注意调节电解质和酸碱失衡，手术结束后应常规适行血气分析，尤其是纠正术毕时的酸血症。

其他食管手术可采用气管插管全身麻醉，或全身麻醉联合硬膜外阻滞或椎旁阻滞。贲门失弛缓症是食管神经肌肉功能失常而导致的食管收缩无力，而食管下端括约肌保持紧张而不易松弛，因此，食物在食管中潴留。手术方式主要为食管肌层切开。麻醉前要注意营养状况，有无贫血及低蛋白血症。手术常在气管内麻醉下进行，麻醉诱导时要预防食管内容反流，可在诱导前放置胃管吸出胃内容物，并按饱胃处理，采用快速序贯诱导方案，麻醉维持按胸部手术常规处理。食管裂孔疝可经胸或腹进行手术，麻醉前要注意插胃管，排空胃内容物，麻醉诱导时面罩加压用力不宜过大，以免大量气体入胃而加重肺受压。诱导时不用手按压腹部，以免增加腹压发生反流误吸，气管插管后行正压通气。其余处理与胸内手术麻醉相同。

（李燕则）

第二节　胸腔镜手术麻醉

一、胸腔镜手术的适应证和并发症

现今 VATS（胸腔镜手术）已作为胸外科的常规技术被用于诊断不能确定的肺结节、前后纵隔肿块、早期脓胸、血凝块清除、肺癌根治性切除和肺减容术等。近年来 VATS 手术的适应证进一步扩大，涉及了食管、贲门微创手术及在小儿患者中的应用。一般胸腔镜的手术多采用侧卧位，术侧肺萎陷后，经侧胸上皮肤切口插入塑料或金属 Trocar（套管针），经 Trocar 放入灯、可视手术器械灯等。偶尔也有选择胸腔内充入 CO_2 气体增加非通气侧肺萎陷以改善 VATS 的术野条件，充气压宜控制在 10 mmHg 以下，流量控制在 1 ~ 2 L/min。进入 21 世纪后，达·芬奇手术系统（Da Vinci S）也被引入中国，其在胸科手术的应用范畴与胸腔镜相似。

（一）适应证

1. 诊断

（1）肺和胸膜活检。

（2）食管疾病活检和分期。

（3）纵隔肿块。

（4）心包活检。

（5）心包渗出液检查。

2. 治疗

（1）胸膜剥离、胸膜固定术、胸腔积液引流术。

（2）肺叶切除术、全肺切除术、肺减容术。

（3）食管切除术、食管弛缓症、食管憩室。

（4）纵隔肿块、胸腺切除术、乳糜胸。

（5）心血管手术、心包开窗、心包剥脱术、内乳动脉分离术、动脉导管结扎术、心肌激光打孔术、交感神经切断术、胸椎前手术。

（二）并发症

VATS 的并发症取决于患者的病情、手术团队的技术水平，转为后外侧开胸手术的比例为 1%～5%。常见改做手术的原因有胸膜粘连、不能找到病变部位、病变的大小不合适、肺隔离不良、视野暴露困难、出血过多、大血管或心包穿孔。VATS 的并发症可分为术中和术后：术中包括双腔气管导管问题（如插管损伤、导管位置不当等）、单肺通气不能纠正的严重低氧血症、复张性肺水肿、血流动力学不稳定等。术后并发症包括漏气、"肺下垂综合征"、感染、失血、肿瘤种植、慢性疼痛和心律失常等。

二、胸腔镜手术的病理生理改变

侧卧位和开胸时双肺的通气和血流分配包括以下几种情况。

1. 清醒、未开胸、侧卧位

侧卧位时，重力对肺内血流分布的影响与直立时相同，但侧卧位时肺内血流体静水压的梯度不如直立位明显，因此侧卧位时上侧肺血流量少于直立位。然而下侧肺的血流量仍显著大于上侧肺。因此，当右侧在上时，右肺接受心排血量 45% 的血流，而不是直立或侧卧位时 55% 的血流量；当左侧在上时，左肺接受心排血量约 35% 的血液，而不是直立或侧卧位时 45% 的血液。

重力对侧卧位时的胸膜腔内压也有一定的影响，因此与上侧肺比较，下侧肺通气相对增加。另外，侧卧位时下侧膈肌比上侧膈肌更凸向胸腔，下侧膈肌的弯曲度大于上侧膈肌，因此自主呼吸时下侧膈肌能更有力地收缩。所以，侧卧位的清醒患者无论向哪侧侧卧，下侧肺的通气都好于上侧肺，尽管相对较大的右肺仍然有通气量更多的倾向。下侧肺的血液灌流也好于上侧肺，因下侧肺通气的增加，使清醒状态下侧卧位患者肺的通气 / 血流（V/Q）比率没有明显的变化。但血流量增加的程度大于通气量的增加，因此 V/Q 比率从上肺至下肺递减（直立位及仰卧位时变化相同）。

2. 麻醉、未开胸、侧卧位

同清醒患者比较，麻醉患者上侧和下侧肺血流的分布没有明显的变化。因此，麻醉患者的下侧肺比上侧肺仍然接受更多的血流量。而全身麻醉诱导却导致两侧肺通气发生明显的改变。

患者侧卧位时，清醒患者下侧肺的通气更多，而麻醉患者则是上侧肺通气更多。引起这一改变相关的原因有以下几点。①全身麻醉诱导使双肺的功能残气量均减少。由于清醒患者双肺在肺压力 – 容量曲线的位置不同，全身麻醉患者双肺的功能残气量减少，并使双肺在压力－容量曲线的位置均下移，但位置仍不相同。下侧肺从最初的曲线陡峭部分（清醒患者）移向较低的平坦部分（麻醉诱导后）；而上侧肺最初处于压力－容量曲线的平坦部分（患者清醒）降至压力－容量曲线的陡峭部分（麻醉诱导后）。②侧卧位的麻醉患者同时采用肌松药和机械通气，膈肌不再主动收缩，下侧弯曲度更大的膈肌就不再像清醒时那样发挥优势作用。③纵隔压迫下侧肺，阻碍下侧肺的扩张使其功能残气量减少。④腹腔内容物将膈肌推向头端，下侧肺受压更明显，这也阻碍了下侧肺的扩张，并使其功能残气量不成比例地减少。⑤不良体位使下侧肺明显受压。上侧胸腔开放时，上侧肺通气将进一步不成比例地增加。

简而言之，有或没有肌肉松弛的麻醉患者，在侧卧位时，未开胸的上侧肺具有良好的通气，但血流灌注欠佳；而下侧肺具有良好的血流灌注，通气则不足，引起 V/Q 比率失衡。对患者进行呼气末正压通气，将增加下侧肺的通气，可能是因为下侧肺回到压力－容量曲线的陡峭和有利的部分，而上侧肺则回到原来平坦和不利的部分。

3. 麻醉、开胸、侧卧位

同麻醉、未开胸时的侧卧位患者比较，开胸本身通常对上侧肺和下侧肺血流的分布无明显影响，下侧肺仍然接受多于上侧肺的血流灌注。然而开胸对通气分布有较大的影响，通气分布的改变能导致 V/Q 比率进一步失衡。

若无胸壁对顺应性的影响，上侧肺将自由扩张，其结果是过度通气（仍为低血流灌注）；相反，下侧肺仍处于顺应性相对低的状态，结果是通气不足而灌流过剩。手术时压迫暴露的上侧肺，能部分地通过非生理的方法减轻上述问题。通过机械或外源性地限制上侧肺的通气，可使灌注良好的下侧肺通气增加。

4. 麻醉、开胸、肌肉松弛的侧卧位

单纯的肌肉松弛并不会引起麻醉开胸侧卧位患者上侧肺和下侧肺血流分布的明显变化。因此，下侧肺接受的血流灌注仍然多于上侧肺。然而无论是理论上还是实验研究结果，均认为肌肉松弛会影响上侧肺和下侧肺通气的分布。

仰卧位和侧卧位时，腹腔内容物的质量更多的是压向下垂部分的膈肌（背侧和下侧肺），非下垂部分的膈肌（前胸侧肺和上侧肺）承受的压力较小。清醒和自主呼吸的患者，其膈肌的张力和主动收缩可以对抗腹腔内容物的压力，且膈肌的下垂部分活动度最大，上侧部分的膈肌活动度最小。这一机制使灌注好的肺（下侧肺）得到良好的通气，灌注差的肺（上侧肺）得到较少的通气。而在肌肉松弛和正压通气时，上部的膈肌处于被动和松弛状态，其被动运动受腹部脏器造成的阻力最小，因此位移最大；而下垂部分的膈肌则相反。这种非生理性的机制能使灌流较差的肺（上侧肺）得到较多的通气，而灌流好的肺（下侧肺）得到较少的通气。

综上所述，麻醉和肌肉松弛后的侧卧位开胸患者常表现为 V/Q 比率失衡，即通气好的肺组织血流灌注差，而通气不足的肺组织血流灌注却良好。肺血流分布主要受重力的影响。上侧肺通气良好的部分原因是开胸和肌肉松弛，而下侧肺通气差则是由于全身麻醉时肺容量减少、膈肌及腹腔内容物挤压和不良体位引起的。另外，吸入氧浓度过高引起的吸收性肺不张和痰液清除能力下降使下侧肺的容量进一步减少，偶尔下侧肺还会发生大面积的肺不张和肺水肿。在此情况下即便双肺通气，肺泡 – 肺动脉血氧分压差亦增大，氧合欠佳。

通过双腔管对下侧肺使用呼气末正压通气，可以部分纠正全身麻醉和侧卧位开胸时 V/Q 比率的失衡。对下侧肺给予选择性的 PEEP，可使该肺处于压力 – 容量曲线的陡峭和有利部分，从而增加下侧肺的通气。实际上这一技术已取得相当好的效果。

三、电视胸腔镜手术的麻醉处理

（一）麻醉前准备

术前评估与开胸手术患者相同。

（二）麻醉选择

胸腔镜手术可选择全身麻醉或硬膜外阻滞复合全身麻醉。开胸手术的麻醉管理原则同样适用于胸腔镜手术。术中采用静脉和（或）吸入麻醉药物维持和肺隔离技术。一般情况尚好的患者，选用全身麻醉或全身麻醉复合硬膜外阻滞。胸腔镜胸壁穿刺部位一般位于第 4 肋和第 7 肋间隙，硬膜外阻滞平面需达到 $T_{2 \sim 10}$，因此硬膜外阻滞穿刺间隙可选择 $T_{7 \sim 8}$ 或 $T_{8 \sim 9}$。术中应根据各种治疗操作、手术部位与进程对镇静或镇痛的需求不同，适当调整麻醉的深度。如选择全凭静脉麻醉，则丙泊酚和瑞芬太尼效应室靶浓度分别为 0.5 ~ 1.5 μg/mL 和 0.5 ~ 2.0 ng/mL。局部阻滞由手术医师实施，经术野对食管旁迷走神经干（左右两侧解剖略有不同）进行阻滞。迷走神经干旁黏膜下局部注射 2% 利多卡因 2 ~ 3 mL。

（三）术中监测

基本的监测包括心电图（ECG）、脉搏血氧饱和度（SpO_2）、无创血压（NIBP）、呼气末二氧化碳（$P_{ET}CO_2$）及气道压、潮气量、呼吸频率等呼吸力学方面的监测。一些研究显示在 VATS 中仅用 NIBP，然而这些病例多为一些相对健康的患者及简单的手术。其他监测项目的选择取决于患者存在的并发症及手术的复杂程度。由于胸腔镜手术适应证的扩展，越来越多复杂的胸内手术在胸腔镜下完成，因此，建议术中选用有创动脉压（IBP）和中心静脉压（CVP）监测，以便及时发现术中的循环异常并能迅速处理。在胸腔镜术中一般不主张施行肺动脉压监测，肺动脉高压患者需要行肺动脉压监测时，测量值可受到缺氧性肺血管收缩、单肺通气、手术操作的影响。经食管超声心动图监测，有助于评估心脏功能和容量状况。

由于手术医师必须在闭合的胸腔内操作，因此，有效的肺隔离和手术侧肺萎陷是 VATS 顺利完成的基础。与吸入空氧混合气相比，在单肺通气前吸入纯氧更有助于手术侧的肺萎陷，尤其是患者肺的弹性回缩力较差或有慢性阻塞性肺疾患时。VATS 单肺通气时，潮气量的选择在 5 ~ 6 mL/kg，以将纵隔移位限制在最低。麻醉药的选择取决于对患者的全身状况、手术时间的长短、麻醉医师的熟悉程度及对术毕拔管的要求等综合因素的考虑。术后早期拔管、尽可能早地恢复患者的自主呼吸对预防术后肺部并发症有较大意义。

（四）胸腔镜手术的并发症

1. 持续肺漏气

VATS 后最常见的并发症是持续肺漏气，并可导致皮下气肿、气胸等。导致术后肺漏气的危险因素有肺气肿、肺尖部大疱性病变、吸烟和激素的应用。此外，还可能发生 VATS 相关的肺损伤，包括术中对肺组织的过度牵拉及内镜切割缝合器切割不全造成的损伤等。降低并发症的方法包括部分胸膜切除，尽量减少对正常肺组织的牵拉，以避免组织撕裂，避免术后胸膜残腔的存在及尽量在直视下处理漏气病变。

2. 出血

胸腔镜能够给术者提供非常清晰的视野，因此胸腔内出血很少见，多见于胸膜粘连患者。但在 VATS 术中，肺血管破裂常为大量迅速出血且很难通过小的腔镜开口控制，因此风险较高，部分患者需中转开胸。

3. 感染

感染是所有外科手术后都可能发生的并发症。VATS 术后的感染包括局部伤口感染、肺部感染及脓胸。多数报道 VATS 术后感染发生率在 1% 以下。

4. 恶性病变的播散

已有报道 VATS 术后切口、切割缝合线及壁层和脏层胸膜部位肿瘤播散，虽然有报道采用 VATS 肺叶切除治疗肺癌的局部复发率与开胸手术相似，但多数报道 VATS 治疗恶性肿瘤时应仔细选择病例。与开胸手术相比，VATS 更有可能造成肿瘤的残留和术中破裂导致胸膜或切口的种植。采用一些预防性措施能减少术后肿瘤播散的发生，如所有标本都应该放在无菌袋中，取出可以减少伤口的种植，术后大量无菌水冲洗胸腔可以减少胸膜腔种植等。

5. 慢性疼痛

无论是开胸手术还是 VATS，均有术后发生慢性疼痛的报道。有报道 VATS 较开胸手术可能会减少术后 1 年伤口疼痛和肩功能障碍，但在 1 年内，两者比较无显著差异。VATS 可以造成局部胸壁组织的创伤，导致术后慢性疼痛。手术器械的过度扭转挤压可能造成肋间神经损伤、软组织挫伤，甚至肋骨骨折。由于胸腔后壁的间隙更为狭窄，因此，在此处操作更易造成组织损伤。目前可以采用一些措施减少 VATS 的损伤，包括采用直径较小的胸腔镜，使用可弯曲和带角度的手术器械，同时在放置套管和手术器械时尽量小心以减少创伤。除此之外，加强术后镇痛可明显减少慢性疼痛的发生。

6. 中转开胸

VATS 中转开胸的主要原因为：病灶需要广泛切除，胸膜粘连，VATS 下无法发现病变部位，中央型病变、大的病变无法采用 VATS 切除，术中无法维持单肺通气，术中误伤胸腔脏器须开胸修补，以及 VATS 下无法控制的大出血。其中最常见的是恶性肿瘤需要广泛切除。

（五）术后处理

与开胸手术相比，虽然胸腔镜手术创伤减轻，但也有报道其术后疼痛的程度并无明显减轻，原因可能与 Trocar 及胸管放置的位置有关。因此，除了手术医师在作切口及放置引流管时要注意避免外周神经损伤，麻醉医师对胸腔镜手术患者仍应重视其术后的疼痛治疗，以防疼痛导致呼吸运动减弱而造成呼吸系统并发症的发生。疼痛范围包括胸膜，如胸膜剥脱或胸膜硬化残留、限制，自发性气胸复张可造成剧痛，对这些患者应强化镇痛措施。全程、多模式镇痛包括术前评估，麻醉医师应预计 VATS 潜在的并发症并做好应对准备，限制不良预后。对麻醉医师而言，最终目标是既能提供满足手术要求的麻醉环境，又能在单肺通气中维持满意的氧合及稳定血流动力学状态，术后早期拔管及提供理想的术后镇痛。

四、达·芬奇手术系统手术

达·芬奇手术系统于 2000 年通过美国 FDA（美国食品药品监督管理局）批准被用于临床的机器人系统，由医师控制台、床旁机械臂塔和视频系统三部分组成。手术过程中经 Trocar 插入床旁机械臂及内镜成像系统后，手术者在医师控制台通过三维成像系统控制机械手臂进行手术操作。近年来，该系统被应用于胸外科领域后已经开展了肺癌、食管癌根治术及纵隔肿瘤切除等，其三维成像是普通胸腔镜所不能比拟的。麻醉处理的原则同开胸及胸腔镜手术，但多数需要充气以使得肺压缩。因此，如果单肺通气出现低氧血症时，较难采用非通气侧肺 CPAP 供氧的方法来改善氧合，故对患者的基本肺功能状态要求较高。由于其手术费用较高，加上存在气道解剖异常或严重肺功能受损，故无法实施肺隔离、单肺通气者应被列为禁忌。该手术属于精细操作，所需手术时间较长，因此，需要面对长时间肺隔离和单肺通气问题，应谨慎对应，必要时间断膨肺。单肺通气结束后宜用肺复张策略以降低术后肺部并发症。此外，控制充气压力在 10 mmHg 以下，流量控制在 1 ~ 2 L/min，以避免术中对循环的过度干扰。此外，该系统体积庞大，麻醉机、监护仪的摆放位置常让位于床旁机械臂塔和视频系统，给麻醉医师的工作带来不便，故麻醉医师应选择适宜的麻醉与监护的位置，以便及时发现患者病情的变化并处理；同时，有效的手术团队的沟通更是不可或缺。

（李燕则）

第三节　肺隔离技术与单肺通气

肺隔离技术是指插入特殊的气管导管如单腔气管导管、双腔气管导管或阻塞导管，将左右主支气管完全分隔的方法。随着导管材质及插管技术的改进，现在已经可以应用阻塞导管做到分隔左上、左下肺叶支气管及右下肺叶和右上、右中肺叶支气管的肺叶隔离。

20 世纪 50 年代，肺隔离技术的发明在胸外科手术及麻醉中具有里程碑式的意义。该技术不仅保障了大量湿肺患者的手术安全，同时也拓展了胸外科手术的适应证。肺隔离后，双肺分别通气或一侧通气，不仅可以防止病肺分泌物或脓血对健肺的污染侵袭及功能损害，还可以让手术侧肺萎陷，减少对术野的干扰，不仅方便手术操作，还可减轻手术操作对肺的机械损伤。因此，肺隔离及单肺通气（OLV）技术是胸腔内手术麻醉管理的核心之一。在 20 世纪 70 年代，纤维支气管镜的应用和单肺通气时保护性肺通气策略的应用，使单肺通气时低氧血症的发生率由当时的 20% ~ 25% 降至目前的 1% 以下。

一、肺隔离技术的适应证和禁忌证

肺隔离技术的适应证见表 3-3。由于设备革新和技术进步，肺隔离技术的应用范围广泛，从为胸内手术操作创造理想的术野到严重肺内出血时的急诊抢救，保护健侧肺免遭出血、堵塞，以及避免患者窒息死亡等都需要应用肺隔离技术。通常把肺隔离的适应证分为相对适应证与绝对适应证。肺隔离的相对适应证是指为方便手术操作而采用肺隔离的情况，包括全肺切除、肺叶切除、肺楔形切除、支气管手术、食管手术及降主动脉重建等。肺隔离的绝对适应证系指需要保证通气、防止健肺感染等情况，包括湿肺、大咯血、支气管胸膜瘘、单侧支气管肺灌洗及中央型肺癌等。但这种分法并不理想，实际应用中很多相对适应证会演变为绝对适应证，如手术中发生意外导致必须使用肺隔离技术时，相对适应证就成为绝对适应证。随着疾病谱的改变，现在大咯血病例减少，肺隔离技术作为保护健肺之主要目的的应用减少；相反，因微创技术在胸外科的应用日趋增多，肺隔离技术已经成为胸腔镜（包括达·芬奇机器人辅助）手术的必要条件。因此，现在肺隔离技术不仅被常规用于肺部、食管、降主动脉等胸内手术，还被用于胸腔镜下胸椎手术；有时，巨大右半肝脏手术甚至后腹膜巨大肿瘤及后腹膜腔镜手术也采用了单肺通气技术，为手术操作提供更为便利的条件。

表 3-3　肺隔离技术的适应证

适应证	
绝对适应证	相对适应证
肺隔离，防止倒灌，确保通气	便于术野显露
感染（肺脓肿、感染性肺囊肿）、大咯血	胸主动脉瘤、全肺切除
控制病肺通气分布	上叶切除
支气管胸膜瘘	肺袖形切除
肺挫裂伤	支气管手术
巨大肺囊肿或肺大泡	
气管破裂	食管手术、中、下肺叶切除术
单侧肺灌洗	胸腔镜手术

肺隔离并无绝对禁忌证，但在临床实践中，有些情况在行双腔气管导管插管时应注意防止各种损伤，任何情况下气管导管在插管过程中遇有阻力时不能硬插。如存在主动脉瘤时，插管要避免损伤而引发动脉瘤的破裂（当然还包括血压的控制）；前纵隔肿瘤时插入

双腔气管导管可能造成肺动脉受压，但有时前纵隔肿瘤压迫支气管时，又必须选用适宜的双腔气管导管插入一侧支气管，以确保一侧肺通气。因此，插管前应依据颈部、胸部 X 线片及 CT 片谨慎选择适宜的导管，插管时动作轻柔，忌暴力，插管后仔细观察肺隔离及单肺通气效果。拔管前再评估：有无气道损伤可能？有无再插管困难？做好再插管准备。理论上，双腔气管导管插管的条件高于单腔气管导管，既往将饱胃、困难气道和颈椎不稳定或限制活动的患者作为双腔气管导管的插管禁忌。现今随着插管工具及插管技术的提高，认为在做好充分准备的基础上可以谨慎行双腔气管导管的插管或应用单腔气管导管加用支气管阻塞器导管来实施肺隔离。请注意，先插入单腔管，再应用交换导管更换双腔气管导管的插管方式，是困难气道患者实施双腔气管导管插管的方法之一。但是要切记这并不能保证 100% 成功，应准备好插管失败后的备用方案。而交换导管的方法因延长了气道失控的时间，因此并不适宜于饱胃患者。各种可视喉镜技术的应用，也为困难气道患者双腔气管导管的插管提供了方便。

二、肺隔离的方法

双腔气管导管（DLT）、支气管阻塞器导管、单腔气管导管为肺隔离的三种基本方法，各有优缺点，可根据不同的对象及需求灵活选用。双腔气管导管是目前选用最多、最重要的肺隔离方法；支气管阻塞器导管主要被用于困难插管、下呼吸道解剖异常而需要单肺通气的患者及小儿；单腔气管导管主要被用于隆突部位的手术或既往已行全肺切除的患者和小儿。

（一）支气管导管行支气管内插管

支气管内插管是最早应用的肺隔离技术，有左右支气管导管，通过一定的手法被直接送入通气侧的目标支气管（左或右）内而达到肺隔离之目的。因解剖关系，右侧支气管内插管较容易，而左侧支气管插管时如果未能进入左主支气管，可将导管退到总气管后将患者头右转 90°，然后轻压气管，利用杠杆原理使得气管导管的尖端指向左支气管而容易获得成功。必要时也可用纤维支气管镜辅助插管。该方法的优点是费用低廉，左支气管内插管可以采用普通气管导管替代，而右总支气管由于长度较短，普通气管导管套囊过长可能并不适宜，宜选用短套囊的气管导管以避免堵塞右肺上叶开口。该方法的缺点明显：其一是容易堵塞右肺上叶支气管开口，造成右肺上叶不张；其二是导管插入目标支气管（左或右）后只能是该侧支气管通气，被堵塞的手术侧肺内的分泌物或血液无法及时吸引。结束手术后，如果病肺内有分泌物或血液容易造成健肺污染或堵塞，则对健肺存有一定的潜在风险。目前，该方法对于成人已经基本被废弃，偶被用于无适宜的双腔气管导管或阻塞导管可用的小儿患者。

（二）双腔气管导管

1949 年，Carlens 发明的双腔气管导管使得肺隔离技术有了质的飞跃。Carlens 双腔气管导管是左支气管导管型（图 3-3A），可插入左主支气管；而 White 是右支气管导管型

（图3-3B），可插入右主支气管。两种均为橡胶制品。管腔截面呈D字形，带有隆突小舌，可跨在隆突部。由于管腔小、带有小舌钩，插管操作时会引起声门损伤、小钩断裂和脱落，可能会因此造成意外，故现在已经很少使用。

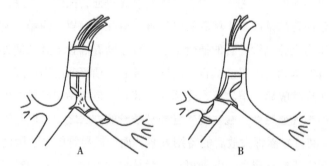

图3-3 Carlens和White双腔气管导管

A. Carlens双腔支气管插管（左支型）；B. White双腔支气管插管（右支型）。

20世纪80年代，聚氯乙烯导管替代了橡胶导管。Robertshaw双腔气管导管也称为"可弃性或一次性使用双腔气管导管"，由透明塑料（PVC）制成，D字形管，管腔大而光滑，无小舌钩，有左、右型（图3-4）。由于双腔气管导管横截面呈卵圆形，不宜以直径反映其规格，故目前仍以双腔气管导管的周长与相同周长单腔管的尺寸表示双腔气管导管的规格，以French size（F）表示。外径型号有：F26［相当于内径（ID）= 4 mm］、F28（ID = 4.5 mm）、F35（ID = 5.0 mm）、F37（ID = 5.5 mm）、F39（ID = 6.0 mm）、F41（ID = 6.5 mm）。这种插管的优点为：①无小舌钩，插管容易；②气管套囊为高容低压套囊，减轻对气管壁黏膜的压迫；③支气管套囊为蓝色，纤维支气管镜定位识别方便；④X线可显示导管管尖位置；⑤透过透明塑料管可观察呼吸气雾在管腔内来回移动，易清除气管分泌物；⑥右支型设计更为贴妥合理，可保证大部分患者右上肺叶的通气。

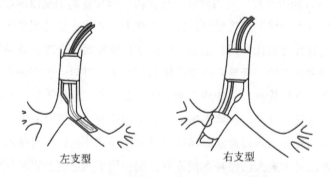

左支型　　　　　　　　右支型

图3-4 Robertshaw双腔气管导管示意图

虽然双腔气管导管至今仍存在一些缺陷，如右侧双腔气管导管容易移位，需纤维支气管镜辅助定位等，但双腔气管导管制造技术的改进使得插管方式更接近于单腔气管导管，插管损伤的发生率明显降低，加之应用纤维支气管镜对双腔气管导管的准确定位，临床双腔气管导管的应用越趋广泛。

1. 双腔气管导管尺寸的选择

一方面如选择偏细的双腔气管导管，容易使得通气阻力增加，肺部分泌物引流不畅，而且为了避免气道漏气，往往需要增加套囊的注气量，而过高的套囊内压则易引起气道黏膜的损伤；另一方面如选择偏粗的双腔气管导管，气管插管时易引起声带和气道黏膜损伤，甚至造成支气管破裂。因此，选择合适的双腔气管导管的型号就显得格外重要。理想的双腔气管导管以能顺利插入目标支气管内最大型号的双腔气管导管为原则。所谓合适，即需要同时满足以下三个条件：①双腔气管导管能够插入顺利，管端能正确到达目标支气管；②主气管套囊内注气 2 ~ 6 mL 后，套囊内压力 < 25 cmH$_2$O，正压通气时气道峰压达到 30 cmH$_2$O 时无漏气现象；③支气管套囊内注气 1 ~ 3 mL 后，套囊内压力 < 20 cmH$_2$O，正压通气时气道峰压达到 30 cmH$_2$O 时两肺隔离良好。双腔气管导管的选择不仅与患者的性别、身高有关，有时还与麻醉医师的个人选择习惯有关。一般推荐男性选用 DLT 37 ~ 41 F，女性选用 DLT 35 ~ 37 F（表 3-4）。

表 3-4　依据性别、身高所推荐的 DLT 的尺寸

性别	身高（m）	推荐 DLT 尺寸
女性	身高 < 1.6	35 F
女性	身高 ≥ 1.6	37 F
女性	身高 < 1.5	32 F
男性	身高 < 1.7	39 F
男性	身高 ≥ 1.7	41 F
男性	身高 < 1.6	37 F

2. 插管前双腔气管导管的检查

检查内容包括套囊是否漏气，主气管的套囊可注气 10 ~ 20 mL、支气管的套囊可注气 3 mL 以行检查。套囊内压力不应 > 30 cmH$_2$O。然后在导管外涂润滑剂或喷雾润滑剂，根据患者的解剖及麻醉医师的插管习惯，将双腔气管导管弯曲至所需要的角度，不宜更改导管前端自身的塑性，以便于进入目标支气管。

3. 双腔气管导管的插管方法

其插管方法与气管内插管的基本方法相同。插管步骤为：①充分暴露声门；②右手握导管，并使导管远端开口的斜面向上，指向会厌，将 DLT 插入声门后，将支气管芯拔除；③将导管向左（左侧型）或向右（右侧型）90° 转动，徐徐推进导管，直至有轻度阻力，提示导管尖端进入左或右主支气管。推进导管至预计深度插管即初步完成。一般身高为 170 cm 的成人患者其导管尖端距门齿 29 cm，身高每增减 10 cm 则插管深度增减 1 cm。在插入声门后亦可不转动导管，如为左侧 DLT，将患者头部转向右侧后，徐徐推下 DLT，以

使 DLT 沿气管壁的左侧滑入左主支气管，直至遇上轻度阻力；右侧 DLT 则反之。

Robertshaw 双腔气管导管与具有小舌钩的橡胶双腔气管导管的设计不同，推进导管时不宜以遇到阻力为插管初步成功的标志，推进中遇到阻力时可能造成肺叶、肺段支气管插管或支气管损伤。插管初步完成后应准确定位导管的位置。置入管芯，将 DLT 弯曲至所需角度。

4. 导管定位

确定双腔气管导管位置的方法包括听诊与支气管镜检查。听诊分三阶段进行（图3-5）。第一步是确定气管导管的位置。将主气管内的套囊充气，双肺通气时听诊可闻及双肺呼吸音清晰、对称（肺部疾患呼吸音改变与病变吻合），同时可见双侧胸廓均匀起伏。若双肺呼吸音不一致、呼吸道阻力大，则表明双腔气管导管插入过深，可后退 2 ~ 3 cm 后重新听诊。第二步是确定双腔气管导管的位置。将支气管内的套囊充气，夹闭气管腔接口后通气，听诊确认插入支气管侧单肺通气呼吸音清晰，开放气管腔接口行双肺通气，听诊双肺呼吸音清晰、对称。第三步是确定隔离效果。分别钳夹气管腔与支气管腔的接口，听诊通气侧单肺呼吸音同时见通气侧胸廓起伏以确定隔离效果。

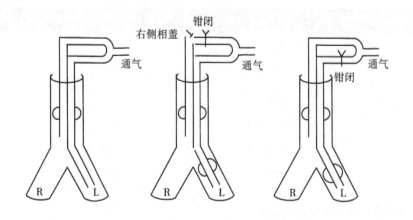

图 3-5　双腔支气管插管的定位步骤

听诊法可快速诊断双腔气管导管是否到达目标支气管，如果通气效果好、单肺通气时气道峰压 < 30 cmH$_2$O、呼出气 CO$_2$ 波形无气道梗阻表现，基本可以确定导管位置良好；反之如果气道峰压高、呼出气 CO$_2$ 波形呈气道梗阻表现，则提示双腔气管导管位置不当，可能存在一侧支气管或肺叶支气管堵塞的情况。定位最可靠的方法是应用纤维或电子支气管镜明视下定位。其方法是在双腔气管导管初步定位后，支气管镜经双腔气管导管的气管腔直接进入气管内，明视下可见支气管的蓝色套囊恰封堵在目标支气管管口上。患者体位改变或手术操作可移动导管位置，此时需要重新核查双腔气管导管的位置。由于双腔气管导管的内径较细，宜选用型号适宜的纤维支气管镜（表3-5），以避免纤维支气管镜的损伤。

表3-5　不同型号的双腔气管导管定位时纤维支气管镜相适宜的型号

双腔气管导管型号	最粗纤维支气管镜型号
28 F	3.2 mm
32 F	3.8 mm
35 F	4.1 mm
37 F	4.4 mm
39 F	4.7 mm
41 F	5.0 mm

注：F7.5 单腔气管导管联合支气管阻塞器导管时，可用 4.1 mm 纤维支气管镜。

5. 导管进入目标支气管失败情况的处理

由于解剖关系，右侧双腔气管导管的插管较易成功，而左侧双腔气管导管在插管中较易误入右支气管。遇到这种情况后先将套囊放气，导管后退至距门齿 20 cm 处，将患者的头右转 90°，同时将双腔气管导管逆时针旋转 90°，再向下将导管推入左侧支气管。在头转向右侧的送管过程中可以轻压气管位置，利用杠杆原理将导管送入目标左支气管。另一种处理方法是夹闭主气管通气，控制呼吸并后退导管，见到双侧胸廓起伏后将患者的头向右侧旋转，导管同时逆时针旋转缓慢推进，在左侧胸腔随呼吸起伏、右侧胸腔起伏不明显时，证明 DLT 管口已对准左主支气管口，将左侧双腔气管导管向前送入左支气管。在上述方法不能奏效的情况下再考虑用纤维支气管镜引导插管，但是由于被用于定位的纤维支气管镜较为纤细，因此操作应谨慎、轻柔，以避免光纤维断裂而使得纤维支气管镜出现黑斑点影响视野。

（1）左侧双腔气管导管：左侧双腔气管导管常见进口的有 Portex、Rusch、Mallinckrodt、Sheridan 等，国产的有驼人、坦帕等。这些导管行肺隔离时的套囊内压较低，为 15 ~ 20 cmH$_2$O。支气管的套囊内容量 3 mL 左右即可完成隔离，套囊内容量 > 3 mL 才能完成隔离时应调整双腔气管导管的位置。左侧双腔气管导管可能进入左肺上叶或下叶的叶支气管，通过纤维支气管镜检查可鉴别。如使用左侧型 DLT，在按常规方法插入后，再将纤维支气管镜引入气管腔，可见到隆突部，蓝色的支气管套囊上缘正在隆突之下，并无支气管套囊"疝"。然后纤维支气管镜通过支气管腔检查，应见到左肺上下叶开口（图3-6）。理想的位置应该是导管的气管开口端在隆突上 1 ~ 2 cm，支气管的套囊（蓝色）上端在隆突水平稍下方。如果从气管开口端未窥见隆突，则有三种可能性：① DLT 完全进入左主支气管（插管过深）；②支气管腔远端未进入左主支气管或部分进入左主支气管，而蓝色套囊跨骑于隆突上（插管过浅）；③左 DLT 的左侧腔完全或部分进入右主支气管，再从左 DLT 的左侧腔（支气管侧）进行检查，纤维支气管镜越出左侧管腔开口，应该看到左肺上下叶开口，从左侧腔开口到左上肺叶开口的距离约为 2 cm；如果该距离 > 2 cm，支气管的套囊上缘有可能高出隆突，从而影响右主支气管的通气。另外，左侧腔过浅有可能使支气管导管滑出主支气管，此时纤维支气管镜将出现隆突。而左侧管腔开口在左主支气管最大的深度以不超越左上肺叶开口为界，否则会影响左上肺叶的通气，而且有可能使右侧腔（气管侧）的开口部分或全部进入左主支气管。如果以左侧腔开口到左上肺叶开口的距离作为判断导管深度的标准，那么这段距离必须落在 0 ~ 2 cm。

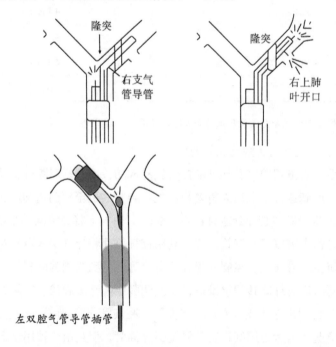

纤支镜在左双腔管的右侧腔气管侧进行检查时的视野（正确位置）

图 3-6　纤维支气管镜在 DLT 的应用

（2）右侧双腔气管导管：右侧双腔气管导管常见进口的有 Portex、Rusch、Mallinckrodt、Sheridan 等，国产的有驼人、坦帕等。其主要区别在于套囊设计。导管的特点是支气管套囊后导管侧壁有一侧孔，用于右上肺通气。右侧双腔气管导管行肺隔离时套囊内压较高（40 ~ 49 cmH_2O），但低于 Univent 管的套囊内压。右侧双腔气管导管插入过深可堵塞右上肺叶开口而致右上肺叶不张。纤维支气管镜检查时先将纤维支气管镜送入左侧腔，通过左侧管腔开口观察导管位置，如果导管到位，应看到隆突及左主支气管开口，右侧管远端进入右主支气管，支气管的套囊位于隆突下方。如果导管过深，纤维支气管镜可见到左侧腔开口紧贴隆突或部分伸入右主支气管，此时纤维支气管镜无法推进。如果导管过浅，在左侧腔开口处只见到气管侧壁，继续送入纤维支气管镜可以看到隆突及导管的右侧腔套囊（蓝色），此时的套囊可能部分伸入右主支气管或根本没有进入右主支气管，根据导管错位情况，在镜下作适当调整。再从右侧腔（支气管侧）进行检查：可选取导管的右上叶通气孔或右侧腔远端开口进行检查。右 DLT 的错位得到基本纠正，这时应重点调整导管上的右上叶通气孔与右上叶开口的位置；如果导管位置正确，通气孔和右上肺叶开口正好重叠，没有支气管黏膜覆盖通气孔。如果通气孔被部分支气管黏膜覆盖，应调整 DLT（稍做前移或退后），使通气孔与右上肺开口重叠。值得注意的是：右上肺叶开口变异度大，存在支气管的套囊位置良好但右上肺叶开口与通气孔对位不良，或者通气孔对位准确但支气管的套囊位置不佳，这是一些左肺手术仍选择左 DLT 的原因。

双腔支气管插管后，即使临床体征提示导管位置已正确，仍可进行纤维支气管镜检查，这样可及时纠正可能的潜在错位的现象，如导管偏浅使右上肺叶开口与导管的上叶通气孔存在部分对位情况，临床体征依然正常，但体位改变易使支气管侧套囊滑出到气管内。文献报道双腔支气管插管患者（临床体征评估位置正确），纤维支气管镜发现错位的占 20% ~ 40%。即使 DLT 位置正确，纤维支气管镜检查仍可了解患者的气管、支气管解剖情况，以便术中出现导管移位时能迅速给予纠正。

在三种肺隔离技术中，双腔气管导管法与其他方法比较更具有优势，即在良好肺隔离的情况下，可以随时、按需对气管及支气管进行吸引、通气，且支气管镜检查时方便；其缺点是需要较单腔气管导管更好的气管插管条件，对存在解剖变异时固定的导管设计不能发挥肺隔离作用甚至造成下呼吸道损伤。常见 DLT 错位的原因与处理见表 3-6。

表 3-6 常见 DLT 错位的原因与处理

分类	表现	原因	处理
置管过深	插管侧上肺因小套囊堵塞上叶支气管而无呼吸音，另一侧可能因导管开口贴于隆突或受大套囊堵塞而不能实施控制呼吸	（1）导管选择过细 （2）定位操作导管未退到位 （3）体位改变	（1）重新定位 （2）如导管过细，套囊不能有效分隔或过细管腔影响通气，应改插合适导管
置管过浅	小套囊部分或大部分在支气管外，可能部分或全部堵塞对侧支气管开口而使对侧通气不良或不能通气，插管侧通气好或有漏气，肺分隔不良	（1）导管过粗，难以完全进入 （2）定位时退管过多 （3）术中体位改变或手术牵拉	（1）改插合适的导管 （2）重新定位
导管扭曲	对侧通气不良或难以通气，插右侧管右上肺不良（导管侧孔与对侧支气管对位不良，右侧管右上支气管口导管对位不良）	插管时，在推入支气管前导管未正确回位	（1）在纤维支气管镜指导下旋转导管回位 （2）重新插管
反向错位	导管左侧腔通气时右肺胀缩，右侧腔通气时左肺胀缩（左双腔管插入右侧支气管或右双腔管插入左侧支气管）	（1）导管选择不当（未据支气管管径、成角改变、隆突偏移等选择合适导管） （2）插管操作不当，在进入支气管前导管未正确回位	（1）在纤维支气管镜引导下纠正错位 （2）导管退至隆突上，回位后推进 （3）改插对侧双腔管

（三）支气管堵塞器

支气管堵塞器［包括单腔支气管阻塞器导管（Univent 导管）］是将带套囊的支气管阻塞器导管经气管导管置入一侧主支气管（左或右），然后套囊充气封闭支气管，以达到肺隔离的目的。目前可以采用的导管有 Univent 单腔支气管阻塞器导管（图 3-7）和支气管阻塞器导管。支气管堵塞时非通气侧肺的萎陷有赖于肺内残余气体的吸收（隔离前纯氧通气有助于加快肺内气体的吸收）或在堵塞器套囊充气前暂停呼吸，让手术医师轻轻挤压肺脏来完成，通过堵塞器导管中间的细孔吸引也有助于非通气侧肺的萎陷。这些促进非通气侧肺萎陷的方法均不利于非通气侧的肺保护，因此，对于术前肺功能减退的患者应倍加注意，必要时在非通气侧肺的萎陷前后采用肺复张措施可有利于肺的保护。

1. Univent 导管

Univent 导管 1982 年启用，是一硅胶材质的单腔气管导管。其特点是在主导管前壁上有凹槽，凹槽内有一空腔为支气管阻塞器导管通过。支气管阻塞器导管空腔直径为 2.0 mm，其远端有一个套囊，可充气 5 mL 左右，充气后发挥支气管阻塞作用。伸出主导管末端约 8 cm 处有两个开口，一个为充气套囊接口，另一个是可供氧和高频通气，并能进行吸引。外伸出导管有固定帽，当可移动支气管导管进入支气管后，套囊充气固定于正确部位。其主要优点为：①插管方法简便；②年龄适应范围大，也可用于小儿；③支气管阻塞器导管可供氧及进行高频通气和分泌物吸引；④手术结束，如患者需要可进行机械通气，不需要换管而只需将阻塞器退到凹槽空腔内即可；⑤支气管阻塞器导管的套囊为蓝色，使纤维支气管镜容易辨认；⑥双侧通气转换到单肺通气，只需套囊充气即可。以上优点使得 Univent 导管的临床适用范围较广，但在应用中仍存在一些问题，如影响全肺切除的操作。由于内套管气囊阻塞支气管，当全肺切除时，在切开结扎支气管的残端前，必须将内套管回缩至气道，才能进行术侧支气管切开缝扎，因此在切开缝扎支气管时有漏气。与双腔气管导管相比，其肺隔离效果不稳定，内套管异位及阻塞不全的发生率分别为 17% 和 20%，吸引分泌物的能力有限，故不宜适用于湿肺、肺脓肿及支气管扩张、大咯血的患者，且 Univent 导管留作术后应用不如普通单腔气管导管来得便利（表 3-7）。

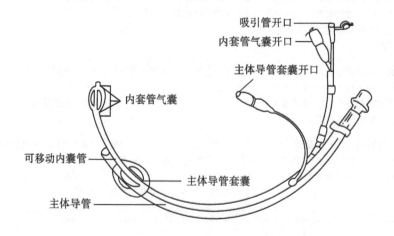

图 3-7　Univent 单腔支气管阻塞器导管

表 3-7　Univent 管的使用限制和处理

限制	处理
肺萎陷时间长	（1）气管阻塞气囊放气，通过主要的单一管腔挤压抽吸肺 （2）提供气管阻塞腔的吸引
再充气时间长	（1）气管阻塞气囊放气，通过主要的单一管腔正压通气 （2）手控大潮气量通气数次
血、脓等阻塞管腔	吸引，使用通芯
气囊高压	使用适应量的气体
术中气管阻塞	确定气管阻塞气囊位于隆突下，增加气
气囊漏气	囊充气量

　　Univent 导管的插管方法与普通单腔气管导管相同，暴露声门后，将支气管阻塞器侧孔朝上，将 Univent 导管送入声门下，导管插入的深度与普通气管导管相同，听诊确认双侧呼吸音并见双侧胸廓起伏后正常通气，然后再操作 Univent 导管的支气管阻塞器。如果是拟封堵左侧支气管，则将导管逆时针旋转 90°；拟封堵右侧支气管，则将阻塞器顺时针旋转90°。因导管有一定的硬度，可轻轻向下插入，遇到阻力后即停止，然后套囊充气后听诊确认肺隔离效果，必要时可在纤维支气管镜的辅助下将支气管阻塞器送入相应的支气管内。支气管阻塞器的套囊不充气时即施行双肺通气。为防止阻塞器移位，在改变患者体位前可将阻塞器插入支气管较深的部位。

　　Univent 导管的支气管阻塞器套囊属高容量高压套囊，长时间单肺通气应间断开放，避免气道黏膜长时间受压。因阻塞器导管硬，有潜在穿破支气管的可能，应谨慎操作。

　　2. 支气管阻塞器导管

　　支气管阻塞器导管是将一根支气管阻塞套囊通过单腔气管导管送入支气管实现肺隔离的一种技术。由于手术操作的影响，尤其在右侧支气管阻塞时易发生阻塞套囊的移位。阻塞套囊移位不仅会造成肺隔离失败，严重时甚至会阻塞主气管与通气侧肺支气管造成患者窒息，因此，应持续监测气道压力、呼气末 CO_2 分压波形，以便及时发现导管移位。其主要的适应证：无须非通气侧吸引的肺隔离，如食管手术、胸椎手术，双腔气管导管插管困难又必须行肺隔离的患者，手术中需要紧急肺隔离而双腔气管导管插入困难的情况；也可用于无分泌物、非肺部的胸科手术。支气管阻塞法肺隔离的主要缺陷在于不能对非通气肺进行正压通气、吸引等操作，因此，对降主动脉瘤血管重建术患者仍宜采用双腔气管导管。

　　目前可用的支气管阻塞器导管进口的有以下几种：Arndt 支气管阻塞器（美国，Cook 公司）、Coopdech 支气管阻塞器导管（日本大研医器株式会社）和 Cohen Flexitip 支气管阻塞器导管，国产多类似于 Coopdech 支气管阻塞器导管。

　　（1）Arndt 支气管阻塞器：Arndt 支气管阻塞器导管（图 3-8）是一种有引导线的阻塞导管（WEB）。其包含引导尼龙丝的支气管阻塞器和多孔的气道连接器。远端气囊为低压高容型。7 F、9 F 型号的阻塞导管长度分别为 65 cm 和 78 cm（表 3-8）。在放入气管导管后，通过连接器的阻塞孔放入支气管阻塞器，引导尼龙丝形成的环将纤维支气管镜放入气管或支气管内。纤维支气管镜应有足够的长度，使支气管阻塞器能够顺势放入主支气管内。一旦支气管阻塞器的套囊位于支气管内，便拔出纤维支气管镜，再将套囊充足气（采用恰好封闭支气管的方法）；改变患者体位后重新应用纤维支气管镜检查套囊位置并使其准确定位。

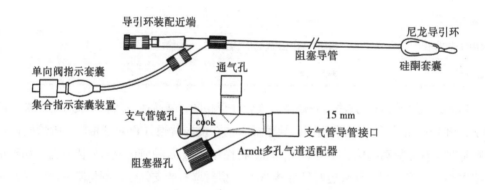

图 3-8　Arndt 支气管阻滞示意图

表 3-8　Arndt 支气管阻塞器导管

型号	9F	7F	5F
可用的最细气管导管内径（mm）	7.5	6.0	4.5
长度（cm）	78	65	65
套囊形状	椭圆 / 球形	球形	球形
套囊充气量（mL）	6 ~ 8/4 ~ 8	2 ~ 6	0.5 ~ 2

与 Arndt 支气管阻塞器相比，该导管的置入比较方便，无须通过纤维支气管镜放入支气管内，故该导管也无引导尼龙丝装置。导管尖端角度的设计符合解剖结构，操作者通过旋转导管外部即可将套囊精确放置于目标支气管内。套囊有两种外形：圆柱形和小纺锤形，注气量分别为 5.25 mL 和 7.33 mL。圆柱形套囊旨在最小化对支气管黏膜的损伤，小纺锤形套囊在未充盈时可减少呼吸道阻力。两种气囊注气后，囊内压力分别为 37.95 mmHg 和 102.3 mmHg。

（2）Coopdech 支气管阻塞器导管：现常用的 Coopdech 支气管阻塞器导管为日本大研医器株式会社所生产，外径 3 可用于 6 F 以上的单腔气管导管。对气管壁黏膜的压力分别为 22.89 mmHg 和 13.88 mmHg，均可达到对低压囊的要求，从而降低支气管黏膜损伤的风险。

（3）Cohen Flexitip 支气管阻塞器导管：Cohen Flexitip 支气管阻塞器导管是一种前端可

旋转的支气管阻塞器导管，导管 62 cm，外径为 9 F，内径 1.6 cm，前端为 3 cm 长的软尼龙制的可旋转头部；远端有一可旋转小轮。逆时针旋转小轮可使其头部弯曲 90° 以上。在插管操作时，通过调节小轮的方向就可将阻塞导管顺利地插入目标支气管。其内腔可被用于吸引分泌物，还可被用于对萎陷肺进行吹氧以纠正术中的低氧血症。Cohen Flexitip 支气管阻塞器导管与 Arndt 导管置管时间相似，但两种导管置管的时间均长于双腔气管导管。与右主支气管相比，Cohen Flexitip 支气管阻塞器导管更难置入左主支气管。单肺通气后肺萎陷满意程度与 Arndt 导管相似，但在不同患者间有显著差异，目前临床上较少应用此类导管。

三、单肺通气在临床应用中的问题

单肺通气使手术区域肺萎陷，不仅有利于明确病变范围，创造安静的术野，还有利于减轻非切除部分肺的机械性损伤。但肺萎陷毕竟是非生理状态，除了涉及潜在的低氧血症，还要注意防治肺萎陷 – 复张所致的肺损伤。因此，单肺通气的呼吸管理主要注意两个问题：一是未经通气的非氧合血液分流引起的动脉血氧分压下降；二是非通气侧肺萎陷及通气侧肺正压通气所致的肺损伤。因此，在麻醉处理上要尽可能减少非通气侧肺血流，以减少肺内分流，降低低氧血症的发生率；其次，在单肺通气时要采用保护性肺通气策略，以减轻对通气侧和非通气侧肺的损伤。

（一）单肺通气时低氧血症的原因

单肺通气时低氧血症的主要原因是肺隔离的机械因素即双腔气管导管或支气管阻塞器导管的位置不当，其次为单肺通气所致的通气 / 血流（V/Q）比率失调，即非通气侧 V/Q 比率骤降，以及通气肺的病变不能耐受单肺通气。

针对上述原因，若在单肺通气时出现低氧血症，首先应排除双腔气管导管或支气管阻塞器导管位置不当，可在纤维支气管镜明视下调整到位。当呼吸道被血液、分泌物或组织碎屑阻塞时，则应及时吸引、清理呼吸道，以保持呼吸道通畅。其二，对于单肺通气时不可避免的 V/Q 比率失调，首先应增强对其病理生理过程的理解，结合患者术前肺功能、术中用药、患者麻醉深度、机体呼吸和循环的整体情况等，采用个体化的机械通气模式（包括通气侧 PEEP、非通气侧 CPAP），尽可能减轻 V/Q 比率失衡，这样通过提高吸入氧浓度，往往有 90% 的单肺通气的患者可以避免低氧血症的发生。最后对于慢性肺疾病患者，由于其本身肺结构破坏所致的 V/Q 比率失衡，在单肺通气时因气道内气体分布不均衡增加，小气道提前闭合等均可加剧 V/Q 比率的失衡，更容易出现低氧血症或高碳酸血症。对此，依据病情调整机械通气参数格外重要。为了避免机械通气对患者肺的再次损伤，对此类患者在单肺通气中除了提高吸入氧浓度，给予适宜的通气侧 PEEP、非通气侧 CPAP，在单肺通气时还可接受允许性高碳酸血症。为了安全起见，可以接受对循环无明显影响程度的高碳酸血症，但是不能接受严重缺氧。因此，在单肺通气中如出现低氧血症，则必须尽快查明原因以迅速纠正之；如果不能纠正，则应放弃单肺通气。下述单肺通气时影响 V/Q 比率的因素包括体位、全身麻醉、开胸及缺氧性肺血管收缩（HPV）等，麻醉医师应理解并在单肺通气中充分应用。

单肺通气时影响 V/Q 比率的因素包括以下几个方面。

1. 体位、全身麻醉及开胸对 V/Q 比率的影响

清醒状态下侧卧位时，膈肌较低部位向胸腔弯曲明显，能更有效地收缩。同时，胸膜腔压力梯度的改变也使下肺通气比上肺通气好。肺血受重力影响向下肺分布较多。由于上肺通气与血流均下降，下肺通气与血流均增加，因此，双肺的 V/Q 比率变化不大。

全身麻醉后侧卧位时，肺血分布的模式依然是下肺占优势。但肺机械通气的模式则与清醒时相反——上肺通气比下肺通气好。所以，麻醉后侧卧位时，上肺通气好但血流不足，V/Q 比率增加；下肺通气不良但血流灌注良好，V/Q 比率下降，通气效能下降，即无效通气增加。

开胸后肺萎陷，肺泡通气面积骤减，但开胸侧肺血流并未相应减少，造成开胸侧肺通气不足而血流灌注良好的情况，V/Q 比率降低造成肺内分流。麻醉后非开胸侧肺受腹腔内容物、纵隔、重力的影响而通气不良，血流灌注相对较多，同样造成 V/Q 比率的降低而导致肺内分流。肺内分流使动脉血氧分压下降，出现低氧血症。非通气侧肺内分流量可达 40% ~ 50%，在单肺通气 20 ~ 30 min 内下降最严重。随着 HPV 的启动，静脉血掺杂逐渐缓解，非通气侧肺内分流减至 20% ~ 25%。

2. 缺氧性肺血管收缩（HPV）

HPV 是指肺泡氧分压下降后，机体自身肺血管收缩、肺血管阻力增加的一种保护性代偿反应。HPV 反应主要发生在直径 200 μm 以内的肺小动脉。这些血管在解剖上十分接近小支气管和肺泡，因而可直接迅速地感受到肺泡低氧，而不与肺组织直接接触的肺动脉并不收缩。

HPV 表现为肺泡缺氧区域肺血管收缩致使肺动脉阻力升高、血流减少，这样使得血液流向通气良好的区域分布。HPV 可使 V/Q 比率失调减轻，肺内分流减少。因此，单肺通气时，HPV 在减少萎陷肺血流中起了重要作用。HPV 有两个阶段：最初（几分钟）快速发生，然后（几个小时）缓慢增加。HPV 受生理因素、疾病状态与药物的影响。

（1）机体方面的因素：①肺泡气氧分压（PaO_2）。PaO_2 是影响 HPV 的最重要因素，某些血管在 $PaO_2 = 130\ mmHg$ 时即开始收缩，随着 PaO_2 降低而收缩加强，降至 $40\ mmHg$ 时达最强程度。②混合静脉血氧分压（PvO_2）。PvO_2 过高和过低均可使 HPV 效应减弱，过高时氧从血液扩散至管壁、间质和肺泡，超过 HPV 阈值，使 HPV 效应消失；过低则使肺泡氧张力下降，若降至足以使非低氧区肺血管发生 HPV 时，就能对抗和抵消原低氧区的 HPV 效应。③肺血管压力。肺血管压力过高时，低氧区肺血管平滑肌难以对抗升向的血管压力，而使这一区域血流量增加。肺血管压力过低时，肺泡压大于肺毛细血管压，正常肺区血管受压，血管阻力增加，迫使血液流向低氧区。④低碳酸血症。局部低碳酸血症对 HPV 有直接抑制作用。过度通气除可导致低碳酸血症外，还使气道压和肺泡压升高、肺血管阻力增加，从而影响低氧区血液流出。但高碳酸血症能直接增强 HPV 效应。⑤酸碱

平衡。代谢性或呼吸性碱中毒均可抑制其至逆转HPV。代谢性酸中毒增强HPV，呼吸性酸中毒直接增强HPV效应。⑥肺低氧区域所占比值。当低氧区域不大时，低氧区域70%的血液流向含氧量正常的肺，肺动脉压可无明显变化。当整个肺内氧张力降低时，HPV表现为肺动脉压增高，达正常值的2倍，肺内就没有可接受血液转移的区域。当低氧区域介于两者之间时，HPV和肺动脉压的变化程度取决于低氧区域的大小。⑦慢性肺疾患。病理早期，肺血管结构在还没有发生广泛改变之前，血管的反应性保持不变，HPV反应仍很灵活。随着病程的进展，肺血管"改建"，血管平滑肌肥厚，阻力持续增加，对低氧的变化失去反应性。其他减弱HPV效应的还有低温、血流加快及某些肺内感染所致的肺不张等。

（2）药物：在单肺通气时，血管舒张药使肺血管阻力和肺动脉压下降，抑制HPV效应，增加静脉血掺杂。血管收缩药首先收缩正常肺区血管的作用，不均衡地增加正常肺区血管阻力，使低氧区血流增多。但在单肺通气期间，当动脉血压降低至正常值的80%时，用麻黄碱0.35 mg/kg或去氧肾上腺素（新福林）2 μg/kg静注，麻黄碱组PaO_2明显增加，而去氧肾上腺素组PaO_2不变，可以认为在单肺通气期间使用以上剂量的麻黄碱或去氧肾上腺素来处理低血压是安全的。吲哚美辛抑制前列腺素生成可增强由低氧引起的肺血管增阻反应，用乙胺嗪以抑制白三烯生成则可抑制HPV反应和降低肺血管阻力。临床实验也表明：吲哚美辛能显著降低肺解剖分流量，提高PaO_2，但也有个别患者因用吲哚美辛和阿司匹林后支气管哮喘发作致死的报道，可能是由于环氧合酶受抑制、增加花生四烯酸酯氧合酶途径生成白三烯的量，使支气管痉挛所致。

氯胺酮、地西泮、硫喷妥钠、芬太尼、利多卡因、氟哌利多、吗啡等对HPV无影响。钙通道阻断药，硝酸盐类，硝普钠，$β_2$受体激动药如支气管扩张药、一氧化氮（NO）与吸入麻醉药均可抑制HPV。但巴比妥类如戊巴比妥钠可抑制HPV，阿芬太尼也可抑制HPV，与剂量相关。卤族吸入性麻醉药对HPV的抑制程度与浓度成正比，其对HPV的抑制强弱分别为氟烷＞恩氟烷＞异氟烷。七氟烷的抑制程度明显小于氟烷而与异氟烷相当。氧化亚氮具有轻度的HPV抑制作用。

胸段硬膜外麻醉对单肺通气时HPV的影响尚有争议。肺内手术操作也明显地增加肺内分流，可能与手术操作使术侧非通气肺释放扩血管物质而使HPV减弱有关。麻醉中所采取的不同通气方式对HPV效应也有一定影响。在单肺通气时通气量＞14 mL/kg或行PEFP时压力＞10 cmH_2O，可使肺泡壁内小血管受压，阻力增加，血液流向非通气肺，致使PaO_2下降。

3．心排血量减少

开胸后胸腔负压消失，回心血量减少，手术操作压迫，低血容量、心律失常等因素均使心排血量减少，从而影响V/Q比率。因此，有时术中低氧血症的原因探查中循环因素也是不容忽略的。

（二）单肺通气时的麻醉管理

单肺通气不仅要求能进行功能性的隔离，还需保证适当的通气氧合。单肺通气的临床状况和处理见图3-9和表3-9。这些临床状况可出现各种重叠。

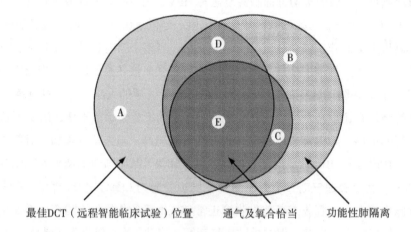

图 3-9　单肺通气的临床状况

表 3-9　单肺通气的临床状况及处理

位置	实例	典型处理方法
A	套囊漏气	补充套囊气量或更换较大号的 DLT
B	左 DLT 插入过深，阻塞左上叶支气管开口	调整 DLT 位置
C	右 DLT 套囊阻塞右上叶支气管开口	调整 DLT 位置
D	低氧	100%氧 /CPAP/PEEP/ 双肺通气
	通气侧 DLT 阻塞	考虑采用其他肺单肺通气技术

针对单肺通气时容易发生低氧血症的原因，单肺通气时采用以下措施可降低低氧血症的发生率。

（1）准确的双腔气管导管或支气管阻塞器导管的定位可保持呼吸道通畅，有分泌物、血液、组织碎屑时应及时清除。

（2）单肺通气时，机械通气模式的设定过去多以单肺通气中提高吸入氧浓度至100%、加大潮气量的方法来提高 PaO_2。这些措施虽可提升 PaO_2、避免全身缺氧，但纯氧可致吸收性肺泡萎陷加剧、活性氧损伤。单肺通气在 $FiO_2 = 1.0$ 时，肺内分流量为25% ~ 30%，平均 PaO_2 在 150 ~ 210 mmHg。采用低浓度氧吸入 $FiO_2 < 0.5$ 时，多数临床数据显示 $PaO_2 < 80$ mmHg。从提高麻醉安全度而言，如单肺通气 ≤ 2 h，吸入氧浓度以设定在 70% ~ 80% 为好。

此外，加大潮气量所致的肺容量伤、气压伤越来越得到人们的重视。为了降低术后急性肺损伤甚至急性呼吸窘迫综合征（ARDS）的发生，且避免单肺通气中低氧血症的发生，目前主张采用保护性肺通气策略。

保护性肺通气策略即在实施机械通气时，既要考虑患者氧合功能的改善和 CO_2 的排出，同时又要注意防止机械通气负面作用的通气策略。可采用小潮气量、低气道压通气，可加用 PEEP 防止肺萎陷、肺泡复张策略等保护肺免遭机械通气的损伤（容量伤、气压伤）。

有鉴于此，在单肺通气时机械通气的通气模式设定应个体化，其参数设定要兼顾：①维持足够的通气量，使得 PaO_2 和 $PaCO_2$ 接近生理状态；②避免大潮气量、高气道压对肺造成损伤；③尽可能缩短非生理的单肺通气时间，避免长时间非通气侧肺萎陷，必要时间隔 1 h 膨肺 1 次。

肺保护应贯穿于整个围术期，其具体措施包括以下几点。

（1）术前呼吸锻炼、良好积极的心态、正确的呼吸方法、体能训练、术前戒烟、减轻肺部疾病，有利于 V/Q 比率趋于正常的措施（祛痰、平喘、抗感染等治疗）。

（2）选用对 HPV 干扰较少的麻醉方法和用药。全身麻醉可采用全凭静脉麻醉或静吸复合麻醉，吸入麻醉尽可能采用对 HPV 干扰较小的异氟烷、七氟烷或地氟烷，避免高浓度吸入，可以采用全身麻醉联合硬膜外阻滞或椎旁阻滞的方法。

（3）麻醉开始即实施肺保护。①肺隔离与通气过程中注意：插管的无菌技术、纤维支气管镜的准确定位与肺隔离技术，良好的肌肉松弛使得通气肺和胸壁的顺应性增大，防止通气肺的肺内压增高或气道压增高使得肺血管收缩而减少肺血流。如果术中出现 SpO_2 下降，在增加吸入氧浓度的同时，首先检查导管位置，支气管导管或阻塞器导管的移位往往是低氧血症的首要原因。②根据患者 SpO_2 和 PaO_2 避免纯氧吸入：双肺通气时选用 FiO_2 < 60%，单肺通气时选用 FiO_2 < 80%。从肺保护的角度考虑，建议使用 5 cmH_2O 的 CPAP 于非通气侧肺、5 cmH_2O 的 PEEP 于通气侧肺；理论上 5 ~ 10 cmH_2O 的 CPAP 对手术操作的影响不大，但在实际应用中有时仍嫌肺部膨胀干扰手术，故术中需要观察台上肺部膨胀情况的调整，尤其是在胸腔镜手术中。③适宜的机械通气模式：容量控制呼吸时，设定双肺通气时潮气量 6 ~ 8 mL/kg，呼吸频率 10 ~ 12 次/分，监测气道峰压宜 < 20 cmH_2O；单肺通气时设定潮气量为 5 ~ 6 mL/kg，呼吸频率可不变，但监测气道峰压宜 < 25 cmH_2O，通气功能障碍者气道峰压 < 30 cmH_2O；如果容控呼吸不能达到理想的通气效果，可改容控为压控呼吸，以求在相同的气道压力下获得更大的潮气量。同样，一般在双肺通气时设定气道压力 ≤ 25 cmH_2O，单肺通气时设定气道压力 ≤ 30 cmH_2O。如果经过上述措施仍不能达到理想的通气效果，则可以采用允许性高碳酸血症，需要注意的是只要无严重的酸血症，患者均可以较好地耐受高碳酸血症。但患者对缺氧的耐受性较差，如果出现严重的低氧血症，则应停止单肺通气并改为双肺通气，或在非通气侧肺应用高频喷射通气（HFJV），以改善氧合。待情况改善后，再施行单肺通气。如施行全肺切除，宜尽早结扎肺动脉，使肺内分流减少，从而终止低氧血症。④肺泡复张策略：每通气 30 min，扩张萎陷的肺，膨胀肺维持气道峰压 > 35 cmH_2O 持续 7 ~ 10 s。现在也有建议在肺萎陷前后采用肺泡复张策略以更有利于肺保护。⑤吸入气体加温、加湿：这也是肺保护的策略之一，有利于气管和支气管纤毛运动，使分泌物变得稀薄，容易排出，预防微小肺不张及预防支气管痉挛。⑥有效的液体控制：维持满足机体有效灌注的最低血容量，避免肺脏液体过度负荷而致肺损伤。⑦良好的术后镇痛：采用有效的静脉或硬膜外镇痛，有利于术后维持良好的胸廓扩张运动，使肺扩张且咳嗽、排痰有力，保持呼吸道通畅，促进肺功能的恢复，从而降低术后肺部并发症。

四、肺隔离的并发症

肺隔离的主要并发症是气道创伤。有报道医源性创伤在用双腔气管导管的患者中发生率为 0.5‰ ~ 2‰。在这些报道的病例中，体形小、女性、食管手术、既往有放疗史为主要的创伤危险因素，任何上述危险因素的叠加会增加应用双腔气管导管时气管、支气管损伤的风险，应予以警惕、加强防范。为此，需要注意下列问题：①胸部 X 线检查或 CT 上解剖异常的证据常可提示双腔气管导管在支气管内放置困难，这些患者应避免使用双腔气管导管。因此，在气管插管前麻醉医师必须自己观看胸部 X 线片或 CT 片。②吸入 70% 的一氧化二氮（N_2O）在术中可使支气管套囊内的气体从 5 mL 增加到 16 mL。因此，肺隔离患者术中应避免吸入 N_2O。③选用适宜尺寸的导管。尺寸太小的导管可使肺隔离困难，套囊充气过多，会对支气管黏膜产生压迫性损伤；而尺寸太大的导管则可引起机械性创伤。④支气管套囊或阻塞器导管的套囊尽可能用最低的充气容量，并尽可能缩短肺隔离的时间，这样可缩短支气管或阻塞器导管套囊的充气时间，并缩短对支气管黏膜的压迫时间。⑤如果呼吸道阻力增加，则必须用纤维支气管镜检查。

由于双腔气管导管是为正常气管、支气管解剖而设计的，故支气管阻塞器导管更适用于上或下呼吸道解剖有异常的患者。防止气道创伤的主要措施为：插管前详细的气道评估，选择适宜规格的导管，减小肺隔离时套囊内的注气容量，仅在需要隔离时才对套囊充气，避免使用 N_2O 及插管时轻柔操作，插管遇有阻力时切忌暴力，可在纤维支气管镜引导下再尝试。因此类创伤的临床报道较少、治疗经验缺乏，多主张在严重创伤时术中修复，术后发现的轻微创伤可采用保守治疗的方法。上海市胸科医院连续 10 年有 18 000 余例双腔支气管插管病例，仅发现 1 例气道创伤。该患者气管插管略有困难，插管三次成功插入双腔气管导管左支，在全身麻醉下实施了食管癌根治手术。术中未见异常，术后在拔除气管导管时发现拔管后患者立即出现呼吸困难、纵隔、皮下气肿，因此诊断为气道损伤，立刻重新气管插管，将单腔气管导管置于隆突上，控制呼吸有效，而当气管导管退至声门下，则气肿加剧，提示声门下至隆突上的气管有损伤。将气管导管重新放置在隆突上，纤维支气管镜检查未能发现异常，带管回 ICU 监护，2 天后皮下及纵隔气肿吸收，保留气管导管下自主呼吸至术后第 4 日拔除气管导管，顺利康复，再次进行纤维支气管镜检查未发现气管损伤痕迹。

（李燕则）

第四节　支气管镜检查和手术麻醉

支气管镜操作分为两大类：以诊断为目的称为诊断性支气管镜，以治疗为目的称为治疗性支气管镜，有时可同时兼有两方面的目的。诊断方面主要用于气管、支气管疾病的病因诊断，获取病理活检，或肺疾患需作肺泡灌洗检查者，或收集下呼吸道分泌物做细菌学检查者。治疗方面对有大量脓性分泌物而无力咳嗽或引起肺不张者，可作协助吸痰；支气管或肺内化脓性病变（如肺脓肿）需行局部冲洗及注药者；肺癌患者需行局部瘤体注药、激光照射、冷冻、加温等治疗者；清除支气管内异物；或对咯血患者需行局部止血治疗。

支气管镜有硬质金属支气管镜和软质纤维支气管镜两种。虽然目前金属支气管镜检查已多为纤维支气管镜所取代，但它仍然保留用作小儿气管内异物取出，插入气管扩张器及气道内肿瘤切除等手术。

一、纤维支气管镜检查

纤维支气管镜可经鼻腔或经口腔插入气道，大部分患者可在镇静和表面麻醉下进行，全身麻醉主要用于小儿，及在清醒状态下不能忍受操作的成人。镇静常合用苯二氮类和阿片类药，持续静脉滴注异丙酚也可安全用于镇静。经鼻作支气管镜检查时，鼻黏膜表面局部麻醉药加血管收缩药，可减少黏膜损伤出血的危险，表面麻醉完成后，在插入纤维支气管镜前，可于鼻腔内滴入 3 ~ 5 mL 液状石蜡，对减少黏膜出血和损伤有很大帮助，但液状石蜡应在表面麻醉后应用，一方面保证麻醉效果，同时能减少滴入液状石蜡引起的不适或恶心；气管黏膜表面麻醉也可有效地通过气道、环甲膜穿刺来完成。黏膜对局部麻醉药的吸收较为迅速，要注意局部麻醉药过量导致的全身毒性反应。

全身麻醉的患者，纤维支气管镜可以通过气管导管专用转角接头的密封圈插入气管内，机械通气仍可照常进行，只是气管导管内存在支气管镜，使通气腔隙减小，增加了流经气管导管气流的阻力，因此，气管插管时应选用尽可能粗的气管导管，麻醉的维持也仍可用吸入麻醉。纤维支气管镜检查也常用肌松药和控制呼吸，以减少气管黏膜刺激引起的呛咳反射。

在清醒镇静和麻醉的患者，喉罩气道（LMA）也可用作纤维支气管镜插入的通路。虽然喉罩气道内腔比气管导管大，但当插入支气管镜后需控制呼吸时，仍需注意可能增加的气流阻力。

另一种纤维支气管镜检查的方法可用于自主呼吸的患者，即通过连接于麻醉面罩的转角接头或经过改良面罩上的另一开孔（Patrisyracuse 面罩）将支气管镜插入上呼吸道。这一方法可避免在气管导管或喉罩气道通气间隙减少的问题，但因为面罩的密闭性能较差，在控制呼吸的患者应用受到限制。

二、金属支气管镜检查

与纤维支气管镜不同，金属支气管镜可产生剧烈的黏膜刺激，压迫周围软组织，并需要颈椎尽量向后伸展，因此常需在全身麻醉下进行，在小儿尤其如此。

患者能通过纤维支气管镜周围呼吸或可以通过其周围进行机械通气，而金属支气管镜，患者必须经支气管镜内腔呼吸或通过此腔进行机械通气。如果气管镜检查在全身麻醉下进行，则需要麻醉医师与内镜操作医师共同负责保持患者气道的通畅。在检查过程中，必须维持足够的供氧及排出 CO_2。

麻醉方法：金属支气管镜检查一般在全身麻醉与保留自主呼吸的条件下进行，吸入纯氧、间歇静脉注射 γ 羟基丁酸钠、依托咪酯、硫喷妥钠或异丙酚等，并配合小剂量芬太尼均可达到目的。除短时间手术外，较为常用的方法是在单次注入异丙酚和芬太尼后，继而持续静脉滴注异丙酚，可提供支气管镜检查满意的麻醉，患者术中不会觉醒，循环维持相对较平稳，术后恢复也很快。自主呼吸患者进行金属支气管镜检查，因麻醉不充分引起的喉头痉挛或支气管痉挛较多，麻醉过深可引起通气不足等并发症，因此可采用静脉麻醉药、肌松药及间歇肺通气的麻醉方法，逐渐加深吸入麻醉药如七氟烷或逐渐加大静脉麻醉药如异丙酚维持麻醉。应用文氏效应通气的支气管镜最好在全凭静脉麻醉下进行，因为吸入麻醉药的利用率较低，麻醉维持较难稳定，且呼出气直接排入手术室，对手术室环境的污染严重。

在全身麻醉下支气管镜检查前，先行气管内喷入局部麻醉药，可以预防支气管镜拔出后的喉头痉挛。但也有报道支气管镜检查前用 4% 利多卡因进行喉头表面麻醉未见有好处，而且抑制咳嗽反射也并非必需，尤其是于支气管镜检查术后易发生出血或过多分泌物更应保留有效的咳嗽反射。

金属支气管镜检查引起的血流动力学变化类似于直接喉镜及气管插管所引起的反应，只是程度上较强且持续时间较久。硫喷妥钠麻醉后，支气管镜检查会显著增加心率、收缩压和舒张压。加入小剂量阿片类药可部分控制其血流动力学反应。另有人用超短作用的 β - 阻断药艾司洛尔来消除支气管镜检查与支气管内插管的反应，有较好的预防和治疗循环亢进的作用。

婴幼儿作金属支气管镜检查时，比较以七氟烷加 N_2O 及以氟烷加 N_2O 麻醉诱导和维持，发现七氟烷组诱导和恢复期均较短，并发症也较少，尤其是心律失常和喉痉挛少见。

用于金属支气管镜检查的肌松药有多种，其选择取决于预期操作时间的长短，短效非去极化肌松药美维库铵可以代替去极化肌松药琥珀胆碱在短时间操作选用。如预期支气管镜操作时间较长或决定继续进行剖胸手术时，可选用作用时间较长的非去极化肌松药。

麻醉与肌松的患者可用不同的方法维持气体交换：①持续吹氧，暂停呼吸时通过插入气道深部的导管持续快速吹入氧气，可维持患者短时间的氧合，但可逐渐发展成高二氧化碳血症及呼吸性酸中毒。②通过支气管镜通气，即通过支气管镜近端 - 侧面的开口，与麻醉机或通气系统相连接，氧气和麻醉气体得以持续流入，也可以间断控制呼吸。支气管镜通气的主要缺点是操作过程中去除目镜，可致通气中断，时间过长难免逐渐导致呼吸性酸中毒。③通过支气管镜的文氏效应通气，即利用压缩氧连接在支气管镜近端，通过一根置于腔内并与其长轴平行的细管将氧气吹入，周围空气同时被卷吸，进入支气管镜内产生足以吹张肺的空氧混合气，这一装置不用关闭支气管镜的开口端，不会干扰肉眼观察或经支气管镜插入所需器械，且可维持给氧，但也会产生二氧化碳蓄积。其近端必须保持开放，以便卷入外周空气和排出呼出气体，否则，将导致严重肺气压伤。④应用高频通气，连接于支气管镜的侧孔，可进行持续通气，不但可保证足够的供氧，也不会发生二氧化碳蓄积。

三、术后处理

支气管镜检查术后除按照一般全身麻醉后原则处理外，其特殊性在于气道内操作后发生术后气道梗阻的危险明显增加，气道内出血、分泌物潴留、气道黏膜损伤水肿均可导致梗阻。这些导致梗阻的因素在术后一段时间内可持续存在甚至逐步加重，所以必须继续监测和吸入纯氧，保证充足的供氧。必要时，直接喉镜下吸去上呼吸道分泌物和血液，除去支气管镜后，以面罩、咽喉通气道、喉罩或插入气管导管以保证通气满意。非去极化肌松药的残余作用应用抗胆碱酯酶药拮抗。活检后患者宜取病肺在下卧位，直至咳嗽反射完全恢复，以保护健侧肺不受污染。

支气管镜检查的并发症以金属硬质支气管镜后较为多见，其后果也较为严重。

1. 损伤

损伤牙齿或义齿和口腔软组织。对上、下气道的直接损伤可导致出血、水肿，危及气道通畅，黏膜穿破可致皮下气肿、纵隔气肿或张力性气胸，以上并发症尤多见于金属支气管镜检查或支气管镜活检，必要时，需紧急手术修补损伤组织。

出血多由于活检后局部撕裂，术后痰中少量带血一般不予处理，出血多者可用 1∶2000 肾上腺素溶液 2～4 mL 经支气管镜注入局部止血，仍不能止血者，可给予静脉滴注神经垂体后叶素，必要时考虑手术。

气胸主要由肺活检所引起，发生率在 1%～6%，少量气胸不需特殊处理，可自行吸收，大量压缩肺发生呼吸困难时可行抽气治疗，个别需闭式引流排气。

2. 心律失常

支气管检查过程中，心律失常很常见，插入支气管镜引起迷走神经反射可产生心动过缓，可能需要静脉注射抗胆碱药物，其他可由于手术刺激导致儿茶酚胺释放，可导致心动过速。缺氧与高碳酸血症也可能引起心律失常，在给予抗心律失常药之前，应加强通气予以纠正。

3. 喉、支气管痉挛

喉、支气管痉挛多发生在支气管镜插入声门时。因支气管哮喘患者的气道反应性增高，故喉、支气管痉挛的发生率高，声门及气管麻醉不良常为诱发的原因，故咽喉部充麻麻醉，插入前先行环甲膜穿刺麻醉，可减少支气管痉挛的发生。出现支气管痉挛后应立即拔出支气管镜，停止检查，并充分清除呼吸道分泌物，用支气管扩张剂，如沙丁胺醇气雾剂或静脉滴注氨茶碱、糖皮质激素，吸氧，必要时气管插管及人工通气。

拔管后引起上呼吸道梗阻，最常见的原因为喉痉挛或喉头水肿，也应分别予以处理。

4. 局部麻醉药反应

可由于局部麻醉药过量或体质因素而发生变态反应或中毒，以丁卡因多见，故目前多主张用利多卡因。出现局部麻醉药反应后，应立即终止给药，并给予吸氧、保持呼吸道通畅、应用镇静安定类药物及其他对症处理。

（郭　瑜）

第四章　普外科麻醉

第一节　甲状腺手术麻醉

甲状腺是重要的内分泌腺之一，主要分泌甲状腺激素，对机体的代谢、生长发育、神经系统、心血管系统和消化系统等具有重要的作用。甲状腺的功能受诸多因素的调节，甲状腺激素分泌增加或减少均可导致机体内分泌代谢紊乱。一些甲状腺疾病可通过手术治疗，许多手术患者也可伴随甲状腺功能障碍，故应了解甲状腺解剖生理特点和甲状腺手术的麻醉特点，选择适当的麻醉方法和麻醉药物，保证患者术中安全，防止各种并发症发生。

一、甲状腺手术麻醉的特点

（一）甲状腺的解剖和生理特点

人类甲状腺起源于第一对咽囊之间的内胚层，胚胎第 5 周在咽底壁出现一正中突起，即为甲状腺原基，以后逐渐向下凹陷形成甲状腺囊，并向下发展至颈前方。甲状腺位于颈前下方软组织内，大部分位于喉及气管上段两侧，其峡部覆盖于第 2～4 气管软骨环的前面。有时甲状腺向下深入胸腔，称为胸骨后甲状腺，当其肿大时，常压迫气管引起呼吸困难。甲状腺由许多球形的囊状滤泡构成。滤泡衬以单层上皮细胞，滤泡细胞分泌甲状腺素和三碘甲状腺原氨酸，二者释放进入血液后，即组成甲状腺激素。而滤泡旁细胞则分泌降低血钙水平的激素，即降钙素。

甲状腺激素的主要生理功能：①促进细胞内氧化，提高基础代谢率，使组织产热增加。甲状腺激素能促进肝糖原酵解和组织对糖的利用。促进蛋白质的分解，如骨骼肌蛋白质分解，出现消瘦和乏力；并增加脂肪组织对儿茶酚胺和胰高血糖素的脂解作用，加快胆固醇的转化和排泄。正常的基础代谢率为 ±10%。②维持正常生长发育，特别对脑和骨骼发育尤为重要。甲状腺功能低下的儿童，表现为智力下降和身材矮小为特征的呆小病。③对心血管系统影响，甲状腺激素能增强心肌对儿茶酚胺的敏感性。④对神经系统的影响，甲状腺功能亢进时可出现易激动、注意力不集中等中枢神经系统兴奋症状。⑤对消化系统影响：甲状腺功能亢进时食欲亢进，大便次数增加，此与胃肠蠕动增强及胃肠排空加快有关。

（二）甲状腺手术麻醉特点

甲状腺手术麻醉方法的选择应考虑以下几个因素：①甲状腺疾病的性质和手术范围；②甲状腺功能状况；③有无声带麻痹，气管、大血管和神经受压及对通气功能的影响；④患者全身状况及其他并发症；⑤患者的精神状况和合作程度。

对于不伴有呼吸道压迫症状的甲状腺功能亢进的患者，可采用局部浸润麻醉或颈丛神经阻滞，对病情复杂或伴有全身器质性疾病或不合作者选用气管内全身麻醉。

二、甲状腺肿瘤手术

甲状腺肿瘤包括甲状腺囊肿、甲状腺良性肿瘤及恶性肿瘤。甲状腺良性肿瘤包括甲状腺腺瘤、良性畸胎瘤等，多发生于 20 ～ 40 岁的女性，病理变化主要包括滤泡性和乳突状腺瘤及不典型腺瘤，以滤泡性腺瘤最常见。多数患者无任何症状或稍有不适而被发现颈部肿物，多数为单个，表面光滑，边界清楚，无压痛，可随吞咽上下移动，罕见巨大瘤体可产生邻近组织器官受压。部分甲状腺腺瘤可发生癌变，癌变率为 10% ～ 20%，因此，主张早期手术治疗。对于单个小瘤体，可采用局部浸润或颈丛神经阻滞，或颈部硬膜外阻滞，必要时静脉辅助镇静或镇痛药物。术中保持患者清醒，以利于配合手术医师检查声带功能，避免喉返神经损伤。

甲状腺恶性肿瘤主要包括以下几种。①乳头状腺癌（60% ～ 70%）：好发于年轻女性，且易发生颈部淋巴结转移，患者多无自觉症状，且生长缓慢，故一般就诊较晚。②滤泡状腺癌（约占 20%）：可发生于任何年龄，但以年龄较大者多见。多为单发，边界不清，较少发生淋巴结转移，多经血液转移到肺和骨骼。此类患者需行原发病灶切除及颈部淋巴结清除术，故常选用气管内麻醉。③未分化癌（10% ～ 15%）：常见于老年人，恶性程度甚高，极易发生颈部淋巴结和血液转移。可广泛侵犯周围邻近组织和器官，患者常伴有呼吸困难、吞咽困难、颈静脉怒张等。一般选择放射治疗。对某些晚期患者，由于局部压迫症状严重，如出现严重呼吸困难，需要手术治疗以解除气管压迫，一般在表面麻醉下行清醒气管插管，保持呼吸道通畅后再施行手术。

三、甲状腺功能亢进症手术

甲状腺功能亢进症是由各种原因导致正常甲状腺素分泌的反馈机制失控，导致循环中甲状腺素异常增多而出现以全身代谢亢进为主要特征的疾病总称。根据引起甲状腺功能亢进的原因可分为原发性、继发性、高功能腺瘤三类。原发性甲状腺功能亢进症最常见，其发病机制目前认为可能是一种自身免疫性疾病。患者年龄多在 20 ～ 40 岁，甲状腺弥漫性肿大，两侧对称，且常伴有眼球突出。

（一）麻醉前评估

麻醉前访视患者时，可根据其症状、体征及实验室检查评估其甲状腺功能亢进症的严重程度。

1. 临床表现

临床表现主要包括：①性情急躁，容易激动，失眠，双手平行伸出时出现震颤；②食欲亢进，但却体重减轻、怕热、多汗、皮肤潮湿；③脉搏快而有力（休息及睡眠时仍快）、脉压增大、病程长可出现甲状腺功能亢进性心脏病，严重病例可出现心房颤动，甚至充血性心力衰竭；④突眼症常发生于原发性甲状腺功能亢进症患者，双侧眼球突出、眼裂开大，上下眼睑不能完全闭合，以致角膜受损，严重者可发生溃疡甚至失明；⑤甲状腺弥漫性对称性肿大，严重者可压迫气管等，但较少见，可扪及震颤，并闻及血管杂音；⑥内分泌紊乱、无力、易疲劳等。

2. 特殊检查

（1）基础代谢率：常用计算公式为基础代谢率=（脉率+脉压）-111。测定时应在完全安静、空腹时进行（一般是早晨清醒后未起床时），正常值为 ±10%，增高 20% ～ 30% 为轻度甲状腺功能亢进，30% ～ 60% 为中度，60% 以上为重度。

（2）甲状腺摄 ^{131}I 率测定：正常甲状腺 24 h 内摄取 ^{131}I 量为人体总量的 30% ～ 40%，如果 2 h 内甲状腺摄取 ^{131}I 量超过人体总量的 25%，或 24 h 超过人体总量的 50%，且吸 ^{131}I 高峰提前出现，均可诊断甲状腺功能亢进。

（3）血清 T_3、T_4 含量测定：甲状腺功能亢进时，血清 T_3 可高于正常 4 倍左右，而 T_4 仅为正常值的 2 倍半。

（4）促甲状腺素释放激素（TRH）兴奋试验，静脉注射 TRH 后，促甲状腺激素不增高，则有诊断意义。

3. 病情评估

根据上述临床表现及特殊检查及是否曾发生甲状腺危象等可以对病情严重程度作一评估。一般应经过一段时间抗甲状腺功能亢进药物治疗，待病情稳定后才考虑手术，否则，围术期间易发生甲状腺危象。如果甲状腺功能亢进症症状得到基本控制，则可考虑手术，具体为：①基础代谢率小于 +20%；②脉率小于 90 次／分，脉压减小；③患者情绪稳定，睡眠良好，体重增加等。

（二）麻醉前准备

1. 药物准备

药物准备是术前降低基础代谢率的重要措施。有两种方法：①先用硫脲类药物降低甲状腺素的合成，并抑制机体淋巴细胞自身抗体产生，从而控制因甲状腺素升高而引起的甲状腺功能亢进症状。待甲状腺功能亢进症状被基本控制后，改用碘剂（Logul 液）1 ～ 2 周，再行手术。②开始即服用碘剂，2 ～ 3 周后甲状腺功能亢进症状得到基本控制，便可进行手术。

硫氧嘧啶类药物包括甲硫氧嘧啶和丙硫氧嘧啶，每日 200 ~ 400 mg，分次口服，咪唑类药物，如他巴唑（甲巯咪唑）、甲状腺功能亢进平（卡比马唑）每日 20 ~ 40 mg，分次口服。碘剂含 5% 碘化钾，每日 3 次，第 1 日每次 3 滴，以后每日每次增加 1 滴，至每次 16 滴为止。由于抗甲状腺药物能引起甲状腺肿大和动脉性充血，手术时易出血，增加了手术的困难和危险，因此服用后必须加用碘剂 2 周，使甲状腺缩小变硬，有利于手术操作。必须说明的是，碘剂的作用在于抑制蛋白水解酶，减少甲状腺球蛋白的分解，从而抑制甲状腺素的释放，并减少甲状腺的血流量。但停用碘剂后甲状腺功能亢进症状可重新出现，甚至比原来更严重，因此，凡不准备实施手术者，不要服用碘剂。对于上述两种药物准备无效者或不能耐受者，现主要加用 β - 受体阻滞剂，如普萘洛尔。普萘洛尔能选择性地阻断各种靶器官组织上的 β - 受体对儿茶酚胺的敏感性，而改善甲状腺功能亢进症的症状，剂量为每 6 h 口服一次，每次 20 ~ 60 mg，一般 1 周后心率降至正常水平，即可施行手术。由于普萘洛尔在体内的有效半衰期不足 8 h，所以最后一次口服应在术前 1 ~ 2 h，手术后继续服用 1 周左右。哮喘、慢性气管炎等患者忌用。

2. 麻醉前用药

根据甲状腺功能亢进症状控制的情况和将采用的麻醉方法综合考虑，一般来说，镇静药用量较其他病种要大。可选用巴比妥类或苯二氮䓬类药物，如咪达唑仑 0.07 ~ 0.15 mg/kg。对某些精神高度紧张拟选择气管内麻醉的患者，可加用芬太尼 0.1 mg、氟哌利多 5 mg 肌内注射，具有增强镇静、镇痛、抗呕吐的作用。为了减少呼吸道分泌物，可以选用 M 受体阻滞药，一般选用东莨菪碱。应该强调的是，对于有呼吸道压迫或梗阻症状的患者，麻醉前镇静或镇痛药应减少用量或避免使用。

（三）麻醉方法的选择

1. 局部浸润麻醉

症状轻、病程短或经抗甲状腺药物治疗后病情稳定，无气管压迫症状，且合作较好的患者可采用局部浸润麻醉。局部浸润麻醉特别适应于微创手术。选择恰当浓度的局部麻醉药，一般不加肾上腺素，以免引起心率增快，甚至心律失常。充分皮内、皮下浸润注射，虽然可完全消除手术所致疼痛刺激，但由于甲状腺功能亢进症患者精神紧张状态确非一般，加上甲状腺手术体位和术中牵拉甲状腺组织引起不适反应，术中必须静脉注射镇痛或镇静药，故现在已极少采用局部浸润麻醉于甲状腺功能亢进症患者。

2. 颈丛神经阻滞或连续颈部硬膜外阻滞

颈丛神经阻滞的麻醉效果较局部浸润麻醉优良，一般可获得较好的麻醉效果，但仍未摆脱局部麻醉的缺点，如手术牵拉甲状腺时患者仍感不适，此外，若手术时间较长者，麻醉作用逐渐消退，需要加用局部浸润麻醉或重新神经阻滞等。颈部硬膜外阻滞能提供最完善的镇痛效果，同时因阻滞心脏交感神经更利于甲状腺功能亢进患者，可用于防治甲状腺危象，更适应于手术前准备不充分的患者。术中可适量辅以镇痛药及镇静药，如芬太尼及氟哌利多等，以减轻术中牵拉甲状腺所致的不适反应。手术中可能因硬膜外阻滞平面过广、静脉辅助药作用等出现呼吸抑制。故麻醉期间需严密观察患者呼吸功能变化，避免呼吸道梗阻及窒息发生，同时准备气管插管用具。

3. 气管内麻醉

气管内麻醉是目前采用最广泛的麻醉方法，适合于甲状腺较大或胸骨后甲状腺肿，伴有气管受压、移位、术前甲状腺功能亢进症状尚未完全控制或精神高度紧张不合作的患者。气管内麻醉能确保患者呼吸道通畅，完全消除手术牵拉所致的不适，增加了手术和麻醉的安全性。其不足之处是术中无法令患者配合以确定是否损伤喉返神经。此外，若患者术中发生甲状腺危象，则体征可能不够明显，必须予以重视。总之，应根据病情选择合理的麻醉药物和麻醉诱导方式并完成气管内插管术，且采用必要的监测技术，使患者平稳渡过手术期。

（1）全身麻醉诱导和气管插管术：困难气管内插管常发生于甲状腺手术患者，麻醉前应有足够的思想和技术准备，包括准备不同内径的气管导管、不同型号的喉镜，甚至纤维支气管镜。对于有呼吸道压迫症状者，宜选择表面麻醉下清醒气管内插管。对于大多数甲状腺功能亢进症患者，若症状控制较好，且不伴有呼吸道压迫症状者，可采用快速诱导气管内插管。但必须注意，凡具有拟交感活性或不能与肾上腺素配伍的全身麻醉药，如乙醚、氟烷、氯胺酮，均不宜用于甲状腺功能亢进患者。其他药物，如硫喷妥钠、异丙酚、琥珀胆碱、恩氟烷、异氟烷等均可选用。麻醉诱导过程中充分吸氧去氮，诱导务必平稳，避免屏气、呛咳，插管困难者可借助插管钳、带光源轴芯或纤维支气管镜等完成气管插管。有气管受压、扭曲、移位的患者，宜选择管壁带金属丝的气管导管，且气管导管尖端必须越过气管狭窄平面。完成气管插管后，应仔细检查气管导管是否通畅，防止导管受压、扭曲。甲状腺手术操作不仅可使声带及气管与气管导管壁彼此摩擦，而且可直接损伤气管壁，易引起喉头气管炎症，导致声嘶、喉痛，甚至喉痉挛、喉水肿而窒息。另一方面术后创面出血也可压迫呼吸道，这些因素均可导致患者术后呼吸道梗阻。

（2）全身麻醉维持：恩氟烷、异氟烷、地氟烷、七氟烷、芬太尼、维库溴铵、罗库溴铵等，对甲状腺功能几乎无影响，且对心血管功能干扰小，对肝、肾功能影响小，可优先考虑使用。至于麻醉作用较弱的药物，如氧化亚氮、普鲁卡因，对甲状腺功能亢进的患者可能有麻醉难以加深的可能，必须增加其他药物或复合以恩氟烷或异氟烷吸入或异丙酚静脉点滴。一组来自因垂体瘤所致的继发性甲状腺功能亢进症的研究表明，麻醉维持选择较高浓度异丙酚 8 ~ 10 mg/（kg·h），可达到较恰当的动脉血浓度（2 ~ 4μg/mL），此时异丙酚的廓清率也较高（2.8 L/min）。而乙醚、氟烷和氯胺酮则禁用或慎用于甲状腺功能亢进患者。

（3）气管拔管：手术结束后待患者完全清醒，咽喉保护性反射业已恢复后方可考虑拔除气管导管。由于出血、炎症、手术等诸因素，拔除气管导管后，患者可突然发生急性呼吸道梗阻。为预防此严重并发症，必须等患者完全清醒后，首先将气管导管退至声门下，并仔细观察患者呼吸道是否通畅，呼吸是否平稳，如果情况良好，则可考虑完全拔除气管导管，并继续观察是否出现呼吸道梗阻。如果一旦出现呼吸道梗阻，则应立即再施行气管插管术，以保证呼吸道通畅。

四、并发症防治

（一）呼吸困难和窒息

呼吸困难和窒息多发生于手术后 48 h 内，是最危急的并发症。常见原因如下。①手术切口内出血或敷料包扎过紧而压迫气管。②喉头水肿：可能是手术创伤或气管插管引起。③气管塌陷：由于气管壁长期受肿大甲状腺压迫而发生软化，切除大部分甲状腺后，软化之气管壁失去支撑所致。④喉痉挛、呼吸道分泌物等。⑤双侧喉返神经损伤。临床表现为进行性呼吸困难、发绀甚至窒息。对疑有气管壁软化的患者，手术结束后一定待患者完全清醒，先将气管导管退至声门下，观察数分钟，如果没有呼吸道梗阻出现，方可拔管气管导管。如果双侧喉返神经损伤所致呼吸道梗阻，则应行紧急气管造口术。此外在手术间或病房均应备有紧急气管插管或气管造口的急救器械，一旦发生呼吸道梗阻甚至窒息，可及时采取措施以确保呼吸道通畅。

（二）喉返神经或喉上神经损伤

喉返神经或喉上神经损伤手术操作可因切断、缝扎、牵拉或钳夹喉返神经后造成永久性或暂时性损伤。若损伤前支则该侧声带外展，若损伤后支则声带内收，如两侧喉返神经主干被损伤，则可出现呼吸困难甚至窒息，需立即行气管造口以解除呼吸道梗阻。如为暂时性喉返神经损伤，经理疗及维生素等治疗，一般 3 ~ 6 个月可逐渐恢复。喉上神经内支损伤使喉部黏膜感觉丧失而易发生呛咳，而外支损伤则使环甲肌瘫痪而使声调降低，一般经理疗或神经营养药物治疗后可自行恢复。

（三）手足抽搐

手足抽搐因手术操作误伤甲状旁腺或使其血液供给受累所致，血钙浓度下降至 2 mmol/L 以下，导致神经肌肉的应激性增高而在术中或术后发生手足抽搐，严重者可发生喉和膈肌痉挛，引起窒息甚至死亡。发生手足抽搐后，应立即静脉注射 10% 葡萄糖酸钙 10 ~ 20 mL，严重者需行异体甲状旁腺移植。

（四）甲状腺危象

在甲状腺功能亢进未经控制或难以良好其控制的患者，由于应激使甲状腺功能亢进病情突然加剧的状态即为甲状腺功能亢进危象。可发生于各个年龄组的患者，以老年人多见。甲状腺功能亢进危象是一种危重综合征，危及甲状腺功能亢进患者的生命，常因内科疾病、感染、精神刺激、分娩、手术、创伤、^{131}I 治疗、甲状腺受挤压等原因而诱发。其发生率可占甲状腺功能亢进患者的 2% ~ 8%，死亡率高达 20% ~ 50%。围术期出现高热（> 39℃）、心动过速（> 140 次 / 分，与体温升高不成比例）、收缩压增高、中枢神经系统症状（激动、谵妄、精神病、癫痫发作、极度嗜睡、昏迷），以及胃肠道症状（恶心、呕吐、腹泻、黄疸）等，应警惕甲状腺功能亢进危象的发生。与手术有关的甲状腺功能亢进危象可发生于术中或术后，多见于术后 6 ~ 18 h。由于甲状腺危象酷似恶性高热、神经安定药恶性综合征、脓毒症、出血及输液或药物反应，应注意鉴别。术后甲状腺功能亢进危象的患者临床常表现为烦躁不安、神志淡漠，甚至发生昏迷。少数患者临床表现不典型，可表现为表情淡漠、乏力、恶病质、心动过缓，最后发展为昏迷，称为淡漠型甲状腺功能亢进危象，临床应高度警惕。

（1）预防措施：充分有效的术前准备是预防围术期甲状腺功能亢进危象的关键。应用抗甲状腺药物进行对症治疗和全身支持疗法。

（2）静脉滴注 10% 葡萄糖液和氢化可的松 300 ~ 500 mg。

（3）明确诊断后即经胃管注入甲巯咪唑，首剂 60 mg，继用 20 mg，每 8 h 一次。抗甲状腺药物 1 h 后使用复方碘溶液（Lugol 液）5 滴，每 6 h 一次，或碘化钠 1.0 g，溶于500 mL 液体中静脉滴注，每日 1 ~ 3 g。

（4）有心动过速者给予普萘洛尔 20 ~ 40 mg 口服，每 4 h 一次。艾司洛尔为超短效 β - 受体阻滞剂，0.5 ~ 1 mg/min 静脉缓慢注射，继之可根据心率监测，泵注维持治疗。严重房室传导阻滞、心源性休克、严重心衰、哮喘或慢性阻塞性肺疾病患者忌用。有心衰表现者可使用毛花苷 C 静注，快速洋地黄化有助于治疗心动过速和心衰，亦可应用利尿剂和血管扩张药（如尼卡地平、乌拉地尔）降压和降低心脏负荷。

（5）对症处理：保持呼吸道通畅，增加吸入氧浓度，充分给氧。高热者积极降温，必要时进行人工冬眠，抑制中枢及自主神经系统兴奋性，稳定甲状腺功能，降低基础代谢率。冬眠药物可强化物理降温效果，但应避免水杨酸盐降温，因大量水杨酸盐也会增加基础代谢率。纠正水、电解质和酸碱平衡。注意保证足够热量及液体补充（每日补充液体3000 ~ 6000 mL）。

（6）若应用上述治疗措施仍不见效，病情恶化时，可考虑施行换血疗法、腹膜透析或血液透析。

（五）颈动脉窦反射

颈动脉窦是颈内动脉起始处的梭形膨出，在窦壁内富含感觉神经末梢，称之为压力感受器。甲状腺手术刺激该部位时，可引起血压降低、心率变慢，甚至心搏骤停。术中为了避免该严重并发症发生，可采用局部麻醉药少许在颈动脉窦周围行浸润阻滞，否则一旦出现，则应暂停手术并立即静脉注射阿托品，必要时采取心肺复苏措施。

（陈　琛）

第二节　甲状旁腺手术麻醉

一、甲状旁腺的解剖和生理

甲状旁腺来源于内胚层，上下甲状旁腺分别发生于第Ⅳ和第Ⅲ咽囊。一般情况下，共4 个甲状旁腺，它们通常位于甲状腺的外科囊内，紧密附着于左右两叶甲状腺背面的内侧。

每个甲状旁腺的体积长 5 ~ 6 mm，宽 3 ~ 4 mm，厚 2 mm，重 30 ~ 45 mg。甲状旁腺的血液供应一般来自甲状腺下动脉。甲状旁腺分泌甲状旁腺素，其生理作用是调节体内钙磷代谢，与甲状腺滤泡旁细胞分泌的降钙素一起维持体内钙磷平衡。

二、甲状旁腺的病理生理

引起原发性甲状旁腺功能亢进的甲状旁腺病变有腺瘤（约占 85%）、增生（约占 14%）、腺癌（约占 1%）。甲状旁腺功能亢进在临床上可分为三种类型：①肾型甲状旁腺功能亢进，约占 70%，主要表现为尿路结石，与甲状旁腺功能亢进时尿中磷酸盐排出较多，有利于尿石形成有关。②骨型甲状旁腺功能亢进，约占 10%，表现为全身骨骼广泛脱钙及骨膜下骨质吸收。X 线片显示骨质疏松、变薄、变形及骨内多个囊肿。患者病变骨常感疼痛，易发生病理性骨折。③肾骨型甲状旁腺功能亢进，约占 20%，为二者的混合型，表现为尿路结石和骨质脱钙病变。此外，有部分患者可合并消化性溃疡、胰腺炎和胆石症，严重者可出现甲状旁腺危象。

三、甲状旁腺功能亢进手术的麻醉

（一）病因及分类

PTH（甲状旁腺素）的分泌量主要受血钙水平的反馈调节。甲状旁腺功能亢进症（甲旁亢）是指由 PTH 分泌量过多导致高钙血症、低磷血症、骨质损害和肾结石等综合病症，可分原发性和继发性两种。原发性甲旁亢由甲状旁腺本身病变引起的 PTH 过度分泌，以高钙血症和低磷血症为特征。甲状旁腺本身病变包括甲状旁腺腺瘤（80%）和增生（15%），甲状旁腺癌罕见，其中 90% 以上伴发甲旁亢。甲状旁腺囊肿更罕见，占甲状旁腺肿瘤的 1.5% ~ 3.2%，多见于 35 ~ 65 岁人群，女性为男性的 2 ~ 3 倍，尤其是绝经后妇女更易发生。继发性甲旁亢是由于各种原因所致的低钙血症，刺激甲状旁腺，使之增生肥大，分泌过多 PTH，常见于慢性肾功能不全、维生素 D 缺乏、骨软化症等。尚有异位甲旁亢，由甲状旁腺以外的组织分泌 PTH 或类似活性物质而引起。肺、胰腺、乳腺癌和淋巴组织增生性疾病的组织是常见的异位病灶。

（二）临床表现、诊断及治疗

常见的甲旁亢症状有倦怠、四肢无力等神经肌肉系统症状；食欲缺乏、恶心、呕吐、便秘、胃十二指肠溃疡等消化系统症状；烦渴、多尿、肾结石、血尿等泌尿系统症状；骨痛、背痛、关节痛、骨折等骨骼系统症状。伴随症状有皮肤瘙痒、痛风、贫血、胰腺炎和高血压，但也有少数患者无症状。

甲旁亢起病缓慢，早期往往无症状或仅有非特异的症状，诊断主要依据临床表现和实验室检查，高钙血症、低磷血症和高尿钙是诊断甲旁亢的主要依据。近年来，采用 PTH 的测定有助于判断高钙血症是否由甲状旁腺功能亢进所引起。

手术切除过多分泌 PTH 的肿瘤或增生的甲状旁腺组织是治疗甲旁亢最有效的手段。

（三）术前评估与准备

（1）肾脏功能损害是甲旁亢患者常见的严重并发症。约65%的甲旁亢患者合并肾结石（磷酸盐或草酸盐），约10%的甲旁亢患者有肾钙盐沉着症。因此，有80%～90%的甲旁亢患者均有不同程度的肾功能损害。术前应注意血尿素氮、肌酐及尿比重，以评估肾功能损伤情况及相应的电解质失衡对心血管系统的影响，如高血压、室性心律失常、Q-T间期缩短等。

（2）甲状旁腺功能亢进患者多因长期畏食、恶心、呕吐和多尿等原因导致严重脱水和酸中毒，术前应尽可能予以纠正。

（3）术前应注意预防和处理高钙血症危象。通常甲旁亢患者必须先行内科治疗，给予低钙、高磷饮食，控制高钙血症，将血钙降至3.5 mmol/L以下的安全水平，并以钠制剂拮抗钙的作用。高钙血症易导致心律失常，在降低钙浓度的同时应给予相应治疗。

（4）由于PTH可动员骨钙进入血液循环，造成骨组织内钙含量下降，引起骨质疏松，同时患者亦可能存在病理性骨折，因此在搬运、安置患者体位及麻醉插管操作时，应注意操作轻柔，避免给患者造成意外伤害。

（四）麻醉选择与术中管理

甲旁亢患者手术麻醉对麻醉药物和麻醉方法的选择没有特殊要求，主要应根据患者自身的病理生理改变和手术情况决定。对定位明确、无异位甲状旁腺、无气管压迫患者，身体状况较好可选用局部麻醉或颈神经丛阻滞。对于全身情况差、严重肾功能不全、电解质紊乱或心功能障碍患者，局部麻醉和颈丛阻滞影响更小。对探查性手术或多发性肿瘤，以及有气管压迫与恶心、呕吐的患者，宜选择全身麻醉。气管内插管全身麻醉具有保持气道通畅、充分给氧和防止二氧化碳蓄积的优点。

麻醉方法和管理基本类同于甲状腺手术，但应考虑此类患者多有肾功能不全，因此在选择麻醉药物时应注意到患者的肾功能状态。由于氟元素对肾脏有毒害作用，不宜使用异氟烷、七氟烷。甲旁亢患者多有肌无力症状，由于高钙血症可引起神经肌肉接头对去极化肌松药敏感，对非去极化肌松药存在抵抗现象，故有肌张力降低的患者，应酌情减少肌肉松弛药的使用剂量。首次肌松效应不易预测，可以小剂量用药并根据肌松效应来决定临床用量，建议使用周围神经刺激器监测神经肌肉接头功能，以指导肌松剂的应用。因为术中需仔细分离和鉴别甲状旁腺腺体或肿瘤，有时甚至需打开纵隔探查和等待病理报告，时间冗长，注意全身麻醉维持的平稳。

术中牵扯气管，在颈动脉窦附近操作时，患者可出现血压下降及心率减慢，须暂停手术，在其附近用局部麻醉药封闭，同时适当加深麻醉，静注阿托品。遇有严重低血压时，可用血管收缩药，如麻黄碱。术中应加强监测，严密观察病情变化，尤其是加强心血管功能、心电图的监测，但心电图监测Q-T间期并不是血钙浓度改变的可靠指标。术中应注意观察患者的呼吸、心律变化，维持水、电解质平衡。

术中需做好高钙血症危象的预防和急救准备。血钙异常增高是甲旁亢特征性表现的病理生理学基础。在血浆总蛋白为 65 g/L 的患者，血清钙 > 3.75 mmol/L 即有诊断意义。血钙达 3 mmol/L 时，一般患者均能很好地耐受。血钙 > 3.75 mmol/L 即可发生高钙血症危象。患者出现精神症状如幻觉、狂躁甚至昏迷，四肢无力、食欲缺乏、呕吐，多饮、多尿，抑郁，心搏骤停，广泛的骨关节疼痛及压痛。X 线片可见纤维囊性骨炎、虫蚀样或穿凿样改变。若抢救不力，可发生高钙猝死。因此，血钙 > 3.75 mmol/L 时，即使临床无症状或症状不明显，也应当按照高钙血症危象处理。处理措施包括：输液扩容，纠正脱水（补充生理盐水 2000 ~ 4000 mL/d，静脉滴注）；在恢复正常血容量后，可给予呋塞米 40 ~ 80 mg/（2 ~ 4）h，利尿并抑制钠和钙的重吸收；应用糖皮质激素；依据生化检测结果，适量补充钠、钾和镁；必要时可行血液透析或腹膜透析降钙。在严重高钙血症或一般降钙治疗无效时，可静脉给予二磷酸盐（如羟乙膦酸钠）或依地酸二钠（EDTA）或硫代硫酸钠等。

（五）术后处理

（1）术后应注意呼吸道通畅、适当给氧和严密观察病情，以防止喉返神经损伤、血肿压迫等因素导致的术后呼吸道梗阻。

（2）术后 2 ~ 3 天内仍需注意纠正脱水，以维持循环功能的稳定。术后 2 ~ 3 天内继续低钙饮食，并密切监测血钙变化。手术成功者，血磷迅速恢复正常，血钙和血 PTH 则多在 1 周内降至正常。

（3）甲旁亢术后亦可并发短暂或永久性的低钙血症，其发生率有报道为 13% ~ 14%。血钙于术后 1 ~ 3 天内降至过低水平，患者可反复出现口唇麻木和手足搐搦，应每日静脉补给 10% 葡萄糖酸钙 30 ~ 50 mL。症状一般于 5 ~ 7 天改善。若低钙持续 1 个月以上，提示有永久性甲状旁腺功能低下，则必须按甲状旁腺功能减低症进行长期治疗。

（陈　琛）

第三节　腹部麻醉特点

一、麻醉前准备

麻醉前病情评估对于腹部手术麻醉十分重要，包括患者的意识、血容量、是否存在贫血、水和电解质及酸碱平衡紊乱、低蛋白血症、严重黄疸等。腹部手术患者病情相差很大，急诊患者有时生命垂危，麻醉处理不亚于心脏手术，所以，麻醉前必须正确估计病情，尽量纠正电解质紊乱和低血容量。

梗阻性黄疸患者的黄疸指数如果超过 80 单位，手术极为危险。择期手术前应争取先经皮经肝胆管穿刺引流术（PTCD）或胆囊造瘘引流，使黄疸指数控制在 80 单位以下，再行彻底手术较为安全。

门静脉高压患者术前必须进行系统的治疗，包括休息，高糖、高蛋白及高维生素饮食，输少量新鲜血或人体白蛋白，以改善贫血和低蛋白血症，使血红蛋白达到 80 g/L 以上，血浆总蛋白和白蛋白分别达到 60 g/L 和 30 g/L 以上。门静脉高压症患者必须进行肝功能和出、凝血时间及凝血酶原时间等与凝血功能有关的检查。肝功能严重障碍、重度低蛋白血症者，手术死亡率极高。术前应先改善全身状况，控制腹腔积液，使血浆白蛋白提高至 25 ~ 39 g/L、血清胆红素降低至 10 ~ 15 mg/L、凝血酶原活动度高于 40% ~ 50% 再行手术为宜。

急腹症手术麻醉的危险性、意外及并发症的发生率均比择期手术高。饱胃、肠梗阻、消化道穿孔、出血或弥漫性腹膜炎患者，麻醉前必须进行有效的胃肠减压。治疗休克应重点针对脱水、血液浓缩或血容量不足进行纠正，以改善微循环和维持血压。术前要备足全血，以便于麻醉中进一步补足血容量。纠正电解质和酸碱失衡，血压维持在 80 mmHg 以上，血细胞比容在 0.30 以上。大量出血患者应尽快手术，以免延误手术时机。

胆道疾病，尤其合并黄疸者，迷走神经极度兴奋，麻醉前必须给予足量阿托品以抑制其兴奋性，防止麻醉中迷走神经反射的发生。有胆绞痛者避免应用吗啡，以免使 Oddi 括约肌痉挛。精神紧张者可给咪达唑仑等镇静药物。

饱胃、上消化道出血及肠梗阻患者或未禁食患者，应先下胃管排出胃内液体及气体，可降低胃内压力，但不能排空固体食物。脱水、低血容量休克的患者应先开放静脉，输入平衡盐溶液、胶体或血液。对择期手术患者，经一夜禁食及不感蒸泄，至少需水 500 ~ 1200 mL，如术前洗肠，更可丧失液体达数升，在麻醉前即应开始补充容量。低钾血症还可在 1000 mL 晶体液中加 1 ~ 3 g 氯化钾滴入。

二、麻醉方法及麻醉处理

腹部手术具有病种多样化、病情轻重不一及并存疾病不同的特点，对麻醉方法与麻醉药物的选择，需根据患者全身状况、重要脏器损害程度、手术部位和时间长短、麻醉设备条件及麻醉医师技术的熟练程度做出综合考虑。

局部浸润麻醉适用于腹壁、疝、阑尾炎及输卵管结扎术等简单手术。

连续硬膜外阻滞麻醉、蛛网膜下隙阻滞麻醉和脊硬联合阻滞麻醉：适用于中下腹、盆腔手术的麻醉，但对腹上区手术，难以完全阻断自主神经的脊髓上行通路，可能产生牵拉反射，而且对患者的循环、呼吸等方面也会产生一定的影响。因此，必须备好急救设备，预防和及时发现循环、呼吸紊乱和药物毒性反应的发生。尤其是应用哌替啶或咪达唑仑等辅助药后嗜睡的患者，更应密切观察呼吸、循环等生命体征。蛛网膜下隙阻滞麻醉适用于 2 ~ 3 h 的耻区、盆腔等手术。高平面阻滞对患者生理扰乱较大，且持续时间有限，所以，腹上区手术麻醉多被连续硬膜外阻滞麻醉所替代。脊硬联合阻滞麻醉：适用于耻区、盆腔等手术。此种麻醉方法综合了蛛网膜下隙阻滞和连续硬膜外阻滞的优点，起效快，麻醉效果确实，肌肉松弛良好，而且不受手术时间的限制，目前已广泛应用。新型蛛网膜下隙阻滞麻醉穿刺针如 Sprotte 和 Whitacre 针的针尖呈铅笔尖形，且带侧孔。此类穿刺针与传统的锐头穿刺针相比，穿刺时是钝性分开，而不像后者是切断硬膜纤维，因此，蛛网膜下隙阻滞麻醉后头痛发生率减少（＜1%）。

全身麻醉：全身麻醉在技术和设备条件充分满足的情况下，麻醉效果的满意率和可控性都优于硬膜外麻醉。全身麻醉有利于术中呼吸、循环管理，满足比较复杂、侵袭范围大或长时间的手术，并能通过控制麻醉深度，维持患者循环和呼吸功能稳定，是目前普外科手术，尤其是中腹上区手术最常采用的麻醉方式。腹部手术患者并存冠心病、呼吸功能不全曾认为是全身麻醉的禁忌证，适合连续硬膜外阻滞麻醉。事实上，高位硬膜外阻滞麻醉常限制呼吸肌运动，不利于通气，而且内脏牵拉反射不能完全受到抑制，尤其一旦出现低血压，使冠状动脉灌注不足，可诱发心绞痛。相比之下，全身麻醉可充分供氧，保证通气，改善冠状动脉血氧状况及维持呼吸功能。麻醉诱导及维持可选择对循环功能影响小的药物，如依托咪酯、咪达唑仑、芬太尼、肌肉松弛药及较低浓度的吸入麻醉药，既保证患者安全，又使手术操作顺利。

全身麻醉联合连续硬膜外阻滞应激反应轻，血流动力学平稳，可减少全身麻醉用药，术后清醒快，而且苏醒期间有良好镇痛。术后还可实施患者硬膜外自控镇痛（PCEA）。胸段高位硬膜外阻滞还能改善冠状动脉血供，可使冠状动脉阻力下降20%～25%，血流量增加18%。一项 Meta 分析表明，胸段硬膜外阻滞能降低30%的病死率和33%的心肌梗死。因此，全身麻醉联合胸段高位硬膜外阻滞对于冠心病患者实施腹部手术也许是最佳选择。但是要注意掌握硬膜外用药浓度和用量，避免低血压。

（郭　瑜）

第四节　胃肠道手术麻醉

胃肠道手术为常见的手术类型，用于处理消化道病变。其特点为术前往往需要长时间的肠道准备，有些特殊患者（如炎性肠病、肠梗阻）禁食禁水的时间更长，因此在麻醉处理上需要充分考虑该特点。对于胃肠道急诊患者，由于往往存在肠梗阻，因此在插管时应该按照饱胃患者处理。

一、术前访视

胃肠道患者的术前访视除了需要了解一般情况，还需要重点评估患者的循环状态及代谢紊乱。

1. 循环状态

注意患者禁食禁水时间及肠外营养时间，检查近期的血常规、肝肾功能检查结果，根据情况决定是否需要术前输血、输注白蛋白。对于并发肝脏疾病患者，还应该注意患者的凝血情况，必要时进行纠正治疗。对于存在脾抗状态的患者，还应该注意血小板计数，必要时输注血小板，同时术前准备足够的血小板。

2. 代谢紊乱

胃肠道引流往往导致患者代谢紊乱，术前应该进行积极的纠正和优化。

3. 急诊手术患者

目前胃肠道急诊患者数量有增多的趋势，而且往往已经出现感染性休克症状。除一律按照饱胃患者处理外，还应该按照感染性休克的患者对待。

二、术中管理

对于胃肠道患者，采用全身麻醉和气管插管技术。对于某些短小手术（如疝修补术），可以使用硬膜外技术。

对于择期手术患者，通常采用经口快诱技术。在插管之前，需要评估患者的饱胃状态，必要时放置胃管，在插管前进行吸引，减轻胃潴留程度。对于急诊胃肠道疾病患者，一律按照饱胃患者进行麻醉诱导。放置胃管，使用去极化肌松剂，避免加压通气，环状软骨压迫等。如果此时仍然发生误吸，可在插管后进行气管内吸引，用少量生理盐水进行气管内冲洗，术后返 ICU 加强治疗，以便减少误吸相关的并发症。但是总体来说，如果一旦发生误吸，患者的预后往往不良，因此对急诊胃肠道患者必须提高警惕。

麻醉的维持可以采用吸入和静脉麻醉，但是如果患者循环不稳定，首选吸入药。对于存在胃肠道梗阻的患者，不得使用 N_2O。

由于胃肠道手术的术野往往较大，因此造成的液体丢失也多于其他手术。在术中进行液体管理时，除了一般补液量，还应该计算患者胃肠道术野的丢失量，但是一切液体复苏都应该以循环状态进行指导，如中心静脉压、尿量及乳酸水平，不应该生搬计算公式。除了液体管理外，还应该定期进行血气检测，以评估电解质水平及循环灌注状态，指导下一步治疗。

三、术后管理

危重患者、发生误吸的患者往往需要在 ICU 进行加强治疗，以便改善预后。

胃肠道患者的切口往往比较大，术后疼痛发生率高，因此建议对此类患者使用 PCA 镇痛。我科常用配方为吗啡，还可以选择舒芬太尼，具体剂量需要根据患者的一般情况来决定。不建议对这些患者使用 NSAIDs（非甾体抗炎药）药物，避免胃肠道溃疡、出血等副作用的发生。此类患者术后发生恶心、呕吐的概率较高，可嘱外科医师常规使用止吐药物。

四、常见胃肠道手术

1. 疝修补术

疝常见于老年患者及既往腹部手术患者。常用麻醉方法为硬膜外麻醉，对于存在硬膜外操作禁忌的患者，可以使用全身麻醉，此时首选喉罩通气。如果手术时间过长（病变复杂、外科医师技术不熟练等），气管内插管为安全的气道管理方式。如果选择全身麻醉，在患者苏醒期应该避免呛咳的发生，以防止补片的膨出。

2. 阑尾切除术

阑尾切除术一般采用硬膜外技术，穿刺间隙选择 $T_{11\sim12}$，或者 $T_{12}\sim L_1$，阻滞平面应该达到 T_6 水平，以减轻探查过程中对内脏的牵拉所造成的疼痛。

3. 胆囊切除术

胆囊周围迷走神经分布密集，因此在胆囊周围操作时往往出现胆－心反射，引起心动过缓，严重者会引起血压下降，此时可以使用阿托品进行对抗。

4. 胃切除术

胃切除术包括胃的良、恶性病变。根治性胃癌切除术时间往往较长，因此液体的管理至关重要。除了一般的麻醉监测外，必要时需要建立有创监测（动脉监测、中心静脉监测）指导治疗，而且中心静脉还可以用于术后肠外营养及化疗。

5. 炎性肠病

炎性肠病多见于年轻患者，这类患者往往长期使用激素或者免疫抑制剂，因此在术前访视时应该重点了解这些药物的副作用的程度。炎性肠病患者体重往往低于标准体重，如果使用丙泊酚维持麻醉时，TCI 技术可能无法达到预期的麻醉深度，此时建议使用吸入药物维持麻醉。同时由于此类患者白蛋白水平往往偏低，因此会对相关药物（肌松、镇痛药物）的代谢产生影响，在麻醉过程中应该引起重视。

6. 肠道肿瘤切除术

肠道肿瘤切除术多采用开腹方式，但是也有一部分外科医师采用腹腔镜下肿瘤切除术（如 Dixon 或者 Miles 术式）。如果采用腹腔镜，需要注意气腹对患者呼吸、循环功能的影响，警惕皮下气肿等并发症的发生。

（郭　瑜）

第五节　肝胆胰手术麻醉

一、肝胆胰手术的麻醉特点

（1）肝胆胰具有重要的生理功能，参与人体营养物质的消化、吸收、代谢，合成血浆蛋白和凝血因子，清除有毒物质和致病微生物，参与机体免疫功能，分泌多种激素，调节消化系统和全身生理功能。肝胆胰疾病必然导致相应的生理功能紊乱及全身营养状态恶化。为保证手术麻醉的安全性，减少术后并发症，麻醉前应根据患者病理生理改变及伴随疾病的不同，积极调整治疗，以改善全身状况，提高对手术和麻醉的耐受性。

（2）肝硬化食管胃底静脉曲张可继发大出血，除表现呕血、便血外，胃肠道可潴留大量血液，失血量难以估计。麻醉前应根据血红蛋白浓度、血细胞比容、尿量、尿比重、血压、脉率、脉压、中心静脉压等指标评估体液状态，补充血容量和细胞外液量，并做好大量输血的准备。注意维持有效循环血量，保持血浆蛋白量，维护血液氧输送能力，补充凝血因子。此外，呕血还有被误吸的可能，一旦发生，可导致急性呼吸道梗阻、吸入性肺炎或肺不张等严重后果，麻醉时应采取有效的预防措施。

（3）严重腹胀、大量腹腔积液、肝脏巨大肿瘤患者，当术中排出大量腹腔积液，搬动和摘除巨大肿瘤时，腹内压骤然下降易发生血流动力学及呼吸的明显变化。麻醉医师应依据病情做好防治，并避免缺氧、二氧化碳蓄积和休克。

胆道疾病多伴有感染、梗阻性黄疸和肝损害。麻醉时应注意肝肾功能的维护、出凝血异常及自主神经功能紊乱的防治。

（4）腹腔内脏器官受交感神经和副交感神经双重支配，内脏牵拉反应与此类神经有密切关系。肝胆胰手术的椎管内麻醉要阻滞内脏神经交感神经支时，阻滞平面应达 $T_4 \sim L_1$，但迷走神经支不能被阻滞，牵拉内脏容易发生腹肌紧张、鼓肠、恶心、呕吐和膈肌抽动，不仅影响手术操作，且易导致血流动力学剧变。为消除内脏牵拉反应，可辅用内脏神经局部麻醉药封闭或应用镇痛镇静药。良好的肌肉松弛也是腹部手术麻醉不可忽视的问题。

（5）肝胆胰的急诊手术，如急性胆囊炎、化脓性胆管炎、胆汁性腹膜炎及肝破裂等，病情危重，麻醉前往往无充裕时间进行综合性治疗。麻醉医师应尽可能在术前短时间内对病情做出全面估计和准备，选择适合于患者的麻醉方法和麻醉前用药，以保证患者生命安全和手术顺利进行。

二、麻醉药对肝功能的影响

（一）吸入麻醉药

吸入麻醉药可影响肝脏血流（包括肝动脉和门静脉血流），而静脉麻醉药和阿片类药对其影响较小。许多测量技术被用来评估肝脏和门静脉血流，最常使用的方法是血浆吲哚菁绿的清除率。大多数麻醉药可通过降低心排量而减少门静脉血流（PBF），但是可增加肝动脉血流（HABF），虽然这不足以使肝总血流量（THBF）恢复正常。大多数研究的一致性结论是所有吸入麻醉药均可降低平均动脉压（MAP）和心排血量，其中氟烷和恩氟烷与异氟烷和七氟烷相比作用更明显，氟烷也降低肝脏氧输送和肝静脉血氧饱和度。吸入麻醉药还可通过降低心排血量、MAP 和肠系膜交感活性影响肝血管供给而不同程度地改变门静脉和肝动脉血管阻力。除了对血管的影响，在肝功能方面（如血清转氨酶水平），氟烷比异氟醚的影响大。

吸入麻醉药所致肝脏血流的改变部分是由自主调节机制介导以维持稳定的 THBF。这种生理适应过程称为肝动脉缓冲反应（HABR）。在严重低血容量、大型腹部手术或是重度失血时机体通过增加 HABF 代偿 PBF 的降低，从而维持肝总血流量的稳定。氟烷可干扰这一反应，而七氟烷及异氟烷则维持 HABR。七氟烷还可进一步抑制肝动脉收缩，从而能更加有效地维持 HABR。七氟烷在维持 HABF、肝氧输送和氧输送 / 消耗比方面与异氟烷相当甚至优于异氟烷。此外，研究证实暴露于异氟烷或地氟烷后常规肝功能检查结果无明显变化。

与健康志愿者和手术患者的研究不同的是，有关麻醉药对严重肝脏疾病患者肝功能影响的研究很少。少数研究表明地氟烷和异氟烷不会改变成年慢性肝病手术患者的围术期肝功能检查结果，与氯胺酮和氟烷相比，异氟烷可更有效地维持肝硬化大鼠的肝脏血流。鉴于氟烷对肝脏血流和肝功能的不利影响，严重肝脏疾病患者应避免使用氟烷。由于目前可替代的吸入麻醉药种类繁多及氟烷使用整体减少，上述问题已经成为历史。鉴于氟烷潜在的肝毒性，许多专家认为无论是在健康人还是严重肝功能不全患者中使用氟烷都是不合理的。

惰性气体氙气于 1951 年首次被提出具有麻醉特性。氙气具有非易燃易爆性、低毒性、无致畸性的特点，且血气分配系数低于所有吸入麻醉药（仅为 0.115），诱导起效快，恢复迅速，被认为是一种理想的吸入麻醉药。氙气对左心室功能、全身血管阻力及全身血压均无明显影响。其人体血流动力学特征类似于丙泊酚。人体研究发现与异氟烷比较，氙气可较少引起低血压且对左心室功能无影响。同时动物研究表明与静脉麻醉药相比，氙气可增加脑灌注，且对其他局部器官灌注如肝脏灌注无影响，不改变 HABF，不影响心排血量，因此理论上对 THBF 无影响（不同于其他吸入麻醉药），且不影响肝功能检查结果。但是至今仍需更大规模的基于肝功能正常及异常患者的临床实验研究来证实氙气在急、慢性肝疾病患者中的使用安全性，而此种研究目前还难以实现。

总之，吸入麻醉药对肝脏血流和肝功能的影响较为复杂，不仅与麻醉药自身特性有关，同时也受患者其他相关因素的影响，如肝功能不全的严重程度、高龄、手术应激和腹部手术操作。但是七氟烷、地氟烷和异氟烷稳定肝脏血流的作用始终强于氟烷和恩氟烷。有关新型吸入麻醉药对严重肝脏疾病患者肝脏血流的影响有待于大规模的前瞻性研究。

（二）静脉麻醉药

与吸入麻醉药相比，有关静脉麻醉药对肝功能影响的资料较少。早期研究表明依托咪酯和硫喷妥钠可通过增加肝动脉血管阻力、降低心排血量和血压来减少肝脏血流，氯胺酮即使在大剂量使用的情况下对肝脏血流的影响也很小。利用敏感放射标记微球技术检测动物器官血流，发现丙泊酚可增加肝动脉和门静脉循环而增加 THBF，表明丙泊酚具有显著的内脏血管舒张作用。在某些动物模型中，即使 MAP 降低 THBF 仍保持稳定，而另一些研究则发现 MAP 升高而平均肝脏血流反而降低，这提示了丙泊酚的种属特异性。与氟烷相比，丙泊酚更有利于保持内脏和肝脏的氧输送平衡。有限的临床和实验资料显示，当动脉血压稳定时，静脉麻醉药对肝脏血流仅存在轻微影响并且对术后肝功能无明显损害。

（三）中枢神经阻滞剂

脊髓麻醉或硬膜外麻醉对肝脏血流和肝功能的影响并非一定由麻醉药物引起。早期人体研究显示，高位脊髓或硬膜外麻醉时肝脏血流降低，全身动脉血压也降低。其他动物研究发现高位硬膜外阻滞时 PBF 降低而 HABF 稳定，由此导致 THBF 降低。通过使用血管升压药物（如多巴胺或麻黄碱）来恢复 PBF 或是输液来维持正常动脉血压可逆转上述不利变化，并可维持肝脏血流的稳定。由此推断，低血压所致肝脏血流的降低继发于内脏血流的减少，因此导致 PBF 降低。

三、肝功能不全和肝胆管疾病对麻醉药药代动力学的影响

肝脏疾病时由于蛋白结合力的改变、人血白蛋白及其他药物结合蛋白水平的降低、腹腔积液及全身水含量增加所致分布容积的改变，以及肝细胞功能异常所致代谢减弱，均可显著影响药物代谢及药代动力学。此外，镇静药和阿片类药物可增加严重肝病患者的此种影响，甚至诱发或加重肝性脑病。长期饮酒所致肝酶诱导作用的降低也可影响肝硬化患者使用药物的最终效果。

肝疾病对药物分布的影响不仅取决于药物的清除途径，同样也取决于肝功能不全的严重程度。肝脏药物清除率由诸多因素决定，包括肝脏血流、肝酶活性及效力、血浆蛋白结合率、胆汁淤积所致肝肠循环和肠内药物代谢的改变，以及门体分流对部分药物的清除等。此外，肝脏疾病对药物清除的影响随肠内、肠外药物的不同而异。通常严重肝病会影响高摄取药物的代谢（如利多卡因和哌替啶），因为此时药物的清除主要依赖于肝脏血流或是门体分流。相反，低摄取药物如地西泮的代谢主要受蛋白结合力的影响，未结合药物得到清除；或是受肝脏内部清除力及代谢的影响，随肝细胞功能障碍的严重程度增加而降低。但是血浆蛋白降低导致游离药物比率的增加可减轻肝脏代谢水平的下降所致的影响，从而最终仅轻微改变药物的作用。另外游离药物比率的增加可使更多药物分布于组织间（并可潜在增加药物的分布容积），加上肝代谢水平的降低，可延长药物的半衰期，因此严重肝病患者的药代动力学十分复杂。

（一）阿片类药物

严重肝硬化患者吗啡代谢明显降低，导致其消除半衰期延长，口服吗啡的生物利用度增加，血浆蛋白结合率下降，镇静及呼吸抑制作用增强。虽然肝外代谢途径可能有助于肝硬化患者吗啡的清除，但给药时间间隔仍需延长 1.5 ～ 2 倍，口服给药剂量需减少。同样哌替啶的清除率也降低 50%，半衰期延长一倍。此外，由于对去甲哌替啶清除率的下降，其蓄积作用可使严重肝脏疾病患者出现神经毒性反应。

芬太尼是一种高脂溶性的合成阿片类药物，因其快速再分布特性，单次静脉给药作用时间短暂。反复或持续给药可出现蓄积，导致作用时间延长。由于芬太尼主要通过肝脏代谢，严重肝病患者的清除时间将延长。

舒芬太尼是一种作用更强的合成阿片类药物，同样主要在肝脏代谢且可与蛋白高度结合。虽然持续给药和蛋白结合率的降低对舒芬太尼的影响与芬太尼类似，肝硬化患者单次给药的药代动力学却无明显变化。

阿芬太尼是一种短效阿片类药物，其作用较芬太尼弱，同样主要经由肝脏代谢且蛋白结合率高。但是与芬太尼和舒芬太尼不同的是，阿芬太尼在肝硬化患者体内的半衰期几乎延长一倍，且体内游离比率更高，由此可延长作用时间、增强药物效果。

瑞芬太尼是一种具有酯链结构的合成阿片类药物，可被血液及组织中的酯酶快速水解，具有高清除率、快速清除的特点，其恢复时间几乎与使用剂量和给药持续时间无关，清除不受肝功能不全的影响。研究表明，严重肝病患者或是肝移植患者的瑞芬太尼清除亦不受影响。

（二）镇静催眠药

硫喷妥钠的肝脏摄取率低，因此在肝脏疾病患者体内的代谢和清除将受到显著影响。但是肝硬化患者硫喷妥钠的清除半衰期无明显改变，可能与其体内分布容积广泛有关，因此这些患者使用标准剂量硫喷妥钠的作用时间不会延长。相反，其他高脂溶性静脉麻醉药（包括美索比妥、氯胺酮、依托咪酯和丙泊酚等）经肝脏代谢，肝脏摄取率高，因此在严重肝病患者体内清除率将会降低。尽管具有上述药代动力学特性，但因分布容积的增加可延长半衰期并影响恢复时间，依托咪酯在肝硬化患者体内的清除率无改变。美索比妥和丙泊酚无论是单次给药还是持续输注，在肝硬化人群的清除动力学特征类似于普通人群。但是肝硬化患者丙泊酚的间断性给药可使其平均临床恢复时间延长。终末期肝病患者对咪达唑仑的清除率下降导致其半衰期延长。鉴于蛋白结合率的降低及游离比率的增加，可以预测严重肝病患者使用咪达唑仑可延长其作用持续时间并增强其镇静效果，尤其是在大剂量使用或长期输注的情况下。类似的变化同样见于地西泮。

右旋美托咪定是一种具有镇静和镇痛作用的 α_2 肾上腺素能受体激动剂，主要经肝脏代谢，肾脏清除率低。通常，与肝功能正常的患者相比，不同程度肝功能衰竭患者对右旋美托咪定的清除率降低、半衰期延长且脑电双频谱指数降低。因此严重肝功能不全患者使用右旋美托咪定应调整剂量。肾功能障碍患者使用右旋美托咪定后，虽然药代动力学无改变，但由于蛋白结合率的改变而导致镇静作用时间延长。肝功能不全患者同样会因蛋白结合率的改变而延长镇静作用时间。

总之，尽管肝硬化患者绝大多数静脉麻醉药的代谢均受到影响，其对镇静镇痛药物药代动力学的影响却很小。鉴于严重肝脏疾病患者使用地西泮后临床作用增强和持续时间延长，无论在手术室还是加强监护病房，出现药物蓄积、作用时间延长及肝性脑病发生的风险增加，故反复或长期使用时需十分谨慎。

（三）神经肌肉阻滞剂

有关肝硬化对肌松药药代动力学和药效动力学的研究较为广泛。甾类肌松剂维库溴铵主要经肝脏清除，肝硬化患者对其清除率降低，消除半衰期延长，肌松作用延长。乙醇性肝病对维库溴铵的影响不明确，其清除率和消除半衰期无明显改变。罗库溴铵起效较维库溴铵快，经肝脏代谢和清除，肝功能不全可使其分布容积增加，消除半衰期和肌颤搐恢复时间延长，虽然首次给药后神经肌肉功能恢复不受肝脏疾病影响，但严重肝功能不全时首次大剂量或反复多次给药可显著延长罗库溴铵的作用时间。

肝硬化患者药物分布容积增加，也同样使泮库溴铵消除半衰期延长。非器官依赖性代谢肌松剂如阿曲库铵（非特异性酯酶水解）和顺式阿曲库铵（Hofmann 清除）在终末期肝病患者的消除半衰期和临床作用时间与正常患者类似。阿曲库铵与顺式阿曲库铵的共同代谢产物 N- 甲基罂粟碱主要经肝脏清除。尽管其在肝移植患者体内的浓度增加，临床相关的神经毒性反应并未见报道。唯一通过血浆胆碱酯酶清除的米库氯铵在肝硬化患者体内的代谢亦有改变。与肝功能正常患者相比，肝功能衰竭患者使用米库氯铵可致肌颤搐恢复时间显著延长、清除半衰期延长及体内残留时间延长。上述变化与肝硬化患者体内血浆胆碱酯酶活性降低相关。胆碱酯酶活性的降低导致米库氯铵清除减少。严重肝病患者使用米库氯铵时需调整输注速度。与米库氯铵类似，严重肝病患者由于血浆胆碱酯酶水平下降，琥珀酰胆碱的作用时间也延长。

总之，肝硬化及其他严重肝病显著降低维库溴铵、罗库溴铵和米库氯铵的清除率，延长神经肌肉阻滞剂的作用时间，尤其是在反复使用或长期输注的情况下。阿曲库铵和顺式阿曲库铵的清除不依赖肝脏，因此在终末期肝脏疾病患者使用时无须调整剂量。

四、肝胆管术后并发症的危险因素

接受肝脏和非肝脏手术患者术后肝功能不全或肝功能衰竭的术前危险因素仍不明确，目前仍缺乏前瞻性研究，此类患者术后肝功能不全相关危险因素的评估主要考虑以下几点。①无症状的术前肝酶检查结果升高，此时应详细询问病史，仔细行体格检查，并进行重复和深入的实验室检查，以进一步明确诊断。②急性肝炎、肝脂肪变性、慢性肝炎和肝硬化：目前公认急性肝炎（无论是病毒性、乙醇性还是药物性）是择期手术后患者肝功能衰竭和死亡的危险因素，择期手术均应推迟至肝细胞功能不全缓解；慢性肝炎对麻醉和手术造成的风险程度主要取决于肝脏合成功能障碍的严重程度，若手术不可避免，围术期应谨慎处理，维持肝脏灌注，避免诱发肝功能衰竭和肝性脑病的危险因素。目前肝硬化仍被认为是接受非肝脏手术患者的主要危险因素，Child-Turcotte-Pugh（CTP）分级（表 4-1）C 级是择期手术的禁忌证。③潜在诱发术后肝功能不全的手术类型，肝叶切除术是导致术前肝功能不全患者肝功能衰竭的公认的危险因素之一。大多数肝癌患者存在慢性肝炎或肝硬化引起的肝功能不全，由于这些患者肝脏储备能力的降低而不得不减少切除的肝组织，从而避免损伤活性肝组织及导致肝功能衰竭，后者是术后死亡的最常见原因。由于门静脉高压、凝血功能异常及既往腹部手术造成的血管高度粘连等因素，接受肝癌肝叶切除术的肝硬化患者围术期出血较常见。此类患者术前行吲哚菁绿 15 min 滞留实验或直接肝静脉压力梯度测定有助于判断预后。

表 4-1　改良的 Child-Pugh 评分

参数	改良的 Child-Pugh 评分 *		
	1	2	3
白蛋白（g/dL）	> 3.5	1.8 ~ 3.5	< 2.8
凝血酶原时间［延长时间（s）］	< 4	46	> 6

（续　表）

参数	改良的 Child-Pugh 评分 *		
	1	2	3
INR	< 1.7	1.7 ～ 2.3	> 2.3
胆红素（mg/dL）**	< 2	23	> 3
腹水	无	轻 - 中度	重度
脑病	无	Ⅰ级、Ⅱ级	Ⅲ级、Ⅳ级

注：*：A 级 = 5、6 分；B 级 = 7 ～ 9 分；C 级 = 10 ～ 15 分。

**：对于胆汁淤积疾病（如原发性胆汁性肝硬化），胆红素水平与肝功能受损程度不相称，需予以修正，修正值为：1 分 = 胆红素 < 4 mg/dL，2 分 = 胆红素 4 ～ 10 mg/dL，3 分 = 胆红素 > 10 mg/dL。

五、肝胆胰手术的麻醉方法

1. 全身麻醉是最常用的方法

优点：良好的气道保护，可维持充分通气，麻醉诱导迅速，麻醉深度和持续时间可控。缺点：气道反射消失，诱导及苏醒期反流误吸的风险增加，血流动力学干扰大。

2. 区域麻醉技术，包括硬膜外麻醉、神经阻滞

优点：患者保持清醒，可交流，保留气道反射，交感神经阻滞使肠道供血增加，肌松良好，减少全身麻醉药物对肝脏的影响，在无低血压情况下对肝脏无明显影响，可通过保留硬膜外导管提供良好的术后镇痛。缺点：局部麻醉药中毒的风险，需要患者的合作，阻滞失败可能需要改行全身麻醉，出、凝血异常或穿刺部位有感染者禁用，高平面胸段硬膜外阻滞可能影响肺功能。单纯腹腔神经丛阻滞不完全阻断腹上区感觉，患者常不能忍受牵拉内脏。

3. 全身麻醉复合硬膜外麻醉

全身麻醉复合硬膜外阻滞取其两者优点。优点：硬膜外的使用可以产生良好的镇痛肌松作用，减少全身麻醉药用量，从而减轻了全身麻醉药对肝脏的影响和心肌抑制作用，缩短苏醒时间，降低术后恶心发生率，减少术后呼吸系统并发症，改善术后早期肺功能，且便于术后镇痛，有利患者恢复。缺点：术中低血压时需与其他原因鉴别诊断，硬膜外穿刺给予试验量等延长了手术等待时间。

六、常见肝胆胰手术的麻醉

（一）肝硬化门脉高压症手术的麻醉

肝硬化后期有 5% ～ 10% 的患者要经历手术治疗，主要目的是预防和控制食管胃底曲张静脉破裂出血和肝移植。肝脏是体内最大的器官，有着极其复杂的生理生化功能，肝硬

化患者肝功能障碍的病理生理变化是全身性和多方面的。因此麻醉前除需了解肝功能的损害程度并对肝储备功能充分评估和进行有针对性的术前准备外，还要了解肝功能障碍时麻醉药物体内过程的改变，以及麻醉药物和操作对肝功能的影响。

1. 门脉高压症主要病理生理特点

门静脉系统是腹腔脏器与肝脏毛细血管网之间的静脉系统。当门静脉的压力因各种病因而高于 18 mmHg（25 cmH$_2$O）时，可表现为一系列临床症状，统称门脉高压症。其主要病理生理改变为：①肝硬化及肝损害；②高动力型血流动力学改变，容量负荷及心脏负荷增加，动静脉血氧分压差降低，肺内动静脉短路和门－肺静脉分流；③出、凝血功能改变，有出血倾向和凝血障碍，原因为纤维蛋白原缺乏、血小板减少、凝血酶原时间延长、第 V 因子缺乏、血浆纤溶蛋白活性增强；④低蛋白血症、腹腔积液、电解质紊乱、水钠潴留、低钾血症；⑤脾功能亢进；⑥氮质血症、少尿、稀释性低钠、代谢性酸中毒和肝肾综合征。

2. 术前肝功能评估

肝功能十分复杂，肝功能实验检查也比较多，但仍不能反映全部肝功能。目前认为血浆蛋白特别是白蛋白含量及胆红素是比较敏感的指标，一般采取这两种实验，并结合临床表现作为术前评估肝损害的程度指标。

3. 麻醉前准备

门脉高压症多有程度不同的肝损害。肝脏为三大代谢和多种药物代谢解毒的器官，麻醉前应重点针对其主要病理生理改变做好改善肝功能、出血倾向及全身状态的准备。

（1）增加肝糖原，修复肝功能，减少蛋白分解代谢：给予高糖、高热量、适量蛋白质及低脂肪饮食，必要时可静脉滴注葡萄糖胰岛素溶液。对无肝性脑病者可静脉滴注相当于 0.18 g 蛋白 /（kg·d）的合成氨基酸。脂肪应限制在 50 g/d 以内。为改善肝细胞功能，还需用多种维生素，如每日复合 B 族维生素，6 ~ 12 片口服或 4 mg 肌内注射；维生素 B$_6$ 50 ~ 100 mg；维生素 B$_{12}$ 50 ~ 100 μg；维生素 C 3 g 静脉滴入。

（2）纠正凝血功能异常：有出血倾向者可给予维生素 K 等止血药，以纠正出、凝血时间和凝血酶原时间。如系肝细胞合成第 V 因子功能低下所致，麻醉前应输新鲜血或血浆。

（3）腹腔积液直接反映肝损害的严重程度，大量腹腔积液还直接影响呼吸、循环和肾功能，应在纠正低蛋白血症的基础上，采用利尿、补钾措施，并限制入水量。有大量腹腔积液的患者，麻醉前应少量多次放出腹腔积液，并输注新鲜血或血浆，但禁忌一次大量放腹腔积液（一般不超过 3000 mL/ 次），以防发生休克或肝性脑病。

（4）纠正低蛋白血症：如总蛋白＜ 45 g/L，白蛋白＜ 25 g/L 或白 / 球蛋白比例倒置，术前给予适量血浆或白蛋白。

（5）纠正水、电解质、酸碱平衡紊乱。

（6）抗生素治疗：术前 1 ~ 2 天应用，抑制肠道细菌，减少术后感染。

4. 麻醉选择与处理

麻醉的主要原则是应用最小有效剂量，维持 MAP，保护肝脏的自动调节能力，避免加重肝细胞损害。

（1）麻醉前用药：镇静镇痛药均在肝内代谢，门脉高压症时分解代谢延迟，可导致药效增强、作用时间延长，故应减量或避用。对个别情况差或肝性脑病前期的患者，可无须麻醉前用药或者仅给予阿托品或东莨菪碱即可。大量应用阿托品或东莨菪碱可使肝血流量减少，一般剂量时则无影响。

（2）术中管理：重点在于维持血流动力学稳定，维持良好的肝血流灌注以保持肝氧供 / 耗比正常，保护支持肝脏的代谢，避免低血压、低氧、低碳酸血症对肝脏的缺血性损害。对于肝胆系统疾病的患者，全身麻醉行序贯快速诱导十分必要。因为肝硬化进展期患者腹腔积液存在和腹内压增加及胃肠运动减弱均使误吸危险增加。

经鼻或经口置入胃管对于食管静脉曲张患者必须小心地操作，以免引起曲张血管出血。

有的临床研究认为食管静脉曲张麻醉的患者下胃管后并未增加出血并发症，如果胃管对于胃内减压或经胃管给药确实必要，则应该是可行的。

（3）术中监测：包括动脉压、中心静脉压、肺动脉压、SpO_2、尿量、血气分析等。维持良好通气，防止低氧血症，肝硬化患者存在不同程度的动脉氧饱和度下降，主要是由于肺内分流、腹腔积液引起低位肺区通气血流比例失调。

动脉直接测压有利于肝功能不良患者血压监测和抽取血标本。建立中心静脉通路既可测定中心静脉压，又可用于给药。而肺动脉置入漂浮导管可考虑针对肝功能严重受损的患者，因其病理生理学类似脓毒血症状态，血管张力低下致体循环压力降低和高动力性循环。肺动脉置管有利于确定低血压原因，指导容量替代治疗和血管活性药物支持治疗。此外，肺动脉置管对于合并急性胆囊炎和急性胰腺炎的危重患者对呼衰和肾衰的处理也是有用的。而进行经食管超声心动图监测对于凝血功能异常和食管静脉曲张患者应列为禁忌。有创监测也有利于术后 ICU 监测和治疗（如治疗低血容量、脓毒症导致的呼衰和肾衰或肝肾综合征及凝血病等）。

术中还应进行生化检查（包括血糖、血钙、血细胞比容、PT（凝血酶原时间）、PTT（凝血激活酶时间）、血小板计数、纤维蛋白原、D- 二聚体等），当长时间手术、大量失血或怀疑 DIC（弥散性血管内凝血）时更为必要。体温监测和保温对于肝病患者也很重要，因为低温可损害凝血功能。

（4）术中输液及输血的管理：术中可输注晶体液、胶体液和血液制品。输注速度要根据尿量、中心静脉压及肺动脉楔压监测来调节。肝硬化患者可并发低血糖症，特别是乙醇中毒性肝硬化者术中根据血糖变化输注葡萄糖液。此外肝功能不全患者对枸橼酸代谢能力下降，大量快速输血时易发生枸橼酸中毒，术中应监测钙离子浓度，适当补充氯化钙或葡萄糖酸钙。大量输血还会加重凝血功能的改变，需要加以监测。

5. 术后管理

加强生理功能监测，维持重要器官功能正常；预防感染；静脉营养；保肝治疗，防止术后肝功能衰竭。

（二）经颈静脉肝内门体分流术（TIPS）的麻醉

TIPS 是一种经皮建立肝内门脉循环和体循环连接的手术，常用于治疗终末期肝病。TIPS 可降低门静脉压，减少门脉高压引起的并发症，如静脉曲张破裂出血和顽固性腹腔积液。通过肝内放置可扩张血管支架来实现 PBF（肺血流量）向肝静脉的分流。

虽然大多数患者仅需镇静就可完成 TIPS，但是由于手术时间延长，肝硬化患者腹腔积液所致肺功能障碍和肝肺综合征引发低氧血症在镇静后潜在的呼吸抑制作用，以及误吸的可能，一些医师在择期手术患者倾向于选择全身麻醉。除了麻醉方式的选择外，术前补充足够的血容量也是必需的，特别是在伴有静脉曲张破裂出血的患者。此外接受 TIPS 手术的肝硬化患者常伴有严重凝血功能紊乱而需术前治疗。

TIPS 手术过程中可出现一些并发症，需要麻醉医师干预治疗。在血管穿刺过程中可出现气胸和颈静脉损伤。超声引导下的颈静脉穿刺可降低上述并发症的出现。此外心导管插入过程中可因机械性刺激诱发心律失常。在肝动脉穿刺时由于肝包膜的撕裂或肝外门静脉穿刺可引起大出血，麻醉医师要做好急性、危及生命大出血的急救准备。

（三）肝叶切除术的麻醉

肝叶切除患者的术前准备涉及手术风险评估，主要通过 CTP（CT 灌注成像）分级或终末期肝病模型（MELD）评分来进行。上消化道内镜检查、CT 扫描和（或）MRI（磁共振成像）常用于发现食管静脉曲张。严重血小板减少或严重静脉曲张是围术期的主要风险因素，因此只有在上述情况处理后方可行手术治疗。若患者存在明显贫血和凝血功能紊乱，术前也应纠正。有关麻醉药物和剂量的选择应当结合患者基础肝功能不全的程度及肝叶切除所致术后可能存在的肝功能不全的程度来决定。

尽管目前公认术中存在大出血风险，且术中应当严密监测及建立快速输血通道，但是在肝叶切除术中的整体液体管理仍存在争议。一些医疗中心认为在手术早期应当充分予以液体和血液制品，以增加血管容量，从而对突发性失血起缓冲作用，而其他医疗中心则支持在手术过程中维持较低中心静脉压，以最大限度地减少肝固有静脉、肝总静脉及其他腔静脉的血液丢失，上述血管常常是术中最易出血的部位。此外适度的头低脚高位可降低肝内静脉压，该体位可维持抑或增加心脏前负荷和心排血量，并可降低断裂肝静脉出现空气栓塞的风险。对于术前无肾功能障碍的患者，术中采用后种补液方法对术后肾功能并无明显影响。

尽管肝叶切除患者的术后管理与其他腹部手术患者的术后管理类似，但是仍需注意几个方面的问题。静脉液体中应当补充钠、钾磷酸盐，以避免严重的低磷酸血症并有助于肝脏再生。由于经肝脏代谢药物清除率的降低，术后镇痛药物和剂量的选择非常重要。

（四）胆囊、胆道疾病手术的麻醉

1. 麻醉前准备

（1）术前评估心、肺、肝、肾功能。对并存疾病特别是高血压、冠心病、肺部感染、肝功能损害、糖尿病等应给予全面的内科治疗。

（2）胆囊、胆道疾病多伴有感染，胆道梗阻多有阻塞性黄疸及肝功能损害，麻醉前都要给予消炎、利胆和保肝治疗，术中术后应加强肝肾功能维护，预防肝肾综合征的发生。阻塞性黄疸可导致胆盐、胆固醇代谢异常，维生素 K 吸收障碍，致使维生素 K 参与合成的凝血因子减少，发生出、凝血异常，凝血酶原时间延长。麻醉前应给维生素 K 治疗，使凝血酶原时间恢复正常。

（3）阻塞性黄疸的患者，自主神经功能失调，表现为迷走神经张力增高、心动过缓，麻醉手术时更易发生心律失常和低血压，麻醉前应常规给予阿托品。

（4）胆囊、胆道疾病患者常有水、电解质、酸碱平衡紊乱，营养不良，贫血，低蛋白血症等继发性病理生理改变，麻醉前均应作全面纠正。

2. 开腹胆囊、胆道手术的麻醉选择及处理

可选择全身麻醉、硬膜外阻滞或全身麻醉加硬膜外阻滞下进行手术。硬膜外阻滞可经胸 8 ~ 9，或胸 9 ~ 10 间隙穿刺，向头侧置管，阻滞平面控制在胸 4 ~ 12。胆囊、胆道部位迷走神经分布密集，且有膈神经分支参与，在游离胆囊床、胆囊颈和探查胆总管时，可发生胆 – 心反射和迷走 – 迷走反射。患者不仅出现牵拉痛，而且可引起心率下降、反射性冠状动脉痉挛、心肌缺血，导致心律失常、血压下降。应采取预防措施，如局部内脏神经阻滞，静脉应用哌替啶及阿托品或依诺伐等。吗啡、芬太尼可引起胆总管括约肌和十二指肠乳头部痉挛，而促使胆道内压升高，持续 15 ~ 30 min，且不能被阿托品解除，故麻醉前应禁用。阿托品可使胆囊、胆总管括约肌松弛，麻醉前可使用。胆道手术可促使纤维蛋白溶酶活性增强，纤维蛋白溶解而发生异常出血。术中应观察出、凝血变化，遇有异常渗血，应及时检查纤维蛋白原、血小板，并给予抗纤溶药物或凝血因子 I 处理。

胆管结石分为原发性胆管结石和继发性胆管结石。原发性系指在胆管内形成的结石，主要为胆色素结石或混合性结石。继发性是指结石为胆囊结石排至胆总管者，主要为胆固醇结石。根据结石所在部位分为肝外胆管结石和肝内胆管结石。肝外胆管结石多位于胆总管下端，肝内可广泛分布于两叶肝内胆管。肝外胆管结石以手术为主。围术期抗生素治疗，纠正水、电解质及酸碱平衡紊乱，对黄疸和凝血机制障碍者加用维生素 K。

阻塞性黄疸常伴肝损害，全身麻醉应禁用对肝肾有损害的药物，如氟烷、甲氧氟烷、大剂量吗啡等。恩氟烷、异氟烷、七氟烷或地氟烷亦有一过性肝损害的报道。麻醉手术中因凝血因子合成障碍，毛细血管脆性增加，也促使术中渗血增多。但研究表明，不同麻醉方法对肝功能正常与异常患者凝血因子的影响，未见异常变化。

3. 腹腔镜手术的麻醉处理

随着腹腔镜技术的提高，腹腔镜下肝胆胰手术逐渐增多。特别是腹腔镜下胆囊切除

术，由于术后疼痛轻、损伤小、恢复快，几乎可取代开腹胆囊切除术，但有 5% 患者因为炎症粘连解剖结构不清需改为开腹手术。

腹腔镜手术麻醉所遇到的主要问题是人工气腹和特殊体位对患者的生理功能的影响。二氧化碳气腹是目前腹腔镜手术人工气腹的常规方法。

（1）二氧化碳气腹对呼吸循环的影响。

1）对呼吸的影响：主要包括呼吸动力学改变、肺循环功能影响及二氧化碳吸收导致的呼吸性酸中毒等。

通气功能改变：人工气腹造成腹内压升高，引起膈肌上移，可减小胸肺顺应性和功能残气量，同时由于气道压力升高引起通气，血流分布异常。

$PaCO_2$ 上升：二氧化碳气腹使二氧化碳经过腹膜吸收及胸肺顺应性下降导致肺泡通气量下降均可引起 $PaCO_2$ 升高。$PaCO_2$ 升高引起酸中毒，对组织器官功能有一定影响，但人工气腹所致 $PaCO_2$ 升高一般可通过增加肺泡通气量消除。

2）对循环功能的影响：主要表现为心排血量下降、高血压、体循环和肺循环血管张力升高，其影响程度与气腹压力高低有关。

（2）术前评估：腹腔镜手术患者的术前评估主要是判断患者对人工气腹的耐受性。一般情况好的患者能够较好地耐受人工气腹和特殊体位变化，而危重患者对于由此而引起的呼吸和循环干扰的耐受能力则比较差。心脏病患者应考虑腹内压增高和体位要求对于血流动力学的影响，一般对缺血性心脏病的影响程度比对充血性或瓣膜性心脏病轻。相对禁忌证包括颅内高压、低血容量、脑室腹腔分流术后等。

（3）麻醉选择：腹腔镜胆囊手术选用气管内插管控制呼吸的全身麻醉最为安全。近年来，谨慎选用喉罩通气，特别是双管喉罩代替气管插管进行气道管理，使全身麻醉苏醒期质量得到提高。麻醉诱导和维持原则与一般全身麻醉相同，可选用静脉、吸入或静吸复合麻醉药物维持麻醉。异丙酚因其快速苏醒，术后副作用较少，是静脉麻醉药的首选。异氟烷具有扩血管作用，可拮抗气腹引起的外周阻力升高，对腹腔镜胆囊切除术更为有利。应用肌松药控制通气，可改善二氧化碳气腹对呼吸功能的影响，降低 $PaCO_2$，使其维持在正常范围。麻醉中应用阿片类镇痛药目前仍有争议，原因是阿片类药物可引起 Oddi 括约肌痉挛，继发胆总管内压升高。但是阿片类药物引起的 Oddi 括约肌痉挛发生率很低（< 3%），而且这种作用可被纳洛酮拮抗，因此目前并没影响阿片类镇痛药物的应用。

（4）术中监测：术中监测主要包括动脉压、心率、心电图、SpO_2、呼气末 CO_2。对心血管功能不稳定者，术中可监测中心静脉压和肺动脉压。必要时行血气分析，及时发现生理功能紊乱，及时纠正。

（5）术后处理：腹腔镜手术对循环的干扰可持续至术后，因此术后应常规吸氧，加强循环功能监测。此类手术，术后恶心呕吐发生率较高，应积极预防和治疗。

4. 麻醉后注意事项

（1）术后应密切监测，持续鼻管吸氧，直至病情稳定。按时检查血红蛋白、血细胞比容及电解质、动脉血气分析，根据检查结果给予调整治疗。

（2）术后继续保肝、保肾治疗，预防肝肾综合征。

（3）对老年人、肥胖患者及并存气管、肺部疾病者，应防治肺部并发症。

（4）胆总管引流的患者，应计算每日胆汁引流量，注意水、电解质补充及酸碱平衡。

（5）危重患者和感染中毒性休克未脱离危险期者，麻醉后应送术后恢复室或 ICU 进行严密监护治疗，直至脱离危险期。

（五）胰岛素瘤手术的麻醉

胰岛素瘤是因胰腺 B 细胞瘤或增生造成的胰岛素分泌过多，引起以低血糖症为主的一系列临床症状。一般胰岛素瘤体积较小，多为单发，无功能性。胰岛素瘤也可能是多发性内分泌腺瘤病（MEN）的一部分。

1. 病理生理

胰岛素瘤以良性腺瘤最为常见，其次为增生，癌和胰岛母细胞瘤少见。位于胰腺外的异位胰岛素瘤发生率不到胰岛素瘤的 1%，多见于胃、肝门、十二指肠、胆总管、肠系膜和大网膜等部位。胰岛素瘤也可能是 MEN-1 型的一部分，后者除胰岛素瘤外，尚可伴有垂体肿瘤、甲状旁腺肿瘤或增生。胰岛素瘤的胰岛素分泌不受低血糖抑制。

2. 临床特点

中年男性多见，可有家族史，病情呈进行性加重。其临床表现为低糖血症状（如头晕、眼花、心悸、出汗），此类患者神经精神异常极为常见，甚至出现麻痹性痴呆、脑卒中、昏迷。禁食、运动、劳累、精神刺激等可促进其发作。临床上多有 Whipple 三联征，即空腹发病，发病时血糖低于 2.2 mmol/L，静脉注射葡萄糖立即见效。空腹血糖常常低于 2.8 mmol/L。

3. 麻醉前准备

对于术前明确诊断的患者，术前准备主要目的是预防低血糖的发生，可采取下列措施。

（1）内科治疗包括少量多餐和夜间加餐，以减少低血糖症的发生。也可选择二氮嗪、苯妥英钠、生长抑素、糖皮质激素治疗。

（2）术前可用二氮嗪准备，剂量为每日 200～600 mg，术中可继续使用二氮嗪以减少低血糖发生的可能性。

（3）术前禁食期间，根据患者平时低血糖发作情况，必要时补充葡萄糖，以免发生严重低血糖。但应在手术 2～3 h 前补充葡萄糖，用量不宜过大，以免影响术中血糖检测结果。

（4）急性低血糖的处理同前，快速补充葡萄糖以控制或缓解低血糖症状。低血糖发作时，轻者可口服适量的葡萄糖水，重者需静脉输注 50% 葡萄糖液 40～100 mL，必要时可重复，直至症状得到缓解。

4. 手术麻醉特点

手术切除是胰岛素瘤的根治方法。胰腺位于上腹深部，加之胰岛素瘤较小不易寻找，麻醉方式应能满足手术切除及探查等操作的需要，维持适当的麻醉深度和良好肌松程度。全身麻醉及硬膜外阻滞麻醉均可用于此类患者。肿瘤定位困难或异位肿瘤需行开腹探查者以选择全身麻醉为宜。应选择对血糖影响小的药物，并且在全身麻醉期间注意鉴别低血糖昏迷。对于精神紧张、肥胖、肿瘤多发或定位不明确的患者全身麻醉更为合适。硬膜外阻滞麻醉可满足手术要求，对血糖影响小，保持患者清醒，可评价其神志改变，但硬膜外阻滞必须充分，否则可因手术刺激引起反射性血压下降、恶心呕吐，同时应控制麻醉平面，以免造成呼吸抑制、血压下降。

5. 术中血糖监测和管理

胰岛素瘤切除术中应监测血糖变化，其目的是及时发现处理肿瘤时的低血糖和肿瘤切除后的高血糖，以及判断肿瘤是否完全切除。

（1）一般认为肿瘤切除后血糖升高至术前 2 倍或切除后 1 h 内上升至 5.6 mmol/L，即可认为完全切除。

（2）肿瘤切除后 1 h 内血糖无明显升高者，应怀疑有残留肿瘤组织存在，应进一步探查并切除残留的肿瘤组织。

（3）术中应避免外源性葡萄糖引起的血糖波动，以免不能准确反映肿瘤切除与否。

（4）为防止低血糖的发生，术中应间断测定血糖水平，根据测定结果输注少量葡萄糖，维持血糖在 3.3 mmol/L 以上。肿瘤切除后如出现高血糖，可使用小量胰岛素控制。

（5）保持足够的通气量，维持正常的 PaO_2 和 $PaCO_2$（动脉血二氧化碳分压），避免过度通气出现继发性脑血流减少，减轻因低血糖造成的脑组织缺氧性损害。

（六）急性坏死性胰腺炎手术的麻醉

循环呼吸功能稳定者，可选用连续硬膜外阻滞。已发生休克经综合治疗无效者，应选择全身麻醉。麻醉中应针对病理生理特点进行处理：①呕吐、肠麻痹、出血、体液外渗往往并存严重血容量不足，水、电解质紊乱，应加以纠正；②胰腺酶可将脂肪分解成脂肪酸，与血中钙离子起皂化作用，因此患者可发生低钙血症，需加以治疗；③胰腺在缺血、缺氧情况下可分泌心肌抑制因子（如低分子肽类物质），抑制心肌收缩力，甚至发生循环衰竭，应注意防治；④胰腺炎继发腹膜炎，致使大量蛋白液渗入腹腔，不仅影响膈肌活动，且使血浆渗透压降低，容易诱发肺间质水肿、呼吸功能减退，甚至发生急性呼吸窘迫综合征（ARDS）。麻醉中应在血流动力学指标监测下，输入血浆代用品、血浆和全血以恢复有效循环血量，纠正电解质紊乱及低钙血症，同时给予激素和抗生素治疗。此外，应注意呼吸管理，维护肝功能，防治 ARDS 和肾功能不全。

（郭　瑜）

第六节　嗜铬细胞瘤手术麻醉

一、概述

嗜铬细胞瘤起源于嗜铬细胞。胚胎早期交感神经元细胞起源于神经嵴和神经管，是交感神经母细胞和嗜铬母细胞的共同前体，多数嗜铬母细胞移行至胚胎肾上腺皮质内，形成胚胎肾上腺髓质。另一部分嗜铬母细胞随交感神经母细胞移行至椎旁或主动脉前交感神经节，形成肾上腺外嗜铬细胞。出生后肾上腺髓质嗜铬细胞发育成熟的同时，肾上腺外的嗜铬细胞退化并逐渐消失。所以在胚胎时期分布多处的嗜铬细胞，到成熟期只有肾上腺髓质细胞还能保留下来。在某种特殊情况下，这些同源的神经外胚层细胞可以发生相应的肿瘤。因此绝大部分嗜铬细胞瘤发生于肾上腺髓质。肾上腺外的嗜铬细胞瘤可发生于自颈动脉体至盆腔的任何部位，但主要见于脊柱旁交感神经节（以纵隔后为主）和腹主动脉干分叉处的主动脉旁器，如颈动脉体、腹主动脉旁的交感神经节，以及胸腔、膀胱旁等部位。这些肾上腺外的嗜铬细胞瘤称为"嗜铬的副神经节瘤"或异位的嗜铬细胞瘤。

嗜铬细胞瘤 90% 以上为良性肿瘤，肿瘤切面呈棕黄色，血管丰富，肿瘤细胞可被铬盐染色，因此称为嗜铬细胞瘤。据统计，80% ~ 90% 嗜铬细胞瘤发生于肾上腺髓质嗜铬质细胞，其中 90% 左右为单侧单个病变。多发肿瘤，包括发生于双侧肾上腺者，约占 10%。起源肾上腺以外的嗜铬细胞瘤约占 10%；国内此项统计结果稍高一些。恶性嗜铬细胞瘤约占 5% ~ 10%，可造成淋巴结、肝、骨、肺等转移。

嗜铬细胞瘤发病率的调查资料较少，据国外统计资料，嗜铬细胞瘤在高血压患者中的发病率最低为 0.4%，最高为 2%。尸检发现率为 0.094% ~ 0.25%。国内资料近年报道的发病例数也在急剧增加，但尚缺乏大组病例的流行病学调查统计，估计我国的发病率不会低于国外。随着高血压患者接受嗜铬细胞瘤特殊检测人数的增加，发病率将会较以往有所增加。

嗜铬细胞瘤能自主分泌儿茶酚胺，患者的所有病理生理基础均与肿瘤的这一分泌功能有直接的关系，高血压为其突出的重要表现。由于过高的儿茶酚胺的分泌，使血管长期处于收缩状态，血压虽高，但血容量常严重不足。近年来，由于术前准备的不断改进，术中监测日益完备，及有效的控制血压药物和高效的麻醉方法，该手术和麻醉的死亡率已大大降低，为 1% ~ 5%，甚至有多个零死亡报道。

二、临床表现

嗜铬细胞瘤可见于任何年龄，但多见于青壮年，高发年龄为 20 ~ 50 岁，患者性别间无明显差别。临床症状多变，可产生各种不同的症状，最常见的是高血压、头痛、心悸、出汗，但同时具备上述全部症状者并不多见。

（一）心血管系统表现

1. 高血压

高血压为本病的主要症状，有阵发性和持续性二型，持续型亦可有阵发性加剧。

（1）阵发性高血压型：为本病所具有的特征性表现。由于大量的儿茶酚胺间歇地进入血液循环，使血管收缩，末梢阻力增加，心率加快，心排血量增加，导致血压阵发性急骤升高，收缩压可达 26.6 kPa（200 mmHg）以上，舒张压也明显升高，可达 17 ~ 24 kPa（130 ~ 180 mmHg）（以释放去甲肾上腺素为主者更高一些）。发作时可伴有心悸、气短、胸部压抑、剧烈头痛、面色苍白、大量出汗、恶心、呕吐、视力模糊、焦虑、恐惧感等，严重者可并发急性左心衰竭或脑血管意外。发作缓解后患者极度疲劳、衰弱，可出现面部等皮肤潮红、全身发热、流涎、瞳孔缩小等迷走神经兴奋症状，并可有尿量增多。发作可由体位突然改变、情绪激动、剧烈运动、咳嗽及大小便等活动引发。发作频率及持续时间个体差异较大，并不与肿瘤的大小呈正相关。

（2）持续性高血压型：有的患者可表现为持续性高血压。据报道，约 90% 的儿童患者表现为持续性高血压，成人也有 50% 左右表现为持续性高血压。如果持续性高血压伴有阵发性加剧或由阵发性演变而来，则易于想到肾上腺髓质腺瘤的可能性，否则不易诊断，可多年被误诊为原发性高血压。对持续性高血压患者有以下表现者，要考虑肾上腺髓质腺瘤的可能性：畏热、多汗、低热、心悸、心动过速、心律失常、头痛、烦躁、焦虑、逐渐消瘦、站立时发生低血压，或血压波动大，可骤然降低。如上述情况见于儿童和青年人，则更要想到本病的可能性。

2. 低血压、休克

少数患者可出现发作性低血压、休克等，这可能与肿瘤坏死、瘤内出血使儿茶酚胺释放骤停，或发生严重心脏意外等有关。出现这种情况预后常较恶劣。

3. 心脏表现

由于儿茶酚胺对心肌的直接毒性作用，可出现局灶性心肌坏死，病理特点为心肌收缩带坏死，临床特点类似心肌梗死，这种改变与交感神经过度兴奋及再灌注所引起的损害相类似，病变与过多的 Ca^{2+} 进入细胞内有关，故不宜使用洋地黄治疗，过多的 Ca^{2+} 进入心肌可诱发室颤，导致突然死亡。1958 年 Szakas 将嗜铬细胞瘤引起的心肌病变称为儿茶酚胺心肌病，部分患者也可以表现为扩张性充血性心肌病。心肌本身也可发生嗜铬细胞瘤。

（二）代谢紊乱

1. 基础代谢增高

儿茶酚胺促进垂体 TSH 及 ACTH 的分泌增加，使甲状腺素及肾上腺皮质激素的分泌增加，导致基础代谢增高，但血清甲状腺激素及甲状腺摄碘率皆为正常。代谢亢进可引起发热。

2. 糖代谢紊乱

儿茶酚胺刺激胰岛 α－受体，使胰岛素分泌下降，作用于肝脏 α－受体、β－受体及

肌肉的 β-受体，使糖异生及糖原分解增加，周围组织利用糖减少，因而出现血糖升高或糖耐量下降及糖尿。

3. 脂代谢紊乱

脂肪分解加速、血游离脂肪酸增高，加之基础代谢率增高、血糖升高，可引起消瘦。

4. 电解质代谢紊乱

少数患者可出现低钾血症，可能与儿茶酚胺促使 K^+ 进入细胞内及促进肾素、醛固酮分泌有关。

（三）其他表现

1. 消化系统

儿茶酚胺可松弛胃肠平滑肌，使胃肠蠕动减弱，故可引起便秘，有时甚为顽固。胃肠小动脉的严重收缩痉挛，可使胃肠黏膜缺血，长期作用可使胃肠壁内血管发生增生性及闭塞性动脉内膜炎，可造成肠坏死、出血、穿孔等症状。本病患者胆石症发生率较高，与儿茶酚胺使胆囊收缩减弱，Oddi 括约肌张力增强，引起胆汁潴留有关。少数患者（约 5%）在左侧或右侧中腹上区可触及肿块，个别肿块可很大，扣及时应注意有可能诱发高血压症群。嗜铬细胞癌亦可转移到肝，引起肝大。

2. 泌尿系统

病程久，病情重者可发生肾功能减退。膀胱内肾上腺髓质腺瘤患者排尿时常引起高血压发作。

3. 其他

儿童常因胫骨远端循环障碍感到距小腿关节痛，下肢动脉强烈收缩则可引起间歇性跛行。有些患者性交时突然高血压发作。神经系统常表现为脑出血、脑栓塞的症状，也可出现精神症状，如恐惧、极度焦虑等，高血压发作时，患者有濒死的恐惧感。

三、麻醉前准备与评估

大多数嗜铬细胞瘤围术期的危险来源于肿瘤切除中产生的高血压危象和肿瘤切除后的低血压、休克。嗜铬细胞瘤可分泌大量的儿茶酚胺类物质，如肾上腺素、去甲肾上腺素和多巴胺等，致使患者外周微循环血管床长期处于收缩状态，血容量减少，引起高血压。患者精神受刺激、剧烈运动或肿瘤被挤压，血儿茶酚胺类物质剧增，可产生严重的高血压危象，并发心衰、肺水肿、脑出血等。手术切除肿瘤后，血中儿茶酚胺物质骤减，微循环血管床突然扩张，有效循环容量严重不足，而发生难治性低血压。

（一）麻醉前准备

α-肾上腺素受体阻滞剂的应用是麻醉前准备最重要和基本的内容。

1. 控制血压

最常用药物为酚苄明，是长效的 $α_1$ 受体阻滞剂，对 $α_1$ 受体的作用比对 $α_2$ 受体的作用强 100 倍，控制血压效果好，口服用药十分方便，从 10 mg/8 h 开始，根据血压情况逐渐加量，一般要用到 20 ~ 40 mg/8 h 方能奏效，少数患者需用到 80 mg/8 h。酚苄明的非选择性 α - 受体抑制作用可使 β - 受体失去拮抗，诱发心律失常，或在肿瘤切除术后使血管床扩张，引起长时间低血压，所以酚苄明用量不宜过大，用药时间也不宜过长，一般用药 2 周左右即可考虑手术。哌唑嗪能选择性抑制 α₁ 受体，作用缓和，对心律影响小，但该药属突触后抑制，对肿瘤探查术中引起的血压骤升控制不满意，首次 1 mg/d，常用 2 ~ 3 mg/d，最多可用至 6 ~ 8 mg/d。酚妥拉明为短效 α₁ 受体阻滞剂并直接扩张血管，是突发高血压危象的最有效拮抗药，单次静脉注射 1 ~ 5 mg 即可见效。

对于单用 α - 受体阻滞剂效果不理想的患者，可加用钙通道阻滞剂，如硝苯地平（心痛定）、维拉帕米（异搏定）、尼卡地平等。有些嗜铬细胞瘤患者在高儿茶酚胺和低血容量的刺激下可发生高肾素血症，嗜铬细胞瘤亦可异常分泌肾素，这将使血管紧张素 II 的生成增加。有些嗜铬细胞瘤患者由于受体下降调节，其高血压不是儿茶酚胺引起，而是血管紧张素 II 所致，此时用 α - 受体阻滞剂可能不发生作用，应用甲巯丙脯酸或苯丁醋脯酸方可使血压下降并避免阵发性发作。

2. 纠正心律失常

有心动过速或心律失常的嗜铬细胞瘤患者，在使用 α - 受体阻滞剂后仍然存在上述情况时，宜加用 β - 受体阻滞剂，如阿替洛尔（氨酰心安）、美托洛尔（美多心安）和艾司洛尔，它们抗心律失常的作用强，不引起心衰和哮喘，故明显优于以往常用的普萘洛尔，近年已逐渐取代了其地位。艾司洛尔由于其超短效的特点成为术前、术中高血压危象时心动过速或心律失常的首选。美托洛尔和阿替洛尔常用于术前准备。

3. 补充容量

扩容是一项十分重要的措施。嗜铬细胞瘤的患者外周血管强烈收缩，血容量绝对不足。一旦切除肿瘤，儿茶酚胺急剧减少，血管床开放，可造成严重循环容量不足。术前在控制血压的情况下，预充一定的血容量，再辅以术中扩容，这不但可使术中血压平稳，而且可防止术中因血容量不足而大量快速扩容可能发生的心衰、肺水肿等并发症。

4. 改善一般情况

此项包括纠正电解质紊乱、调整血糖及进行术前心理准备工作等。

5. 儿茶酚胺心肌病的治疗

高浓度儿茶酚胺对心肌损害所造成的儿茶酚胺心肌病应引起高度重视，临床可表现为严重的心律失常、心力衰竭、心肌梗死，死亡率极高，但这种心肌病在使用 α - 受体阻滞剂及护心治疗后通常可以逆转。此类患者术前至少应准备半年以上，等心肌损害恢复至较好状态后，再接受手术治疗。充分有效的术前 α 肾上腺素受体阻滞剂应用可阻断儿茶酚胺的外周血管收缩效应，降低血压，使微循环血管床扩张，提前补充血容量是提高嗜铬细胞瘤手术安全性、降低死亡率最为关键的因素之一。

（二）麻醉前评估

对嗜铬细胞瘤手术的麻醉前评估，最重要的就是评估术前扩血管、扩容治疗是否有效和充分。常用的临床判断标准包括：血压下降并稳定于正常水平，无阵发性血压升高、心悸、多汗等现象，体重增加，轻度鼻塞，四肢末梢发凉感消失或感温暖，甲床由苍白转为红润，血细胞比容下降＜45%。近年有文献报道采用指端微循环图像分析技术，显微镜下观察微动脉形态，计算机测算微动脉管袢数、管径值和管袢长度，提高了对微循环状态的客观判断能力，认为指端微循环图像分析可作为判断术前扩容程度的客观量化参考标准。

四、麻醉管理

嗜铬细胞瘤手术的麻醉方法选择和处理，对于手术顺利进行有较大的影响，处理不当常可影响手术的施行和患者的安全。

（一）麻醉前用药

术前为了保持患者精神情绪稳定，可给予戊巴比妥钠或安定类药物，术前晚口服或手术日晨肌内注射，麻醉前可给予吗啡、哌替啶、氟哌利多或异丙嗪，阿托品可引起心率增快，以选用东莨菪碱为宜。

（二）麻醉方法

自1926年Mayo首先在乙醚麻醉下完成了嗜铬细胞瘤切除以来，各种麻醉方法均有满意报道。麻醉选择以不刺激交感神经系统，不增加心肌对儿茶酚胺敏感性为基本原则。气管插管全身麻醉为最常选用的麻醉方法。

1. 全身麻醉

全身麻醉适用于各种年龄，特别是小儿、精神紧张容易引起发作的患者，可以避免或减轻手术探查或切除肿瘤前后由于血压剧烈波动，对患者引起的强烈不良反应。如发生呼吸、循环功能障碍，也便于处理。诱导插管需力求平稳，保证足够的麻醉深度，配合咽喉部和气管局部麻醉，必要时插管前使用小剂量艾司洛尔，以充分抑制插管反应。

甲氧氟烷、安氟烷、异氟烷、七氟烷不诱发儿茶酚胺增加，心律失常的发生率甚低。肾功能不好的患者不宜用甲氧氟烷。氧化亚氮对交感神经-肾上腺系统无兴奋作用，但麻醉作用较弱，一般应与其他吸入或静脉全身麻醉药配合应用。氟烷增加心肌对儿茶酚胺的敏感性，容易发生心律失常。地氟烷当浓度达1.0~1.5 MAC时可显著兴奋交感神经，导致高血压和心动过速，但也有文献报道，对术前经过充分准备，且地氟烷浓度不超过1 MAC时仍可安全使用。故对未进行充分术前准备的患者不宜使用地氟烷，对有良好准备者控制浓度不超过1 MAC仍可慎用。

肌松药常用维库溴铵、阿曲库铵、罗库溴铵等，加拉碘铵酚能增快心率，筒箭毒碱有释放组胺作用，潘库溴铵有轻度儿茶酚胺释放作用宜慎用。琥珀胆碱本身能增加儿茶酚胺释放，肌颤时腹压增加可能挤压体积较大肿瘤，刺激瘤体导致儿茶酚胺释放，故应慎用，或提前使用小量非去极化肌松药。

其他常用药物如异丙酚、安定、咪达唑仑、芬太尼、瑞芬太尼、舒芬太尼等均可常规使用。

2. 椎管内麻醉

单纯使用椎管内麻醉完成嗜铬细胞瘤手术近年已不被推荐，但有文献报道使用椎管内麻醉复合气管插管全身麻醉，也取得了较好的效果，但需注意穿刺时体位变动可能对体积较大肿瘤的挤压和患者精神紧张可能导致的不良后果。

（三）术中管理

嗜铬细胞瘤患者在手术麻醉期间的主要变化或危险是急剧的血流动力学改变，血压急升骤降和心律失常，这些血流动力学变化无论术前如何进行充分的治疗在多数患者都很难避免发生，其中有 1/4 ~ 1/3 的患者出现严重的术中事件，如持续高血压、心律失常等。对并发症较多、老年患者应引起高度重视，及时处理术中各种病情变化，防止发生严重意外。

1. 手术室内麻醉前准备

开放两条快速静脉通道（含中心静脉），除常规监测心电图、脉搏氧饱和度、呼末 CO_2 分压、体温外，还需要进行有创动脉压、中心静脉压监测，必要时放置肺动脉漂浮导管，全面有效监测血流动力学变化。准备床旁血气分析、血糖检测。常规准备血管活性药物，包括酚妥拉明（推荐使用方法：浓度 1 mg/mL，单次 1 ~ 5 mg；下同）、艾司洛尔［浓度 5 mg/mL，单次 0.5 ~ 1 mg/kg，持续输注 50 ~ 200 μg/（kg·min）］、硝普钠［持续输注 0.5 ~ 1.5 μg/（kg·min）］、去甲肾上腺素［单次 0.1 ~ 0.2 μg/kg，持续输注 0.05 ~ 1 μg/（kg·min）］、肾上腺素［单次 0.1 ~ 0.2 μg/kg，持续输注 0.05 ~ 1 μg/（kg·min）］，必要时准备利多卡因、胺碘酮等抗心律失常药物，手术室内应备有可正常使用的除颤器。

2. 容量治疗

术前有效的扩容治疗并不能完全满足术中需求，在肿瘤全部静脉被切断前恰当的预扩容可使手术后半程循环保持稳定，或仅需要小剂量、短时间血管活性药物支持。可选择平衡液、胶体溶液，由于扩容和手术失血可导致血红蛋白下降，必要时需及时输血。动态观察 CVP、尿量和手术情况可有效指导容量治疗。一般情况下除补充禁食、禁水、肠道准备的丢失、生理需要量、第三间隙转移、出血量等以外，用于扩容的量要达到患者血容量的 20% ~ 30%（500 ~ 1500 mL，根据患者具体情况需要灵活调整，有些患者需要量可能更大），在肿瘤静脉全部切断前均匀输入。必须注意，术中肿瘤切除前常出现高血压发作或高血压危象，绝不能因为血压高而施行欠缺补充方案，在调控血压的同时必须补足血容量。

3. 循环状况调控

尽可能好的循环调控绝不仅仅是药物的正确使用，麻醉与外科医师的密切协作起着非常重要的作用。外科医师在重要的手术操作前提前、及时提醒麻醉医师，如挤压瘤体、夹闭全部静脉，或出血量大等，麻醉医师术前充分了解病情，密切观察手术进程，随时与外科医师保持沟通，结合患者监护情况变化，及时使用血管活性药物，尽量避免循环剧烈波动，保证手术安全。

（1）高血压危象：高血压危象是在高血压的基础上，周围小动脉发生暂时性强烈收缩，导致血压急剧升高的结果。收缩压升高可达 200 mmHg 以上，严重时舒张压也显著增高，可达 140 mmHg 以上。高血压危象的处理原则是既能使血压迅速下降到安全水平，以预防进行性或不可逆性靶器官损害，又不能使血压下降过快或过度，否则会引起局部或全身灌注不足。

其可见于以下情况。①麻醉诱导期：术前用药不适当，导致诱导前精神紧张恐惧，麻醉实施过程中的不良刺激，如静脉穿刺、硬膜外穿刺、气管内插管、体位变动等；②手术期：多与术者操作有关，如分离、牵拉、挤压肿瘤及与肿瘤相关组织时；③当患者合并有严重缺氧或二氧化碳蓄积。围术期发生高血压发作或危象最常见的原因是外科医师探查、分离肿瘤时对瘤体的挤压，当出现与之同步的血压迅速上升，不能长时间等待观察，当超过原血压水平的 20% 时，即应立即开始降压。根据情况采用酚妥拉明 1 ~ 5 mg 静脉注射，硝普钠微量泵输入，先从 0.5 ~ 1.5 μg/（kg·min）的剂量开始，根据血压高低再随时调整，获得满意效果为止。其他药物如硝酸甘油、乌拉地尔、拉贝洛尔、前列腺素 E 等也可应用。

在肿瘤切除后有可能持续高血压，可能是由于：①体内多发性肿瘤未切除干净；②肿瘤恶性变有转移灶；③长期高血压造成肾血管病变产生肾性高血压；④肾上腺髓质增生。需要根据病情继续治疗。

（2）心律失常：通常在发生高血压时合并有心率增快，首先要排除儿茶酚胺的作用及其他各种增加心肌应激性的不利因素，同时应除外麻醉过浅、缺氧及二氧化碳蓄积等带来的影响，应先使用降压药降低血压，然后再根据情况考虑使用 β–受体阻滞药降低心率。短效的 β–受体阻滞药艾司洛尔因其起效快、作用时间短、相对安全性高而常用。血压剧烈波动可能引发严重心律失常，如室性心动过速或频繁室性期前收缩，应马上对症采取有效措施控制，否则后果严重，常成为死亡原因之一。可静脉慢注利多卡因、胺碘酮，并立即准备好除颤器。

（3）低血压：当肿瘤与周围组织和血管全部离断后，血中儿茶酚胺的浓度随肿瘤切除迅速降低，常出现低血压甚至休克，是肿瘤切除后严重并发症，可致死。随着对嗜铬细胞瘤病理生理的深入认识，人们非常重视对这类患者的术前准备，如使用 α–受体阻滞药、β–受体阻滞药可改善患者血管床的条件，增加儿茶酚胺分泌降低后的耐受性。术中有意识地预防性扩容同样可以降低血管扩张后的低血压发生率与程度。大多数患者经过这种处理，发生严重低血压的概率明显减少。

手术中外科医师应当提醒麻醉医师，可稍提前 30 秒钟左右停止一切降压措施，并密切观察血压、心率、CVP 变化，充分补充液体，必要时立即静脉注入去甲肾上腺素 0.1 ~ 0.2 μg/kg，继以微量泵持续输注 0.05 ~ 1 μg/（kg·min），肾上腺素亦可选择使用。根据血压水平调整速度，可延续到术后的一段时期。

五、术后处理

嗜铬细胞瘤患者在术后仍可能发生复杂的病情变化，出现各种严重症状，如高血压、心律失常、心功能不全、代谢异常等。因此，在术后仍应密切观察血流动力学的变化，如血压、心律、心率、中心静脉压等，有创监测均应保留到 ICU 或病房监护室。

1. 肾上腺危象

对双侧肾上腺嗜铬细胞瘤摘除术后，肾上腺皮质可能有不同程度的缺血，损伤导致肾上腺功能不足而发生肾上腺皮质危象。可给予氢化可的松 100 ~ 200 mg 静脉滴注，术后改用泼尼松，持续一周左右。

2. 低血糖

嗜铬细胞瘤由于分泌大量儿茶酚胺可引起糖原分解，并抑制胰岛 β 细胞分泌胰岛素导致血糖升高。肿瘤切除后，原来受抑制的胰岛素大量释放，可引起低血糖。严重者可发生低血糖性休克，多发生在术后数小时内。如患者清醒，临床上可见到患者大汗、心慌、低血压等，如患者仍处于全身麻醉恢复期，则主观症状较少，多表现为循环抑制，且对一般处理反应迟钝，一经输入含糖溶液，症状立即改善。对这类患者围术期管理中，凡疑有低血糖发生时应立即行快速血糖测定。对已确定合并有糖尿病的嗜铬细胞瘤患者，必须使用胰岛素时，在围术期的用量应减半，并同时加强血糖监测。

六、特殊嗜铬细胞瘤

目前典型的嗜铬细胞瘤诊断和处理上基本没有困难。但是一些特殊类型嗜铬细胞瘤症状不典型，表现复杂，常常多器官发病，涉及普外、儿科、妇科、皮肤科等相关科室，容易延误诊治，致残率和致死率较高。国外报道嗜铬细胞瘤是一种"10%"肿瘤，认为约 10% 的嗜铬细胞瘤是恶性的，约 10% 是双侧性的，约 10% 是肾上腺外的，约 10% 发病于儿童，约 10% 是家族性的，约 10% 为复发性的，约 10% 和多发内分泌肿瘤有关，约 10%于卒中后发现，还有约 10% 的嗜铬细胞瘤和其他疾病伴发，这些疾病包括 Von Hippel-Lindan 病、神经纤维瘤病等。对这些特殊嗜铬细胞瘤认识不足、处理失当可造成严重后果。

（一）静止型嗜铬细胞瘤

静止型嗜铬细胞瘤分为两种表现形式：①隐匿功能性嗜铬细胞瘤；②无功能性嗜铬细胞瘤。隐匿功能性嗜铬细胞瘤是指平时未表现出高血压等征象，但在严重外伤、感染、手术等应激条件下血压可急骤上升的嗜铬细胞瘤。无功能性嗜铬细胞瘤则是指围术期均无血压波动的类型。由于在术前很难预测无高血压史的嗜铬细胞瘤者在手术等应激状态下是否会出现急骤血压升高，所以将其总称为"静止型嗜铬细胞瘤"。

现代影像技术的广泛应用，对无典型高血压表现，儿茶酚胺及尿香草扁桃酸（VMA）均正常的无症状嗜铬细胞瘤，其发生率在迅速增加。无症状不等于无功能。近年来肾上腺偶发瘤的发现率逐年提高，其中静止型嗜铬细胞瘤的发生率为 1.5% ~ 23%。近年来对性质不明确的肾上腺肿瘤、怀疑嗜铬细胞瘤的患者，无论有无高血压表现，均主张术前、术中按嗜铬细胞瘤常规准备，以减少手术危险性。

（二）肾上腺外嗜铬细胞瘤

对于有儿茶酚胺症表现的患者，如果肾上腺区域没有发现占位病变，应该考虑到肾上腺外嗜铬细胞瘤的可能。发病率以往报道为10%，近几年有上升的趋势，目前认为肾上腺外嗜铬细胞瘤占全部嗜铬细胞瘤发病的18%～24%。肾上腺外嗜铬细胞瘤约占成人的15%，占儿童嗜铬细胞瘤的30%。肾上腺外嗜铬细胞瘤常常是多发性的，发病率为15%～24%。肾上腺外嗜铬细胞瘤的复发和转移率相对较高。

85%的肾上腺外嗜铬细胞瘤发生在膈肌以下部位：上段腹主动脉旁约占46%，下段腹主动脉旁29%，膀胱10%，胸腔10%，头颈部3%，盆腔2%。一些不常见的部位有嗜铬细胞瘤的报道，如远端输尿管、前列腺、输精管、骶尾部、肛门、肾包囊、子宫阔韧带、卵巢、阴道壁、外耳道等。

肾上腺外嗜铬细胞瘤的临床表现复杂，常见有：①阵发性症状发作（血压突然升高、心悸、头痛、出汗和面色苍白）；②高血压（不稳定性、进行性加重）；③肾上腺或腹中部实质性肿块。

位于肠系膜下动脉和主动脉分叉处之间的主动脉旁嗜铬体又称为Zuckerkandl器。Zuckerkandl体内的嗜铬细胞瘤常表现为低血压、低血容量、心悸和心动过速。Zuckerkandl体内的嗜铬细胞瘤还有一个特点，即大量摄入饮食、用力排便或触诊腹部时可使上述临床表现更为明显。有的还可以引起胃肠道出血。

腹膜后嗜铬细胞瘤临床表现通常为腹部或背部疼痛，且常可在腹部触及实质性肿块。

膀胱嗜铬细胞瘤大约占整个膀胱肿瘤的0.31%，占嗜铬细胞瘤的1.56%。大多数膀胱肿瘤为单发性的，主要发生在膀胱穹隆、膀胱三角区及膀胱右侧壁。无痛性肉眼血尿及排尿时头痛、头晕、血压升高等"肿瘤激惹征"是本病的常见症状。其症状可由膀胱充盈按压腹部、排便或性交而诱发。当嗜铬细胞瘤位于膀胱三角及颈部时，可出现尿频、尿急及排尿困难诸症状。在直肠指检时有时还可触及肿块。

发生在肾门区域内的肾上腺外嗜铬细胞瘤还可引起肾动脉狭窄，大多数患者在切除嗜铬细胞瘤后肾动脉狭窄的症状即可解除。输尿管走行区域的嗜铬细胞瘤可以引起上尿路梗阻，引起肾功能不良。

支气管嗜铬细胞瘤可表现为哮喘和干咳，纤维支气管镜检查可以确诊。

有时嗜铬细胞瘤自发破裂出血，容易和急腹症混淆。肝区嗜铬细胞瘤也有被误诊为肝癌的报道。肠系膜嗜铬细胞瘤可以有肠梗阻的表现。

这类患者术前容易误诊、漏诊，在进行其他手术时出现难以解释的急剧血压升高或剧烈波动，应想到是否有嗜铬细胞瘤的存在。如果可能应停止手术，待诊断、术前准备充分后再进行，如不行，应立即进行按嗜铬细胞瘤麻醉方案进行循环调控、容量治疗，严密监测患者病情，防止发生严重意外。

（三）多发性内分泌肿瘤

多发性内分泌肿瘤（MEN）也称为多发性内分泌腺瘤病，是指在两个以上内分泌腺发生肿瘤或增生，出现多种内分泌功能障碍，有明显的家族遗传性。其一般分为3型，MEN–Ⅰ型（wermer综合征）包括甲状旁腺、胰岛、垂体、肾上腺皮质和甲状腺功能亢进。MEN–Ⅱa或MEN–Ⅱ（sipple综合征）包括嗜铬细胞瘤（可能为双侧和肾上腺外分布）、甲状腺髓样癌和甲状旁腺增生。MEN–Ⅱb或MEN–Ⅲ型，包括甲状腺髓样癌、嗜铬细胞瘤和神经瘤等。

含嗜铬细胞瘤的后两种亚型可家族性发病，也可散在性发病；所累及的内分泌腺体可先后发病，亦可同时发病，临床表现复杂，但有以下特点。①临床表现虽因组合的肿瘤不同而异，但常以某一突出症状就诊，其中以甲状腺肿块居多。②甲状腺髓样癌的发生率为80%以上，发病年龄早，多为双侧多病灶发病，恶性程度高，转移早，常伴有异位ACTH（促肾上腺皮质激素）综合征等症状。③肾上腺嗜铬细胞瘤的发生率为50%～80%，其发病年龄相对较晚，发病前常有肾上腺髓质增生开始，双侧多病灶发病约占患者的50%。肾上腺外嗜铬细胞瘤较少见。恶性嗜铬细胞瘤也少见，但是局部复发的倾向较高。④甲状旁腺增生常为双侧多病灶发病，有泌尿系统结石、骨质疏松等临床表现。⑤MEN–Ⅱb除MEN–Ⅱa上述特点外，尚具有特有的类马方征面容和体形，舌黏膜下或睑结膜多发性神经瘤。上述特点可与单纯甲状腺髓样癌、嗜铬细胞瘤及黏膜下神经瘤相鉴别。

MEN–Ⅱ的治疗主要是切除甲状腺髓样癌和嗜铬细胞瘤。在切除甲状腺髓样癌前，应查明有无嗜铬细胞瘤。若两者同时存在，先行嗜铬细胞瘤切除，2周后再行甲状腺切除。即使嗜铬细胞瘤无症状，也应该先处理嗜铬细胞瘤。嗜铬细胞瘤多为双侧发病，对切除双侧肾上腺者应充分做好预防发生肾上腺危象的准备，必要时可留少量正常肾上腺组织。

（四）妊娠期嗜铬细胞瘤

妊娠期嗜铬细胞瘤是嗜铬细胞瘤中较严重的一种状况，可严重危及母婴的生命安全。据统计患该病时母亲确诊前死亡率可达48%，胎儿可达54%，而即使确诊并采取一定措施后，母亲死亡率仍为17%，胎儿死亡率仍可高达50%。临床症状主要是由于嗜铬细胞瘤存在或子宫随妊娠逐渐增大压迫邻近部位肿瘤所致，表现为儿茶酚胺增多症候群。但有些患者预先无明显症状，而在分娩或产后突然出现血压增高或休克。如果患者有不稳定的高血压或体位性高血压、充血性心力衰竭、心律失常，应该考虑嗜铬细胞瘤的诊断。

对该病的处理，原则上妊娠3个月以内，最好先采取人工流产，再处理原发病灶。妊娠前半期争取手术切除，后半期用药物控制病情，等待足月分娩。一般不提倡阴道分娩，因其可诱发致命的高血压发作，以剖宫产为最佳。条件许可时还可一并手术摘除肿瘤。有腹腔镜手术成功摘除嗜铬细胞瘤的报道。术前、术中及术后必须严密监护，合理用α及β阻滞剂，用量不宜过大，血压过低，对胎儿有害。对足月分娩患者，症状缓解，应跟踪追查，以防再次妊娠再次发作。

（五）其他

1. 儿童嗜铬细胞瘤

嗜铬细胞瘤在小儿比较少见，临床症状与成人有不同，头痛、恶心、呕吐、体重减轻、视觉困难较成人常见。多尿、惊厥等在成人少见，而在儿童的发生率可达 25%。90% 的患者高血压呈持续性，常伴心脏损害。和成人相比，儿童家族性嗜铬细胞瘤和双侧嗜铬细胞瘤的发病率较高，分别为 28% 和 20%，恶性嗜铬细胞瘤的发生率为 8.3% ~ 13.1%。手术切除是主要的治疗手段。术前治疗可采用 α-受体阻滞剂及 β-受体阻滞剂，必要时可采用 α-甲基酪氨酸。

2. 恶性嗜铬细胞瘤

其大约占嗜铬细胞瘤的 10%，一般文献报道为 13% ~ 26%。肾上腺外的嗜铬细胞瘤中，恶性发生率明显高于肾上腺内者。恶性嗜铬细胞瘤无论从组织学上还是临床表现上均难与良性嗜铬细胞瘤区分，其主要特点是易向周围侵犯，易复发和转移。临床诊断的可靠标准是复发和转移病灶的出现。围术期处理没有特殊性。

（陈　琛）

第七节　皮质醇增多症手术麻醉

一、概述

皮质醇增多症是肾上腺皮质分泌过量的糖皮质激素所致的疾病症候群。1932 年库欣（Cushing）收集文献中的 10 例病例，结合自己观察的 2 例，对其临床特点做了系统描述，故又称库欣综合征（Cushing syndrome）。根据病因不同，分为库欣病（垂体分泌 ACTH 过多）、库欣综合征（肾上腺分泌糖皮质激素过多）和异位 ACTH 综合征（垂体以外癌瘤产生 ACTH）。在分泌过多的皮质激素中，主要是皮质醇，故称为皮质醇增多症。垂体肿瘤及垂体以外癌瘤手术的麻醉不在本节讨论中。

来源于肾上腺病变的患者手术治疗效果好。肾上腺皮质增生主要为垂体性双侧肾上腺皮质增生，约占皮质醇增多症的 2/3，可伴有或不伴有垂体肿瘤。肾上腺皮质肿瘤约占 1/4，多为良性，属腺瘤性质，一般为单侧单发。癌肿较少见。肿瘤的生长和分泌肾上腺皮质激素是自主性的，不受 ACTH 的控制。由于肿瘤分泌了大量的皮质激素，反馈抑制了垂体的分泌功能，使血浆 ACTH 浓度降低，从而使非肿瘤部分的正常肾上腺皮质明显萎缩。

二、临床表现

本病的临床表现是由皮质醇过多而引起糖、蛋白质、脂肪、电解质代谢紊乱和多种脏器功能障碍所致。以女性为多见，部分病例在妊娠后发病。男女发病率比为 1 ：2 左右。发病年龄多在 15 ~ 40 岁，但最小者可仅 7 岁，最大者 62 岁。成人比儿童多见，儿童患者多为癌肿。如有女性男性化或男性女性化则常提示有癌肿可能。肾上腺皮质增生和腺瘤病例的进展较慢，往往在症状出现后 2 ~ 3 年才就诊，而癌肿的发展则快而严重。

1. 肥胖

肥胖呈向心性，主要集中在头颈和躯干部。呈满月脸，红润多脂，水牛背，颈部粗短，腹部隆起如妊娠，四肢因肌萎缩反显得细嫩。患者因肌肉萎缩而易感疲乏，这是与正常肥胖的不同点。

2. 多血质和紫纹

皮肤萎缩菲薄，皮下毛细血管壁变薄而颜面发红，呈多血质。毛细血管脆性增加，轻微损伤易生瘀斑，尤其易发生于上臂、手背和大腿内侧等处。在腹部、腰、腋窝、股、腘窝等处可出现紫纹，其发生率达 3/4。紫纹一般较宽，颜色长期不变。其不仅在脂肪多的部位出现，也可发生在股内侧、腘部。

3. 疲倦、衰弱、腰背痛

这往往是肌萎缩、骨质疏松的结果，以脊柱、盆骨、肋骨处尤为明显，严重者可发生病理骨折。骨质疏松引起尿钙排出增加，有时可并发肾结石。

4. 高血压

高血压较常见，是与皮质醇促进血管紧张素原的形成和盐皮质激素引起水、钠潴留有关。

5. 毛发增多，脱发和痤疮

无论男女均常有多毛现象，在女性尤为引人注目，甚至出现胡须，但常伴脱发，这可能与皮肤萎缩有关。痤疮可发生在面部、胸部、臀部和背部。

6. 性功能障碍

患者常有性欲减退。男性出现阳痿，女性则有闭经、月经紊乱或减少。

7. 糖尿病

多数为隐性糖尿病，表现为空腹血糖升高和糖耐量试验呈糖尿病曲线，占本病的 60% ~ 90%。少数病例出现临床糖尿病症状和糖尿，称甾体性糖尿病。患者对胰岛素治疗往往有拮抗作用。

8. 电解质代谢和酸碱平衡紊乱

其表现为血钠增高，血钾降低。严重者发生低钾、低氯性碱中毒。患者可因钠潴留而有水肿。

9. 对感染抵抗力减弱

患者易患化脓性细菌、真菌和某些病毒感染，且一旦发生，往往不易局限而易于扩散至全身，常形成严重的败血症和毒血症。伤口感染不易愈合。发热等机体防御反应被抑制，往往造成漏诊误诊，后果严重。躯干部的痤疮和体癣如在所选切口部位，则影响手术进行。

10. 其他症状

其他症状如水肿、肝功能损害、消化道溃疡加重或出血、精神失常等表现。

三、麻醉前准备

皮质醇增多症的患者由于代谢和电解质紊乱，对于手术耐受性差，而肾上腺的切除又可使功能亢进突然转为功能不足，机体很难适应这种变化，给麻醉管理带来困难，因此需在术前做一些准备。

1. 纠正代谢紊乱，治疗并发症

最常见的并发症是低血钾，除加重患者的肌松弛性瘫痪外，还可引起心律失常。应适当补充钾，必要时可用螺内酯。血精增高或已有糖尿病者应作相应的处理，如饮食控制或口服药物等，必要时可用胰岛素来治疗。但应注意肾上腺切除后的低血糖，需严密监测血糖的浓度。一些病情严重者，呈现体内负氮平衡，常表现有严重的肌无力、骨质疏松，可考虑给予丙酸睾酮或苯丙酸诺龙，以促进体内蛋白质的合成。合并有高血压者应给予降压药，控制血压在相对正常、稳定的水平。有感染者应积极治疗。

2. 皮质激素的补充

此类患者原来体内有高浓度的皮质醇，一旦切除肿瘤或增生的腺体全切或大部全切除后，体内糖皮质激素水平骤降，如不及时补充，则可以发生肾上腺皮质功能低下或危象。因此，术前、术中、术后应补充肾上腺皮质激素。可于手术前一日给醋酸可的松 100 mg，肌内注射，术中常给予氢化可的松 100 mg 静脉滴注。

四、麻醉管理

由于皮质醇增多症患者对手术麻醉的应激能力低，耐受性差，因此对麻醉药物（包括肌松药等）用量较正常患者相对要小。虽有肥胖，但不能按每公斤体重常规剂量用药。麻醉前用药一般仅及正常人的 1/2 ~ 1/3 即可，病情非常严重者可以不用术前药。

1. 麻醉方法

麻醉方法的选择没有特殊要求，不论采用全身麻醉还是硬膜外麻醉均可完成肾上腺皮质醇增多症患者的手术。目前常用于全身麻醉中的静脉麻醉药、吸入麻醉药、肌松弛药均无绝对禁忌，但有些药物会对肾上腺皮质功能有一定影响。氟烷与甲氧氟烷对肾上腺皮质功能有抑制作用，以氟烷最强，甲氧氟烷次之，安氟烷、异氟烷、七氟烷对其基本没有影响。静脉麻醉药中除依托咪酯在长期使用时对肾上腺皮质功能产生抑制作用外，其他如硫喷妥钠、咪达唑仑、地西泮、丙泊酚等影响均较小。总之，麻醉期短时间地使用这些药物不会引起肾上腺皮质功能的明显变化。

全身麻醉时需注意皮质醇增多症患者面颊肥胖、颈部短粗，可能发生插管困难，导致局部损伤，如牙齿脱落、口咽部软组织挫伤血肿等；并因氧储备能力低，容易发生缺氧；诱导期易发生呕吐、误吸等严重呼吸系统并发症；麻醉恢复期拔管时因肥胖和肌力减弱，易出现呼吸道梗阻、缺氧，即使按正常手法托起下颌，也很难维持呼吸道通畅，需准备并及时置入口咽导管或鼻咽导管来维持正常通气；在有条件的医院，全身麻醉后的皮质醇增多症患者应转运至恢复室，待其完全恢复才可返回病房。

根据临床经验硬膜外麻醉也可以满足手术要求。其优点是方法较全身麻醉简单，减少不良反应，麻醉并发症少，对肾上腺皮质功能影响也较全身麻醉要小，患者恢复较快。但需要注意的是，要充分考虑到因患者肥胖造成的穿刺困难，尽量避免穿刺过程中对组织，尤其是对神经组织的损伤；麻醉过程中应调整适当的麻醉平面，过低不能满足手术需要，过高则影响呼吸功能，尤其在特殊的侧卧腰切口位，会加重对呼吸的抑制，同时这类患者因肥胖本身造成的氧储备降低，往往会因此引发严重不良后果，手术中应常规经面罩给氧；术中为减轻患者的不适感而给予镇静药物时，切忌过量，以免导致严重呼吸抑制；对于肾上腺位置较高的患者，在分离腺体过程中有可能损伤胸膜发生气胸，这将给麻醉管理带来很大困难，在胸膜修补前，需用面罩加压给氧或采取其他辅助呼吸方式，以确保解除呼吸困难。另外，对合并有精神症状的患者、硬膜外穿刺部位有感染的患者、合并有明显心血管疾患及呼吸功能明显低下的患者均不宜采用硬膜外麻醉。采用硬膜外麻醉复合浅全身麻醉是一种较好的方式。

2. 围术期管理

此类患者呼吸储备功能及代偿功能差，对缺氧耐受性差，再加体位的影响（侧卧头低足低位），手术时胸膜破裂发生气胸，全身麻醉过深或硬膜外阻滞平面过高等，均可进一步影响患者的呼吸功能，麻醉中应严密观察患者通气状态，维持呼吸道通畅，确保呼吸功能处于正常状态。

无论使用何种麻醉方法，此类患者对失血的耐受性差，即使出血量不多，也常见血压下降，甚至休克。对此，除正确判断并及时补充血容量外，还应考虑肾上腺皮质功能不全的可能性，如有原因不明的低血压、休克、心动过缓、发绀、高热等，对一般的抗休克治疗如输液、使用升压药等效果不佳时，应考虑经静脉给予氢化可的松 100 ～ 300 mg，术后每 8 小时经肌内注射醋酸可的松 50 ～ 100 mg，逐日减少，根据病情可持续 1 ～ 2 周或更长时间。

皮质醇增多症患者皮肤菲薄，皮下毛细血管壁变薄，呈多血质，有出血倾向；晚期有骨质疏松，可发生病理性骨折，麻醉手术过程中应保护好皮肤和固定好肢体。此类患者抗感染能力差，应用肾上腺皮质激素后，炎症反应可被抑制，应加抗感染处理。

（陈　琛）

第八节　腹部创伤手术麻醉

腹部创伤不管在和平年代还是战争年代都常见，发病率为 0.4% ～ 2.0%，居创伤外科的第三位。死亡率 6.5% ～ 8.8%，死亡率与受伤至早期救治的时间、致伤原因、有无内脏损伤、内脏和血管损伤的部位、全身多发伤及急救和治疗技术等因素有关。腹部创伤可分为闭合性和开放性两大类。腹部实质性脏器损伤以肝、脾破裂居多。

一、肝破裂的诊断和治疗

肝的解剖部位较隐藏，受到胸廓的保护，可是在腹内脏器损伤中，肝损伤的发生率最高。致伤原因包括：①开放性或穿透性损伤，常见为刀刺伤或枪伤等。②闭合性钝性损伤，常见为车祸、摔伤和直接打击伤等。肝损伤的并发症和死亡率与肝损伤的严重程度密切相关。目前国际上采用的肝损伤分级是美国创伤外科协会肝外伤分级法。Ⅰ级，血肿位于包膜下，不继续扩大，< 10% 的肝表面积；裂伤：包膜撕裂不出血，肝实质破裂，深度浅于 1 cm。Ⅱ级，血肿位于包膜下，不继续扩大，血肿占表面积的 10% ~ 15%，肝实质内血肿不继续扩大，直径< 2 cm；裂伤：肝实质裂伤深度浅于 1 ~ 3 cm，长度< 10 cm。Ⅲ级，血肿位于包膜下，> 50% 的肝表面积或继续扩大，包膜下血肿破裂并有活动性出血，肝实质内血肿直径> 2 cm；裂伤：肝实质裂伤深度大于 3 cm。Ⅳ级，中心血肿破裂；肝实质破坏不超过肝叶的 25% ~ 75%。Ⅴ级，肝实质破坏不超过肝叶的 75%；血管损伤：肝静脉附近损伤（肝后下腔静脉，大的肝静脉）。Ⅵ级，血管－肝撕脱。以上分级如为多发性肝损伤，其损伤程度则增加一级。

肝破裂的诊断依据：①临床表现，常见的症状为下胸或腹上区疼痛、恶心、呕吐等；体征有不同程度的出血性休克表现，如精神紧张、倦怠、烦躁不安、面色苍白、脉率加快、血压下降等；右下胸和腹上区压痛、腹膜刺激症状及肠鸣音减弱或消失；大量血腹时可查出腹部移动性浊音；闭合性损伤者可有右下胸或腹上区软组织挫伤或肋骨骨折体征；开放性损伤者可在上述部位发现刀口或子弹入口或出口；②实验室检查，肝损伤数小时后才出现红细胞计数下降和反应性白细胞计数增高；更有意义的是血红蛋白值和红细胞计数的动态变化，可提示有活动性出血；③诊断性腹腔穿刺是目前最常用的诊断方法，准确率达 70% ~ 90%；④超声检查，近年来，一般认为腹部超声检查是诊断肝损伤的首选方法，不仅能发现肝包膜的连续性消失，而且可以了解腹腔内积血量，有报道超声检查发现肝损伤的敏感度为 80%，特异性为 98%，正确性为 97%，因此认为可以代替 CT 和诊断性腹腔灌洗而成为首选诊断方法；⑤对病情稳定而诊断困难者可做 CT 检查。

肝损伤的治疗：对于血流动力学稳定的肝损伤患者多采用非手术治疗。入院时有低血压的肝损伤患者应立即行手术治疗，手术指征为：①经晶体液复苏和与肝损伤有关的输血量达 2 个单元以后，血流动力学仍不能保持稳定者；②在 72 小时内，因肝活动性出血需要输血超过 4 个单元才能维持血流动力学稳定者；③合并其他腹内脏器损伤者。

二、脾破裂的诊断和治疗

脾脏是腹腔内的一个实质性脏器，其位置深，受下胸壁、肋骨、腹壁和膈肌的保护。由于脾脏质地脆弱，受外力作用后很容易破裂，在闭合性腹部外伤中，脾脏居腹内脏损伤之首位。按脾脏损伤的原因可分为：①外伤性（闭合性或开放性）脾破裂，包括立即脾破裂、延迟性脾破裂和隐匿性脾破裂；②自发性脾破裂；③医源性脾破裂；④新生儿脾破裂。目前国际上采用的脾损伤分级是 1994 年美国创伤外科协会（AAST）制定的脾损伤分级标准。Ⅰ级，血肿位于包膜下，非扩展性，＜10% 的脾表面积；裂伤：包膜撕裂不出血，脾实质破裂深度浅于 2 cm。Ⅱ级，血肿位于包膜下，非扩展性，血肿占表面积的10%～50%，脾实质内血肿不继续扩大，直径＜5 cm；裂伤：包膜撕裂，活动出血；脾实质裂伤深度 1～3 cm 但未累及主要血管。Ⅲ级，血肿位于包膜下，＞50% 的脾表面积或继续扩大，包膜下血肿破裂并有活动性出血，脾实质内血肿直径＞5 cm 或扩展性；裂伤，脾实质裂伤深度大于 3 cm 或脾小梁血管损伤，但未伤及脾门血管；Ⅳ级，脾实质内血肿破裂伴活动性出血；伤及脾段或脾门血管，脾脏无血供区＞25%；Ⅴ级，完全脾破碎，脾门血管损伤，脾脏失去血供。

脾破裂的诊断依据：①临床表现，有邻近脾脏的腹部外伤史，腹痛，以左上腹痛为主且 70%～80% 的患者有左肩部牵涉性疼痛（Kehr 征）和（或）失血性休克。血腹较多时可有移动性浊音，但因脾周有血凝块的存在，左侧卧位时，右侧腰区呈鼓音，右侧卧位时除右侧腰区呈浊音外，左腰区的浊音较固定，即所谓的 Balance 征。②实验室检查，血红蛋白值和红细胞计数的进行性下降可提示有活动性出血。③超声检查，B 超具有分辨率高、简便迅速、易于动态观察的特点，可作为外伤性脾破裂诊断和观察的首选方法。④ CT 检查，CT 对急性脾损伤诊断的敏感性和特异性均较高，准确率可达 95% 以上。

脾损伤的治疗原则：近年来非手术治疗脾损伤的报道越来越多，尤其是儿童非手术治愈的比例高达 70%。但必须严把其适应证：①入院时血流动力学稳定，或仅伴有轻度的失血性休克，经补液或少量输血（400～800 mL）可使血压迅速得以改善且维持稳定；②不合并腹内其他脏器损伤；③脾损伤程度 AAST 分级Ⅰ～Ⅲ级；④具备中转手术和重症监护的条件；⑤不伴有影响腹部损伤严重程度评估的腹外伤。

三、腹部创伤患者的麻醉特点

腹部创伤以腹内实质性脏器肝、脾破裂多见。需要手术治疗的出血量多在 2000 mL 以上，均有不同程度的出血性休克。所以此类患者的麻醉特点可概括为以下几个方面。

1. 对麻醉的耐受性差

椎管内麻醉可引起明显的血流动力学的改变，安全性明显低于全身麻醉。全身麻醉的药物对机体各系统，尤其是心血管和呼吸系统具有一定的抑制作用，因此对伴有失血性休克的肝脾损伤的患者来说，合理选用全身麻醉药及掌握麻醉药用量非常重要。

2. 难以配合麻醉

局部麻醉、神经阻滞麻醉和椎管内麻醉的实施都需要患者的配合。腹部创伤的患者往往疼痛难忍，如合并有循环障碍，多有烦躁不安甚至意识障碍，难以配合麻醉。

3. 难以避免呕吐误吸

疼痛、恐惧、休克和药物等多种因素都可使胃的排空延迟，进食与受伤间隔的时间短者，胃内容物存留更明显。麻醉前须明确伤者最后进食与受伤的间隔时间，因为伤后 24 小时内都存在呕吐误吸的危险。因此，对于这类患者都应该按饱胃处理。

4. 常伴有不同程度的脱水、酸中毒

失血量多的患者均伴有等渗性脱水，长时间的低血压严重影响机体通过有氧代谢获得能量，使无氧代谢途径加强，酸性代谢产物增多，同时肾脏对代谢废物的排泄和再生 HCO_3^- 的功能受损，必然会出现代谢性酸中毒。

5. 低体温

术中输入大量的库存血和液体，大面积的手术野长时间暴露于外增加体热的蒸发，腹腔冲洗等多种因素使得低体温的发生率增加。一旦低体温没有及时纠正，就会出现凝血功能障碍、酸中毒加重、麻醉药物代谢障碍、苏醒延迟、影响心血管药物的效果、严重的心律失常等不良后果。

四、麻醉处理原则

（1）术前应给予适当的镇痛、镇静药，但须注意所用药以不使血压下降、不抑制呼吸为前提。对于休克状态的患者可待诱导前经静脉小剂量用药。

（2）采取尽可能的措施避免胃内容物反流和误吸：①术前可靠有效的胃肠减压；② H_2- 受体阻滞剂如西咪替丁的应用，有减少胃液分泌、降低胃液酸度、减轻吸入性肺炎严重程度的功效；③采用快诱导气管插管技术，以保证在尽可能短的时间内控制气道，在保证呼吸道通畅的前提下，选用起效快、不增加胃内压的药物，以尽量缩短诱导时间，同时助手指压环状软骨（Sellick 手法）的方法有减少胃内容物反流和误吸的作用；④术前疑为困难气道的，采用表面麻醉下清醒气管插管是避免误吸最安全的方法；⑤苏醒期须待患者保护性反射恢复，完全清醒后拔管。

（3）休克的患者对疼痛反应比较迟钝，只需维持浅麻醉结合肌松药就可完成手术。腹腔探查是应激最强的阶段，可用起效快、作用时间短的丙泊酚加深麻醉。

（4）循环管理是肝脾破裂失血性休克患者术中处理的重中之重。对于低血容量休克来说，补充血容量是抗休克的根本措施。补液的原则是"需多少，补多少"和"缺什么，补什么"。补液量往往要多于估计的失液量，因为休克患者除向体外丢失液体外，还有血管容量的扩大、微循环中血液淤积及失液于"第三间隙"等等。具体措施有以下几点。

1）液体复苏：理想的复苏液体应能够提供快速的容量扩张，以供给组织灌注，预防或延迟低血容量休克的发生，能维持缺氧细胞的代谢需要同时不诱发剧烈的免疫反应。近年来有人主张在急救时，可以先输入 7.5% 的高渗氯化钠溶液（2 ~ 4 mL/kg，不超过 6 mL/kg）。输入高渗氯化钠溶液可以早期提高血液渗透压，减轻细胞水肿、组织水肿和脑水肿，高渗利尿，使失于第三间隙的液体返回血液中恢复血容量，升高血压；改善微循环，高渗状态可使肿胀的血管内皮细胞收缩，毛细血管内径恢复正常，舒通微循环，逆转失血性休克的关键环节，减轻心脏的前后负荷，改善组织灌流；有改善心功能、增加心肌正性收缩力、增快心率、大幅度提高动脉压的作用；还可调节免疫功能而减少由于免疫活性物质释放对组织器官的损伤，从而改善预后。其他常用的液体有林格氏液、平衡盐液、右旋糖酐、血浆、全血、白蛋白，以及血浆代用品等。在输液的时机上也要注意：活动性出血止住前以输平衡液为主，出血止住后再输全血以节省血源。腹压很高的患者在切开腹膜时可出现血压骤降的意外，应缓慢减压并做好快速输血的准备。

2）慎用血管活性药和正变力性药物：创伤性失血性休克时体内有大量的儿茶酚胺释放，如再用血管收缩药必然会增加心脏后负荷，减少脏器血流灌注。但如果血压已低到危险水平，且难以一时用输液纠正，则应及时给予血管活性药。对于严重休克晚期伴有原发性或继发性心功能不全或低心排血量者可选用多巴胺或多巴酚丁胺，但慎用洋地黄制剂；降低外周阻力和改善微循环可选用低分子右旋糖酐、酚妥拉明或酚苄明。如果出现有高排低阻型的感染性休克，可考虑应用血管收缩药，但应在严密监测循环功能的情况下进行。

3）皮质激素的应用：在创伤应激时肾上腺皮质系统活动增强，肾上腺皮质激素分泌增加。但是由于血浆中结合型皮质醇增加，而起作用的游离的皮质醇相对不足，同时创伤应激状态下细胞膜皮质激素受体受损，使其功效减弱。因而使用大剂量外源性皮质激素能起补偿作用。一般主张早期、大剂量、短程应用。

4）抗生素的应用：创伤应激状态下全身免疫功能下降、缺血缺氧性肠黏膜屏障作用破坏所致肠源性感染或微生物移位可能是导致难逆性休克或 MODS（多器官功能障碍综合征）的重要机制之一。因而主张对严重创伤性失血性休克患者需要应用广谱抗生素，尤其对肠道细菌感染的还要联合应用抗厌氧菌感染的抗生素。

（郭　瑜）

第五章　泌尿外科麻醉

第一节　泌尿外科手术麻醉

特殊年龄段患者需要接受肾脏和泌尿生殖系统手术的机会多一些。老年人除了生理性的老龄化改变以外，常伴发心血管和呼吸系统疾病。询问病史、体格检查和适当的实验室检查对于评估伴发疾病是很必要的。对于小儿泌尿疾病患者，应该仔细询问病史来排除其他的非泌尿系统先天性损害。

一、泌尿生殖系统的疼痛传导途径和脊髓投射节段

泌尿系统手术主要涉及肾脏、肾上腺、输尿管、膀胱、前列腺、尿道、阴茎、阴囊、睾丸和精索。由于它们的感觉神经支配主要是胸腰段和骶部脊髓（表5-1），这样的结构非常适合实施区域麻醉。

表 5-1　泌尿生殖系统的疼痛传导途径和脊髓投射节段

器官	交感神经脊髓节段	副交感神经	疼痛传导脊髓水平
肾	$T_8 \sim L_1$	CNX（迷走神经）	$T_{10} \sim L_1$
输尿管	$T_{10} \sim L_2$	$S_{2 \sim 4}$	$T_{10 \sim 12}$
膀胱	$T_{11} \sim L_2$	$S_{2 \sim 4}$	$T_{11} \sim L_2$（顶部），$S_{2 \sim 4}$（颈部）
前列腺	$T_{11} \sim L_2$	$S_{2 \sim 4}$	$T_{11} \sim L_2$，$S_{2 \sim 4}$
阴茎	L_1 和 L_2	$S_{2 \sim 4}$	$S_{2 \sim 4}$
阴囊	NS	NS	$S_{2 \sim 4}$
睾丸	$T_{10 \sim L_2}$	NS	$T_{10} \sim L_1$

注：NS表示无明显的伤害感受器功能。

二、肾脏血流和肾功能评估

肾脏接受 15% ~ 25% 的心排血量，或者说每分钟 1 ~ 1.25 L 的血液通过肾动脉，这取决于机体的状况。大部分血液由肾皮质接受，仅 5% 心排血量流经肾髓质，这导致肾乳头对于缺血非常敏感。肾脏血流通过各种能够控制血管平滑肌活动和改变血管阻力的机制来调节。运动时肾血管交感神经张力增加，使肾血流分流给运动中的骨骼肌，同样，在机体休息状态下肾血管松弛。手术引起的交感刺激会增加，血管阻力，减少肾血流，而麻醉药可能会通过减少心排血量来减少肾血流。

引起肾入球小动脉血管舒张和收缩的内在机制自动调节肾脏血流。当平均动脉压降至 60 mmHg 以下时，平均动脉压的下降将减少肾的血流并最终影响肾小球滤过率（GFR）。因为有内在机制的自主调节，持续的 60 mmHg 以上的低平均动脉压虽影响肾血流，但不影响 GFR。在正常或去神经支配肾脏，当平均动脉压维持在 60 ~ 160 mmHg 时，都能维持肾的自主调节。

泌尿外科患者常合并肾功能不全，术前进行充分的肾功能评估对围术期肾脏保护意义重大。常用的实验室检查包括：①肾功能及电解质、尿素氮、肌酐、钠、钾、氯、二氧化碳、尿酸钙磷；②尿常规；③肾小球滤过率、肌酐清除率、核素肾血流图；④影像学检查，肾脏 CT、肾脏、输尿管和膀胱的 CT 扫描，肾血管造影等。

三、药物对肾功能不全患者的影响

肾衰竭会严重影响吗啡和哌替啶的临床作用，但是对于芬太尼类药物则影响不大。

所有吸入麻醉药部分被生物转化，代谢的非挥发性产物几乎完全通过肾脏消除。但是，吸入麻醉药对中枢神经系统作用的消退依赖肺排泄，所以肾功能受损并不会改变对这些麻醉药的反应。轻度或中度肾功能不全患者应选择对其无害的麻醉药，依据这样的观点，所有现代强效吸入麻醉药都是合适的。七氟烷稳定性差，钠石灰可以导致其分解，并在肝脏进行生物转化。已有报道，血浆无机氟化物浓度在长时间吸入七氟烷后接近肾脏毒性水平（50 μmol/L）。但是，人类还没有发现七氟烷损害肾脏功能的证据。

尿毒症患者使用大剂量麻醉剂和镇静剂麻醉时，有关这些药物的分布没有报道。这些药物在排泄以前被大量代谢，所以，当复合 30% ~ 50% 氧化亚氮时，他们的作用没有明显延长。苯二氮䓬类药物，尤其是地西泮，其半衰期长，所以在有些病例会产生蓄积。在尿毒症患者，由于有效的吸入麻醉药相对于静脉药物来说更容易逆转，因此全身麻醉诱导时吸入麻醉药更具有优势。

琥珀酰胆碱可能引起血清钾离子水平快速而短暂地升高。创伤、烧伤或神经功能损伤患者，最高可达 5 ~ 7 mmol/L，这可能是肌膜去神经性化后对于琥珀酰胆碱和乙酰胆碱的超敏感的结果，这可能会引起心血管系统崩溃。在尿毒症高钾血症患者，血清钾的进一步升高是非常危险的，因此，除非患者在术前 24 h 已经接受透析治疗，否则不推荐使用琥珀酰胆碱。如果患者最近进行了透析或者血清钾正常，使用琥珀酰胆碱据报道是安全的。非去极化肌松药的药物分布已经得到深入研究。肾衰竭通过降低药物的消除或者肾脏对其代谢或降低其代谢酶活性来影响非去极化肌松药的药理学作用，如美维库铵。因此，肾衰竭患者的肌松药作用时间可能延长。然而，顺式阿曲库铵是阿曲库铵的单顺式异构体，器官非依赖性机制（霍夫曼消除）占整个顺式阿曲库铵消除的77%。因为肾脏排泄只占顺式阿曲库铵消除的16%，所以肾衰竭对其作用时间的影响很小。

四、泌尿外科手术的麻醉特点

多数泌尿外科手术的患者为老年患者，因此在进行泌尿外科手术麻醉时应考虑到老年人的生理特点。

1. 心血管系统

（1）动脉粥样硬化导致收缩期高血压，脉压增大。

（2）心室肥厚伴有心室顺应性降低，导致每搏量下降。

（3）最快心率的降低导致心排血量减少。

（4）瓣膜的纤维钙化。

（5）自主神经系统功能减低导致对容量、体位、麻醉深度的变化难以调节，对椎管内阻滞时血流动力学改变的敏感性增加，对肾上腺素能激动药和拮抗药的反应降低。

2. 呼吸系统

肺弹性减低，导致肺不张和通气，血流比失调；残气量增加，肺活量和用力呼气－秒率下降；肺泡无效腔量和解剖无效腔量增加。

3. 中枢神经系统

进行性神经元缺失和神经递质活性的减低导致对麻醉药需要量减少。

4. 泌尿系统

肾血流量和肾小球滤过率下降，保钠和浓缩尿液的能力下降。

5. 肝脏系统

肝血流量减少，经肝药物消除能力降低。

6. 老年患者的麻醉特点

（1）硬脊膜外麻醉可导致药液向头侧的过度扩散。

（2）睾丸相关手术要求感觉阻滞平面到 T_9，上尿路手术需到 T_6 平面，下尿路手术需到 T_{10} 平面。

（3）肝、肾功能的减退、蛋白结合力的改变和分布容积的改变，导致所有静脉麻醉药需要量减少。神经肌肉阻滞药的剂量，在整个成人期相似。

（4）吸入麻醉药的 MAC（最低肺泡有效浓度）和年龄成反比。

（郭　瑜）

第二节 肾脏手术麻醉及并发症

一、肾创伤手术麻醉

（一）肾创伤的分类

肾创伤目前多以 Sargent 分类与美国创伤外科协会分级为诊断标准。Sargent 将肾创伤分为四类：Ⅰ类伤，肾挫伤；Ⅱ类伤，不涉及集合系统的轻微裂伤；Ⅲ类伤，伴有或不伴有尿外渗的深度裂伤及碎裂伤；Ⅳ类伤，涉及肾蒂的损伤。美国创伤外科协会将肾创伤分为五度：Ⅰ度，肾挫伤；Ⅱ度，肾小裂伤；Ⅲ度，肾大裂伤，累及肾髓质，但并未入集合系统；Ⅳ度，肾全层裂伤伴肾盂、肾盏撕裂，肾碎裂、横断及贯通伤；Ⅴ度，肾动脉和静脉主干破裂或肾碎裂及横断同时伴有肾门区肾段动静脉断裂、肾盂撕裂；另外还可以按受伤机制分为以下三种类型：①开放性创伤，多见于刀刺伤、子弹穿透伤，多合并有胸、腹及其他器官创伤；②闭合性创伤，包括直接暴力，腹上区或肾区受到外力的撞击或挤压，如交通事故、打击伤、高空坠落后双足或臀部着地、爆炸冲击波，会伤及肾实质、肾盂及肾血管破裂，出现肾包膜下、肾周围及肾旁出血；③医源性肾创伤，手术时意外撕裂或经皮肾镜术、体外冲击波碎石术有引起肾创伤的可能。

（二）肾创伤的诊断及检查

1. 外伤史

详尽的外伤史对肾创伤的诊断很有价值，如受伤原因、事故性质、受伤着力部位、伤后排尿情况、有无血尿、昏迷、恶心及呕吐、呼吸困难、休克等。

2. 临床表现

（1）血尿：血尿为肾创伤最常见的症状，94.3% ~ 98% 的肾创伤患者有肉眼血尿或镜下血尿。

（2）疼痛及肿块：多数患者就诊时有肾区或腹上区疼痛，可放射到同侧背部或耻区。肾区可触及肿块。

（3）休克：休克是肾严重创伤及合并有多脏器创伤并危及生命的临床表现，表现为低血容量休克。开放性肾创伤休克发生率高达 85%。

（4）合并伤：无论是开放性还是闭合性肾创伤，还可能同时有肝、结肠、肺、胸膜、胃、小肠、脾及大血管损伤。临床表现更严重，病情危重，须及时手术、麻醉进行抢救。

3. 实验室检查及影像学检查

（1）尿常规检查：可能表现镜下血尿、肉眼血尿。

（2）血常规检查：动态观察血红蛋白，如果血红蛋白及血细胞比容持续下降，说明存在活动性出血，白细胞计数增高，提示合并感染或其他部位有感染灶存在。

（3）血清碱性磷酸酶：在肾创伤后 8 小时升高有助于诊断。

（4）超声作为闭合性肾创伤的检查方法有助于诊断。CT 及 MRI 诊断肾创伤的敏感度高，可确定肾创伤的程度、范围及肾实质裂伤、肾周血肿的诊断。X 线片可见肾轮廓增大或局部肿大，伤侧膈肌升高。

（三）肾创伤的治疗

1. 非手术治疗

排除了肾蒂伤、肾粉碎伤需紧急手术处理外，轻度的肾挫伤、裂伤的患者，无其他脏器合并伤的可入院观察行保守治疗，卧床休息，观察血压、脉搏、呼吸、体温，动态观察血、尿常规。补充容量，保持足够尿量，应用抗生素预防感染等。

2. 手术治疗

对于开放性肾创伤，合并有其他脏器创伤，伴有休克的患者应急症手术进行抢救。闭合性肾创伤一旦确定较严重肾挫伤也须尽早手术探查。手术包括肾修补、肾动脉栓塞、肾部分切除或肾全切除，手术切口可以经腰切口或经腹切口。

二、肾创伤手术的麻醉处理

（一）术前评估及准备

手术前熟悉病史，对创伤患者行头部、胸部、腹部、脊柱及四肢检查，并对呼吸功能、循环功能、肝肾功能、神经系统功能等做相应评估。根据 ASA 评估分级及创伤严重程度分级评估对麻醉的耐受性。麻醉前观察患者的神智、精神状态、血压、心率、呼吸状态，注意患者有无烦躁不安、疼痛、出汗、血尿、恶心呕吐等症状。常规行心电图、血常规、尿常规、凝血功能等检查，按急诊手术患者处理。肾创伤后腹膜后肾周血肿会突发破裂危及生命，如救治不当，死亡率很高，术前做好创伤急救准备工作。

（二）麻醉前用药

严重肾创伤患者，病情变化快，常伴有失血性休克，或合并有其他脏器创伤。因此，术前慎用或禁用镇静、镇痛药物，以免造成呼吸抑制。

（三）麻醉中监测

监测内容包括心电图、心率、无创血压、脉搏血氧饱和度、呼气末二氧化碳分压、尿量及体温。危重患者行中心静脉导管置入监测中心静脉压，有创动脉压监测。必要时置入肺动脉漂浮导管，监测心排血量（CO）、每搏量（SV）、心脏指数（CI）、肺毛细血管楔压（CWCP）、混合静脉血氧饱和度（SVO_2）指导目标治疗达到较好氧供（DO_2）。

（四）麻醉方法选择

对于病情较轻的行肾创伤探查术的患者可选择硬膜外麻醉。对于严重肾创伤，合并有其他脏器创伤，伴有失血性休克的患者或急诊探查性质手术患者应选择气管插管全身麻醉。硬膜外麻醉在创伤手术患者实施容易引起明显血流动力学改变，安全性明显低于全身麻醉。肾创伤伴有休克的患者对全身麻醉药耐药性差，因此合理地选择全身麻醉药及剂量非常重要。

（五）麻醉中药物选择

1. 麻醉中常用的依赖肾脏清除的药物（表 5-2）

表 5-2 麻醉中常用的依赖肾脏清除的药物

依赖	部分依赖
地高辛，正性肌力药	静脉麻醉药——巴比妥类
氨基糖苷类，万古霉素	肌松药——泮库溴铵
头孢菌素，青霉素	抗胆碱药——阿托品，格隆溴铵
	胆碱酯酶抑制剂——新斯的明，依酚氯铵
	其他——米力农，肼苯达嗪

2. 静脉全身麻醉药

依托咪酯对循环影响轻，可作为循环不稳定时麻醉诱导及维持，但休克及低血压患者慎用。丙泊酚有较强的循环功能抑制作用，它通过直接抑制心肌收缩力和扩张外周血管双重作用引起血压下降，因此对有效循环血量不足的患者及老年人用量要减少。丙泊酚用于肾衰竭患者与正常人的总清除率相似，在肾切除的患者中，其清除率也不受明显影响，因此丙泊酚对肾功能影响不大。硫喷妥钠对循环影响较大，不主张用于休克患者，肾功能不全时应慎用。

3. 麻醉性镇痛药

吗啡主要在肝脏代谢为无活性的葡萄糖苷酸经肾排泄，肾功能不全患者应用镇痛剂量吗啡时，时效不会延长。瑞芬太尼、舒芬太尼、阿芬太尼及芬太尼镇痛作用强，对血流动力学影响轻，是创伤休克患者首选的麻醉药，芬太尼也在肝脏代谢，仅仅 7% 以原形排泄。瑞芬太尼和舒芬太尼的药代动力学和药效动力学在肾功能不全患者与正常人之间无显著差异，瑞芬太尼长时间用于严重肾功能不全的患者也是安全的。

4. 吸入麻醉

氧化亚氮、异氟烷、七氟烷和地氟烷无肝肾毒性，可安全用于肾脏手术麻醉。Higuchi 报道七氟烷在 > 5 MAC 的浓度下维持 1 h 也不增加血浆肌酐的含量。Morio 等研究低剂量七氟烷（0.4% ~ 3.0%）和异氟烷（0.2% ~ 1.5%）麻醉后测出的复合物 A 平均值 11.2 ppm ± 7.2 ppm，含量极微，即使用于术前有肾功能不全的患者也影响不大，尿素氮和肌酐值术前和术后无差异。地氟烷稳定性强，用于肾衰竭患者是安全的。

5. 肌肉松弛药

箭毒类药物基本上从肾脏排泄，因此肾脏手术麻醉不宜选用。琥珀胆碱及阿曲库铵在体内削除不依赖肝脏和肾脏，可以安全用于肝、肾手术的患者，但在创伤患者使用琥珀胆碱可致一过性的血钾升高，诱发心律失常，应慎用。大约 30% 的维库溴铵由肾排泄，研究发现肾功能不全患者使用该药后神经肌肉阻滞作用时间长于肾功能正常者。泮库溴铵和哌库溴铵也主要由肾脏排泄，因此用于肾功能不良患者时效会延长。胆碱酯酶拮抗剂新斯的明约 50%，溴吡斯的明和依酚氯铵约 70% 在肾脏排泄，致使肾功能不全患者用此药后排泄会延长。

（六）肾创伤手术的麻醉处理

创伤患者多为饱胃，如何防止呕吐误吸是麻醉诱导中必须重视的问题。疼痛、恐惧、休克均可使胃排空时间延长，麻醉前应行胃肠减压，准备吸引装置。全身麻醉气管插管最好采用清醒状态下气管内表面麻醉下插管，如果做快速诱导插管，应采取措施预防反流误吸，如压迫环状软骨。

麻醉应维持在合适水平，以减轻应激反应，降低肾素 – 血管紧张素 – 醛固酮系统的反应，增加肾脏灌注，保护肾功能。注意术中电解质、酸碱平衡的调节，补充血容量，用血管活性药物稳定血流动力学，提高组织供氧，降低氧耗。长时间低血压和手术时间过长都可导致肾血流量减少而影响肾脏灌注，保持良好的循环功能是保护肾功能的先决条件。肾功能不仅受麻醉药物、手术创伤、低血压、低血容量等因素的影响，还受到并发症如高血压、糖尿病等的影响，麻醉中应综合考虑给以相应治疗。

肾创伤伴有低容量性休克患者，应在有创血流动力学监测下指导治疗，如 CVP，有创动脉压，利用 Swan-Gan 导管监测肺毛细血管楔压、心排血量等，及时补充血容量，包括血液、胶体液、乳酸林格液体。琥珀明胶、羟乙基淀粉（6% 130/0.4 或 200/0.5），都可安全用于扩容，而不影响肾脏功能。在扩容的同时可使用血管活性药物，如多巴胺、多巴酚丁胺、肾上腺素、去甲肾上腺素、去氧肾上腺素等维持较好灌注压。维持 CVP 在 8 ~ 12 cmH_2O，平均动脉压在 60 mmHg 以上，混合静脉血氧饱和度大于 70%，心脏指数大于 4.5 L/（min·m^2），组织供氧指数大于 600 mL（min·m^2）。小剂量多巴胺 1.0 ~ 10 μg/（kg·min）可激动多巴胺受体产生作用，扩张肾血管、肠系膜血管、冠状动脉血管及脑血管，增加心肌收缩力，提高心排血量和肾脏血流。如果多巴胺对提高血压效果不佳，可用肾上腺素或去甲肾上腺素，呋塞米可增加肾血流量，增加肾脏氧供有利于保护缺血后肾功能损害。

肾创伤手术麻醉中应保持呼吸道畅通，保证足够的通气量，避免缺氧和二氧化碳蓄积，重视动脉血气监测。创伤休克患者术中防止体温过低，注意术中保温。严重创伤患者的呼吸循环功能障碍，肝肾功能继发受损，即使使用较少的麻醉药物，也会使术后苏醒明显延迟，因此应加强术后患者的监护治疗。

三、肾脏肿瘤手术的麻醉

肾肿瘤是泌尿系统常见的肿瘤之一，肾肿瘤的发病率与死亡率在全身肿瘤中占 2% 左右。在我国泌尿外科恶性肿瘤中膀胱肿瘤最常见，肾癌占第二位，肾脏肿瘤多采取手术治疗。肾脏肿瘤可能会并有其他一些并发症，麻醉实施及管理上更有一些特点。

（一）肾肿瘤的发病原因

肾肿瘤发病的原因与吸烟、肥胖、职业、高血压、输血史、糖尿病、放射、药物、饮酒、饮食、家族史等可能有关。吸烟使肾癌的危险增加 3% ~ 200%，肥胖与肾癌发病也有相关性。焦炭工人、石油工人及印刷工人因接触有害化学物质，有增加肾癌发病的危险性。

（二）肾肿瘤的分类及治疗

1. 肾恶性肿瘤

（1）肾癌。

1）肾癌的临床表现及诊断：肾癌又称肾细胞癌，肾癌经血液和淋巴转移至肺、脑、骨、肝脏等，也可直接扩散到肾静脉、下腔静脉形成癌栓。其临床表现有：血尿、疼痛、肿块，以及发热、夜间盗汗、消瘦、红细胞沉降率增快、肾功能异常。肾肿瘤压迫肾血管，肾素分泌过多会引起高血压，肺转移引起咯血，骨转移可继发引起病理性骨折，脊椎转移引起神经病变等。诊断依靠上述临床表现及超声、泌尿系 X 线平片、CT 及 MRI、选择性肾动脉数字减影进行诊断。

2）肾癌治疗：根治性肾切除是肾癌的基本治疗方法。肾动脉造影常用于手术困难或较大的肾癌，在术前造影和进行肾动脉栓塞可以减少术中出血。肾癌有肾静脉和（或）下腔静脉癌栓的，术前必须了解静脉内癌栓情况，决定手术方式。手术切口采用经腰切口，或经腹腔手术，胸腹联合切口。近年来开展了经后腹膜腹腔镜下行肾癌根治的新方法，对患者创伤小，恢复快。

（2）肾母细胞瘤：它是小儿泌尿系统中最常见的恶性肿瘤，临床症状有腹部肿块、腹痛、发热、高血压及红细胞增多症，晚期出现消瘦、恶心呕吐、贫血症状。早期可经腹行肾切除术。

2. 肾良性肿瘤

（1）肾囊肿：肾囊肿内容物为清亮浆液性液体而不是尿液，肾囊肿一般肾功能正常。如果肾囊肿对肾组织压迫并破坏严重时可出现肾功能改变。肾囊肿压迫肾盏、肾盂、输尿管可引起尿路梗阻，如果肾囊肿增大对肾脏功能有影响可采用手术或经皮腔镜微创手术治疗。

（2）肾血管平滑肌脂肪瘤：又称错构瘤，可通过超声、CT 鉴别诊断，较大的肾血管平滑肌脂肪瘤可突然破裂，出现急腹痛、腹腔内大出血，伴有休克症状，须急诊手术切除或介入性肾动脉栓塞。

（3）其他：肾良性肿瘤有肾皮质腺瘤、肾嗜酸细胞瘤、肾血管瘤等，应考虑保留肾组织手术，或部分肾切除等。

（三）肾肿瘤手术的麻醉处理

1. 术前评估

术前常规对肾肿瘤患者进行评估，对患者呼吸功能、循环功能、肝功能、肾功能进行相应检查。注意肾肿瘤患者术前有无合并冠心病、高血压、糖尿病、贫血、低蛋白血症，有无咯血、血尿、呼吸系统疾患等情况。常规检查心电图、胸部 X 线片、尿常规、血常规、肝功能、肾功能、凝血功能等。

2. 麻醉前准备及用药

肾肿瘤手术多为择期手术或限期手术，术前有并发症的应做相应内科治疗，如纠正贫血、控制高血压、纠正低蛋白血症、控制血糖等，术前应用利尿剂、钾制剂的患者应注意纠正电解质紊乱、酸碱失衡。术前适当应用镇静、安定类药物，或麻醉性镇痛药可减轻患者的焦虑及紧张情绪。麻醉前酌情给予抗胆碱药，以减少麻醉中的腺体分泌。肾脏手术前应用抗胆碱药最好选用东莨菪碱，因为东莨菪碱在肾排泄之前几乎完全被代谢，而静脉注射阿托品大致 50% 是以原形从肾排泄。长期服用血管紧张素转换酶抑制剂（ACEI）的患者会增加术后肾功能不全的危险性。

3. 麻醉方法选择

肾脏肿瘤手术的麻醉根据手术切口可选用硬膜外麻醉，气管内插管全身麻醉或全身麻醉联合硬膜外麻醉。硬膜外麻醉宜选择胸 10 ～ 11 椎间隙穿刺，向头端置管注药，局部麻醉选择 1.5% ～ 2% 利多卡因或 0.75% ～ 1% 罗哌卡因，或以上两种药联合应用，使神经阻滞范围达到胸 3 ～腰 2，会产生良好的麻醉效果。利多卡因与罗哌卡因都是酰胺类药物，主要在肝脏代谢，仅有少量以原形经肾排泄，有研究证实注射利多卡因或丁哌卡因后，经肾脏以原形排泄的比例分别是 10% 和 16%，因此可安全用于肾功能不全患者的麻醉；为提高椎管内麻醉的满意度和减轻术中牵拉反应，术中辅助镇静、镇痛药物，如咪达唑仑 2 mg 静注，咪达唑仑 5 mg 肌内注射；芬太尼 0.05 ～ 0.01 mg 静注，或辅助丙泊酚泵注。硬膜外麻醉不仅满足手术要求，而且交感神经阻滞后肾血管扩张，肾血流增加，在维持较好的血压下有利于肾功能保护。术后还可采用留置硬膜外导管进行患者自控镇痛（PCEA）。非甾体抗感染镇痛药（NSAIDS）如双氯芬酸钠不减少肾血流量，不降低肾小球滤过率，可用于肾脏手术后疼痛治疗，但也有学者执不同观点。

肾癌合并有肾静脉癌栓或上腔静脉癌栓患者、肾上腺手术、老年患者、并存严重心肺疾病患者、糖尿病患者、凝血功能不良患者宜选择气管插管全身麻醉，或联合硬膜外麻醉。Brodner 推荐在大的泌尿外科手术中全身麻醉并用硬膜外麻醉可降低应激反应，减少儿茶酚胺分泌，改善胃肠功能，促进患者恢复。全身麻醉药物选择可参考肾创伤手术患者麻醉用药。近年来腹腔镜肾上腺和肾肿瘤微创手术的开展，在腹腔镜下阻断肾蒂出血减少，效果好，但这种手术也须在全身麻醉下完成。

4. 麻醉中监测

麻醉中常规监测心电图、心率、无创血压、脉搏血氧饱和度、呼气末二氧化碳分压、尿量。实施麻醉时应建立通畅的静脉通路，置入中心静脉导管，监测中心静脉压指导输液量和速度很有必要，有创动脉血压在肾肿瘤手术中应当建立，可及时观察术中血压的瞬时变化，有条件的可做动脉血气监测。

肾癌手术时可能会发生癌栓脱落，造成肺动脉栓塞，导致严重并发症，因此要注意心电监测和呼吸功能监测，维持血流动力学稳定。

5. 麻醉中处理

肾肿瘤手术多采用特殊体位，如侧卧位、侧卧肾垫起位，患者在硬膜外麻醉下采取这种体位多感不舒适，且这种体位对呼吸、循环也有一定影响。因此，硬膜外麻醉时应用辅助药更要注意患者呼吸幅度、频率、血氧饱和度及血压变化。

全身麻醉选用对肾功能、循环功能影响较小的全身麻醉药，术中避免低血压、低血容量。通过已建立的中心静脉导管监测中心静脉压来调整输液量和输液速度，调整好麻醉机呼吸参数，维持较好的血氧饱和度和适宜的呼气末二氧化碳分压。

慢性肾功能不全的患者术后肾衰竭发生率高达 10% ~ 15%，因此术中应避免低血压和低血容量，保证肾脏血液灌注，术前尿素氮、血肌酐升高预示术后发生肾功能不全可能。肾肿瘤患者，在术中易发生大出血危险，因此，术前应准备好库血，当术中失血量大时注意补充容量和血压维持。

6. 肾癌并发静脉癌栓手术的麻醉

对于肾癌发生肾静脉和下腔静脉癌栓甚至累及右心房者，手术范围大，术中出血较多，手术和麻醉有较大难度和危险性。Novick 等提出在全身麻醉、体外循环转流下采用深低温停循环取出腔静脉和右心房癌栓。这种手术采取胸正中和腹部正中切口，全身麻醉后肝素化，当 ACT（激活全血凝固时间）> 450 秒，行主动脉插管、右房插管，采用膜式氧合器，用平衡液或胶体预充，建立体外循环，动脉流量维持 50 ~ 80 mL/（kg·min），血液降温，阻断升主动脉后灌注冷停跳液使心脏停搏保护心肌。转流中行血液稀释，HCT 维持在 20% ~ 25%，当肛温降到 18℃ ~ 20℃时，降低动脉灌注流量到 10 ~ 20 mL/（kg·min），直到停止转流。深低温下停循环时间可维持在 45 ~ 60 min，在此期间行肾及癌栓切除手术，肿瘤及癌栓切除后恢复体外循环转流并复温，心脏复跳后维持较好的动脉血压、血气，电解质及酸碱平衡的基础上停止体外循环转流，用鱼精蛋白中和肝素。这种方法对肾癌合并有腔静脉或右房癌栓的患者会取得良好的手术效果。但由于手术时间长，肝素化后术野渗血多，术中输血较多，体外循环转流对机体的影响，以及深低温停循环对中枢神经系统的影响，仍存在不利因素。

7. 肾肿瘤手术麻醉中的输血问题

肿瘤患者往往由于慢性消耗、失血性贫血、低蛋白血症，以及肾癌根治术中失血较多，需要在手术中输入大量异体血，因此肿瘤手术患者术前备血很重要。但前瞻性研究表明，输入同种异体血会抑制机体免疫功能，使肿瘤患者术后肿瘤复发率高，生存期缩短。因此，对肿瘤手术患者应提倡自身输血，自身输血就是将手术患者的自身血液预先采集，或术中失血回收后再回输，而减少异体血的输入，减少输血反应，减少病毒和感染性疾病的传播，减轻免疫功能抑制。常用的自身输血有：①术前三天或术日采集自身血液，在术中需要时再输入；②术前稀释性自身输血法，麻醉后采集患者自身血，同时补充晶体或胶体维持较好循环容量，术中或术后回输自身血；③术中用血液回收机回收术野自身血，这种回收系统可将血液中 55% ~ 76% 的肿瘤细胞滤除，再回输患者，这种自身输血方法对良性肿瘤患者无疑是有利的。目前对于恶性肿瘤手术不主张术中自体血回输。

四、常见并发症的防治

1. 气胸

肾脏手术在解剖过程中可发生胸膜损伤而导致气胸，应密切观察患者的呼吸状况，如患者有呼吸困难、气道压增加、肺顺应性降低、血氧饱和度下降及血流动力学改变，考虑有气胸发生可能，应尽早做胸膜修补或闭式胸腔引流。

2. 低血容量休克

严重肾创伤，发生低血容量休克时对肾功能会造成一定的损害，但当补充血容量，循环功能稳定后，肾血流也会得到一定改善。因此在发生低血容量休克时，应及时积极进行容量复苏，合理应用正性肌力药物，维持有效循环血量，增加氧供和组织灌注。在失血性休克复苏治疗中目前认为在出血未被有效控制的情况下，大容量液体复苏和提升血压可以导致继续出血、血液稀释和体温下降，进而造成微循环障碍、氧输送不足、凝血功能障碍，会增加死亡的风险。因而提出低度干预的复苏策略模式，即在出血未被有效控制的情况下，用尽可能少的液体输注将血压维持在能够勉强保持组织灌注的较低水平，来避免因快速和大量液体复苏引发的问题。但血压仍具有休克复苏效果的可信性，在复苏过程中出现少尿或无尿，则提示补液不足、血压过低、肾灌注不良，需要在治疗中注意。

3. 肾功能不全及肾衰竭

术中或术后肾衰竭是麻醉和手术的严重并发症，高危因素为严重多器官创伤，包括肾严重创伤、大手术、持续低血压、输血错误引起溶血反应等。创伤性休克可造成肾缺血、缺氧，影响肾功能，严重肾缺血将使近端和远端肾小球上皮细胞变性坏死、肾小球缺血、滤过率下降，严重创伤后肾小管可能被血红蛋白和肌红蛋白阻塞，肾小管上皮坏死，导致急性肾衰竭。急性肾衰竭的病理过程中，氧供/需平衡很重要，保持稳定血流动力学，可保证肾脏的灌注和供氧，扩血管药及利尿药呋塞米也会增加肾血流，增加供氧，减少肾脏氧耗，对保护肾功能有益。

维拉帕米可调节肾脏微循环，抑制肾脏入球小动脉的收缩，使肾脏小动脉、静脉扩张，预防血栓形成，能防止肾脏缺血再损伤。

乌司他丁能明显减轻肾小管上皮细胞的变性和死亡，能保护低灌注压引起的肾脏缺血性损害，防止术后发生肾衰竭，并能促进全身血液循环，改善血液黏滞度，清除自由基及内毒素作用，有利于创伤及术后机体器官功能的恢复。

4. 多器官功能障碍综合征

肾创伤如果合并多脏器的创伤，由于伤情复杂、内环境紊乱严重及免疫功能明显抑制，容易发生多器官功能障碍综合征（MODS）甚至多器官功能衰竭（MOF），死亡率高。因此近 20 年来，损伤控制外科（DCS）被作为严重创伤和多发伤治疗的新策略，即初期简化手术，重症监护室复苏治疗和再手术实施。这种治疗打破了对严重创伤患者在危重时实施过大打击的复杂手术所造成的恶性循环，可避免在严重创伤治疗中致死的三联症体温不升，凝血障碍和酸中毒，它们互为因果，恶性循环。因为在患者危重时长时间经历复杂的外科手术及麻醉会进一步引起失血，体内热量丢失，中心体温降低，血红蛋白氧解离曲线左移，氧释放减少，供氧减少，导致体内乳酸堆积，加重酸中毒，发生全身炎症反应综合征和免疫系统受损。DCS 理念更符合多发性创伤患者的病理生理变化，把创伤对患者的损害降到最低程度，在实施创伤控制外科策略时腹膜间隙综合征是一严重的致死性并发症，发生原因与腹膜内继续出血、腹膜后血肿扩大、腹膜和腹膜间隙水肿及腹腔填塞物有关，麻醉医师在实施创伤危重患者麻醉中应有这一理念，提高抢救成功率。

（李燕则）

第三节　尿石症手术麻醉及并发症

尿石症又称为尿路结石，包括肾结石、输尿管结石、膀胱结石和尿道结石，是泌尿外科常见疾病之一。近 20 年来，尿路结石的治疗发生了很大变化，除了开放手术治疗外，90% 左右的尿路结石应用微创手术碎石取石或无创的碎石技术，使麻醉的实施及管理上有许多特点。应熟悉尿路结石的病理生理及微创取石及碎石的方法，选择适宜的麻醉方法，保证患者在治疗中舒适、无痛、安全。

一、尿石症

尿石症可分为肾脏和输尿管的上尿路结石及膀胱和尿道的下尿路结石。尿石症不应被仅仅看成是尿盐在尿路沉淀形成结石，而应被当作全身疾病的一种局部表现。尿石症在其形成的病因、发生的部位、年龄及性别、结石的成分、对泌尿系统及机体的影响、手术方法、治疗及预后方面都有差别。

随着生物化学的发展、细胞生物学和分子生物学的进展，人们对尿石症的病因、发病机制有了深入的认识，如遗传因素的影响，机体及细胞对结石成分生成、代谢、吸收和转输等机制的研究，预防措施正在加强。对尿石症的治疗，除了传统的手术治疗，目前多采用体外冲击波碎石、经皮肾镜及各种内镜取石或碎石的微创手术，人们在这些方面都已积累了丰富的经验。这些新的治疗手段促进了麻醉学的发展，使尿石症患者在麻醉下的手术更安全、舒适。

（一）尿路结石的病因

目前认为尿石症生成与人类种族遗传、自然环境、气候、饮食习惯、营养、代谢异常等因素有关，以上因素导致尿液成分的变化而形成尿路结石。

1. 遗传因素

Goodman 等认为草酸钙结石是一种多基因的遗传性疾病，许多统计表明尿石症患者中

13% ~ 46% 有家族史，近亲结婚者发生率更高。形成尿酸结石的痛风症和黄嘌呤尿结石也属于遗传疾病。

2. 自然环境的影响

流行病学调查在热带和亚热带、气候湿热和干燥的地方结石发病率较高。中国南部的省份结石病发病率高于中部和北部。高温气候使人体水分过多蒸发，尿液浓缩，促进结石盐沉淀，使尿内结石盐析出而形成结石。大量饮水使尿液稀释，尿量增加可防止结石形成。

3. 营养与尿石症的关系

尿石症与食物组成及营养状况有密切关系，在贫困地区膀胱结石多见，在营养水准高的人群上尿路结石发病较高，高动物蛋白的摄取可导致尿液中钙尿酸含量增加，高动物蛋白摄入增加了机体的酸负荷，使尿液 pH 下降，有利于尿酸沉淀，也使钙排泄增加，导致草酸钙的形成。而枸橼酸盐减少是促进尿石形成的重要原因。尿钙和尿酸是尿结石形成的物质基础。蔗糖食入过多，导致尿钙排泄增加可使尿结石高发。谷类、蔬菜、纤维食物摄入可降低肾结石的发病率。

4. 代谢和转输异常

结石与新陈代谢有关，如胱氨酸结石、含钙结石、尿酸结石和黄嘌呤结石等是由机体代谢产物形成。维生素 B_6 和维生素 B_1 在生成草酸上有重要作用，当有足够的维生素 B_6 和维生素 B_1 时大部分乙醛酸可转化为甘氨酸而大大减少草酸的生成，从而降低草酸钙的生成。机体内钙和磷的代谢、尿酸的代谢、枸橼酸的代谢和转输等都与尿石症形成有关。甲状旁腺代谢紊乱也与结石形成有关。

5. 泌尿系统自身原因

（1）泌尿系统梗阻：如肾盂积水、肾盂输尿管积水、输尿管畸形、前列腺增生、尿道狭窄梗阻使尿液潴留诱发结石形成。

（2）感染：泌尿系统感染后细菌及坏死组织可诱发结石形成。

（3）其他原因：如长期卧床患者、甲状旁腺功能亢进患者、痛风患者等易发生结石。

（二）尿路结石的病理生理

尿路结石位于肾盂颈部梗阻，引起肾积水，并发感染影响肾功能，并使肾实质萎缩功能受损。梗阻严重可导致肾衰竭、尿毒症。多数输尿管结石是肾结石排出过程中停留在输尿管，输尿管在肾盂输尿管连接处、输尿管跨过髂血管处及输尿管膀胱壁处有三个狭窄处，结石沿输尿管下移时，常停留或嵌顿于这三个生理狭窄处，但以输尿管下 1/3 处最常见。尿路结石可引起泌尿系统损伤、梗阻、感染等。尿路梗阻及肾小管阻塞使肾小球囊内压升高，导致肾小球有效滤过压降低，炎症及损伤都可破坏肾小球滤过膜的完整性而导致通透性增加，引起血尿和蛋白尿。肾小管梗阻后缺血，并发感染引起肾小管上皮细胞变性坏死，使肾小管重吸收、分泌和排泄功能障碍，肾浓缩功能降低而多尿，尿中出现蛋白质、红细胞、白细胞、管型等，血浆肌酐与血浆尿素氮也有所改变，使钠、钾、镁、钙、磷排泄异常，临床上有些患者表现为低钠血症、低钾血症、高钾血症、低蛋白血症、肾性贫血、下肢浮肿、代谢性酸中毒。肾实质病变也可引起肾性高血压、肾功能不全、凝血机制障碍，导致出血。

二、肾结石手术的麻醉

（一）肾结石的临床表现、诊断及治疗

1. 临床表现

肾结石和输尿管结石又称上尿路结石，主要的临床表现为血尿和疼痛，其程度与结石部位、结石大小、有无感染、尿路梗阻有关。肾结石可引起肾区疼痛和肾区叩击痛，活动后出现腹上区或腰部钝痛。输尿管结石可引起肾绞痛，发作时表现为剧烈疼痛，疼痛可在腹部、腹上区或中耻区，也可以放射至同侧腹股沟，同时伴有恶心、呕吐。肾结石患者大多数有肉眼血尿。如果结石并发肾盂肾炎、肾积脓或肾周脓肿时，患者可有发热、寒战等症状。

2. 肾结石的诊断

结合病史、疼痛部位、疼痛性质、有无血尿进行诊断，实验室检查血尿阳性。B超、泌尿系 X 线、CT、放射性核素肾显像及内镜检查有助明确诊断。发生肾绞痛时须与外科急腹症如异位妊娠、卵巢囊肿蒂扭转、急性胆囊炎鉴别诊断。

3. 治疗

（1）药物治疗：碱化尿液，口服别嘌呤醇、枸橼酸钾、碳酸氢钠及改变饮食结构有治疗作用。在药物治疗中须大量饮水利尿并控制感染。中草药金钱草、车前子有助于排石。

（2）微创手术：经皮肾镜取石或碎石术、经输尿管镜取石或碎石术、体外冲击波碎石术。

（3）手术治疗：传统的开放性尿路结石手术包括肾实质切开取石、肾盂切开取石、肾部分切除、肾切除、输尿管切开取石。

（二）术前准备和术前用药

1. 术前准备

术前常规检查心电图，血常规，尿常规，肝、肾功能，胸部 X 线，凝血功能，电解质及酸碱平衡变化，尿素氮及血肌酐等。全面了解病史，根据全身各器官功能状态评定 ASA 分级（美国麻醉医师协会对患者进行的手术危险性分级），重点了解肾功能及肾结石对泌尿系统及全身的影响。对于合并有心脏病、高血压、糖尿病、甲状旁腺功能亢进、肾性贫血、低蛋白血症患者，应给以相关积极治疗，以提高麻醉的安全性。泌尿系感染患者术前应用抗生素控制感染。由于肾结石手术多在硬膜外麻醉下完成，采用侧卧位手术，术前应注意患者有无呼吸道感染、肺部疾病，保持良好的呼吸功能。

2. 术前用药

术前酌情应用镇静、安定类药物使患者安静，消除对手术、麻醉的恐惧、焦虑和紧张心理，取得很好配合效果。麻醉性镇痛药可用于手术前有明显疼痛症状的患者，抗胆碱药

以选择东莨菪碱为宜。

（三）肾结石手术的麻醉与管理

1. 麻醉方法选择

传统的肾结石手术体位一般采用侧卧位，患侧在上，选择经腰切口。麻醉方法根据手术部位及方法、患者的全身状况、麻醉医师的经验或习惯及麻醉设备条件来选择。多数肾结石手术可在硬膜外麻醉下完成，且术后尚可进行患者自控硬膜外镇痛。硬膜外麻醉的效果确切，不仅能满足手术的要求，而且交感神经阻滞后肾血管扩张，血流增加，供氧增加，有利于保护肾功能。硬膜外麻醉可选择胸 10 ~ 11 椎间隙穿刺，向头端置管注药。局部麻醉药可选择 1.5% ~ 2% 利多卡因或 0.75% ~ 1% 罗哌卡因，使阻滞平面达胸 6 ~ 腰 2，有较满意的麻醉效果。对于老年人、小儿，合并有严重心肺疾病的患者、手术难度较大的患者，宜选择气管内插管全身麻醉，或全身麻醉联合硬膜外麻醉，全身麻醉用药参照肾肿瘤手术麻醉。

2. 麻醉中监测

麻醉中应常规监测心电图、无创血压、心率、脉搏血氧饱和度、呼气末二氧化碳分压、中心静脉压和尿量。

3. 麻醉管理及注意事项

肾结石手术多采用侧卧位，侧卧位时腰部垫高，对呼吸有一定的影响，使下侧肺的肺功能残气量减少。由于重力的影响肺血流也较多地分布于下侧肺，可造成肺通气/血流比值失调，故硬膜外麻醉中必须仔细观察患者呼吸变化，并做好对呼吸急救准备，保证侧卧位时呼吸道通畅。为使椎管内麻醉满意，并减轻手术牵拉反应，可使用镇痛、镇静药物，如芬太尼、丙泊酚、咪达唑仑等。实施全身麻醉时选用对肾功能、循环功能影响较小的药物。在麻醉前应建立通畅的静脉通路，包括中心静脉导管置入，以保证术中输液和在术中发生大出血时快速补充血容量。围术期肾功能的保护，关键在于维持较好的肾灌注，避免发生低血压，在低血压时及时补充血容量，同时可用麻黄素、多巴胺等提升血压，保证肾脏的灌注。

（四）并发症防治

（1）术中寒战、椎管内麻醉影响中心体温调控而降低寒战的阈值，故椎管内麻醉应注意防治寒战，减少机体氧耗，α 肾上腺能受体激动剂可乐定可明显降低硬膜外麻醉下的寒战，曲马朵能有效抑制术中寒战。另外，对输入液体加热和保温也是有效预防寒战的方法。

（2）侧卧位下进行肾脏手术会损伤胸膜，造成气胸，麻醉中应观察患者呼吸状况，发生气胸时应早做胸膜修补或闭式胸腔引流。

三、经皮肾镜取石或碎石的麻醉

（一）经皮肾镜取石及碎石术

经皮肾镜取石术（PCNL）采用微创肾镜或输尿管镜先建立皮肤到肾集合管系统的手术

通道，俯卧位下选择在第12肋上缘或下缘腋后线区域在B超引导下进行经皮肾穿刺，见尿液后置入导丝，用经皮肾扩张管通过导引钢丝，逐级扩张至F_{16}留置扩张鞘，经鞘置入肾镜或输尿管镜来观察肾盂、肾盏、输尿管上段的结石。常规在经皮肾穿刺前应在膀胱镜下经输尿管内置入输尿管导管。在B超监视下采用超声碎石、弹道碎石或激光碎石设备进行碎石。

1. 超声碎石

超声碎石是指频率为10～20 kHz的机械振动波，每次碎石间隔0～15 s。原理为以电压效应制成换能器，将电能转换成机械能，通过一个金属管，即超声电极传递至电极远端的振动探头上，振动探头使结石发生高频共振而碎石。超声碎石由超声发生器、换能装置、碎石探头和负压吸引泵组成，超声碎石效能较低。

2. 弹道碎石

弹道碎石是将压缩空气产生的能量驱动碎石机手柄内的弹丸，以12 kHz频率击打和手柄相连的金属杆的底部，通过金属杆的机械运动冲击结石，是较理想的腔内碎石方法。探头直径0.8～2.0 mm，输出能量80～100 mJ，是超声碎石能量的50倍。

3. 激光碎石

激光碎石是利用结石表面和激光头之间形成的气态等离子区膨胀产生的声学冲击波而碎石。目前用的钬（Ho：YAG）激光是利用氙闪烁光源激活嵌在钇－铝－石榴石晶体上的稀有元素钬而产生的脉冲式激光，激光2140 nm，组织穿透度＜0.5 mm，脉冲发射时间0.25 ms，钬激光功率为20～100 W，能粉碎各种结石。由于钬激光可能会造成眼睛损伤，因此操作医师需戴防护眼罩。

（二）经皮肾镜取石的体位

经皮肾镜取石术多采用俯卧位，这种体位可使术者有一个好的操作空间，宜选择合适的穿刺部位，但俯卧位时由于身体重力压迫胸腔导致肺功能残气量及肺活量下降，同时因腹垫的影响，使下腔静脉及髂静脉受压，回心血量减少，前负荷降低，可引起循环功能的紊乱，尤其是对肥胖患者及肺功能障碍患者影响更大。

肥胖、心肺功能障碍、脊柱后凸患者可选择侧卧位，由于腰桥升起后使患者头侧和臀部向下降，腰部向上凸，导致肋骨和髂嵴间距改变，有利于手术操作，出现并发症时能及时行开放手术。

采取平卧位，体位舒适，对患者血流动力学及呼吸功能影响小，有利于高危手术患者在麻醉中观察和处理。但此体位在经皮肾穿刺时结肠损伤的概率增大。

（三）经皮肾镜取石麻醉

1. 麻醉前准备

麻醉前做好患者心理及体位指导工作，并了解患者心肺功能、凝血功能、肝肾功能、电解质平衡状况。对合并有糖尿病、高血压、心律失常、贫血者术前给予相应治疗，常规心电图、血常规、尿常规、凝血功能检查。

2．麻醉方法选择

经皮肾镜的取石术多采用二期手术。第一期的经皮肾造瘘术可在放射科或手术室进行，采用局部浸润麻醉或硬膜外麻醉；第二期的取石、碎石术在造瘘后几天进行，可采用硬膜外麻醉或气管插管全身麻醉。

（1）硬膜外麻醉：选择胸 10 ~ 11 椎间隙穿刺，向头置管注药，应用 1.5% ~ 2% 的利多卡因或 0.5% ~ 0.75% 的罗哌卡因，使脊神经阻滞范围在胸 5 ~ 腰 2，术中常规吸氧，为使麻醉满意可辅助咪达唑仑或芬太尼等镇静、镇痛类药物。也可选择腰 2 ~ 3 及胸 10 ~ 11 椎间隙两点穿刺置管双管给药，先给 2% 的利多卡因 3 ~ 5 mL 试验量，出现阻滞平面后再给 0.5% ~ 0.75% 的罗哌卡因，但要掌握局部麻醉药剂量，防止麻醉平面过宽。也可选择胸 10 ~ 11 硬膜外穿刺置管，然后选用针内针法行腰 $_{3~4}$ 蛛网膜下隙阻滞，使麻醉平面上界达胸 7 ~ 8，下界达骶 5，如果手术时间长可从硬膜外导管给药，这种方法镇痛、肌松好。

（2）气管内插管全身麻醉：适宜于老年人、小孩，合并心肺疾病、凝血功能异常的患者及双侧行经皮肾镜取石或碎石的患者。全身麻醉用药参照肾肿瘤手术麻醉。

（3）经尿道黏膜浸润麻醉：目前常用 1% ~ 2% 丁卡因或 2% ~ 40% 利多卡因。这种麻醉方法可以完成输尿管下段结石气压弹道碎石术。采用尿道黏膜浸润麻醉结合经皮肾穿刺点的局部麻醉也可以完成 B 超引导的微创经皮肾镜取石术。在行局部麻醉时穿刺点的局部浸润麻醉要充分并达到肾包膜，但须掌握局部麻醉药的浓度及剂量。在局部麻醉下患者会有不同程度的疼痛，感到不舒适，术中需用镇痛药。

3．麻醉中管理

麻醉中监测包括心电图、无创血压、SpO_2、PCO_2、心率等，并准备好麻醉机、气管插管用具、急救药品。

经皮肾镜取石或碎石术实施过程中患者应先于截石位经尿道行输尿管镜下置入输尿管导管，然后改为俯卧位或侧卧位进行手术。术中体位变化、俯卧位或侧卧位时垫物放置不合适，除了患者感到不舒适外，也会引起呼吸循环功能的变化。因此要仔细观察患者呼吸及血压变化，注意治疗中灌注液的用量，如果灌注液吸收过多，应给以呋塞米 5 ~ 20 mg。术中使用的灌注液应加温至 37℃，因为麻醉及低体温可能引起寒战导致氧耗增加，诱发心、肺并发症。寒战时可用地塞米松、曲马朵等药物治疗。在行蛛网膜下隙阻滞麻醉时控制麻醉平面不要过宽。

4．并发症及防治

（1）肾损伤、肋间血管损伤、肾门处血管损伤可引起术中出血，应严密观察，及时补充容量。

（2）胸膜腔损伤：胸膜腔损伤与经皮肾穿刺有关，可造成气胸、血胸，表现为呼吸困难，可放置胸腔闭式引流。

（3）稀释性低钠血症：由于治疗中灌注液大量吸收，可造成稀释性低钠血症（血钠

< 120 mmol/L），引起中枢神经系统症状，表现为头痛、头晕、意识障碍、恶心等，进一步发展为昏睡、昏迷。因此术中注意灌注液的入量和出量，限制液体入量，监测血电解质变化，并给以利尿剂等治疗。

（4）据报道行肾镜取石的并发症除出血、气胸外还会出现发热、感染、败血症和心搏骤停，建议在俯卧位手术最好选择气管插管全身麻醉，有利于出现意外时能及时复苏治疗。

（5）结肠损伤：经皮肾镜通道建立过程中会损伤结肠，出现腹胀、腹膜感染等征象，需手术探查治疗。

四、体外冲击波碎石的麻醉

（一）体外冲击波碎石的原理

体外冲击波碎石（ESWL）是通过 X 线或 B 超对结石进行定位，利用高能冲击波聚焦后作用于结石，使结石裂解，是目前泌尿结石首选的治疗方法。1980 年由法国 Munich 开始用于临床。目前第一代碎石机还在很多研究所使用，由于在治疗中患者身体需要部分浸没于水中，在碎石中多采用全身麻醉或硬膜外麻醉，又因水浴及水浴温度影响而产生明显的心血管和呼吸系统的改变。因此，第二、三代碎石机通过改进问世，有许多优点，首先是没有水槽，避免了患者浸入水中引起的问题，另外冲击波聚焦后引起的疼痛较轻，更安全，患者在治疗中更舒适。

（二）体外冲击波碎石的适应证及禁忌证

1. 适应证

其适用于肾、输尿管上段结石。输尿管下段结石的治疗仍选用输尿管镜。

2. 禁忌证

禁忌证包括：①全身性出血性疾病、心力衰竭、严重心律失常、妊娠、腹部安置心脏起搏器患者；②极度肥胖患者结石定位困难，并且这些患者还常伴有高血压、缺血性心脏病、糖尿病；ESWL 治疗产生的不良反应的风险大；③急性尿路感染不宜碎石，否则易发生炎症扩散甚至导致败血症；④结石远端尿路梗阻；⑤合并有腹主动脉瘤或肾动脉瘤患者不宜行 ESWL，在碎石时可能导致瘤体破裂。

（三）体外冲击波碎石的麻醉

1. 术前准备

术前一天服缓泻剂，清洁肠道以减少肠内积气及粪便。治疗当日禁食，治疗前让患者了解碎石的方法、麻醉方法及体位的摆放。解除恐惧心理，争取主动配合。ESWL 前掌握泌尿系统的病情，通过腹部平片、B 超、尿路造影全面了解结石部位、大小、数量等，做好相关检查，如心电图、肾功能、凝血功能、血常规、尿常规、血小板计数，以及全身情况。

2. 体外冲击波碎石的体位

碎石治疗时的体位有仰卧位和俯卧位两种。仰卧位时背部靠板可略竖起，下肢稍屈曲，并略向左或右倾斜。这种体位姿势使输尿管中、下段结石特别是位于骶髂骨前方的结石碎石难度增加。因此目前对输尿管中、下段的结石碎石采用俯卧位。由于碎石机改进、治疗床代替了体位架，水囊代替了水槽使患者侵入水中的部位减少，并发症也随之减少，患者在碎石中更舒适。

3. 碎石术中监测

在碎石术中应监测心电图、心率、血压、脉搏血氧饱和度。观察患者在治疗中循环、呼吸功能变化。

4. 麻醉方法

在第一代水浴型的碎石机下碎石的患者常采用气管插管全身麻醉或硬膜外麻醉，患者浸入水中有较明显的心血管和呼吸系统功能改变，引起中心静脉压升高和肺动脉压升高，当患者在水浴中浸没到锁骨位置时引起呼吸功能改变，功能残气量和肺活量下降，肺血流量增加，发生通气/血液比例失调和缺氧。水浴的温度也明显影响患者的体温。有统计表明在碎石术中全身麻醉、硬膜外麻醉、蛛网膜下隙麻醉中低血压的发生率分别为 13%、18% 和 27%。

在新一代碎石机用于临床治疗后，因为能量低、聚焦、引起疼痛较轻，更加安全有效，因此丙泊酚、芬太尼、瑞芬太尼及咪达唑仑，清醒镇静麻醉及肋间神经阻滞联合局部麻醉药乳膏表面麻醉为优先选择的麻醉方法。小孩的碎石术麻醉宜选择气管插管麻醉或喉罩下全身麻醉，便于呼吸管理。Joo 在 ESWL 术中应用瑞芬太尼 $10\,\mu g/mL$ 及瑞芬太尼 $10\,\mu g/mL$ 并用丙泊酚 $5\,mg/mL$ 分两组实施患者自控镇静（PCS）都能达到满意效果，术后 70 min 患者就可回家。Coloma 在 ESWL 术中做了全身麻醉与监测下麻醉管理（MAC）两组比较，MAC 组用丙泊酚 $50 \sim 100\,\mu g/(kg \cdot min)$，瑞芬太尼 $0.05\,\mu g/(kg \cdot min)$；而全身麻醉组用丙泊酚、瑞芬太尼诱导后放置喉罩控制呼吸，麻醉维持用七氟醚（2% ~ 4%）和氧化亚氮，两组均使镇静评分（OAA/S）维持在 2 ~ 3 分钟。结果两组患者术后恢复快，但认为七氟醚组清醒程度优于 MAC 组。阿芬太尼静脉靶控输注在 ESWL 的应用也达到了很好的镇痛效果。丙泊酚和短效的阿片类药物应用使 MAC 及靶控技术在体外冲击波碎石术的麻醉更加优越。

针刺麻醉在 ESWL 的镇痛作用是有效的，可选用合谷、足三里、足临泣等穴位，用针麻仪刺激，调节频率及强度。也可以在穴位注射 1% 利多卡因 2 ~ 4 mL，针刺麻醉安全、简便，镇痛效果好，术中循环、呼吸功能稳定。针刺镇痛机制为，刺激中枢神经系统产生类内啡肽物质，使感觉中枢对疼痛刺激性降低，提高周围神经末梢对疼痛刺激的痛阈。

5. 并发症的防治

（1）血尿：体外冲击波碎石治疗后患者会出现血尿。一般卧床休息，给予止血治疗。

（2）肾血肿是 ESWL 后较严重的并发症，出血性疾病患者行 ESWL 治疗后肾血肿发生率较无出血性疾病高出 20% ~ 40%，因此应掌握治疗适应证。

（3）碎石过程中碎石波可诱发心律失常，Simon 报道发生率为 10% ~ 14%。早期碎石机使人体浸入水中过多，易引起血流动力学及呼吸改变，使血压下降，现改为水囊或小水盆，对循环呼吸影响较小，心律失常已少见。

（李燕则）

第四节　泌尿外科腹腔镜手术麻醉

腹腔镜泌尿外科手术是一项新的微创外科技术。随着手术方式的不断改进及腔镜技术的日益完善，腹腔镜手术在泌尿外科的应用发展十分迅速。目前，泌尿外科大部分手术均可应用腹腔镜来完成。主要有两大类：一是毁损性手术，二是脏器功能重建手术。毁损性手术包括肾上腺肿瘤切除、无广泛粘连的无功能肾切除、乳糜尿肾蒂淋巴管结扎及肾癌根治术等。脏器功能重建手术主要指肾盂成形术、根治性前列腺切除术及尿道重建术和根治性膀胱切除术及肠道新膀胱术等。

一、手术适应证

泌尿外科腹腔镜手术适应证的选择有两个层面的含义。首先，应严格遵循外科手术治疗的原则。腹腔镜手术是为了使患者在得到有效治疗的同时减少创伤，对于有明确手术禁忌或不适合腹腔镜手术的患者，不能为了手术或开展新技术而忽视手术适应证的选择。腹腔镜手术有其优势，但也有其局限性，目前尚不能完全替代开放手术。其次，随着科学和手术技术的发展，腹腔镜手术适应证在逐步拓展，而禁忌证在逐渐缩小。对于不同医师来说适应证也是相对的。一直以来，过度肥胖、腹部手术史、感染性疾病伴广泛而严重的器官和组织粘连，以及解剖层次紊乱等复杂情况是腹腔镜手术的禁忌或相对禁忌。近年来，国内外诸多学者相继报道成功挑战这些禁区，如肾上腺手术后腹腔镜二次手术切除肾上腺、肾盂成形术失败而行腹腔镜二次成形，均达到理想效果。

目前临床上该技术被用于隐睾的诊断及功能评价、睾丸固定术、精索静脉曲张切除术、膀胱悬吊术、盆腔淋巴结清扫术、肾切除术、肾输尿管切除术、肾上腺切除术、经皮肾盂或输尿管结石取出术、根治性前列腺切除术和膀胱切除术等。

二、麻醉的特点

泌尿系统的腹腔镜手术与其他系统的腹腔镜手术有一些区别。因为泌尿生殖系统的许多器官位于腹膜后（如盆腔淋巴结、膀胱、输尿管、肾上腺和肾脏等），在这些器官的腹腔镜手术中常常需要采取腹膜后间隙充气。充入的 CO_2 面临的是巨大的腹膜后间隙和腹膜后间隙与胸腔及皮下组织的交通结构。这些患者经常发生皮下气肿，并可能一直扩散到头和颈部。大多数严重病例，黏膜下 CO_2 导致的纵隔气肿可压迫上呼吸道，危及生命。已有研究表明，CO_2 在腹膜外间隙的吸收率要高于其在腹膜腔内的吸收率。Mulet 等人发现，在经腹膜外间隙的腹腔镜盆腔淋巴结清扫术中，CO_2 清除率增加 76%，而在腹膜内的腹腔镜盆腔检查和胆囊切除术中，CO_2 清除率则分别增加 15% 和 25%。有回顾性研究显示，在肾脏和盆腔器官的腹腔镜手术中，采取经腹膜外间隙入路时，CO_2 的清除率增加高达 135%，而采取腹膜内入路时，CO_2 清除率仅增加 61%。因此，在经腹膜外间隙的腹腔镜手术中，麻醉医师应密切监测和调整患者的通气，以维持正常的血 CO_2 浓度。

麻醉处理原则应是确保患者术中的安全与舒适。硬膜外阻滞麻醉，虽简便、经济，但腹腔镜下行泌尿外科手术（如肾和肾上腺切除），需要较广的麻醉阻滞平面（$T_3 \sim L_2$），对呼吸和循环的影响较明显，并增加心律失常的发生率。人工气腹后，膈肌运动受限，存在通气换气不足。同时膈神经受牵张，肩部可出现胀痛感，而影响患者情绪，严重者影响手术操作。某些泌尿外科的腹腔镜手术，如腹腔镜下的膀胱切除术和肾切除术等，耗时较长，CO_2 吸收量增加，可影响机体的生理功能。而采用气管内插管全身麻醉可以完全克服硬膜外阻滞麻醉带来的不适和不安全因素。

对于泌尿外科的另外一些腔镜下手术的麻醉，如经皮肾取石、膀胱输尿管取石及激光前列腺切除术等，可采用低浓度罗哌卡因持续硬膜外麻醉。

三、麻醉并发症

McDougall 等人报道，在猪的模型，即使循环血量和心排血量正常，长时间增加腹腔内压（$\geq 15 \text{ mmHg}$）也可导致尿量显著减少。其机制可能与气腹过程中肾皮质血流减少和肾静脉回流受阻有关。这种少尿是一过性的，并不会导致术后持续性肾功能异常。有回顾性研究发现，在最初接受腹腔镜肾切除术的 10 例患者中，术后有 2 例患者发生了一过性充血性心力衰竭。研究者认为，这种心衰是术中出现少尿后人为过度扩容所导致的。腹腔镜术中出现的少尿还可能与应激状态下某些激素（如 ADH）的分泌变化有关。因为术中一旦出现少尿往往会采取扩容治疗，因此对麻醉医师来说必须清楚在腹腔镜手术中出现的一过性少尿并不一定意味着血管内血容量的丢失。

另外，水中毒、气栓及低温所致严重心律失常等罕见并发症应引起高度重视。

（李燕则）

第六章 骨科麻醉

第一节 骨科手术麻醉选择

骨科麻醉具有很强的专科特点，且各亚专科之间差异非常显著。所以，从事骨科麻醉应掌握骨科各亚专科疾病特点、手术方式内容及对麻醉选择的影响。骨科手术麻醉方式可选用区域阻滞、全身麻醉或两者联合的方法，主要取决于患者的健康状况、手术医师和患者的要求、手术时间和方式及麻醉医师的技能和习惯。以下是几种主要骨科手术的麻醉选择。

一、四肢手术麻醉

（一）上肢手术

大多数上肢手术可在不同路径的臂丛神经阻滞下完成。肩部手术可在颈丛 – 臂丛联合神经阻滞麻醉下完成，若切口延伸到腋窝须辅助皮下局部浸润麻醉。肘部手术可采用肌间沟或腋路臂丛神经阻滞。手和前臂内侧为 $C_{7~8}$ 和 T_1 支配，肌间沟法有时阻滞不全，最好采用经腋路臂丛神经阻滞。长时间手术如多指断指再植可选择连续臂丛神经阻滞。双上肢同时手术的患者尽量选用全身麻醉，禁忌行双侧肌间沟法臂丛神经阻滞麻醉。

（二）下肢手术

下肢手术在纠正低血容量休克后，使用止血带情况下，可选用蛛网膜下隙阻滞、硬膜外阻滞或蛛网膜下隙 – 硬膜外联合阻滞下完成，但应注意控制麻醉平面，并严密监测循环状况。也可采用神经阻滞或神经阻滞与全身麻醉联合应用的方法。单纯足部手术可采用距小腿关节处神经阻滞或联合坐骨神经阻滞。由于踝部深层结构几乎均由坐骨神经分支支配，因此采用坐骨神经阻滞即可满足距小腿关节手术麻醉和术后镇痛要求，如需要在大腿上使用气囊止血带则必须同时做股神经、闭孔神经阻滞和股外侧皮神经阻滞。长时间手术也可在连续神经阻滞下完成，利于术后镇痛和康复功能锻炼。

（三）髋、膝关节置换手术

髋、膝关节置换手术可以选择硬膜外 – 腰麻联合麻醉，具有起效快、肌松好等优点。但以下患者则须采用全身麻醉：高龄椎管有退行性改变、不能完全配合、伴有多个脏器并发症。同时可辅助外周神经阻滞，有利于减少全身麻醉用药量，维持良好术后镇痛，有助于术后功能锻炼和早期康复。

二、脊柱手术麻醉

（一）所有颈、胸、腰椎减压固定术及脊柱矫形术

所有这类手术均应采用全身麻醉，可选用静吸复合全身麻醉、静脉全身麻醉和靶控输注全凭静脉全身麻醉（TCI）等方法。TCI 具有操作简便、镇痛完善、可控制血压、苏醒迅速等优点，还具有脊髓保护作用，故近年在脊柱手术中应用广泛。

（二）不稳定颈椎骨折

此类手术宜在健忘镇痛慢诱导下行气管插管全身麻醉，也可在有效支撑保护下行快速诱导视频喉镜辅助强迫位气管插管全身麻醉，还可在纤维支气管镜辅助下完成。颈椎后路手术翻身过程中要求保持颈、胸部"同轴位"翻身，避免脊髓二次损害，甚至心搏骤停的发生。脊柱后路手术为保证呼吸道通畅，防止气管导管脱出，必须采取有效的措施保护气管导管，并于术中连续监测呼气末二氧化碳，定时检查导管位置，以防发生意外。

（三）腰椎手术

腰椎手术包括小切口椎间盘摘除到大范围的椎板融合术，此类手术时间长、失血多，麻醉选择应依据手术方法而定，单纯椎间盘髓核摘除术可选用局部浸润麻醉和单次硬膜外麻醉，复杂手术则选用全身麻醉，也可联合使用硬膜外麻醉和全身麻醉。选择硬膜外麻醉需慎重，虽然硬膜外麻醉可提供良好的术后镇痛，但可能影响腰椎手术后感觉运动功能异常的早期诊断。

（四）椎体成形术

椎体成形术属于微创手术，在 G 形臂透视下行球囊膨胀，骨水泥植入，可用全身麻醉或局部浸润麻醉。术中常规监测 ECG、BP、SpO_2，面罩吸氧 3 ~ 5 L/min，确保呼吸道通畅。

三、骨盆手术麻醉

骨盆骨折为松质骨骨折，本身出血较多，加之盆壁静脉丛多无静脉瓣阻挡回流，以及中小动脉损伤，严重的骨盆骨折往往有大量出血，选择全身麻醉更利于术中循环管理，维持循环稳定，保证重要脏器的血供。部分骨盆手术需要侧卧或俯卧位，普通气管导管易打折、扭曲，所以全身麻醉插管时应选择螺纹钢丝气管导管，并且固定牢靠。

四、骨肿瘤手术麻醉

骨肿瘤多发于下肢、盆腔和脊柱。下肢主要为原发肿瘤、神经纤维瘤，体积大，血运

丰富。脊柱肿瘤中，椎管内肿瘤多为良性的神经鞘膜瘤和神经纤维瘤，术中出血少；椎体、附件肿瘤常为恶性转移瘤，多来源肺癌、肾髓样癌，血运丰富，麻醉方式均选择全身麻醉。预期出血少的上、下肢的骨肿瘤切除重建手术，可选用椎管内、臂丛及坐骨—股神经阻滞麻醉。但股骨上段骨肿瘤无法使用止血带、术中出血多、手术时间长者，为保障患者安全，建议选择全身麻醉。

全身麻醉适应于肱骨头及肩胛骨肿瘤、骨盆肿瘤、骶尾部肿瘤、脊柱肿瘤切除、内固定或重建术。出血多、手术时间长者，除常规监测外，还应做动、静脉置管，监测有创动脉血压、中心静脉压等，定期检测血气分析、血糖，术中需维持体温和有效循环血量。

五、小儿骨科手术麻醉

（一）哭闹、不合作的患儿

这类患儿可选择全身麻醉，使患儿意识消失、安静、配合。可选用肌内或静脉注射氯胺酮或七氟烷吸入的方法。尤其是七氟烷全身麻醉与局部麻醉联合应用，具有方法简便、诱导、苏醒迅速等特点，可用于：脱臼手法复位术、扳机指切开松解术、婴幼儿马蹄内外翻手法复位或跟腱切断石膏外固定术、小接骨板或髓内钉取出术、斜颈手术等。

（二）小儿上、下肢手术

这类手术可选用区域神经阻滞，包括硬膜外麻醉、腰麻、骶管麻醉、臂丛神经阻滞麻醉等方法，但需要患儿的配合或在基础麻醉下进行。

（三）全身麻醉

所有小儿骨科手术麻醉均可选择全身麻醉，包括吸入麻醉、静吸复合麻醉、静脉全身麻醉和靶控输注全凭静脉全身麻醉，目前推荐静吸复合麻醉。尤其在先天性髋关节发育不良脱位切开截骨重建矫治术、感染导致急慢性骨髓炎、关节及脊柱结核、特发性脊柱侧弯行脊柱侧弯矫治、小儿马蹄内外翻肌腱转移术等。

（郭　瑜）

第二节　围术期麻醉管理

一、围术期液体管理

（一）麻醉手术期间液体需要量

麻醉手术期间液体需要量包括每日生理需要量、术前禁饮食或手术前累计缺失量、麻醉期间液体再分布或第三间隙转移量、麻醉导致血管扩张补充量和术中失血失液量。

（二）术中液体治疗方案

1. 每日生理需要量

（1）每日正常基础量：$100\,mL/kg \times 10\,kg + 50\,mL/kg \times 10\,kg + 25\,mL/kg \times$ 以后每个 $10\,kg$。

（2）每小时需要量：4 mL/（kg·h）×10 kg+2 mL/（kg·h）×10 kg+1 mL/（kg·h）×以后每个 10 kg。

（3）围术期生理需要量：每小时正常基础量 × 麻醉手术时间。例如：60 kg 患者，麻醉手术时间 4 小时，则围术期生理需要量为（4×10+2×10+1×40）mL/h×4 h ＝ 400 mL。

2. 累计缺失量

累计缺失量可以根据术前禁食时间来估算。例如：60 kg 体重患者，禁食 8 小时后的液体缺失量，约为 800 mL ＝（4×10+2×10+1×40）mL/h×8 h。由于肾脏功能对水的调节作用，实际缺失量可能会比此计算量少。

3. 第三间隙转移量

应激、严重创伤、炎症患者常继发性引起大量体液渗出浆膜表面（形成腹腔积液）或进入肠腔内，形成体液的再分布，这部分液体在体内没有调节作用，按 10 mL/（kg·h）补充晶体溶液满足需要。

4. 麻醉导致血管扩张补充量

围术期的麻醉处理（如降压处理）、麻醉药物和麻醉方法会产生血管扩张，导致有效血容量减少，建议以胶体溶液补充并维持血容量正常或接近正常。

5. 术中失血失液量

液体治疗时失血量与晶体容积比例为 1 : 3，即丢失 1 mL 血就必须以 3 mL 平衡盐或生理盐水来替代。在此液体实施计划下，保证患者术中尿量 50 ～ 80 mL/h，血压、心率正常，中心静脉压 6 ～ 12 cmH$_2$O。

（三）临床用血

1. 输血原则

失血量占血容量 20% ～ 30%，可输入晶体液、羧甲淀粉及浓缩红细胞进行补充；失血量＞ 30% 血容量，除以上成分外，可输入血浆；失血量＞ 50% 血容量，除以上成分外，加用清蛋白；失血量＞ 80% 血容量，需加输凝血因子和血小板等。

2. 浓缩红细胞

浓缩红细胞用于需要提高血液携氧能力，血容量基本正常或低血容量已被纠正的疾病；①血红蛋白＞ 100 g/L 的患者围术期不需要输红细胞；②血红蛋白＜ 70 g/L 以下需要输红细胞；③血红蛋白 70 ～ 100 g/L，根据患者心肺代偿功能、有无代谢率增高、有无有症状的难治性贫血及年龄因素决定是否输红细胞。输血量与血红蛋白的关系：浓缩红细胞 ＝（所需要 HCT ？实测 HCT）×55× 体重 ÷0.6。

3. 血小板

（1）用于血小板数量减少或功能异常、渗血的患者。

（2）血小板计数＞ 100×10^9/L，不需要输血小板。

（3）血小板计数＜ 50×10^9/L，应考虑输注血小板。（产妇血小板可能低于此值，而不一定输注血小板）。

（4）血小板计数为（50 ~ 100）×10^9/L，应根据是否有自发性出血或伤口渗血决定是否输血小板。1 U 血小板含 $2.5×10^{11}$，可使血小板升高 $50×10^9$/L。成人出血 2000 mL，可考虑补充单采血小板 1 U。如术中出现不可控性渗血，经实验室检查确定有血小板功能低下，输血小板不受上述指征的限制。手术类型和范围、出血速率、控制出血的能力、出血所致的后果及影响血小板功能的相关因素（如体温、严重肝病等）都是决定是否输血小板的指征。血小板功能低下（如继发于术前阿司匹林治疗）对出血的影响比血小板计数更重要。

4. 新鲜冰冻血浆（FFP）

FFP 含有血浆所有的蛋白和凝血因子，主要用于围术期凝血因子缺乏的患者，而不是将新鲜冰冻血浆作为容量扩张剂。适应证包括：凝血因子缺乏的患者（低于正常 30%）；PT 超过正常 1.5 倍或 INR ＞ 2.0 或 APTT（活化部分凝血活酶时间）大于正常值 2 倍。每单位 FFP 使成人增加 2% ~ 3% 的凝血因子。患者使用 10 ~ 15 mL/kg 的 FFP，就可以维持 30% 凝血因子，达到正常凝血状态。FFP 也常用于大量输血后，以及补充血小板仍然继续渗血的病例，纤维蛋白原缺乏患者也可采用 FFP。

5. 大量失血的药物治疗

围术期首先除外引起出血的外科情况，然后考虑使用静脉止血药或局部止血药（如纤维蛋白胶或凝血酶凝胶）。

二、气道管理

（一）人工气道的建立和判断

1. 人工气道建立的常用方法

常用的人工气道建立方法有手法开放气道、面罩加压技术、口咽和鼻咽通气道、喉罩、气管插管、环甲膜切开和气管切开。

2. 人工气道的判断

从以下几方面可明确判断人工气道建立是否正确：明视导管通过声门；观察通气时的胸腹部运动；听诊双侧胸部及腹部呼吸音；呼气相可在导管内观察到水蒸气，而吸气相时则消失；连续监测 $P_{ET}CO_2$；纤维支气管镜检查和拍摄 X 线胸片。

（二）常用工具

（1）原则上在维持通气的条件下，首选相对微创和熟悉的方法建立气道。

（2）常用工具包括常规直接喉镜及镜片、可视喉镜、管芯类、光棒、可视硬质管芯类、喉罩和纤维支气管镜。

（三）院内急救插管流程及注意事项

（1）需行动迅速，向主管上级医师汇报，安排具有相关医疗能力和资历的医师实施。同时告知病房主管医师实施氧疗，简易呼吸器面罩通气。

（2）携带装备要齐全，包括喉镜、气管导管、管芯、管钳、简易呼吸器和面罩等。

（3）意识未完全消失或有自主呼吸的患者，应向家属告知插管风险，并签署知情同意书。

（4）使用最熟悉的方法和设备完成插管。清醒、自主呼吸强伴低氧血症者，可用纤维支气管镜或盲探插管。

（5）必要时可服用镇静、镇痛药，慎用肌松药。

（6）下级医师若插管失败，不可反复尝试，应及时请示上级医师。

三、麻醉监测与处理

（一）主要无创监测指标

1. 心率

心率是最基本的循环指标之一，一般成人的正常心率范围是 60 ～ 100 次 / 分。围术期心率加快通常是低血容量的早期诊断指标之一，但需要除外手术刺激、麻醉偏浅、血管活性药物作用等因素。在液体复苏的早期，适当的心率为 80 ～ 110 次 / 分。

2. 无创袖带血压

这也是基本的生命体征之一，需根据病情变化随时调整测量间隙时间。麻醉期间血压升高如超过麻醉前血压的 20% 或 140/90 mmHg 以上者称为高血压；如下降超过麻醉前血压的 20% 或收缩压降到 80 mmHg 以下者称为低血压。在骨科手术，为了减少失血和输血，改善术野条件，常采用控制性低血压，即用降压药物与技术等方法，将收缩压降低至 80 ～ 90 mmHg 或将平均动脉血压降低至 50 ～ 60 mmHg，终止降压后血压可迅速回复至正常水平，不产生永久性器官损害。

3. 脉搏血氧饱和度

脉搏血氧饱和度主要根据血红蛋白的光吸收特性而设计，可以无创伤连续经皮监测血氧饱和度，被看作每个患者必备的常规监测手段之一。正常值应在 94% 以上，否则按供氧不足处理。

4. 呼气末二氧化碳（$P_{ET}CO_2$）

主要测定呼气末二氧化碳。$P_{ET}CO_2$ 对于判断导管位置迅速、直观，非常敏感，如果导管插入食管，则不能观察到 $P_{ET}CO_2$ 波形，所以 $P_{ET}CO_2$ 对导管误入食管有较高的辅助诊断价值，是证明导管在气管内的方法之一。在呼吸环路接头脱落、回路漏气或颈椎手术因头面部遮盖螺纹管接头处脱落而观察者由于遮挡往往难以发现，$P_{ET}CO_2$ 监测可及时发现二氧化碳波形消失，同时伴有气道压力骤然下降。术中可根据 $P_{ET}CO_2$ 监测值及时调整呼吸参数，避免通气增强或不足。

5. 尿量、颈静脉充盈度、四肢皮肤色泽和温度

尿比重大于 1.020 的为高比重尿，提示肾灌注不足；尿比重小于 1.010 的为低比重尿，提示肾衰竭或尿崩症的可能，术中尿量应维持在 1 mL/（kg·h）以上。颈静脉充盈度、四肢皮肤色泽和温度也是反映肾灌注和微循环灌注状况的有效指标。

（二）主要有创监测指标

危重患者和大手术、出血多的患者，应该常规监测中心静脉压（CVP）和有创动脉血压（ABP），并重视其动态变化及与呼吸运动相关变化。

1. 中心静脉压 CVP

中心静脉压 CVP 是围术期对血容量判断的常用监测指标，确定压力传感器零点的位置是精确测量 CVP 的最关键点。正常值为 4 ~ 12 cmH$_2$O，低于 4 cmH$_2$O 提示血容量不足，高于 12 cmH$_2$O 提示有心功能不全或液体超负荷。术中维持适当的血压和较低的 CVP（4 ~ 5 cmH$_2$O）可在一定程度上减少术中的出血量。

2. 有创动脉血压 ABP

有创动脉血压 ABP 是连续、可靠的循环监测指标。对于重症、一般情况差、并发症较多、手术时间长、出血多的患者（如创伤休克患者、控制性低血压患者、脊柱侧弯患者、多发性骨折患者、心肌梗死和心力衰竭抢救等）需行有创动脉监测，以便更准确、直观、及时掌握患者情况。一般上肢采用桡动脉，下肢采用股动脉或足背动脉。

3. 肺动脉嵌压（PAWP）和心室舒张末期容量（EDV）

PAWP 正常值为 5 ~ 12 mmHg，左心室功能不全最早体征是 PAWP 升高，而每搏量（SV）正常。EDV = SV / 射血分数。

4. 相关实验室检查

动脉血气 pH 正常值为 7.35 ~ 7.45，是维持细胞生存的重要条件。动脉血氧分压正常值 80 ~ 100 mmHg，是判断机体是否缺氧及程度的重要指标。动脉血二氧化碳分压是反映呼吸性酸碱平衡的重要指标，正常范围 35 ~ 45 mmHg。标准剩余碱（SB）不受呼吸因素的影响，正常平均值为 24（范围 22 ~ 26）mmol/L。实际剩余碱（AB）为血浆中（HCO$_3^-$）真实含量，可受呼吸因素影响。两者的差数可反映呼吸对（HCO$_3^-$）影响的程度。如 SB > AB，表示 CO$_2$ 排出量增加；AB > SB，表示 CO$_2$ 滞留。碱剩余（BE）是代谢性酸碱平衡失常的指标，正常值为 0 ± 3.0（范围 –3.0 ~ +3.0）mmol/L。

对于脊柱侧弯、结核、全髋关节翻修等手术时间长且出血量不易控制的手术，术中要及时了解机体氧供和氧耗，及时检测动脉血气电解质、血红蛋白、血细胞比容、血糖、肾功能和血乳酸，以便及时地调控和处理。

（郭　瑜）

第三节　关节置换术的麻醉

人工关节的材料和工艺越来越先进，接受人工关节置换的患者也越来越多。此类手术确实使患者解除了疼痛，改善了关节活动功能，提高了生活质量。人工关节置换术的不断发展给麻醉带来了新的课题，提出了更高的要求，因为该类患者往往有许多特殊的方面，对此麻醉医师需要有较深的认识，做好充分的术前准备、严密的术中监测和良好管理及术后并发症的防治工作。

一、关节置换术麻醉的特殊问题

（一）气管插管困难和气道管理困难

类风湿性关节炎和强直性脊柱炎的患者常有全身多个关节受累，前者可累及寰枢关节、环杓关节及颞下颌关节等，可使寰枢关节脱位、声带活动受限、声门狭窄、呼吸困难及张口困难等；后者主要累及脊柱周围的结缔组织，使其发生骨化，脊柱强直呈板块状，颈屈曲前倾不能后仰，颞下颌关节强直不能张口。患者平卧时常呈"元宝状"，去枕头仍保持前屈，如果头部着床，下身会翘起。这两种患者行气管插管非常困难，因为声门完全不能暴露，且患者骨质疏松，有的患者还有寰枢关节半脱位，如果插管用力不当可造成颈椎骨折，反复插管会造成喉头水肿和咽喉部黏膜损伤、出血，气道管理更加困难。一些患者合并有肺纤维化病变，胸壁僵硬，致肺顺应性下降，通气和弥散能力均降低，可致 SpO_2 下降。对此类患者，麻醉医师在术前访视时，如估计气管插管会有困难者，应事先准备好纤维支气管镜以便帮助插管。合并肺部感染致呼吸道分泌物增多，且易发生支气管痉挛，给呼吸道的管理更增加了难度。

（二）骨黏合剂

为了提高人工关节的稳定性，避免松动和松动引起的疼痛，利于患者早期活动和功能恢复，在人工关节置换术中常需应用骨黏合剂（骨水泥），通常是在骨牙腔内填入骨水泥，再将人工假体插入。骨黏合剂为一高分子聚合物，又称丙烯酸类黏合剂，包括聚甲基丙烯酸甲酯粉剂和甲基丙烯酸甲酯液态单体两种成分，使用时将粉剂和液态单体混合成面团状，然后置入牙腔，自凝成固体而起作用。在聚合过程中可引起产热反应，温度可高达 $80 \sim 90℃$，这一产热反应使骨水泥更牢固。单体具有挥发性，易燃，有刺激性气味和毒性，因此，房间内空气流通要好。未被聚合的单体对皮肤有刺激和毒性，可被局部组织吸收，引起"骨水泥综合征"。单体被吸收后大约 3 min 达峰值血液浓度，在血中达到一定浓度后可致血管扩张并对心脏有直接毒性，体循环阻力下降，组织释放血栓素致血小板聚集，肺微血栓形成，因而患者可感胸闷、心悸，心电图可显示有心肌损害和心律失常（包括传导阻滞和窦性停搏），还可有肺分流增加而致低氧血症、肺动脉高压、低血压及心排血量减少等。单体进入血液后可以从患者的呼气中闻到刺激性气味。肺脏是单体的清除器官，清除速度很快，故一般不会受到损害，只有当单体的量达到全髋关节置换时所释放的单体量的 35 倍以上时，肺功能才会受到损害。因此，对肺功能而言，骨水泥的使用一般是安全的。为减少单体的吸收量，混合物必须做充分搅拌。

除单体吸收引起的对心脏、血管和肺脏的毒性反应外，当骨黏合剂填入骨牙腔后，牙腔内压急剧上升，使得牙腔内容物包括脂肪、空气微栓子及骨髓颗粒进入肺循环，引起肺栓塞，致肺血管收缩，肺循环阻力增加和通气灌流比例失调，导致肺分流增加、心排血量减少和低氧血症。为了减少牙腔内压上升所致的并发症，用骨水泥枪高压冲洗以去除碎屑，从底层开始分层填满牙腔，这可使空气从牙腔内逸出以减少空气栓塞的发病率，也可从下位的骨皮质钻孔，并插入塑料管以解除髓内压的上升。

对骨黏合剂使用时对心肺可能造成的影响，必须高度重视，采取预防措施。应当在用骨水泥时严密监测 PaO_2、$PaCO_2$、$P_{ET}CO_2$、SpO_2、血压、心律及心电图等。补足血容量，必要时给予升压药，保证气道通畅，并予充分吸氧。下肢关节置换的手术，在松止血带时，要注意松止血带后所致的局部单体吸收，骨髓、空气微栓子或脂肪栓等进入肺循环而引起的心血管反应，甚至有可能出现心搏骤停的意外。

（三）止血带

四肢手术一般都需在止血带下进行，以达到术野无血的目的，但是止血带使用不当时也会出现一些并发症。

（四）激素的应用

1. 概述

行人工关节置换的患者常因其原发病而长期服用激素，因此，可有肾上腺皮质萎缩和功能减退，在围术期如不及时补充皮质激素，会造成急性肾上腺皮质功能不全（危象）。对此类患者应详细询问服用激素的时间、剂量和停用时间，必要时做 ACTH 试验检查肾上腺皮质功能。对考虑可能发生肾上腺皮质功能不全的患者，可在术前补充激素，可提前 3 天起口服泼尼松，5 mg，每日 3 次，或于术前一日上午和下午各肌内注射醋酸可的松 100 mg，在诱导之前及术后给予氢化可的松 100 mg 静脉滴注。

2. 急性肾上腺皮质功能不全的判定

如果麻醉和手术中出现下列情况，则应考虑发生了急性肾上腺皮质功能不全。

（1）原因不明的低血压休克，脉搏增快，指趾、颜面苍白。

（2）在补充血容量后仍持续低血压，甚至对升压药物也不敏感。

（3）不明原因的高热或低体温。

（4）全身麻醉患者苏醒异常。

（5）异常出汗、口渴。

（6）血清钾升高或钠、氯降低。

（7）肾区痛（腰疼）和胀感、蛋白尿。

（8）在上述症状的同时，可出现精神不安或神志淡漠，继而昏迷。

3. 处理

如果考虑为肾上腺皮质功能不全，立即给予氢化可的松 100 mg 静脉注射，然后用氢化可的松 200 mg 静脉滴注。

（五）深静脉血栓和肺栓塞

骨关节手术有许多患者为长期卧床病人或老年人，静脉血流瘀滞，而手术创伤或肿瘤又使凝血功能改变，皆为静脉血栓的高危因素，在手术操作时有可能致深静脉血栓进入循环。长骨干骨折患者有发生脂肪栓塞的危险性，使用骨水泥时有可能发生空气栓塞。对麻醉医师来说，对术中发生的肺栓塞有足够的警惕非常重要，因为术中肺栓塞发病极其凶险，患者死亡率高，而且容易与其他原因引起的心搏骤停相混淆。因此，术中应密切观察手术操作步骤及患者的反应，严密监测心率、血压、SpO_2、$P_{ET}CO_2$ 等。心前区或经食管超声心动对肺栓塞诊断有一定帮助。如果患者术中突然出现不明原因的气促、胸骨后疼痛、$P_{ET}CO_2$ 下降、PaO_2 下降、肺动脉高压、血压下降而用缩血管药纠正效果不好等表现时，应考虑有肺栓塞的可能。

为了预防和及时发现因静脉血栓脱落而致的肺栓塞，术中须维持血流动力学稳定，补充适当的血容量，并在放骨水泥和松止血带时需严密监测生命体征的变化。

对严重肺栓塞的治疗是进行有效的呼吸支持及循环衰竭的纠正与维持，主要方法包括吸氧、镇痛、纠正心力衰竭和心律失常及抗休克。空气栓塞时，应立即置患者于左侧卧头低位，使空气滞留于右心房内，防止气栓阻塞肺动脉及肺毛细血管，也可通过经上肢或颈内静脉插入右心导管来抽吸右心内空气。对血栓性肺栓塞，如无应用抗凝药的禁忌，可用肝素抗凝治疗，或给予链激酶、尿激酶进行溶栓治疗。高压氧舱可促进气体尽快吸收并改善症状。

二、术前准备及麻醉选择与管理

虽然有许多青壮年患者需行关节置换术，但以老年人多见。老年人常伴有各系统器官的功能减退和许多并存疾病，致围术期和麻醉中并发症增多，其死亡率也比年轻人为高。术前需对高龄患者并存的疾病及麻醉的危险因素进行正确评估，对并存疾病应给予积极的治疗。如对于高血压和冠心病患者，术前应有效控制血压及改善心肌缺血，维持心肌氧供需平衡，以减少围术期心脑血管的并发症；慢性气管炎患者应积极治疗，训练深呼吸及咳嗽，以减少术后肺部感染。老年人心肺肝肾功能减退，药物代谢慢，诱导和术中用药应尽量选用短效、代谢快及对循环影响小的药物，如用依托咪酯诱导，以异氟醚、七氟醚、地氟醚等吸入麻醉药为主维持麻醉，尽量减少静脉用药。

（一）术前准备

1. 麻醉前访视与病情估计

关节置换的患者，老年人较多，他们常合并有心血管疾病、肺部疾病、高血压及糖尿病等。类风湿性关节炎和强直性脊柱炎患者累及心脏瓣膜、心包及心脏传导系统者，须详细检查及对症处理。术前一定要了解高血压的程度、是否规律用药（抗高血压药可用至手术日早晨）、是否累及其他器官、有无合并心功能不全。对合并房室传导阻滞和病态窦房结综合征的患者应详细询问病史，必要时安置临时起搏器。慢性肺疾患者，要注意有无合并肺部感染，术前需做肺功能和血气检查。类风湿性关节炎和强直性脊柱炎要检查脊柱活动受限程度，判断气管插管是否困难，胸廓活动受限的程度如何。合并糖尿病的患者，要详细询问病史、服药的类型，检测术前血糖和尿糖值，必要时给予短效胰岛素控制血糖。有服用激素病史的患者，应根据服药史及术前的临床表现、化验结果决定围术期是否需要补充激素。

2. 麻醉前用药

一般患者术前常规用药，有严重的循环和呼吸功能障碍的患者，镇静药或镇痛药慎用或不用。有肾上腺皮质功能不全倾向的患者，诱导前给予氢化可的松 100 mg，加入 100 mL 液体中滴注。

3. 术前备血

估计术中出血较多的患者，术前要准备好充分的血源。为了节约血源和防止血源性疾病传播和输血并发症，可采用术中血液回收技术或术前备自体血在术中使用。血红蛋白在 10 g 或红细胞比积在 30% 以下，不宜采集自体血。最后一次采血至少在术前 72 h 前，以允许血容量的恢复。拟做纤维支气管镜引导气管插管时，要准备好必备用品，如喷雾器、支气管镜等。

4. 维持气道困难的预测与气管插管困难的评估

对类风湿性关节炎和强直性脊柱炎影响到颈椎寰枢关节、颞下颌关节致头不能后仰和（或）张口困难的患者，应当仔细检查，估计气管插管的难易程度，以决定麻醉诱导和插管方式。目前，预测气道困难的方法很多，现介绍几种方法。

（1）张口度：是指最大张口时上下门牙间的距离，正常应 ≥ 3 指（患者的示指、中指和无名指并拢），2 ~ 3 指，有插管困难的可能，< 2 指，插管困难。不能张口或张口受限的患者，多置入喉镜困难，即使能够置入喉镜，声门暴露也不佳，因此可造成插管困难。

（2）甲颏间距：是指患者颈部后仰至最大限度时，甲状软骨切迹至下颏间的距离，以此间距来预测插管的难度。甲颏间距 ≥ 3 指（患者的示、中及无名指），插管无困难，在 2 ~ 3 指间，插管可能有困难，但可在喉镜暴露下插管；< 2 指，则无法用喉镜暴露下插管。

（3）颈部活动度：是指仰卧位下做最大限度仰颈，上门牙前端至枕骨粗隆的连线与身体纵轴相交的角度，正常值 > 90°；< 80° 为颈部活动受限，直接喉镜下插管可能遇到困难。

（4）寰枕关节伸展度：当颈部向前中度屈曲（25° ~ 35°），而头部后仰，寰枕关节伸展最佳。口、咽和喉三条轴线最接近为一直线（亦称"嗅花位"或称 Magill 位），在此位置，舌遮住咽部较少，喉镜上提舌根所需用力也较小。寰枕关节正常时，可以伸展 35°。寰枕关节伸展度检查方法：患者端坐，两眼向前平视，上牙的咬颌面与地面平行，然后患者尽力头后仰，伸展寰枕关节，测量上牙咬颌面旋转的角度。上牙旋转角度可用量角器准确地测量，也可用目测法进行估计分级：1 级为寰枕关节伸展度无降低，2 级为降低 1/3，3 级为降低 2/3，4 级为完全降低。

（二）麻醉方法的选择

1. 腰麻和硬膜外麻醉

只要患者无明显的腰麻或硬膜外麻醉禁忌证及强直性脊柱炎导致椎间隙骨化而使穿刺困难，都可选用腰麻或硬膜外麻醉。我院近年来在腰麻或硬膜外麻醉下进行了大量的髋、膝关节置换术，包括＞80岁的高龄患者，均取得了良好效果。而且有研究表明选用腰麻和硬膜外麻醉对下肢关节置换术有如下优点。

（1）深静脉血栓发生率降低，因硬膜外麻醉引起的交感神经阻滞导致下肢动静脉扩张，血流灌注增加。

（2）血压和CVP轻度降低，可减少手术野出血。

（3）可减轻机体应激反应，从而减轻患者因应激反应所引起的心肺负荷增加和血小板激活导致的高凝状态等。

（4）局部麻醉药可降低血小板在微血管伤后的聚集和黏附能力，对血栓形成不利。

（5）可通过硬膜外导管行术后椎管内镇痛。

2. 全身麻醉

对有严重心肺并发症的患者、硬膜外或腰麻穿刺困难者及其他禁忌证的患者，宜采用气管插管全身麻醉。

（1）注意要点：①选用对心血管功能影响小的诱导和维持药物。②尽量选用中短效肌松药，术中严密监测生命体征，术后严格掌握拔管指征。③强直性脊柱炎等气管插管困难者，应在纤维支气管镜帮助下插管，以免造成不必要的插管损伤；必要时可行控制性降压，以减少出血。

总之，在满足手术要求和保证患者安全的前提条件下，根据患者的病情、手术的范围、设备条件和麻醉医师自身的经验与技术条件来决定麻醉方法。

（2）全身麻醉诱导。对年老体弱者，全身麻醉诱导时给药速度要慢，并密切观察患者的反应，如心血管反应、药物变态反应等。常用静脉药物及其诱导剂量如下。①异丙酚：成人2～2.5 mg/kg，在30 s内给完，年老体弱者宜减量和减慢给药速度。②咪达唑仑：未用术前药的患者包括＜55岁，0.3～0.35 mg/kg；＞55岁，0.30 mg/kg，ASA Ⅲ～Ⅳ级，0.2～0.25 mg/kg。已用术前药的患者，适当减量。③依托咪酯：0.2～0.6 mg/kg，常用量0.3 mg/kg，小儿、老弱、重危患者应减量，注药时间在30 s以上。④硫喷妥钠：4～8 mg/kg，常用量6 mg/kg。⑤常用肌松药及插管剂量：琥珀胆碱1～2 mg/kg，泮库溴铵0.10～0.15 mg/kg，维库溴铵0.08～0.10 mg/kg，哌库溴铵0.10 mg/kg。

（3）麻醉维持。一般用静吸复合全身麻醉，特别是以异氟醚、七氟醚为主的静吸复合全身麻醉，对患者心血管功能抑制小，苏醒快，是理想的麻醉维持方法，因此，尽量减少静脉用药，而以吸入麻醉为主。

（4）预知气道困难患者的插管处理。预知气道困难的患者，应根据患者情况选择插管方式，切忌粗暴强行插管，特别是有颈椎半脱位、骨质疏松、全身脱钙的患者。气管插管技术的选择如下。①直接喉镜：一般插管无困难的患者，可快速诱导、直接喉镜下气管插管。估计可能有困难，不宜快速诱导，而应咽喉表面麻醉和环甲膜穿刺气管内表面麻醉或强化麻醉下行清醒气管插管。②盲探经鼻插管：用于插管困难的患者。患者清醒，多采用头部后仰、肩部垫高的体位，并可根据管口外气流的强弱进行适当的头位调整，气流最大时，表明导管正对声门，待患者吸气时将导管送入气管内。③纤维光导喉镜引导气管插管患者有明显困难插管指征时，应直接选择在纤维支气管镜帮助下插管；喉罩：有条件者可选用喉罩处理气道困难和插管困难。

（三）术中麻醉管理

（1）术中严密监测患者的生命体征，维持循环功能的稳定和充分供氧。监测包括血压、心率、ECG、SpO_2、$P_{ET}CO_2$ 等项目。

（2）对术前有冠心病或可疑冠心病的患者，应予充分给氧，以保证心肌的氧供需平衡。

（3）硬膜外麻醉要注意掌握好阻滞平面，特别是用止血带的患者，如果阻滞范围不够，时间长则会使患者不易耐受。

（4）对老年或高血压患者，局部麻醉药用量要酌减，掌握少量分次注药原则，防止阻滞平面过广导致血压过低，要及时补充血容量。

（5）注意体位摆放，避免皮肤压伤，搬动体位要轻柔，要注意保持患者的体温。

（6）在一些重要步骤如体位变动、放骨水泥、松止血带前要补足血容量，密切观察这些步骤对机体的影响并做好记录。

（7）体液平衡很重要，既要补足禁食禁水及手术中的丢失，满足生理需要量，又要注意不可过多过快而造成肺水肿。

（8）心血功能代偿差的患者，在总量控制的前提下，胶体液比例可适当加大，可用血定安、海脉素、中分子羟乙基淀粉及血浆等。

术中失血量要精确计算，给予适量补充，备有自体血的患者需要输血时，先输自体血，有条件者可采用自体血回收技术回收术中失血。

（四）特殊手术的麻醉

1. 强直性脊柱炎和类风湿关节炎患者的麻醉

（1）病情估计。术前患者访视应注意如下事项：①了解病情进展情况，是否合并心脏瓣膜、传导系统、心包等病变，应作心电图检查及判断心功能分级；②判断胸廓活动受限情况，决定是否作肺功能和血气检查；③了解颈、腰椎有无强直，颈活动度及张口度，依此考虑诱导和气管插管以何种方式进行；④水、电解质平衡情况，是否有脱钙；⑤是否有激素服用史，服用时间长短，剂量，何时停用，考虑是否用激素准备；⑥术前用药剂量宜小，呼吸受限者术前可免用镇静镇痛药，入室后再酌情给予。

（2）麻醉方式和术中管理。此类患者的腰麻和硬膜外麻醉穿刺常有困难，而且硬脊膜与蛛网膜常有粘连，易误入蛛网膜下隙，且椎管硬化，容积变小，硬膜外隙很窄，剂量不易掌握，过大致平面意外升高，有时又因硬膜外腔有粘连致局部麻醉药扩散差，麻醉效果不好，追加镇静药又顾虑呼吸和循环抑制，颇为棘手。因此，从患者安全出发，一般采用全身麻醉更为合适。全身麻醉可根据患者颈部活动度和张口程度决定诱导和插管方式。估计有困难者，行清醒经鼻盲探气管插管。对脊柱前屈＞60°、颈屈曲＞20°患者，行快速诱导全身麻醉是危险的。此外，反复不成功的插管可发生咽喉软组织损伤、出血、水肿，以致气道难以保持通畅，而出现缺氧、CO_2蓄积，甚至心搏骤停等严重后果。因此，行纤维支气管镜引导下气管插管是安全可靠的方式。如果条件不具备，可考虑逆行插管术，也可考虑使用喉罩。

有近期或长期服用激素病史者，诱导前给予100 mg氢化可的松溶于100 mL液体中，输入后开始诱导。全身麻醉忌过深，因此类患者对麻醉药耐量低，用药量应减少，尤其是静脉麻醉药。术中充分供氧，避免低氧血症，并注意液体量和失血量的补充。颈椎强直者，术后需完全清醒后再拔管。

2. 髋关节置换术的麻醉

人工髋关节置换术的主要问题是患者多为老年人，长期卧床的强直性脊柱炎、类风湿性关节炎及创伤骨折患者，手术创伤大，失血多，易发生骨黏合剂综合征及肺栓塞。

术前访视患者时，要注意其全身并发症及重要脏器功能情况，如高血压、心脏病、慢性阻塞性肺疾病、糖尿病等，术前应控制血压，改善心肺功能，控制血糖。术前应检查心肺功能。要询问过敏史、服药史、服用激素史等。长期卧床患者要注意心血管代偿功能和警惕深静脉血栓和肺栓塞的危险。术前需准备充分的血源，如备自体血。术前用药需选用对呼吸和循环无抑制的药物。

麻醉方式可根据患者情况和麻醉条件及麻醉医师自身经验来决定。有的医院多采用腰麻或硬膜外麻醉。

当手术截除股骨头颈部，扩大股骨牙腔和修整髋臼时，出血较多。为减少大量输血的并发症，减少输血性疾病的危险，可采用一些措施。

（1）术前备自体血。

（2）术中失血回收。

（3）术前进行血液稀释。

（4）术中控制性降压。

（5）注意体位摆放，避免静脉回流不畅而增加出血。

（6）术前、术中用抑肽酶可减少出血。

在用骨黏合剂时应警惕骨水泥综合征的发生，充分供氧，保持血容量正常，减浅麻醉，必要时给予升压药。同时要警惕脂肪栓塞综合征，以防意外发生。

3. 膝关节置换术的麻醉

膝关节置换术主要注意松止血带后呼吸血压的变化、骨水泥问题及术后镇痛。膝关节手术一般用止血带减少出血，但要注意由此带来的并发症。少数高血压、心脏病患者在驱血充气后可产生高血压，甚至心衰。在松止血带时可产生"止血带休克"及肺栓塞综合征。在双膝关节同时置换时，要先放松一侧后，观察生命体征的变化，使循环对血液重新分布有一个代偿的时间，再放另一侧止血带。

膝关节置换术后疼痛可能比髋关节置换术后更明显，可行各种方法的术后镇痛，有利于早期活动和功能锻炼。

（陈　琛）

第四节　复杂性创伤的麻醉

一、复杂性创伤的临床特点

复杂性创伤一般指对机体功能状态影响较大，引起严重的病理生理改变，且危及生命的创伤。多因休克、大出血、脑干损伤、脑疝、呼吸衰竭等而致生命垂危，即使抢救及时和成功，后期也可能发生其他并发症，如成人呼吸窘迫综合征（ARDS）、多器官功能衰竭（MSOF）、全身感染等而危及生命。其创伤范围往往涉及两个或两个以上的解剖部位或脏器，其抢救和治疗需要多学科协作。

二、麻醉前估计

虽然急诊科医师会对患者进行全面的检查，麻醉科医师仍需依据麻醉学的原则对患者的伤情程度迅速做出判断，这样才能采取正确的急救措施和麻醉处理方法。

（一）一般情况

通过检查患者的神志、面色、呼吸、血压、脉搏、体位、伤肢的姿态、大小便失禁、血迹、呕吐物等，初步了解患者的全身情况及危及生命的创伤部位。昏迷、半昏迷多由脑外伤引起，烦躁不安、面色苍白、血压下降、脉搏增快多为休克的表现，昏迷患者伴有呕吐应考虑有误吸的可能，大小便失禁患者可能有脊髓的损伤。

（二）呼吸

1. 呼吸道

检查呼吸道是否通畅，如果不通畅应当立即找出原因并予以处理。

2. 氧合功能

根据患者的呼吸方式，包括频率、节律、辅助呼吸肌的运动等，判断是否存在呼吸困难及缺氧，应及时监测 SpO_2，并尽早行动脉血气分析，以便早期做出判断和及时处理。

3. 呼吸系统创伤

口腔、颈部创伤应尽早行气管内插管或行紧急气管切开术，否则待病情加重（如水肿、血肿形成），将会使气管内插管或气管切开极为困难。气胸和多发肋骨骨折（连枷胸）引起的矛盾呼吸、反常呼吸及纵隔摆动，严重影响患者的呼吸功能和循环功能，应先行胸腔闭式引流或胸壁固定，必要时应进行机械通气支持治疗。

（三）循环

复杂性创伤患者必然存在较大量的失血。临床判断失血量的方法很多，如创伤部位、可见的失血量等。但是对复杂性创伤患者比较可行的方法是根据患者的一般情况进行判断。

三、呼吸道管理的特殊问题

(一)颈髓的保护

对于颈部损伤及颈椎骨折者要采用适当的方法保护脊髓。气管插管过程中应避免颈部过度活动,头部过度后伸属于绝对禁忌。插管时应进行颈部的牵引和制动。气管插管困难者可借助于纤维支气管镜辅助插管。

(二)反流和误吸

所有创伤患者皆应视为"饱胃"患者。饱胃的患者在进行全身麻醉诱导和气管插管过程中可能出现胃内容物的反流,有引起误吸的危险,是引起所有急诊手术患者术中或术后死亡的一个重要原因,应当予以高度重视。复杂性创伤患者麻醉诱导和气管内插管中预防反流与误吸的唯一可行的有效方法为环状软骨压迫法。

(三)牙齿的损伤和脱落

麻醉医师应当在麻醉前对患者的牙齿进行详细的检查,如果发现可能引起牙齿脱落的因素,应当在病例中记录并向患者家属交代清楚。预防插管过程中牙齿脱落主要应强调采用正确的操作方法,插管时要用肘部、腕部的力量上提喉镜,显露声门,绝不能以牙齿为喉镜的支点。如果插管困难或牙齿松动者,可用纱布或专用牙托保护牙齿。如果发现牙齿丢失,应行胸部 X 线检查,以除外牙齿掉入肺内,预防由此引起的肺不张及肺部感染。

(四)支气管损伤和出血

支气管损伤、出血或气管断裂可给人工机械通气带来困难,血液流入对侧肺可影响健肺的通气和氧合功能。因此,在手术麻醉时为保护非损伤肺及进行正压通气,必须将双肺分隔开。行双腔支气管插管可以很好地解决此问题。但双腔支气管插管的操作技术较为复杂,导管的插入及插入后的位置判断也需要一定的经验。因此应由有经验者完成,有时可能需要借助纤维支气管镜来完成。

四、血容量补充

(一)静脉通路的建立

由于复杂伤患者常伴有大出血,因此,建立多条静脉通路是必要的,可考虑同时开放外周及中心静脉。

(二)抗休克治疗

根据患者的失血情况,尽快补充有效循环血容量,可补充平衡液及胶体液,失血量大时应尽早输血。衡量输液的效果一般都以血流动力学参数是否稳定为标准,但影响因素较多,平时常用的指标可能变得很不敏感。由于创伤性休克的基本病理生理改变是组织灌注不足和缺氧,即氧供和氧需的失平衡。因此,休克患者的预后主要取决于:因血流灌注降低引起组织缺氧的程度；患者对氧耗（VO_2）增加引起 CI 和氧供（DO_2）增加的代偿能力。

五、复杂性创伤患者的监测

呼吸方面应监测 SpO_2、$P_{ET}CO_2$、动脉血气分析及呼吸功能的监测，如呼吸频率（RR）、潮气量（VT）、顺应性（C）、呼吸道压力（P）、每分通气量（MV）等对于判断呼吸功能状态都具有重要意义。血流动力学方面应监测 BP（血压）、ABP、CVP、PAWP、ECG 及尿量等，根据这些指标综合判断患者的血流动力学情况。

六、麻醉处理

（一）麻醉前用药

复杂性创伤患者的麻醉前用药应当根据患者的具体情况而定，其原则如下。

1．一般情况较好者

一般情况较好者指神志清醒，呼吸、循环功能稳定的病例，可以在患者进入手术室后经静脉给予镇痛、镇静及抗胆碱药。

2．一般情况较差的患者

此类病例一般只给镇痛药，剂量应减小，给药过程中应小心观察患者的反应。

3．意识不清、怀疑有脑外伤的患者

禁忌给予镇静药和麻醉性镇痛药，以免抑制呼吸，而引起颅内压升高。

4．不应单独使用镇静药

为防止不良反应，麻醉前不宜单独使用镇静药，否则疼痛会引发烦躁与不安，这种现象一般称为镇静剂的"抗镇痛效应"。

5．抗胆碱药

一般在麻醉前经静脉给予抗胆碱药。

（二）麻醉诱导

严重创伤者的麻醉诱导是麻醉过程中最危险、最困难，也是最重要的步骤。应根据患者的不同状态选择不同药物和采用不同的诱导方法。麻醉诱导期常用的药物有：镇静药如依托咪酯、异丙酚等，肌松药如维库溴铵、顺阿曲库铵等，麻醉性镇痛药如芬太尼、吗啡、哌替啶等。麻醉方法及药物的选用应以对血流动力学影响最小为原则。根据患者病情的轻重程度，可选用下列诱导给药方案。

1．心脏停搏

直接插管，不需任何药物。

2．深度昏迷

深度昏迷指对刺激无反应者，对此种病例应直接插管，不需任何药物。

3．休克

休克患者收缩压低于 10.7 kPa（80 mmHg）时，可用氯胺酮 0.5 ~ 1.0 mg/kg+ 琥珀胆

碱 1 ~ 2 mg/kg 静脉注射或维库溴铵 0.1 mg/kg 诱导插管。

4. 低血压

对收缩压为 10.7 ~ 13.3 kPa（80 ~ 100 mmHg）的患者可选用芬太尼 + 咪达唑仑 + 肌松药诱导插管。

5. 血压正常或升高

此类患者可用芬太尼 + 咪达唑仑或异丙酚 + 肌松药诱导插管。

（三）麻醉维持

临床麻醉的基本任务是既要保证患者镇痛、催眠、遗忘及肌松，又要保持血流动力学稳定。其原则仍然是要根据患者具体情况选择麻醉维持的方法和用药。

一般情况较好的患者麻醉维持无特殊。一般情况较差的患者可采用芬太尼、氧化亚氮辅以肌松剂的浅全身麻醉维持，情况好转后可辅以低浓度的吸入性麻醉剂。有些创伤严重患者的心血管系统对麻醉药的耐受能力很低，这部分患者可能在极浅或甚至在无麻醉条件下即可完成手术。因此，严重创伤患者诱导及手术早期"术中知晓"的发生率较高。"术中知晓"对患者心理是一个恶性刺激，可造成严重的心理障碍。但是如果将麻醉药剂量增加到足以使所有患者不发生"术中知晓"，则必然导致麻醉过深，其代价是患者的生命安全。在这种情况下，麻醉应当以保持循环稳定、保证生命安全为原则，待患者病情稳定后逐渐加深麻醉。

（四）术后早期恢复

术后常见的问题为呕吐与误吸、恢复延迟、恢复期谵妄、体温过低等。

创伤前饱食的患者由于胃排空延迟，手术后可能仍然处于饱胃状态，麻醉恢复过程中发生呕吐的可能性极大。所以，术后拔管应当严格遵守拔管指征，即患者应当意识完全清醒，呛咳反射及吞咽反射恢复，心血管功能稳定，通气及氧合功能正常，无水、电解质及酸碱平衡失调，无麻醉剂及肌松剂残余作用。严重创伤的患者多数无法手术后即刻拔除气管内导管，需要保留气管导管一段时间。影响术后拔管的因素包括麻醉后的苏醒延迟、肺功能损害、心血管功能损害、过度肥胖、严重的胸腹部创伤及脑外伤造成意识不清等。保留气管导管的患者术后需要呼吸支持治疗，在 ICU 进行机械通气是比较好的选择。

（杨　光）

第五节　脊柱手术麻醉

一、脊柱急症手术

（一）概述

随着汽车的逐渐普及，交通事故也在上升，它是造成脊柱创伤的主要原因之一，另一主要原因是工伤事故。脊柱创伤最常见的是脊柱骨折、椎体脱位和脊髓损伤。脊柱创伤后常因骨折、脱位、血肿导致脊髓损伤，一旦出现脊髓损伤，后果极为严重，可致终身残疾，甚至死亡。据统计脊髓损伤的发病率为（8.1 ～ 16.6）/100 万人，其中 80% 的患者年龄在 11 ～ 30 岁。因此，对此类患者的早期诊断和早期治疗至关重要。

（二）麻醉应考虑的问题

1. 脊髓损伤可以给其他器官带来严重的影响

麻醉医师对脊髓损伤的病理生理改变应有充分认识，以利正确的麻醉选择和合理的麻醉管理，减少继发损伤和围术期可能发生的并发症。

2. 应兼顾伴发伤

脊柱损伤常合并其他脏器的损伤，麻醉过程中应全面考虑，尤其是伴有颅脑胸腹严重损伤者。

3. 困难气道

颈椎损伤后，尤其是高位颈椎伤患者常伴有呼吸和循环问题，其中气道处理是最棘手的问题，全身麻醉选择何种气管插管方式以最大限度地减少或避免头颈部伸曲活动可能带来的加重脊髓损伤情况，是麻醉医师必须考虑的问题。高位脊髓伤患者可出现气管反射异常，系交感与副交感神经平衡失调所致，表现刺激气管时易出现心动过缓，如并存缺氧可致心搏骤停，因此，对该类患者在吸痰时要特别小心。

（三）麻醉用药选择

1. 麻醉选择

大部分脊柱损伤需行椎管减压和（或）内固定手术，手术本身较复杂，而且组织常有充血水肿，术中出血较多；另外，硬脊膜外和蛛网膜下隙阻滞麻醉均因穿刺及维持平面方面有一定的困难，加之常需体位变动而被列为禁忌。如伴有脊髓损伤，病情常较复杂，术中常有呼吸及循环不稳等情况发生，故一般均应采取气管插管全身麻醉。

鉴于脊髓损伤有较高的发病率，并常有复合损伤，特别是颈段和（或）上胸段损伤者，麻醉手术的危险性较大，任何操作技术都有可能产生不良后果，甚至加重原发损伤，故在诊断之始及至麻醉后手术期间，对此类患者，麻醉医师均应仔细观察处理，特别是对身体其他部位合并有致命创伤的患者尤应如此。

2. 麻醉用药

脊髓损伤后，由于肌纤维失去神经支配致使接头外肌膜胆碱能受体增加，这些异常的受体遍布肌膜表面，产生对去极化肌松药的超敏感现象，注入琥珀胆碱后会产生肌肉同步去极化，大量的细胞内钾转移到细胞外，从而大量的钾进入血液循环，产生严重的高血钾，易发生心搏骤停。一般脊髓损伤后 6 个月内不宜使用琥珀胆碱，均应选用非去极化肌松药。鉴于脊髓损伤的病理生理改变，在选择麻醉前用药时应慎用或不用有抑制呼吸功能和可导致睡眠后呼吸暂停的药物。麻醉诱导时宜选用依托醚酯、咪达唑仑对循环影响较小的药物，并注意用药剂量及给药速度，同时准备好多巴胺及阿托品等药物。各种吸入和非吸入麻醉药虽然对脊髓损伤并无治疗作用，但氟烷、芬太尼、笑气和蛛网膜下隙使用的利多卡因均能延长从脊髓缺血到脊髓损伤的时间，这种保护作用的可能机制如下：

（1）抑制了脊髓代谢。

（2）对脊髓血流的影响。

（3）内源性儿茶酚胺的改变。

（4）阿片受体活性的改变。

（5）与继发损伤的介质如前列腺素相互作用的结果。

麻醉维持多采用静吸复合的方法。

（四）麻醉操作和管理

1. 麻醉操作

脊柱骨折可为单纯损伤和（或）合并其他部位的损伤，在脊髓损伤的急性期任何操作都可能加重或造成新的脊髓损伤。麻醉医师术前应仔细检查、轻微操作。需要强调的是麻醉诱导插管时，不应为了插管方便而随意伸曲头颈部，应尽量使头部保持在中位，以免造成脊髓的进一步损伤。另外，在体位变动时同样要非常小心。

2. 麻醉管理

脊柱骨折常可合并其他部位的损伤，尤其对其他部位的致命损伤如闭合性颅脑损伤等须及时诊断和处理，若有休克须鉴别是失血性休克还是脊髓休克，这是合理安全麻醉的基础。

（1）术中监测：脊柱创伤患者病情复杂，故术中应加强对该类患者中枢、循环、呼吸、肾功能、电解质及酸碱平衡的综合的动态监测，以便及时发现问题予以相应的处理，只有这样才能提高创伤患者的救治成功率。其实，对该类患者的监护不应只局限于术中，而是在整个围术期均应加强监护，唯此才能降低死亡率。

（2）呼吸管理：术中应根据血气指标选择合适的通气参数，以维持正常的酸碱平衡，这对保持适当的脊髓灌注压是至关重要的。动物实验表明高或低碳酸血症均对脊髓功能恢复不利，但创伤后低碳酸血症比高碳酸血症对组织的危害小，一般维持 $PaCO_2$ 4.7 ~ 5.3 kPa（35 ~ 40 mmHg）为宜，如合并闭合性颅脑损伤，伴有颅内压增高，$PaCO_2$ 应维持在较低水平（30 ~ 35 mmHg）为佳。如围术期出现突发不能解释的低氧血症及二氧化碳分压升高，应考虑有肺栓塞、肺水肿或急性呼吸窘迫综合征的可能，缓慢进展的或突发的肺顺应性下降，预示有肺水肿的发生，常表现为肺间质水肿，肺部听诊时湿啰音可不清楚。机械通气时可加用呼气末正压通气。对高位脊髓损伤患者，术后拔除气管导管时应特别慎重，最好保留气管导管直至呼吸循环稳定后再拔，如估计短时间内呼吸功能不能稳定者，可做气管切开，以便于气道管理。

（3）循环管理：对脊柱创伤伴有休克的患者，首先应分清是失血性休克还是脊髓休克，以便做出正确处理。前者以补充血容量为主，而对脊髓休克者可采用适当补液和 α - 受体兴奋药（去氧肾上腺素或多巴胺）治疗，且不可盲目补液，特别是四肢瘫痪的患者已存在心功能不全和血管张力的改变，在此基础上如再过量输液，增加循环负荷，可导致心力衰竭及肺水肿。其次脊髓损伤患者麻醉时既不可过浅致高血压，也不可过深致低血压。麻醉诱导时常出现低血压，尤其体位变动时可出现严重的低血压，甚至心搏骤停，多见于脊髓高位损伤者。为预防脊髓损伤的自主神经反射引起的心血管并发症，应选择相应的血管活性药物治疗。对脊髓损伤早期出现的严重高血压，可选用直接作用到小动脉的硝普钠、α-受体阻滞剂（酚妥拉明）；对抗心律失常可用 β-受体阻滞剂、利多卡因和艾司洛尔等药物；对窦性心动过缓、室性逸搏可选用阿托品对抗；也可适当加深麻醉来预防和治疗脊髓损伤患者的自主神经反射亢进。对慢性脊髓损伤合并贫血和营养不良的患者，麻醉时应注意补充红细胞和血浆，必要时可输清蛋白。

在脊髓休克期间，一般是脊髓损伤后的 3 天至 6 周，为维持血流动力学的稳定和防止肺水肿，可考虑监测 CVP 和肺动脉楔压（PAWP），尤其是 PAWP 不仅可直接监测心肺功能，而且能估计分流量。

（4）体位：脊柱创伤患者伴有呼吸及循环不稳等情况，而手术大多采取俯卧位，必须注意胸腹垫物对呼吸循环和静脉回流的影响，同时还应注意眼或颌面部软组织压伤及肢体因摆放不妥所带来的损伤等。另外，应注意体位变动时可能发生的血流动力学剧变。

3. 术中输血补液

术中应详细记录出入量，输液不可过量，并注意晶胶体比例，一般维持尿量在 25 ~ 30 mL/h 以上，必要时可予以利尿。已有许多研究表明围术期的高血糖可加重对脊髓神经功能的损害作用，因此，术中一般不补充葡萄糖。根据患者术前的血红蛋白和出血情况而决定是否输血。

（五）颈椎损伤的气道处理

对颈椎损伤患者的进展性创伤生命支持（ATLS）方案已由美国创伤学会提出，方案如下：①无自主呼吸又未行 X 线检查者，如施行经口插管失败，应改行气管切开。②有自主呼吸，经 X 线排除颈椎损伤可采用经口插管，如有颈椎损伤，应施行经鼻盲探插管，若不成功再行经口或造口插管。③虽有自主呼吸，但无时间行 X 线检查施行经鼻盲探插管，若不成功再行经口或造口插管。

ATLS 方案有它的局限性，到目前为止对颈椎损伤的呼吸道处理尚无权威性和可行性的方案。对麻醉医师来说重要的是意识到气道处理与颈椎进一步损伤有密切关系的同时，采用麻醉医师最为娴熟的插管技术，具体患者具体对待，把不因行气管插管而带来副损伤或使病变加重作为指导原则。必要时可借助纤维支气管镜引导插管。颈椎制动是治疗可疑颈椎损伤的关键问题，所以，任何操作时均应保持颈椎处于相对固定的脊柱轴线位置。

1. 各种气道处理方法对颈椎损伤的影响

常用的气管插管的方法有经口、经鼻及纤维支气管镜引导插管等三种。其他插管方法，如逆行插管、环甲膜切开插管及 Bullard 喉镜下插管等目前仍较少应用。

（1）经口插管。颈椎损伤多发生在 $C_3 \sim C_9$。健康志愿者在放射线监测下可见，取标准喉镜插管体位时，可引起颈椎的曲度改变，其中尤以 $C_3 \sim C_4$ 的改变更为明显。

（2）经鼻气管插管。虽然在发达国家施行经鼻盲探插管以控制患者的气道已经比较普及，但对存在自主呼吸的颈椎损伤患者，仍无有力证据表明采用这种插管技术是安全的，原因在于：①插管时间较长；②如表面麻醉不充分，患者在插管过程中常有呛咳，从而导致颈椎活动，可能加重脊髓损伤；③易造成咽喉部黏膜损伤和呕吐误吸而致气道的进一步不畅；④插管时心血管反应较大，易出现心血管方面的意外情况。

有学者对大量颈椎创伤合并脊髓损伤的患者采用全身麻醉，快速诱导经鼻或口插管的方法收到良好的临床效果。在此，要强调的是插管操作必须由有经验的麻醉医师来完成，而不应由实习生或不熟练的进修生来操作。

（3）纤维支气管镜引导下插管。纤维支气管镜是一种可弯曲的细管，远端带有光源，操作者可通过光源看到远端的情况，并可调节，使其能顺利通过声门。与气管插管同时使用时，先将气管导管套在纤维支气管镜外面，再将纤维支气管镜经鼻插至咽喉部，调节光源使其通过声门，然后再将气管导管顺着纤维支气管镜送入气管内。纤维支气管镜插管和经鼻盲探插管比较，具有试插次数明显减少、完成插管迅速、可保持头颈部固定不动、并发症少等优点。纤维支气管镜插管的成功率几乎可达100%，比经鼻盲探明显增高，且插管的咳嗽躁动发生率低。

2. 颈椎损伤患者气管插管方式的选择

如上所述，为了减少脊柱创伤后的继发损伤，如何选择插管方法是比较困难的，但有一点是肯定的，有条件者首选纤维支气管镜插管引导下插管；其次，要判断患者的插管条件，如属困难插管，千万不可勉强，可借助纤维支气管镜插管或行气管切开；另外，要选麻醉者最熟练的插管方法插管。只有这样，才能将插管可能带来的并发症降到最低。

二、择期类手术

（一）概述

脊柱外科发展很快，尤其是最近十来年，新的手术方法不断涌现，许多国际上普遍使用的脊柱外科手术及内固定方法，在国内也已逐渐推广使用，开展脊柱外科新手术的医院也越来越多，手术方法及内固定材料等方面基本上与国际接轨。脊柱外科手术大多比较精细和复杂，而且一旦发生脊髓神经损伤，将造成患者的严重损害，甚至残废。因此，在手术前做好充分准备，选择恰当的手术方案及麻醉方法，以确保麻醉和手术的顺利进行显得尤为重要。

（二）脊柱择期手术的特点

脊柱外科手术同胸腹和颅脑手术相比，虽然对重要脏器的直接影响较小，但仍有其特点，麻醉和手术医师对此应有足够的认识，以保证患者围术期的安全。

1. 病情差异较大

脊柱手术及接受手术的患者是千变万化和参差不齐的，患者可以是健壮的，也可以是伴有多系统疾病的，年龄从婴儿到老年；疾病种类繁多，既有先天性疾病，如先天性脊柱侧凸，又有后天性疾病，如脊柱的退行性变；既可以是颈椎病，也可以是骶尾部肿瘤等。手术方法多种多样，既可以经前方、侧前方减压，也可以经后路减压，有的需要内固定，有的则不需要，即使是同一种疾病，由于严重程度不等，其治疗方法也可完全两样。因此，麻醉医师术前应该准确了解病情及手术方式，以便采取恰当的麻醉方法，保证手术顺利进行。

2. 手术体位对麻醉的要求

脊柱外科手术患者的正确体位可以减少术中出血，易于手术野的暴露和预防体位相关的损伤。根据脊柱手术进路的不同，常采取不同的体位，仰卧位和侧卧位对循环和呼吸功能影响不大，麻醉管理也相对较为简单。当采用俯卧位时可造成胸部和腹部活动受限，胸廓受压可引起限制性通气障碍，使潮气量减少，如果麻醉深度掌握不好使呼吸中枢受到抑制，患者则有缺氧的危险；而腹部受压可导致静脉回流障碍，使静脉血逆流至椎静脉丛，加重术中出血。另外，如果头部位置过低或颈部过分扭曲等都可造成颈内静脉回流障碍，而致球结膜水肿甚至脑水肿。因此，俯卧位时应取锁骨和髂骨为支撑点，尽量使胸腹部与手术台之间保持一定空隙，同样要将头部放在合适的位置上，最好使用软的带钢丝的气管导管，这样可以避免气管导管打折和牙垫可能造成的搁伤。较长时间的手术，建议采用气管插管全麻。如果采用区域阻滞麻醉，则应加强呼吸和循环功能的监测，特别是无创血氧饱和度的监测，以便及时发现患者的氧合情况。患者良好体位的获得要靠手术医师、麻醉医师和手术护士的一起努力。

3. 充分认识出血量大

脊柱手术，由于部位特殊，止血常较困难，尤其是骶尾部的恶性肿瘤手术，失血量常可达数千毫升，因此术前必须备好血源，术中要正确估计失血量，及时补充血液成分或者全血。估计术中有可能发生大量失血时，为减少大量输血带来的一些并发症，有时可采取血液稀释、自体输血及血液回收技术，也可采用术中控制性降压，但这些措施可使麻醉管理更加复杂，麻醉医师在术前应该有足够的认识，并做好必要的准备，以减少其相关的并发症。

（三）术前麻醉访视和病情估计

1. 术前麻醉访视

（1）思想工作：通过麻醉前访视应尽量减少患者术前的焦虑和不安情绪，力争做到减轻或消除对手术和麻醉的顾虑和紧张，使患者在心理和生理上均能较好地耐受手术。麻醉医师术前还应向患者及其家属交代病情，说明手术的目的和大致程序、拟采用的麻醉方式，以减少患者及其家属的顾虑。对于情绪过度紧张的患者，手术前晚可给予适量的镇静药，如地西泮 5 ~ 10 mg，以保证患者睡眠充足。

（2）病史回顾：详细询问病史，包括常规资料（如身高、体重、血压、内外科疾病、相关系统回顾、用药情况、过敏史、本人或家族中的麻醉或手术的意外情况、异常或可疑出血史）和气道情况估计，以便正确诊断和评价患者的疾病严重程度及全身状况，选择适当的麻醉方法，以保证手术得以顺利进行。虽然脊柱手术的术后并发症和死亡率都较低，但也应同样重视术前的准备工作，包括病史采集工作。特别是对于脊柱畸形手术患者，要注意畸形或症状出现的时间及进展情况，畸形对其他器官和系统功能的影响，特别要注意是否有呼吸和循环系统并发症，如心悸、气短、咳嗽和咳痰。

（3）体格检查：对于麻醉医师来说，在进行体格检查时，除了对脊柱进行详细的检查外，对患者进行系统的全身状况的检查也非常重要，特别是跟麻醉相关项目的检查，如困难气道的判断及腰麻、硬膜外穿刺部位有无畸形和感染等，以便为麻醉方式的选择做好准备。另外，对脊柱侧凸的患者，要注意心、肺的物理检查。

（4）了解实验室检查和其他检查情况：麻醉医师在术前访视时，对已做的各项实验室检查和其他检查情况应作详细了解，必要时可做一些补充检查。对于要施行脊柱手术的患者，国内除了要进行血、尿常规和肝、肾功能，凝血功能，电解质检查等以外，还应进行心电图检查。如疑有心功能异常的患者，术前可做超声心动图检查，有助于对心功能的进一步评价，从而估计对手术的耐受性。但近年来国外的趋势是在许多患者少了一些常规检查，术前实验室检查、胸片、心电图和B超等应根据患者的年龄、健康情况及手术的大小而定，对健康人的筛选试验如表6-1所示。

表6-1　手术、麻醉前常规检查

年龄（岁）	胸片	ECG	血液化验
< 40	–	–	
40 ~ 59	–	+	肌酐、血糖
≥ 60	+	+	肌酐、血糖及全血常规

2. 病情估计

在评价患者对麻醉和手术的耐受性时，首先要注意的是患者的心肺功能状态。在脊柱手术中，脊柱侧凸对患者的心肺功能影响最大，因此，严重脊柱侧凸和胸廓畸形的患者术前对心肺功能的估计特别重要。由于心肺可以直接受到影响，如机械性肺损害或者作为一些综合征（如马方综合征，可能有二尖瓣脱垂、主动脉根部扩张和主动脉瓣关闭不全）的一部分而受到影响，可表现为气体交换功能的障碍，肺活量、肺总量和功能残气量常减少，机体内环境处于相对缺氧状态，术中和术后易出现缺氧、呼吸困难甚至呼吸衰竭，因此术前应进行血气分析和肺功能测定，以评价患者的肺功能状态，这对判断其能否耐受手术和预后有重要意义。一般肺功能检查显示轻度损害的患者，只要在术中加强监护，一般可耐受麻醉和手术，对中度以上损害的患者，则应在术前根据病因采取针对性的处理。另外，根据病史情况，必要时应行彩色超声心动图检查及心功能测定。

一般认为脊柱侧凸程度越重，则影响越大，预后也越差。任何原因导致的胸部脊柱侧凸，均有可能导致呼吸和循环衰竭。据报道许多这种病例在45岁以前死亡，而在尸检中右心室肥厚并肺动脉高压的发生率很高。特发性脊柱侧凸常于学龄前后起病，如得不到正确治疗，其病死率可比一般人群高2倍，其原因可能是胸廓畸形使肺血管床的发育受到影响，单位肺组织的血管数量比正常人少，从而导致血管阻力的增加。另外由于胸廓畸形使肺泡被压迫，肺泡的容量变小，导致通气血流比率异常，使肺血管收缩，最后导致肺动脉高压。术前心电图检查 P 波大于 2.5 mm 示右房增大，如果 V_1 和 V_2 导联上 R 波大于 S 波，则提示有右心室肥厚，这些患者对麻醉的耐受性降低，在围术期应注意避免缺氧和增加右心室负荷。

对于脊柱畸形的患者，还应注意是否同时患有神经肌肉疾患，如脊髓空洞症、肌营养不良、运动失调等，这些疾患将影响麻醉药的体内代谢过程。

有些脊柱手术患者，由于病变本身造成截瘫，患者长期卧床，活动少，加上胃肠道功能紊乱，常发生营养不良，降低对麻醉和手术的耐受力。对这类患者术前应鼓励其进食，必要时可以采取鼻饲或静脉高营养，以尽可能改善其营养状况。高位截瘫患者易合并呼吸道和泌尿道感染，术前应积极处理。另外，截瘫患者由于瘫痪部位血管舒缩功能障碍，变动体位时易出现直立性低血压，应引起麻醉医师注意。部分患者可合并有水、电解质和酸碱平衡紊乱，也必须在术前予以纠正。长期卧床患者因血流缓慢和血液浓缩，可引起下肢深静脉血栓形成，活动或输液时可引起血栓脱落，一旦造成肺动脉栓塞可产生致命性后果，围术期前后应引起重视并予以妥善处理。

（四）麻醉方法的选择和术中监测

1. 麻醉方法的选择

以前，脊柱手术通常选用局部浸润麻醉，由于麻醉效果常不理想，术中患者常有疼痛感觉，因此，近年来已逐渐被全身麻醉和连续硬膜外麻醉所取代。腰段简单的脊柱手术可以选用连续硬膜外麻醉，但如果手术时间较长，患者一般不易耐受，必须给予辅助用药，而后者可以抑制呼吸中枢，有发生缺氧的危险，处于俯卧位时又不易建立人工通气，一旦发生危险抢救起来也非常困难，因此对于时间较长的脊柱手术，只要条件允许，应尽量采用气管插管全麻。对于高位颈椎手术或俯卧位手术者应选择带加强钢丝的软气管导管做经鼻插管，前者可避免经口插管时放置牙垫而影响手术操作，后者是为便于固定和头部的摆放而气管导管不打折。

大部分脊柱手术的患者术前可以给予苯巴比妥 0.1 g、阿托品 0.5 mg 肌内注射，使患者达到一定程度的镇静。如果使用区域阻滞麻醉，术前也可以只使用镇静药，特殊病例可根据情况适当调整术前用药。

2. 术中监测

术中监测是保证患者安全及手术顺利进行的必不可少的措施，血压、心电图、SpO_2 以及呼吸功能（呼吸频率、潮气量等）的监测应列为常规，有条件的可监测 $P_{ET}CO_2$。

在脊柱畸形矫正术及脊柱肿瘤等手术时，由于创面大、失血多，加上采用俯卧位时，无创血压的监测可能更困难，因此在有条件的情况下，应行桡动脉穿刺直接测压，如有必要还应行 CVP 的监测，以便指导输血和输液，对术前有心脏疾病者或老年人可放置漂浮导管，监测心功能及血管阻力等情况。在行控制性降压时 ABP 和 CVP 的监测更是十分必要。

在行唤醒试验前，应了解肌松的程度，可用加速度仪进行监测，如果 T_4/T_1 恢复到 0.7 以上，此时可行唤醒试验。如果用周围神经刺激器进行监测，则 4 个成串刺激均应出现，否则在唤醒前应先拮抗非去极化肌松药。目前有的医院已用体表诱发电位等方法来监测脊髓功能。

（五）常见脊柱手术的麻醉

脊柱外科手术种类很多，其麻醉方法也各有其特点，以下仅介绍几种复杂且较常见手术的麻醉处理。

1. 脊柱畸形矫正术的麻醉

脊柱畸形的种类很多，病因也非常复杂，其手术方式也不相同，其麻醉方法虽不完全相同，但一般均采用气管插管全麻，下面以脊柱侧凸畸形矫正的麻醉为例作详细介绍。

（1）术前常规心肺功能检查：特发性脊柱侧凸是危害青少年和儿童健康的常见病，可影响胸廓和肺的发育，使胸肺顺应性降低，肺活量减少，甚至可引起肺不张和肺动脉高压，进而影响右心，导致右心肥大和右心衰竭。限制性通气障碍和肺动脉高压所导致的肺心病是严重脊柱侧凸患者的主要死因。因此，术前除做常规检查外，必要时应做心肺功能检查。

（2）备血与输血：脊柱侧凸矫形手术涉及脊柱的范围很广，有时可超过 10 个节段，有的需经前路开胸、开腹或胸腹联合切口手术，有的经后路手术。即使经后路手术没有大血管，但因切口长、手术创伤大，尤其是骨创面出血多，常可达 2000 ～ 3000 mL，甚至更多，发生休克的可能性很大，术前必须做好输血的准备。估计术中的失血量，一般备血 1500 ～ 2000 mL。近年来，不少学者主张采用自体输血法，即在术前采集患者的血液，在术中回输给患者自己。一般在术前 2 ～ 3 周的时间内，可采血 1000 mL 左右，但应注意使患者的血红蛋白水平保持在 100 g/L 以上，血浆总蛋白在 60 g/L 左右。另外，可采用血液回收技术，回收术中的失血，经血液回收机处理后回输给患者，一般患者术中不需再输异体血。采用这两种方法可明显减少异体输血反应和并发症。

（3）麻醉选择：脊柱侧凸手术一般选择全身麻醉，经前路开胸手术者，必要时可插双腔气管导管，术中可行单肺通气，按双腔管麻醉管理；经后路手术者，可选择带加强钢丝的气管导管经鼻插管，并妥善固定气管导管，以防止术中导管脱落。诱导用药可使用芬太尼 1 ～ 2 μg/kg、异丙酚 1.5 ～ 2.0 mg/kg 和维库溴铵 0.1 mg/kg，也可用其他肌松药，但对截瘫患者或先天性畸形的患者使用琥珀胆碱时，易引起高钾（从而有可能导致室颤甚至心搏骤停）或发生恶性高热，应特别注意。对全身情况较差或心功能受损的患者也可以选择依托咪酯 0.1 ～ 0.3 mg/kg。麻醉的维持有几种不同的方式：吸入麻醉（如安氟醚、异氟醚或地氟醚、笑气＋氧气）＋非去极化肌松药，中长效的肌松药的使用在临近唤醒试验时应特别注意，最好在临近唤醒试验 1 h 左右停用，以免影响唤醒试验。静脉麻醉（如静脉丙泊酚和静脉吸入复合麻醉），各种麻醉药的组合方式很多，一般认为以吸入麻醉为佳，因为使用吸入麻醉时麻醉深度容易控制，有利于术中做唤醒试验。

（4）控制性降压的应用：由于脊柱侧凸手术切口长，创伤大，手术时间长，术中出血较多，为减少大量异体输血的不良反应，可在术中采用控制性降压术。但应掌握好适应证，对于心功能不全、明显低氧血症或高碳酸血症的患者，不要使用控制性降压，以免发生危险。用于控制性降压的措施有加深麻醉（加大吸入麻醉药浓度）和给血管扩张药（如 α-受体阻滞药、血管平滑肌扩张药或钙通道阻滞剂）等，但因高浓度的吸入麻醉药影响唤醒试验，且部分患者的血压也不易得到良好控制，所以临床上最常用的药物是血管平滑肌扩张药（硝普钠和硝酸甘油）及钙通道阻滞剂（佩尔地平等）。控制性降压时健康状况良好的患者可较长时间耐受 8 ~ 9.33 kPa（60 ~ 70 mmHg）的平均动脉压（MAP）水平，但对血管硬化、高血压和老年患者则应注意降压程度不要超过原来血压水平的 30%，并要及时补充血容量。

（5）术中脊髓功能的监测：在脊柱侧凸矫形手术中，既要最大限度地矫正脊柱畸形，又要避免医源性脊髓功能损伤。因此，在术中进行脊髓功能监测以便术中尽可能早地发现各种脊髓功能受损情况并使其恢复是必需的。其方法有唤醒试验和其他神经功能监测。唤醒试验多年来在临床上广泛应用，因其不需要特殊的仪器和设备，使用起来也较为简单，但是受麻醉深度的影响较大，且只有在脊髓神经损伤后才能做出反应，对术后迟发性神经损伤不能做出判断。正因为唤醒试验具有上述缺点，有许多新的脊髓功能监测方法用于临床。这些方法各有其优缺点，下面仅作简要的介绍。

1）唤醒试验：即在脊柱畸形矫正后，如放置好 TSRH（脊柱内固定系统）支架后，麻醉医师停用麻醉药，并使患者迅速苏醒后，令其活动足部，观察有无因矫形手术时过度牵拉或内固定器械放置不当致脊髓损伤而出现的下肢神经并发症甚至是截瘫。要做好唤醒试验，首先在术前要把唤醒试验的详细过程向患者解释清楚，以取得配合。其次，手术医师应在做唤醒试验前 30 min 通知麻醉医师，以便让麻醉医师开始停止静脉麻醉药的输注和麻醉药的吸入。如使用了非去极化肌松药，应使用加速度仪或周围神经刺激器及其他方法了解肌肉松弛的程度，如果肌松没有恢复，应在唤醒试验前 5 min 左右使用阿托品和新斯的明拮抗。唤醒时，先让患者活动其手指，表示患者已能被唤醒，然后再让患者活动其双脚或脚趾，确认双下肢活动正常后，立即加深麻醉。如有双手指令动作，而无双足指令动作，应视为异常，有脊髓损伤可能，应重新调整矫形的程度，然后再行唤醒试验，如长时间无指令动作，应手术探查。在减浅麻醉过程中，患者的血压会逐渐升高，心率也会逐渐增快，因此手术和麻醉医师应尽量配合好，缩短唤醒试验的时间。有报道以地氟醚、笑气和小剂量阿曲库铵维持麻醉时，其唤醒试验的时间平均只有 8.4 分钟，可明显缩短应激反应时间。另外，唤醒试验时应防止气管导管及静脉留置针脱出。目前神经生理监测（SEP 和 MEP）正在逐渐取代唤醒试验。

2）体表诱发电位（SEP）：是应用神经电生理方法，采用脉冲电刺激周围神经的感觉支，而将记录电极放置在刺激电极近端的周围神经上或放置在外科操作远端的脊髓表面或其他位置，连接在具有叠加功能的肌电图上，接受和记录电位变化。刺激电极常置于胫后神经，颈段手术时可用正中神经。SEP 记录电极可置于硬脊膜外（SSEP）或头皮（皮层体表诱发电位，CSEP），其他还有硬膜下记录、棘突记录及皮肤记录等。测定 CSEP 值，很多因素可影响测定结果，SSEP 受麻醉药的影响比 CSEP 小，得到的 SEP 的图形稳定且质量好。CSEP 是在电极无法置于硬脊膜外或硬膜下时的选择，如严重畸形时。CSEP 的监测结果可能只反映了脊髓后束的活动。应用 SEP 做脊髓功能监测时，需在手术对脊髓造成影响前导出标准电位，再将手术过程中得到的电位与其进行比较，根据振幅和潜伏期的变化来判断脊髓的功能。振幅反映脊髓电位的强度，潜伏期反映传导速度，两者结合起来可作为判断脊髓功能的重要测量标志。通常以第一个向下的波峰称第一阳性波，第一个向上的波峰称为第一阴性波，依此类推。目前多数人以第一阴性波峰作为测量振幅和潜伏期的标准。在脊柱外科手术中，脊髓体表诱发电位 SSEP 波幅偶然减少 30% ~ 50% 时，与临床后遗症无关，总波幅减少 50% 或者一个阴性波峰完全消失才提示有脊髓损伤。皮层体表诱发电位 CSEP 若完全消失，则脊髓完全性损伤的可能性极大；若可记录到异常的 CSEP，则提示脊髓上传的神经纤维功能尚存在或部分存在，并可依据潜伏期延长的多少及波幅下降的幅度判断脊髓受损伤的严重程度；脊柱畸形及肿瘤等无神经症状者，CSEP 可正常或仅有波幅降低，若伴有神经症状，则可见潜伏期延长及波幅降低约为正常的 1/2，此时提示脊柱畸形对脊髓产生压迫或牵拉，手术中应仔细操作；手术中牵拉脊髓后，若潜伏期延长大于 12.5 ms 或波幅低于正常 1/2，10 min 后仍未恢复至术前水平，则术后将出现皮肤感觉异常及二便障碍或加重原发损伤。影响 CSEP 的因素有：麻醉过深、高碳酸血症、低氧血症、低血压和低体温等，SSEP 则不易受上述因素影响。

3）运动诱发电位（MEP）：在脊髓功能障碍中，感觉和运动功能常同时受损。SEP 仅能监测脊髓中上传通道活动，而不能对运动通道进行监测。有报道 SEP 没有任何变化，但患者术后发生运动功能障碍。动物实验表明，用 MEP 观察脊髓损害比 SEP 更敏感，且运动通道刺激反应与脊髓损害相关。MEP 监测时，刺激可用电或磁，经颅、皮质或脊柱，记录可在肌肉、周围神经或脊柱。MEP 永久地消失与术后神经损害有关，波幅和潜伏期的变化并不一定提示神经功能损害。MEP 监测时受全身麻醉和肌肉松弛药的影响比 SEP 大，MEP 波幅随刺激强度的变化而变化。高强度电刺激引起肌肉收缩难以被患者接受，临床上取得成功的 MEP 较困难，尤其是在没有正常基础记录的患者。因头皮刺激可引起疼痛，故使运动诱发电位的术前应用受到限制。Barker 等用经颅磁刺激运动诱发 MEP（TES–MEP）监测，具有安全可靠、不产生疼痛并可用于清醒状态的优点，更便于手术前后对照观察。MEP 和 SEP 反映各自脊髓通道功能状态，理论上可互补用于临床脊髓功能监测，然而联合应用 SEP 和 MEP 还需要更多的临床研究。在脊柱外科手术中，各种监测脊髓功能的方法都有其优缺点，需正确掌握使用方法，仔细分析所得结果。一旦脊髓监测证实有脊髓损伤，应立即取出内固定器械及采取其他措施，取出器械的时间与术后神经损害恢复直接相关，有人认为若脊髓损伤后 3 h 取出内固定物，则脊髓功能难以在短期内恢复。术中脊髓功能损伤可分为直接损伤和间接损伤，其最终结果都引起脊髓微循环的改变。动物实验发现MEP潜伏期延长或波形消失是运动通道缺血的显著标志，但仅通过特殊诱发电位精确预测脊髓缺血、评价神经损害还有困难。

2. 颈椎手术的麻醉

常见的颈椎外科疾病有颈椎病、颈椎间盘突出症、后纵韧带骨化、颈椎管狭窄症及颈椎肿瘤等，多数经非手术治疗可使症状减轻或明显好转，甚至痊愈。但对经非手术治疗无效且症状严重的患者可选择手术治疗，以期治愈、减轻症状或防止症状的进一步发展。由于在颈髓周围进行手术，有危及患者生命安全或者造成患者严重残疾的可能，故麻醉和手术应全面考虑，慎重对待。

（1）颈椎手术的麻醉选择：颈椎手术的常见方法有经前路减压植骨内固定、单纯后路减压或加内固定等，根据不同的入路，麻醉方式也有所不同。后路手术可选用局部浸润麻醉，但手术时间较长者，患者常难以坚持，而且局部麻醉效果常不够确切，故选择气管内插管全身麻醉为佳。前路手术较少采用局部浸润麻醉，主要采用颈神经深、浅丛阻滞，这种方法较为简单，且患者术中处于清醒状态，有利于与术者合作，但颈前路手术中常需牵拉气管，患者有不舒服感觉，这是颈丛阻滞难以达到的，因此，近年来颈前路手术已逐渐被气管内插管全身麻醉所取代。

在行颈前路手术时需将气管和食管推向对侧，方可显露椎体前缘，故在术前常需做气管、食管推移训练，即让患者用自己的2～4指插入手术侧（常选右侧）的气管、食管和血管神经鞘之间，持续地向非手术侧（左侧）推移。这种动作易刺激气管引起干咳，术中反复牵拉还易引起气管黏膜、喉头水肿，以至患者术后常有喉咙痛及声音嘶哑，麻醉医师在选择和实施麻醉时应注意到这一点，并向患者解释。

（2）麻醉的实施。

1）局部浸润麻醉：常选用0.5%～1%的普鲁卡因，成人一次最大剂量1.0 g，也可选用0.25%～0.5%的利多卡因，一次最大剂量不超过500 mg，两者都可加或不加肾上腺素。一般使用24～25 G皮内注射针沿手术切口分层注射。先行皮内浸润麻醉，于切口上下两端之间静脉注射5～6 mL，然后行皮下及颈阔肌浸润麻醉，可沿切口向皮下及颈阔肌静脉注射局部麻醉药4～8 mL，切开颈阔肌后，可用0.3%的丁卡因涂布至术野表面直至椎体前方，总量一般不超过2 mL。到达横突后，可用1%普鲁卡因8 mL行横突局部封闭。行浸润麻醉注药时宜加压，以使局部麻醉药与神经末梢广泛接触，增强麻醉效果。到达肌膜下或骨膜等神经末梢分布较多的地方时，应加大局部麻醉药的剂量，在有较大神经通过的地方，可使用浓度较高的局部麻醉药行局部浸润。须注意的是每次注药前都应回抽，以防止局部麻醉药注入血管内，并且每次注药总量不要超过极量。

2）颈神经深、浅丛阻滞：多采用2%利多卡因和0.3%的丁卡因等量混合液10～20 mL，也可以采用2%的利多卡因和0.5%的丁哌卡因等量混合液10～20 mL，一般不需加入肾上腺素。

因颈前路手术一般选择右侧切口，故麻醉也以右侧为主，必要时对侧可行颈浅丛阻滞。麻醉穿刺定位如下：患者自然仰卧，头偏向对侧，先找到胸锁乳突肌后缘中点，在其下方加压即可显示出颈外静脉，两者交叉处下方即颈神经浅丛经过处，相当于第4及第5颈椎横突处，选定此处为穿刺点，第4颈椎横突，常为颈神经深丛阻滞点。穿刺时穿刺针先经皮丘垂直于皮肤刺入，当针头自颈外静脉内侧穿过颈浅筋膜时，可有落空感，即可静脉注射局部麻醉药4～6 mL，然后在颈浅筋膜深处寻找横突，若穿刺针碰到有坚实的骨质感，而进针深度又在2～3 cm，此时退针2 mm使针尖退至横突骨膜表面，可再推药3～4 mL以阻滞颈神经深丛。每次推药前均应回抽，确定无回血和脑脊液后再推药。如有必要，对侧也可行颈浅丛阻滞。

3）气管内插管全身麻醉：颈椎手术时全身麻醉药物的选择没有什么特殊要求，但是在麻醉诱导特别是插管时应注意切勿使颈部向后过伸，以防止引起脊髓过伸性损伤。最好在术前测试患者的颈部后伸活动的最大限度。颈前路手术时，为方便行气管、食管推移，应首选经鼻气管内插管麻醉。颈椎病患者常有颈髓受压而伴有心率减慢，诱导时常需先给予阿托品以提升心率，另外，术中牵拉气管时也引起心率减慢，需加以处理。还有前路手术时，反复或过度牵拉气管有可能引起气管黏膜和喉头水肿，如果术毕过早拔除气管导管，有可能引起呼吸困难，而此时再行紧急气管插管也比较困难。其预防措施如下：①术前向对侧退松气管。②术中给予地塞米松20 mg，一方面可以预防和减轻因气管插管和术中牵拉气管可能造成的气管黏膜和喉头水肿，另一方面可预防和减轻手术可能造成的脊髓水肿。③术后待患者完全清醒后，度过喉头水肿的高峰期时拔除气管导管。

3. 脊柱肿瘤手术的麻醉

脊柱肿瘤在临床上并不少见，一般分为原发性和转移性两大类，临床上脊柱肿瘤以转移性为多见，而其中又以恶性肿瘤占多数，故及时发现及时治疗十分重要。过去对脊柱恶性肿瘤，特别是转移性肿瘤多不主张手术治疗，现在随着脊柱内固定技术的发展和肿瘤化疗的进步，手术治疗可以治愈、部分治疗或缓解疼痛而使部分患者生活质量明显提高。

（1）术前病情估计和准备：脊柱良性肿瘤病程长，发展慢，一般无全身症状，局部疼痛也较轻微。恶性肿瘤的病程则较短，发展快，可伴随有低热、盗汗、消瘦、贫血、食欲减退等症状，局部疼痛也较明显，并可出现肌力减弱、下肢麻木和感觉减退，脊柱活动也受限。无论良性还是恶性肿瘤，随着病程的进展、椎骨破坏的加重，常造成椎体病理性压缩骨折或肿瘤侵入椎管，压迫或浸润脊髓或神经根，引起四肢或肋间神经的放射痛，出现大小便困难。颈胸椎部位的肿瘤晚期还引起病变平面以下部位的截瘫和大小便失禁。由于脊柱的部位深，而脊柱肿瘤的早期症状多无特殊性且体征也不明显，因此拟行手术治疗的患者病程常已有一段时间，多呈慢性消耗病容，部分患者呈恶病质状态。化验检查会发现贫血、低蛋白血症、血沉增快等。术前除应积极进行检查，还应加强支持治疗，纠正贫血和低蛋白血症等异常情况，提高患者对手术和麻醉的耐受力。

脊柱肿瘤的手术包括瘤体切除和椎体重建术，手术创伤大，失血多，尤其是骶骨肿瘤切除术，由于骶椎为骨盆后壁，血液循环十分丰富，止血也很困难，失血可达数千毫升甚至更多，故术前须根据拟手术范围备足血源，为减少术中出血可于术前行 DSA（数字减影血管造影）检查，并栓塞肿瘤供血动脉。

（2）麻醉选择和实施：脊柱肿瘤手术一般选择气管内插管全身麻醉，较小的肿瘤可以选择连续硬膜外麻醉。估计术中出血可能较多时，应行深静脉穿刺和有创动脉血压监测，可以在术中施行控制性降压术，骶尾部巨大肿瘤患者术中可先行一侧髂内动脉结扎。

全身麻醉一般采用静吸复合方式，药物的选择根据患者的情况而定。如果患者的一般情况好，ASA 分级在 Ⅰ ~ Ⅱ 级，麻醉药物的选择没有什么特殊要求，但如果患者的全身情况较差，则应选择对心血管功能抑制作用较小的药物，如静脉麻醉药可选择依托咪酯，吸入麻醉药可选择异氟醚，而且麻醉诱导时药物剂量要适当，注药速度不要过快。对行骶骨全切除术或次全切除术的患者，术中可实施轻度低温和控制性降压术，一方面降低患者的代谢和氧需求量，另一方面可减少失血量，从而减少大量输入异体血所带来的并发症。

4. 胸椎疾病手术麻醉

胸椎疾病以后纵韧带骨化症和椎体肿瘤为多见，而肿瘤又以转移性为多见。前者常需经后路减压或加内固定术，一般采用经鼻气管插管全身麻醉，后者常需经前路开胸行肿瘤切除减压内固定术，也采用全身麻醉，必要时需插双腔气管导管，术中可行单肺通气，以便于手术操作，此时麻醉维持不宜用笑气，以免造成术中 SpO_2 难以维持。术中出血常较多，需做深静脉穿刺，以便术中快速输血输液用。开胸患者需放置胸腔引流管，麻醉苏醒拔管前应充分吸痰，然后进行膨肺，使萎陷的肺泡重新张开，并尽可能排除胸膜腔内残余气体。

5. 脊柱结核手术的麻醉

脊柱结核为一种继发性病变，95% 继发于肺结核。脊柱结核发病年龄以 10 岁以下儿童最多，其次是 11 ~ 30 岁的青少年，30 岁以后则明显减少。发病部位以腰椎最多，其次是胸椎，而其中 99% 是椎体结核。

（1）麻醉前病情估计：脊柱结核多继发于全身其他脏器结核，所以患者的一般情况较差，多合并有营养不良，如合并有截瘫，则全身情况更差，可出现心肺功能减退。患者可有血容量不足，呼吸功能障碍及水、电解质平衡紊乱。因此，术前应加强支持治疗，纠正生理紊乱。对消瘦和贫血患者，除了积极进行支持治疗外，应在术前适当予以输血，以纠正贫血。合并截瘫者围术期要积极预防和治疗压力性损伤、尿路感染和肺炎。术前尤其要注意的是应仔细检查其他器官，如肺、淋巴结或其他部位有无结核病变，若其他部位结核病变处于活动期，则应先进行抗结核治疗，然后择期行手术治疗。

一般脊柱结核患者手术前均应进行抗结核治疗。长期使用抗结核药治疗的患者，应注意其肝功能情况，如肝功能差，应于术前 3 天开始肌内注射维生素 K_3，每天 5 mg。

（2）麻醉的选择和实施：脊柱结核常见的手术方式有病灶清除术、病灶清除脊髓减压术、脊柱融合术和脊柱畸形矫正术。手术宜在全身麻醉下进行。由于脊柱结核患者全身情况较差，因此，对麻醉和手术的耐受力也较差，全身麻醉一般选择静吸复合麻醉，并选择对心血管系统影响较小的麻醉药物，如依托咪酯。麻醉过程中应注意及时补充血容量。颈椎结核可合并咽后壁脓肿，施行病灶清除的径路。①经颈前路切口：可选用局部麻醉或全身麻醉下进行手术。②经口腔径路：适用于高位颈椎结核，采用全身麻醉加经鼻气管插管或气管切开，术中和术后要注意呼吸管理，必要时可暂保留气管导管。

6. 腰椎手术的麻醉

腰椎常见疾病有腰椎间盘突出症、腰椎管狭窄及腰椎滑脱等。椎间盘突出可发生在脊柱的各个节段，但以腰部椎间盘突出为多见，而且常为 L_5/S_1 节段。由于椎间盘的纤维环破裂和髓核组织突出，压迫和刺激神经根可引起一系列症状和体征。

椎间盘突出症一般经过保守治疗大部分患者的症状可减轻或消失，只有极少数患者须手术治疗。常规手术方法是经后路椎间盘摘除术。近来出现了显微椎间盘摘除术和经皮椎间盘摘除术等方法，麻醉医师应根据不同的手术方式来选择适当的麻醉方法。行前路椎间盘手术时可选择气管内插管全身麻醉或连续硬膜外麻醉，其他手术方式可选择全身麻醉、连续硬膜外麻醉、腰麻或局部麻醉。连续硬膜外麻醉和局部麻醉对患者的全身影响小，术后恢复也较快，但有时麻醉可能不完全，在暴露和分离神经根时须行神经根封闭，而采用俯卧位时如果手术时间较长患者常不能很好耐受，须加用适量的镇静安定药或静脉麻醉药。腰椎管狭窄的手术方式为后路减压术，可采用连续硬膜外麻醉或全身麻醉。腰椎滑脱常伴有椎间盘突出或椎管狭窄，术式常为经后路椎管减压加椎体复位内固定，由于手术比较大，而且时间也较长，故一般首选气管插管全身麻醉。

（杨　光）

第六节　骨癌手术麻醉

原发性骨骼与软组织肿瘤并不常见，而最为常见的大多是骨转移瘤。每年全美国恶性骨癌与软组织肿瘤的新发病例每百万人口不到 20 例。由此估计，每年的新发骨癌与软组织肿瘤病例全国还不到 6000 例，而转移的骨癌病例则要比原发骨癌高两倍。原发性骨骼与软组织肿瘤多种多样，可发生于人体的任何部位，但原发性骨癌常常好发于下肢及骶骨，而转移性骨癌常好发于肋骨、骨盆、脊椎及下肢的长骨干。一些已发生骨转移的肿瘤患者，常常因转移部位的疼痛或活动受限或病理性骨折而求助于骨科医师，经检查才发现原发肿瘤。

过去，人们认为患有骨癌的患者，实施手术意味着必然会截肢，从而给患者及家属带来巨大的心理恐惧，并给患者日后的生活和行动带来极大的不便。今天，随着辅助治疗方式如放疗、化疗，以及骨科技术水平的提高，在切除骨癌的同时，更注重保留患者的肢体或骨盆的功能，如肢体骨癌切除、瘤细胞灭活再移植术和半骨盆肿瘤切除、肿瘤细胞灭活再移植术，或者在切除骨癌后，实施假体植入，这种假体可以是整块类似长骨干型的假体植入，也可以是简单的部分假体植入。大部分假体均采用金属合金假体，部分假体则采用骨水泥与金属杆的再塑体，从而大大改善了患者的肢体功能与生活质量，同时患者的存活率并没有因此而降低。对于软组织肿瘤，则根据肿瘤组织的恶性特点，采用局部或局部扩大切除，而对于脊椎的原发或转移瘤及骶骨瘤，多采用瘤细胞刮除术，如果瘤细胞刮除损害了脊柱的稳定性，则还需实施椎体内固定术。

骨癌手术由过去简单的手术操作，向提高患者术后生活质量发展。在过去被视为手术禁区的部位开展高难度手术，以及手术所引起的巨大创伤与大量出血对患者生命造成的威胁，都给麻醉的实施与管理带来了很多困难。麻醉医师在实施每一例骨癌手术前应有充分的准备，并对术中可能出现的各种问题做出充分的估计和提出相应的处理措施。

骨癌患者，由于术前已存在的血液高凝状态，加之术中因大量输血而导致的凝血功能紊乱，使其诊断与治疗复杂化。在骨癌手术中，70%以上的患者均需输血，部分手术如骶骨与半骨盆部位的骨癌手术，由于出血迅猛且止血困难，常常因大量出血导致严重的失血性休克，即使输血输液充分，顽固性低血压也在所难免，从而给麻醉医师在持久性低血压期间对全身脏器的保护提出了新的挑战。

针对骨癌手术的这一特点，应加强患者的术前准备和对术中易发生凝血功能障碍或DIC 的高危患者的筛选及术中采用适当深度的麻醉，以降低巨大的外科创伤所引起的应激反应。使用控制性降压技术，特别是新型钙通道阻滞药尼卡地平控制性降压用于骨癌手术，不但能减少术中的出血量，还具有全身脏器特别是心肾的保护作用，以及抑制血小板聚集和血栓素（TXA_2）分泌的特点，将其用于易发生失血性休克的骨癌患者有其特殊的适应证。

一、骨癌的病理生理特点及其全身影响

骨癌患者常因局部包块及疼痛，甚至发生病理性骨折才去求治。难以忍受的疼痛常常驱使患者使用大量的镇痛药，其中包括阿片类的镇痛药，这些镇痛药长期使用，患者可产生耐受性或成瘾性。外科手术治疗是解决患者病痛的有效措施。短期使用大量镇痛药，会导致患者的神志恍惚，正常的饮食习惯紊乱，摄水及摄食减少，导致身体的过度消耗及体液负平衡，部分患者在术前可有明显的发热现象，体温可超过 39℃，增加麻醉药的毒性反应及对循环系统的严重干扰，常常给麻醉的实施带来许多困难。另外，长期服用阿片类的镇痛药，增加了患者对此类药物的耐受性，从而使实施手术时所使用的阿片类药物和其他麻醉药的用量增加，因此会造成患者在术毕时的拔管困难。不论是原发性的脊椎骨癌还是转移瘤，均会造成患者的活动困难，一些患者甚至有神经系统的功能障碍。此类患者由于长期卧床，会导致全身血管张力下降，疼痛会导致长期摄水不足，在实施全身麻醉或部位麻醉时，应注意严重的低血压导致的循环衰竭，以及原发肿瘤和并存的骨转移瘤所致的全身应激力下降，会使术中循环紊乱（低血压、心律失常、止血带休克等）的发生率增加。

骨癌的全身转移，以肺部转移为多见，这种转移大多为周围性，初期对患者的肺功能及氧合功能不会造成多大影响。一旦发生肺转移，实施开胸手术切除转移的肺叶，可以改

善患者的生活质量并提高患者的近期存活率。

最近的研究发现，肿瘤患者，特别是实体肿瘤如骨癌和白血病，患者血浆中的组织因子有明显升高，组织因子作为一种凝血系统的启动剂，它的表达将导致凝血酶的产生和纤维蛋白形成，从而导致血液的内稳态异常及凝血系统紊乱，使得患者的凝血系统术前就处于高凝状态，加上外科创伤性治疗与大量出血，极易导致术中 DIC 的发生。

高钙血症多见于骨转移癌，其发生的机制并不是由于癌灶对骨质的破坏，而是由原发癌所分泌的类甲状旁腺激素介质所介导的。伴有高钙血症的骨转移癌，多由乳癌所致，当疼痛性骨损害导致患者活动能力减低时，高钙血症可能发生较早或加重。如果患者应用阿片类强止痛药消除癌性疼痛，患者可因不能活动、呕吐或脱水等，进一步加重高钙血症。高钙血症的结果是骨质的吸收增加，使全身的骨质疏松，导致术中肿瘤切除后植入假体困难；而且由于在高钙血症下，受血液 pH 值的影响，钙离子极易在肾小管内沉积，导致潜在的肾功能损害，进而影响经肾代谢和排泄的麻醉药，易引起麻醉药的作用延迟。

二、骨癌手术麻醉的特殊问题

（一）骨癌手术的特点

（1）创伤大、手术范围广、操作复杂、手术时间长是骨癌手术的最大特点。由于骨癌的好发部位大多在富含肌肉、血管及神经的骨骼，切除癌瘤常常需剥离和切断骨骼部位的肌肉，导致大量的软组织和小血管的严重损伤；特别是需要实施骨癌切除、瘤细胞灭活再移植术，常常需将大块骨骼从肌肉、血管及神经组织中剥离出来，并将肿瘤组织从该骨骼上剔除，在特制的溶液中浸泡以灭活残余的肿瘤细胞，然后再将骨骼植入原来部位。因此这种损伤不但造成大量肌肉和小血管的撕裂，而且耗时长，使得机体在长时间内处于过高的应激状态下，导致凝血系统、神经内分泌系统和循环系统严重失调，进而引发一系列术中及术后并发症。

（2）出血量大、迅猛且失血性休克发生率高是骨癌手术的又一特点。据北京医科大学人民医院麻醉科近两年对 100 余例骨癌及软组织肿瘤手术的不完全统计，术中输血率高达 70% 以上。出血量多的骨癌手术依次为骶骨癌刮除术、半骨盆肿瘤切除、脊椎肿瘤刮除术及股骨、肱骨部位的骨癌切除等。这些手术的出血量一般均在 2000 mL 以上，特别是骶骨癌刮除术，出血量可高达 4000 mL 以上，最多的可高达 10 000 mL 以上，而且这种手术的出血迅猛，在肿瘤刮除时，常在短短的 5 min 内，出血量可高达 2000 ~ 4000 mL，造成严重的低血压，不少患者的平均动脉压可降至 4.0 kPa（30 mmHg），如果不及时、快速大量输血和补充体液，由于较长时间的低血压，将导致全身脏器低灌注，进而造成脏器功能损害甚至衰竭。

（二）凝血功能障碍与 DIC 的发生

骨癌手术中易出现凝血功能障碍和 DIC，造成严重的大范围的组织细胞缺血、缺氧性损害。因此，DIC 不仅是术中的严重并发症，而且是多系统器官功能衰竭的重要发病环节。

这是麻醉医师在围术期要非常重视的一个问题。

1. 癌瘤所致的凝血功能障碍

许多肿瘤，包括骨癌，由于细胞内含有大量类似组织凝血活酶物质，当受到术前化疗药物、放射治疗或手术治疗的影响时，细胞常被破坏而致此类物质释放进入血液循环，引起体内凝血系统激活。此外，恶性肿瘤晚期可并有各种感染，而感染本身又可通过许多途径促发 DIC。肿瘤侵犯血管系统引起内皮损伤，激活内源性凝血系统等，都可以使患者处于高凝状态。通过术前的血凝分析，可筛选出此类患者。

2. 手术创伤所致的凝血功能异常

骨癌手术本身对大量的肌肉及血管系统造成的严重创伤可导致广泛血管内皮损伤，使大量组织凝血活酶由损伤的细胞内质网释放入血并导致外源性凝血系统激活。手术损伤对血管完整性的破坏，使基膜的胶原纤维暴露，激活内源性凝血系统，同时损伤的内皮细胞也可释放组织凝血活酶而引起外源性凝血系统的反应。

手术及创伤时，机体出现反应性血小板增多和多种凝血因子含量增加，血液呈暂时性高凝状态，在手术后 1 ～ 3 天尤为明显。最近 Boisclair 等的研究表明，外科手术可使血液的凝血酶原片段（F_{1+2}）和凝血因子IX激活肽的水平明显增加。因此认为，手术创伤可能也是血液处于高凝状态的原因之一，手术创伤越大，其所引起的血液内稳态失衡越严重。

如何减轻外科创伤所导致的血液高凝状态和凝血因子的消耗，保持手术期间血液内稳态稳定是麻醉医师所要解决的问题之一。

3. 大量失血、输血所造成的凝血功能异常

最近的研究表明，在癌瘤患者，外科手术创伤所致的大量失血是严重的血凝与抗凝系统紊乱并导致恶性凝血病性出血的主要因素。凝血病性出血最常见于急性大量失血的患者，临床表现为急性 DIC 早期的消耗性凝血病，有大量凝血因子消耗造成的凝血障碍，或者手术创伤后大量输入晶体液和库血所引起的血液稀释性凝血病，凝血因子浓度降低。急性大量失血严重损害了维持血液凝血系统的血小板成分，使血小板数目减少，凝聚力降低，这些因素均可促进广泛而严重出血倾向的发生。

骨癌手术出血迅猛所造成的血小板及凝血因子的丢失，以及急性大量失血时组织间液向血管内转移以补充血容量的丢失与大量输血补液后造成的凝血因子的稀释作用（输血量超过 4000 mL），使得临床上持续时间甚短的 DIC 高凝血期之后，DIC 进入消耗性低凝血期或继发性纤溶亢进期，临床上出现广泛而严重的渗血或出血不止。骶骨癌患者发生 DIC 的临床表现只是到手术后期或近结束时，才发现手术部位广泛渗血和引流袋内血量的迅速增加及出血不止，此时查血凝分析，证实已发生了 DIC。这种患者出血量可高达 15 000 mL，连同术后出血，输血量可超过 20 000 mL。所以骨癌患者一旦出现 DIC，则病情极其凶险，应引起麻醉医师的高度警惕，要及时做出诊断和处理。

（三）术前放疗、化疗对机体的影响

术前予用骨癌的化疗药物包括阿霉素、长春新碱、环磷酰胺及氨甲蝶呤等，这些药物

会对骨髓、心肺、肝、肾功能造成不同程度的毒性损害，使心肺储备能力低下，肝肾功能不全。由于术前使用化疗药常常对麻醉药的代谢造成影响，而导致麻醉药的使用超量及麻醉药作用延迟的机会增加。

阿霉素在使用早期即可出现各种心律失常，积累量大时可致心肌损害，产生严重的心肌病变，导致充血性心力衰竭，它所引起的急性心脏毒性主要表现为 ECG 急性改变，如非特异性 ST-T 改变、QRS 低电压、房性或室性期前收缩，发生率超过 30%，与剂量相关，大多数为暂时性、可逆性；也可引起亚急性心脏毒性，表现为心肌炎和心包炎，多于用药后数天或数周后发生。慢性心脏毒性的表现为渐近性心肌细胞损伤、心肌病变，最终可发展为充血性心力衰竭，给麻醉的实施与管理带来很大困难。而长春新碱主要引起骨髓抑制、白细胞及血小板减少，另外该药还具有中枢和外周神经系统毒性作用，最早的征象是外周感觉异常，继而发展为肌无力和（或）四肢麻痹。术前化疗后出现心脑毒性的患者，吸入麻醉药可能对心肌收缩力的抑制更加严重，术中应注意患者心功能的保护，选用对心功能抑制轻的麻醉药，并合理选用肌松药。

环磷酰胺经过肝脏转化后才具有抗癌活性，较长时间用药后对肝脏会产生一定影响。因此术前使用此类药物的患者，可能对麻醉药或镇静镇痛药特别敏感，麻醉过程中即使应用常规剂量也可能发生严重反应，所以术前用药及术中用药要减量，以确保患者的安全。另外，它可引起慢性肺炎伴进行性肺纤维性变，应充分估计呼吸功能受损的程度。

许多抗癌药化疗后会导致患者的血清胆碱酯酶的活性减低，骨癌患者也不例外。因此，对术前使用化疗的患者，麻醉中慎用去极化肌松药。由于环磷酰胺和氨甲蝶呤经肾排泄，有引起肾毒性的可能，所以非去极化肌松药最好选择不经肾脏排泄的药物。即使选择，其用量也需减量，以防止其作用延迟影响术毕拔管。

几乎所有的化疗药物都具有骨髓抑制作用，因此，可加重癌瘤患者原已存在的血液不良情况。化疗后，血小板减少出现较早，于用药后 6 ~ 7 天即可发生；白细胞减少的出现则更早，可于用药后 4 ~ 6 h 发生。其常见的血液学障碍包括：DIC、纤维蛋白溶解及血小板功能障碍。DIC 出现于癌肿晚期，特别易见于肝转移患者，血小板功能障碍可因化疗药物引起，但也可能是骨髓癌肿伴发的原发性改变，大多数出血是化疗药物引起骨髓消融导致血小板减少的继发结果。

术前化疗药的消化道反应常常造成患者食欲下降与腹泻，导致患者的抵抗力下降和水电平衡紊乱，在术前应给予足够的重视并应及时纠治。

放疗可使血小板生成减少，特别是有活力的骨髓包括在照射野之内时。另外，术前放疗虽然使肿瘤的体积缩小和瘤细胞的活性减弱，但是照射时放射性损伤造成照射野内组织的纤维性粘连、毛细血管增生和脆性增加，将会增加手术的出血量及止血困难，还会造成术后伤口的愈合延迟。麻醉医师术前应了解放疗的部位、照射野的大小及照射量。

胸椎部位原发性或转移性骨癌，常常会因术前胸部的放射治疗导致急性放射性肺损伤（80%），这种肺损伤尽管较少出现症状，但却会使肺的储备功能下降，肺间质血管内皮细胞的通透性改变，术中易发生低氧血症、肺水增多及术后的肺感染率上升。麻醉医师应注意对此类患者呼吸的监测，同时应给予抗生素预防肺部及伤口感染。

总之，术前接受化疗或放疗的骨癌患者，面临化疗药物的代谢毒性和细胞破坏，器官结构及其功能可能已受到损害。麻醉医师必须注意化疗药物与麻醉药之间的相互不良影响，围术期尽量避免重要器官的再损害和生命器官的保护。

（四）大量输血与体液补充

手术期间急性大量失血是骨癌手术的特点之一。术中急性大量失血后必然有细胞外液（ECF）的转移和丢失，此时机体有一个代偿过程，中等量失血时ECF能以每10分钟500 mL的速度转移到血管内，以补充有效的循环容量而不产生休克症状。此外骨癌手术的严重、大面积的组织损伤使大量的功能性ECF转移到"第三间隙"，成为非功能性ECF。由于ECF是毛细血管和细胞间运送氧气和养料的媒介，是维持细胞功能的保证，所以在大量输血的同时必须大量补充ECF的转移和第三间隙体液的丢失，尤其长时间、严重低血容量时合理补充功能性细胞外液，是保证细胞功能的重要措施。因此，在急性大量失血时，则需输入平衡液和浓缩红细胞，或输入平衡液和胶体液与浓缩红细胞。在失血性休克或术中大出血时，输入平衡液与失血量的比例为3∶1。血容量丢失更多时，还需适当增加液量。

（五）骨黏合剂（骨水泥）

1. 骨黏合剂的不良反应

由于骨黏合剂植入骨髓腔后，髓腔内压急剧升高，可使髓腔内容包括脂肪颗粒、骨髓颗粒和气体挤入静脉而到达肺循环，可导致肺栓塞；骨水泥经静脉吸收人血后会引起血管扩张和心肌抑制，导致低血压和心律失常。若肺栓塞和骨水泥造成心血管严重反应，轻者可导致肺内分流增加、心排血量减少和严重低血压及低氧血症，重者可致心搏骤停，须提高警惕，采取预防措施。

2. 骨黏合剂与抗生素的联合使用

过去一直认为，抗生素与肌松药具有协同作用，可引起肌松作用延迟，影响患者术毕拔管。现骨科医师在实施假体植入时，通常在骨水泥中添加庆大霉素粉剂，以预防假体植入后髓腔感染和导致假体的松动。临床观察到这些患者虽然加用庆大霉素粉剂，而未发现有肌松药的作用延迟现象。其原因可能是加入骨水泥中的抗生素与骨质的接触面积较小，吸收入血的剂量很少，使得与肌松药的协同作用不甚明显，所以将庆大霉素粉剂加入骨黏合剂中是否安全仍需进一步观察。

三、骨癌手术的麻醉

（一）麻醉前准备与麻醉前用药

1. 麻醉前准备

骨癌患者术前疼痛并由此导致的体液和电解质紊乱，以及术前发热是部分患者的常见表现。此类患者，住院后应给予足够的镇痛药，必要时经静脉通路补液、输血，改善患者的全身状况。

估计术中出血量大的患者，术前需准备足够量的血制品。一般骶骨瘤刮除术需准备 5000 ~ 10 000 mL 血，半骨盆切除需准备 3000 ~ 5000 mL 血，股骨和肱骨骨癌切除并实施假体植入的手术需准备 2000 ~ 4000 mL 血。椎体肿瘤切除需准备 2000 ~ 3000 mL 血。输血量超过 3000 ~ 4000 mL 的还应准备血小板、新鲜冷冻血浆（FFP）、纤维蛋白原及凝血酶原复合物，以防凝血功能障碍，出现 DIC。

除常规的实验室检查外，血凝分析是骨癌患者的特殊检查，通过此项检查可筛选部分处于高凝血状态且有可能术中发生 DIC 的高危患者，以便为麻醉管理提供指导。

术前接受化疗和放疗的患者，应特别重视了解化疗或放疗是否已经引起重要脏器毒性改变及改变程度，以便对器官采取保护性措施。对此类患者需行血常规和生化检查。如果发现血小板计数少于 50×10^9/L，对术中出血量大的骨癌手术，术前需准备血小板；血红蛋白低于 8 g/dL 的患者，术前需输入红细胞悬液，使血红蛋白至少达到 10 g/dL 或以上；若生化检查发现多项肝功能异常，应考虑化疗药对肝功能已造成损害，此类患者麻醉时，应尽量选择不经肝代谢的麻醉药，若使用应减少剂量。

至少开放两条或三条粗大周围静脉和中心静脉通路，以保证术中急性大量失血时快速加压输血和大量补液，维持有效循环血容量和血流动力学的稳定。三条开放静脉分别用于输血、输液和静脉给药，因为输血通路不能往血中加入任何药物和液体，以防溶血和产生不良反应。准备加压输血器和血液加温装置，以便快速加压输血和血液加温。

骨癌麻醉前，除准备常规的麻醉器械、监护仪器，还应准备微量泵，以持续输注药物。对出血量巨大、高龄及全身应激性低下有可能发生心搏骤停的患者，还应做好心肺复苏的准备。

2. 麻醉前用药

成人术前用药与其他全身麻醉患者无异，但应注意骨转移癌的患者，机体对术前用药的耐受性降低，因而术前用药应适当减量或只给东莨菪碱。因癌性疼痛不能平卧但应激力低下的患者，除给予东莨菪碱外，可选用安全性高的非甾体类抗炎镇痛药，以减轻患者麻醉前的痛苦。

部分患者特别是儿童，术前常常会体温升高，这可能与骨癌坏死、液化、瘤细胞释放毒性物质有关，也可能由患者心理性伤害导致下丘脑温度调节功能紊乱所致。对此类患者，术前可不用阿托品，只给东莨菪碱或给予解热镇痛药赖氨比林，一次肌内注射 10 ~ 25 mg/kg，成人 0.9 ~ 1.8 g，肌内注射或静脉注射，以缓解癌性发热和疼痛。

（二）麻醉选择

1. 肢体手术的麻醉选择

上肢骨癌手术，如果瘤体较小，臂丛阻滞是比较理想的麻醉方式。如果肿瘤体积较大或者肿瘤位于肩部且可能与深层组织粘连，选择全身麻醉为宜。对于实施肿瘤切除、瘤细胞灭活再移植术，以及需要行假体植入的手术，应选择全身麻醉。

实施部位麻醉，会减少术野的血液丢失。Modig 和 Karlstrom 测定不同麻醉方法对血液丢失的影响，发现硬膜外麻醉组的血液丢失量较机械通气组少 38%。有学者将这种血液丢失量的减少归结于较低的动脉压、较低的中心静脉压和外周静脉压，因此，使用硬膜外麻醉可减少患者的出血量。硬膜外麻醉对机体的生理干扰小，麻醉费用低，所以对手术范围不大、手术时间较短、出血量少的下肢骨癌手术，硬膜外麻醉是较佳的选择。

对于创伤大、耗时长而且出血量大或者需植入假体的下肢骨癌手术，考虑到止血带与骨黏合剂的并发症及截肢或假体植入对患者造成的心理创伤和对患者循环和呼吸的管理，全身麻醉应是较合理的选择，从麻醉方式与假体植入后的稳定性和术后深静脉血栓的发生率及失血量的关系看，选择部位阻滞（硬膜外麻醉或脊麻）有其优点，而且与全身麻醉相比，硬膜外麻醉在减轻机体的分解代谢和抑制机体应激反应方面，均优于全身麻醉。基于这方面的考虑，采用全身麻醉结合控制性降压或全身麻醉复合硬膜外阻滞较为合理。

2. 脊柱与骨盆骨癌手术的麻醉选择

骨盆和肩胛骨部位的骨癌手术，手术范围大，组织损伤严重，出血量和输血量都很多。为了便于循环管理和减少出血量，选择全身麻醉加控制性降压是比较理想的麻醉方法；肩胛部位的骨癌手术，如果肿瘤侵犯胸壁，甚至侵入胸腔，此时为减轻开胸对呼吸和循环的生理影响，应加强对呼吸、循环的监测与管理。

脊柱部位的骨癌，包括椎体与骶骨的手术，均应选择全身麻醉并实行控制性降压。胸椎手术有可能损伤胸膜，造成气胸，应及时发现并做好呼吸管理。骶骨癌是出血最多的手术，应采用全身麻醉，可行一侧髂内动脉阻断和控制性降压，以减少术中出血。

（三）麻醉的实施、术中管理与监测

1. 麻醉的实施

（1）硬膜外麻醉。下肢骨癌手术采用硬膜外麻醉及其管理和一般手术基本是一致的，但在实施时应注意以下问题。其一，硬膜外穿刺间隙的选择应考虑是否使用止血带，如使用止血带，麻醉阻滞范围应包括到 $T_{10} \sim S_5$，否则如穿刺间隙过低、麻醉平面若低于 T_{10} 或不到 S_5，会使止血带疼痛的发生率增加，导致患者术中不配合而影响手术的完成。对上止血带的患者，一般选择 $L_{1 \sim 2}$ 或 $L_{2 \sim 3}$ 间隙，向上置管。其二，在松止血带后，有发生低血压的可能，对心肺功能正常的患者，这种低血压多为一过性，只需在松止血带前补足液体即可避免，但对高龄、恶病质及心功能异常的患者，松止血带有导致严重低血压甚至发生止血带休克的可能。对此类患者，术前应准备好抢救药品，同时准备麻醉机和气管插管工具，并保证其处于可用状态。

硬膜外麻醉常选用的局部麻醉药为 2% 盐酸利多卡因或碳酸利多卡因，后者起效快、作用强，可以选用，但应注意剂量。局部麻醉药首次用量应根据患者的年龄、体质及所要达到的麻醉平面而定，一般成人 15 mL 左右。以后每次给药，给首次剂量的一半即可，或根据患者对药物的反应做适当调整，既维持一定的麻醉平面与效果，又使血流动力学稳定。

（2）全身麻醉。

1）麻醉诱导：骨癌患者的麻醉诱导与一般类型手术的麻醉诱导方法没有多少差异。但对于原发或转移的脊柱肿瘤和由于肢体的病理性骨折卧床较久，和由于肿瘤本身引起的剧烈疼痛使患者的交感神经系统处于亢进状态同时存在液体摄入不足的患者，前者由于卧床使患者全身血管的交感神经张力下降，后者则存在血管内容量的相对不足。这些患者在麻醉诱导时一定需选用对循环影响较轻的静脉麻醉药，如咪达唑仑（0.15 ~ 0.35 mg/kg）、依托咪酯（0.15 ~ 0.3 mg/kg）等。应坚持小量、分次、缓慢给药的原则，麻醉诱导时还要密切观察患者对药物的反应，否则可能导致意外发生。阿片类镇痛药可能需要量较大，因为这类患者术前已使用过大量镇痛药，可能对此类药物已产生了耐受性，但考虑到术后的拔管问题，诱导时芬太尼用量为 2 ~ 5 µg/kg；肌松药最好选用非去极化类肌松药维库溴铵或顺阿曲库铵。

部分患者可由于癌性剧痛不能平卧，会给麻醉诱导带来一些麻烦，对此类患者，可先给镇静药，待其入睡后，可将患者放平，再给肌松药和镇痛药。

2）麻醉维持：骨癌手术采用静吸复合麻醉是最佳选择，这种方法的益处在于减少单纯使用某一种麻醉药的剂量，同时减轻对心血管功能的抑制。因为大部分骨癌手术患者的应激力均较低，而且术中出血量也较大，单纯使用吸入麻醉维持或单纯静脉麻醉药维持，都会在产生有效的麻醉作用时对患者的循环功能造成明显抑制，不利于对患者循环功能的维护及大量失血后低血压的防治。但对体质状况较好的患者，也可使用单纯吸入麻醉维持。吸入麻醉药对循环功能抑制的轻重依次为地氟醚、七氟醚、异氟醚、安氟醚，静脉麻醉药依次为依托咪酯、咪达唑仑、异丙酚等。为不影响术毕清醒与拔管，麻醉性镇痛药的用量应减少，如果患者术后要回 ICU，则麻醉性镇痛药的用量可增加，以保持麻醉的平稳。具体做法是经微量泵输注或间断多次静脉注射静脉麻醉药，同时给予吸入麻醉药，并根据手术刺激的强度及术中的出血情况调整麻醉药的用量。

考虑到巨大的手术创伤及大量输血引起的输血性免疫抑制，在切皮前给予抗生素可预防患者术中术后感染。是否给予地塞米松，需根据手术创伤的大小及术中的输血量来决定，术中出血量大的骨癌手术，可预先给予地塞米松 10 ~ 20 mg，以预防输血引起的变态反应及由此导致的输血后低血压。

麻醉医师与骨科医师术中的密切配合是保证患者生命安全的重要措施，特别是出血量迅猛的骨癌手术，外科医师在切除或刮除肿瘤以前，必须告知麻醉医师，以便提前做好取血、输血的准备，同时加强对循环指标的监测。在刮除肿瘤过程中，如果循环指标变化剧烈，麻醉医师应及时告知外科医师，或暂停手术操作并压迫止血，或阻断血管，待循环稳定后再继续手术。

2. 术中患者的管理

（1）减少术中出血。控制性降压：目前控制性降压是在全身麻醉状态下，应用血管扩张药达到控制性降低血压的方法。控制性降压确实可以减少手术失血量，有人认为减少约

50%，而且比术中血液稀释更为有效。硝酸酯类药物如硝普钠和硝酸甘油是目前最常用的降压药物，最近研究证明，这类药物在体内通过与半胱氨酸发生非酶促反应而生成的一氧化氮（NO）来发挥其扩张血管的作用。钙通道阻滞药，特别是第二代二羟吡啶类钙通道阻滞药如尼卡地平，对外周阻力血管具有高度亲和力（与维拉帕米相比，其对外周阻力血管与心肌作用的效能比为11.1，而异搏定仅为0.1），而且对心脏无变时性与变力性作用，停药后无血压反跳，因而近几年被用于急重症高血压的控制与控制性降压。钙通道阻滞药不但具有降压的特性，还具有脏器的保护作用，特别是对心肾的保护作用，用于有发生失血性休克可能及术前有心肾功能障碍的患者，尤具有适应证。有学者将钙通道阻滞药尼卡地平用于40余例骨癌手术，发现其降压迅速，可控性强，停药后没有血压的反跳现象；在部分患者，尽管遭受急性大量失血所致的严重低血压而引起全身脏器的低血流灌注，但术后这些患者均恢复良好，无脏器并发症。尼卡地平控制性降压的具体方法是，手术开始后，经中心静脉通路连续泵入，初始输注速率为 4 ~ 10 μg/（kg·min），当平均动脉压降至 8.0 kPa（60 mmHg）时，将输注速率降至 1 ~ 2 μg/（kg·min），或停用尼卡地平，以利于输血后血压恢复和重要脏器的保护。

应当强调，控制性降压时平均动脉压不应低于 7.33 kPa（55 mmHg），高血压患者的降压幅度（收缩压）不应超过降压前的30%。同时应根据心电图、心率、脉压、中心静脉压、动脉压、失血量、尿量等监测做全面评估，来调节降压幅度。在满足手术要求的前提下尽可能维持较高水平的血压，不可一味追求低血压，而使血压失去控制，并注意防止降压速度过快，以便使机体有一个调整适应过程。降压过程中若发现心电图有心肌缺血性改变，应立即停止降压，并使血压提升，以保证患者安全。适当的麻醉深度和维持足够的血容量是保证控制性降压可控性及平稳的前提。

（2）血液稀释法：包括手术前血液稀释、等容血液稀释与血液稀释性扩容。等容血液稀释是指，在麻醉诱导完成后，经动脉或静脉系统放血，同时按一定比例输入晶体液和（或）胶体液，其目的是降低 HCT（红细胞比容）而不是血管内容量。待术中大出血控制后再将所采血液输还给患者。对术前心肺功能正常的患者，放血量可按 10 ~ 15 mL/kg 或者以血细胞比容不低于 30% 为标准，采血量也可参照以下公式。

采血量 = BV × （Hi−He）/Hdv。

式中，BV = 患者血容量，Hi = 患者原来的 HCT，He = 要求达到的 HCT，Hdv = Hi 和 He 的平均值。放血的速度以 5 min 内不超过 200 mL 为宜。在放血的同时，若输入晶体液，可按 3∶1 的比例输入。若输入胶体液，可按 1∶1 的比例输入；或输入晶体液和胶体液，其比例为 2∶1，其效果可能更好。晶体液以平衡液为最佳选择，其电解质成分近似于血浆，输注后既可补充血容量，又可补充功能性细胞外液。胶体液宜选择新一代明胶溶液琥珀明胶，商品名血定安或尿联明胶，也称海脉素，商品名血代，两者是较理想的胶体溶液，已广泛应用于临床。琥珀明胶输注后，血胶体渗透压峰值可达 4.6 kPa（34.5 mmHg），血管内消除半衰期为 4 h，主要经肾小球滤过排出，输入后 24 h 大部分从尿中排出。琥珀明胶无剂量限制，对交叉配血、凝血机制和肾功能均无不良影响。大剂量（24 h输10 ~ 15 L）输入也不影响手术止血功能。尿联明胶扩容性能与琥珀明胶相似，唯其含钙离子、钾离子较高，应用时需加以注意。

血液稀释性扩容是指，在麻醉诱导后，经静脉系统输入一定量的晶体液与胶体液（1∶1），使中心静脉压（CVP）达到正常值的高限（10 ~ 12 cmH$_2$O），提高全身血管内与细胞外液的容量，并可通过稀释血液。HCT以不低于0.3为限，以减少失血时血液有形成分的丢失，从而增强机体在大量失血时抵御失血性休克的能力。在临床上使用这种方法，既减少了等量血液稀释法带来的许多麻烦，同时又简便易行。据北京医科大学人民医院麻醉科在有大量出血可能的骨癌手术患者使用此法，获得了有益的效果。

（3）外科减少出血的方法。

1）充分止血：减少外科出血的有效方法是充分止血，但在出血量大且迅猛的骨癌手术，由于一部分患者的出血是来自撕裂的肌肉小血管的渗血，另一部分患者的出血则是来自肿瘤刮除时静脉丛的出血，因而给实施有效止血带来了很大困难。所以在实施出血量大的骨癌手术时，加快肿瘤切除或刮除的速度及有效的压迫止血是减少骨癌手术时出血的最有效措施。对骶骨癌及骨盆肿瘤的手术，切除或刮除肿瘤前，经盆腔内暂时阻断一侧的髂内动脉，也是降低术野出血的有效方法。

2）维持血流动力学稳定，防止失血性休克：术中应根据外科手术创伤的大小、部位及出血量的多少对输血、输液的类型做出合理的选择，以保持血流动力学的稳定。对失血量≤20%，HCT>35%的患者，只需输入平衡液即可；对失血量≤20%，HCT<35%的患者，可在输入平衡液的同时，输入胶体液；对失血量超过30%（1500 mL ~ 2500 mL）的患者，在输入平衡液与胶体液的同时，需输入浓缩红细胞，平衡液与失血量的比例可按3∶1给予，输血后的最终目标至少应保持HCT在30%，Hb（血红蛋白）在8 g/dL以上，以保证全身组织有充分的供氧及细胞功能的正常，为全身血流动力学的稳定提供保证。

另外，手术创伤导致大量功能性细胞外液进入新形成的急性分隔性水肿间隙，又称"第三间隙"。功能性细胞外液转为非功能性细胞外液，这部分细胞外液被封存起来，形成新的水肿区，因此，围术期必须考虑"第三间隙"体液丢失的补充。补充"第三间隙"丢失的体液宜用近似血浆电解质成分的平衡液，以保证机体内环境的稳定。严重手术、创伤的"第三间隙"体液丢失的补液量为8 mL/（kg·h）或更多。

急性大量出血的骨癌手术，术中失血性休克在所难免，防治失血性休克是围术期的一项重要任务。治疗失血性休克的措施，一方面要快速加压输血、大量补液，另一方面要求骨科医师及时有效地止血。因为骨癌手术的台上止血只能是用纱垫或纱布压迫出血部位，常常给有效止血带来一定困难。如骶骨癌刮除术在几分钟之内出血量可达2000 mL以上，使血压和CVP急剧下降，即使快速输血、输液也不能在短时间内输入这么多的容量，此时即使肿瘤仍未完全刮除，常常需让外科医师行局部压迫，暂停手术操作，待平均动脉压回升至8.0 kPa以上时再行刮除。由于出血量大，除大量的血纱布和血纱垫及手术部位手单以外，地上及手术者的身上均是患者的血液，给对失血量的准确估计带来困难，往往估计的失血量均低于实际的出血量，因而在大量输血的过程中，应多次监测动脉血气、HB、HCT，以指导输血补液，使血红蛋白不低于 8 g/dL 和 HCT 不低于 30% 为宜。

为了保证输血的有效及快速，除了麻醉前建立粗大静脉通路（三路外周静脉）以外，在大量出血前，应用加压输血器是行之有效的方法，因为此装置可将 200 mL 的血液在不到 1 min 的时间内输入患者体内。在输血的同时，也必须输入晶体液及胶体液，以迅速补充丢失的血容量和细胞外液，以保持内环境的稳定和恢复血容量，提高血压，满足全身脏器的灌注。

当骨癌手术急性大量失血时，在快速大量输血和补液治疗过程中，要注意心脏功能评估，才能维持血流动力学的稳定。此时大部分患者 CVP 已恢复正常，而血压仍然较低，在此情况下，需考虑到心肌功能障碍的问题，其原因如下。

酸碱平衡失调：ACD（酸式枸橼酸葡萄糖）血库存 10 ~ 14 天，pH 可下降至 6.77，主要由于葡萄糖分解和红细胞代谢产生乳酸和丙酮酸所致，当大量快速输库血给严重低血压患者时，必将加重代谢性酸中毒。pH 值的降低直接影响心肌有效收缩，所以当大量输血或存在长时间低血压、枸橼酸和乳酸代谢降低时，可适当应用碱性药物来纠正酸中毒，并依血气分析调整剂量，以改善心肌功能。

高钾血症：骨癌手术急性大量失血定会导致失血性休克，休克可引起肾上腺皮质功能亢进，肝糖原分解增加，使钾离子从肝内释出，可使血钾增高。而库血保存 7 天后，血钾为 12 mmol/L，21 天可达 35 mmol/L，因此大量输入库血后，会引起高血钾的危险。高血钾可加重低血钙对心肌的抑制，引起心律失常，甚至心跳停搏。此时要密切监测血气、血电解质及 ECG 的变化。应适当补充钙剂，以恢复血钾钙的正常比例，或给予胰岛素、葡萄糖溶液治疗。近来研究观察到大量输血后有 12% 的患者出现低血钾，这是因为机体对钾代谢能力很强，库血输入后血钾可迅速返回红细胞内，如患者有代谢性或呼吸性碱中毒，更可促进血清钾的下降，而出现低血钾。

枸橼酸中毒：枸橼酸中毒并不是枸橼酸本身引起的中毒，而是枸橼酸与血清游离钙结合，使血钙浓度下降，出现低钙血症体征：心肌乏力、低血压、脉压变窄、左室舒张末压及 CVP 升高，甚而心脏停搏。ECG 出现 Q-T 间期延长。正常机体对枸橼酸的代谢能力很强，枸橼酸入血后迅速被肝脏和肌肉代谢，少量分布至细胞外液，还有 20% 从尿排出，不会出现枸橼酸在体内的蓄积，同时机体还能有效地动员体内储存的钙以补充血钙的不足。大量输 ACD 血通常并不引起低钙血症的发生，但当大量输血后出现心肌抑制、低血压或 ECG 有低血钙表现时才给予补钙；骨癌急性大量失血需以 100 mL/min 的速度快速输血时，应同时补充钙剂为妥，以维护心功能的稳定。

低体温：大量输入冷藏库血可引起体温下降。体温低于 32℃时，容易造成心功能紊乱，可出现血压下降或室颤、心动过缓甚至心脏停搏。低温还使氧解离曲线左移，促进低血钙症和酸中毒，并对钾离子敏感性增加，易引起心律失常。因此大量输血时应通过输血管道加温的方法使输入血升温，避免上述并发症的发生。

3. 术中维护凝血功能和 DIC 的防治

（1）术中凝血功能异常的预测与预防：骨癌患者，术前应把血凝分析作为常规检查项目，包括凝血酶原时间（PT）及其活动度（AT）、部分凝血酶原时间（APTT），纤维蛋白原（FIB）、纤维蛋白（原）降解产物（FDP），D- 二聚体（D-dimer），以及血小板计数（BPC）等。通过这些检查来筛选术前已有凝血功能异常的患者或诊断术中 DIC 的发生。对术前已有凝血功能障碍或术中可能发生 DIC 的高危患者，术前应充分准备血小板、新鲜冷冻血浆（FFP），以及凝血酶原复合物和纤维蛋白原及凝血因子等。术中应维持适当的麻醉深度，以避免增加纤溶活性，同时应避免缺氧、酸中毒使微循环瘀血而增加创面渗血。术中大量输入库血时，应输入一定比例的新鲜血，输入库血要加温。为防止枸橼酸中毒致低血钙症，应补钙剂，输注大量的晶体液或胶体液会导致血液过度稀释而引起稀释性凝血病，此时，要补充浓缩红细胞和凝血因子，以维持血液的携氧能力和凝血功能，减少创面的广泛渗血和减轻组织缺氧。此外，可应用具有降压作用同时对血小板聚集和血栓形成具有抑制作用的钙通道阻滞剂尼卡地平，以保护血液的凝血功能。及时纠正低血压和防治失血性休克。

（2）术中凝血功能异常或 DIC 的诊断与治疗：由于骨癌手术的出血量大，又大量输血、输液，导致严重的凝血因子和血小板的稀释，造成渗血增加，给凝血异常和 DIC 的临床诊断带来一定的困难。然而术中手术部位渗血不止，血不凝，注射部位或穿刺部位的持续渗血，首先应考虑 DIC 的可能；随之行血凝分析检查，若血小板计数低于 100×10^9/L 或进行性下降，PT（正常 13 s 左右）延长 3 s 以上，FIB 低于 1.5 g/L 或进行性下降，以及 FDP 高于 $20 \mu g$/mL（正常值为 1 ~ 6 μg/mL）即可诊断为 DIC。此时应及时去除病因，纠正诱发因素，积极治疗 DIC。输新鲜血，输注血小板、新鲜血浆、凝血酶原复合物或纤维蛋白原。大型手术中所发生的 DIC 应慎用肝素。

4. 保护重要脏器，预防多系统器官衰竭

急性大量失血的骨癌手术，常常引起严重低血压，导致全身脏器低灌注。因此，低血压期间，全身重要脏器的保护是麻醉医师的又一项重要任务。

在急性大量失血过程中，迅速而有效的输血补液、及早纠正血容量的丢失和体液的补充，是防治持续性低血压和改善组织低灌注与缺氧状态的根本措施。①利用新型钙通道阻滞药尼卡地平控制性降压，在控制性降压的同时，该药还具有脏器的保护性药理作用，能增强脏器抵抗缺血能力，避免低血压期间的脏器损害。实践表明，这一措施可明显减轻低血压后的全身脏器损害及并发症的发生。②骨癌手术中通过等容血液稀释和血液稀释性预扩容及失血后血液代偿性稀释，使血液黏滞性明显下降，红细胞在血液中保持混悬，不易发生聚集，使血液更容易通过微循环；血液稀释后血液黏度降低，使外周血管阻力下降，在同样灌注压力下，血流速度增加，有利于组织营养血流增加和代谢产物的排出，血流分布趋于均衡，便于组织对氧的摄取和利用。同时失血后血液稀释可以明显改善由于大量输入 2，3-DPG 含量低的库血，使氧解离曲线左移，血红蛋白和氧的亲和力增加而引起的严重组织缺氧现象。因此血液稀释后外周血管阻力降低，微循环血流增加，心排血量增加，组织氧摄取和利用增加，必然使组织器官的血流灌注得以改善。③ ACD 保存 5 天后即开始有血小板聚集物，保存 10 天后才形成纤维蛋白原－白细胞－血小板聚集物。这种聚集物可通过普通滤网于大量输血时进入患者血循环到达重要器官如脑、肺、肾等，影响其功能。最易受累的器官是肺，引起肺毛细血管阻塞和肺栓塞，进而导致肺功能不全或成人呼吸窘迫综合征（ARDS）。为避免或减少聚集物引起的重要器官功能障碍，于大量输血时使用微孔滤网，以阻止聚集物的滤过。

骨癌手术的严重创伤、大量失血导致失血性休克、持续低血压，又大量输血，使肾血流灌注明显减少，并有肾小动脉的收缩，因而使肾小球滤过率减少，患者出现少尿。此时绝不要一开始即作为肾衰竭而限制补液来处理，通过中心静脉压和动脉血压监测来判断血容量不足，应及时纠正低血容量、低血压，以防止肾由功能性损害转变为器质性病变。平均动脉压在 6.67 kPa（50 mmHg）以上时，肾实质血流可满足肾代谢需要，同时保持充分供氧和肾血管充分扩张，一般不致引起肾小球和肾小管上皮细胞永久性损害。只有当血容量确已补足而尿量仍不增加时才有使用利尿药的指征。因此必须警惕急性肾衰竭的发生。保护肾功能，预防肾缺血至关重要。

积极预防脑损害。在骨癌手术急性大量失血时，如低血容量、低血压得不到及时纠正，持续时间过久，将会损害脑血管的自身调节功能，而出现脑缺血缺氧，为此，应选用降低脑代谢率的麻醉药，同时充分提供高浓度氧，以增加脑组织氧的摄取，亦可头部冰袋降温行脑保护。

5. 麻醉监测

（1）呼吸监测：除常规的呼吸监测项目如气道压（Paw）、潮气量、分钟通气量、呼吸次数、吸入氧浓度以外，$P_{ET}CO_2$ 监测和麻醉气体监测对早期发现呼吸异常、合理追加肌松药及较为准确地判断麻醉深度将起到重要作用。

（2）血流动力学监测：对于手术损伤小、出血量不多的骨癌手术，监测 ECG、HR、无创血压（NIBP），以及 SpO_2 即可满足要求。对创伤范围广、出血量大、手术时间长、容量不易调控的骨癌手术，还需行有创的桡动脉测压、CVP 监测，以利于准确、及时反映血流动力学的变化。对术前有心血管疾患特别是冠心病患者及创伤巨大的骨癌手术，也可考虑经右颈内静脉插入 Swan-Ganz 漂浮导管，监测 PCWP、CO、CI、SV、SVI（每搏量指数）、SVRI（外周血管阻力指数）、PVRI（肺血管阻力指数），以及 SvO_2 等监测，以便合理地对患者的血流动力学状态做出准确判断和给予正确的处理。

有创监测下，应将压力传感器正确放置在零点水平。平卧位患者，零点水平应在左侧腋中线与第四肋间的交叉点；侧卧位患者的零点水平则在胸骨右缘第四肋间。准确的零点放置与校准对保证数值的准确可靠十分重要。

（3）凝血功能监测：凝血功能监测的主要项目是血凝分析，其中包括血小板计数、

PT、APTT、FIB、FDP 等，通过血凝分析可以准确判断凝血功能异常和诊断 DIC，并对治疗起指导作用。

（4）血气与血乳酸监测：血气与血乳酸监测对于易发生失血性休克的骨癌患者特别重要，因为血乳酸含量和血气结果不但可反映全身组织是否发生缺血性的无氧代谢、是否存在全身氧债，而且可以结合 CI、SvO$_2$ 判断造成全身氧债的原因，依此拟订出合理治疗方案，并对治疗效果做出判断，以指导麻醉医师围术期对患者的处理。动脉血乳酸正常值为 0.3 ~ 1.5 mmol/dL，静脉血可稍高，为 1.8 mmol/dL。

（5）肾功能监测：尿量是反映肾血流灌注的重要指标，亦可反映生命器官的血流灌注的情况。围术期宜保持尿量不少于每小时 1.0 mL/kg。如果尿量少于每小时 0.5 mL/kg，提示有显著的低血容量和（或）低血压，而且组织器官灌流不足，或有显著体液负平衡存在。对于血压恢复正常、血容量已补足的患者，若尿量仍少，应考虑以下几方面原因。其一，由于术前患者的过度紧张，导致抗利尿激素分泌过多，导致肾小管对原尿的重吸收增多，引起少尿。对此类患者，只需给予小量呋塞米 5 mg（静脉推注），即可在 10 ~ 15 min 后尿量有明显增加。其二，机械因素，骨科手术大多在不同的体位下进行，易造成尿管的压迫、打折，甚至尿管插入位置异常。所以在给予呋塞米以前，应首先检查尿管是否通畅，否则会因给予大量呋塞米后导致大量尿液潴留在膀胱内，引起逼尿肌麻痹。其三，尿量仍少，比重降低，则有可能已发生急性肾衰竭。

输液利尿试验：对少尿或无尿患者，静脉注射甘露醇 12.5 ~ 25 g，3 ~ 5 min 内注完，如尿量增加到 400 mL/h 以上，表示肾功能良好，属于肾前性少尿；如无反应，可再静脉注射 25 g 甘露醇加呋塞米 80 mg，如仍无反应，可考虑已有肾性肾衰竭。

（6）电解质监测：血钾和血钙是术中常用的电解质指标，特别是对于大量输血的骨癌手术，更是必不可少。虽然从理论上看，输入大量库存血易致高血钾，但临床观察发现，低血钾在大量输血后亦较为多见，因此在大量输血后，不可过于强调高血钾而忽视低血钾的存在，导致处理失误。输血后低血钙比较少见，但在短时间内大量快速输血，仍应注意到有发生低血钙的可能。应根据电解质的检测结果给予及时纠正与合理治疗。

（杨　光）

第七节　骨科不同种类微创手术麻醉后处理

一、肩部和四肢微创骨科手术后的麻醉处理

如果是短小的微创手术或局部麻醉处理，一般麻醉后无须特殊处理。

如果采用椎管内麻醉，那么当局部麻醉药的作用消除后，一般除了术后头痛、尿潴留、腰痛、背痛等，应该没有什么特殊情况。若有出现，对症处理完全可以解决。在术后管理过程中对于患者的一些主观感受，如下肢的酸麻或一些穿刺有关的不适应给予恰当的

关心。

由于全球的老龄化趋势，接受微创手术的高龄患者越来越多而且多病，术后须特别重视患者的安全和舒适方面的因素，如始终保持对禁食、术后恶心呕吐等的顾虑。安全和舒适与术后良好的镇痛治疗一样重要。术中采用或主要采用部位麻醉的优势在术后可更好地体现出来，因为镇痛作用是由局部麻醉药提供的。骨科的四肢及肩部的微创手术采用部位麻醉尤其是 PNB（周围神经阻滞），其优势比其他临床手术的更大。

1946 年 Ansbro 阐述了连续神经阻滞的技术，以进行臂神经丛的术后镇痛，但只是到了 20 世纪 70 年代中期，局部麻醉药和适当导管材料的发展才使得导管技术在各种外周神经阻滞的应用增加。

临床上已经确立的导管技术是那些在脊髓近旁进行的操作。PNB 导管与其相比，居于相当次要的地位。一项由 Lehmann 指导的基于导管运用的术后镇痛调查发现：腰、胸硬膜外导管和蛛网膜下隙导管的使用率是 85%，神经丛导管的是 11.5%，其他一些操作像肋间、胸膜间导管和股神经导管在所有病例中的使用率只有 3.5%。

使患者、术者和麻醉医师高度地接受区域麻醉操作的先决条件是理想的无痛穿刺、定位神经耗时少、成功率高、PNB 提供良好的手术条件（运动阻滞）、长效的术后镇痛、副作用低、并发症少见且易于控制。

术后如果有可供使用的 PNB 导管，那么麻醉者、术者与康复医师一起，可以为患者制定出完全可被其接受的术后锻炼方案。

如果采用以 1% 利多卡因为主的复合用药（复合罗哌卡因）方案，一般术毕 3～4 小时患者可以控制其肢体。麻醉者和康复医师会诊后，结合术者的意见，即可调整局部麻醉药给药速度和剂量，在无痛情况下增加患者的安全和舒适度。

准确放置外周神经阻滞导管的操作同单次法操作，只是需从导引器留置 PNB 导管。所有的方法中，导管装有一个连接器和一个滤菌器，用绷带条固定，并覆以消毒纱布。在接上过滤器之前，应予回抽，以排除导管置入血管的可能。

术后镇痛，可常规使用 0.2% 罗哌卡因，给予方式通常是连续地输注（4～16 mL/h）。也可顿挫性静脉注射（0.2% 罗哌卡因 10～20 mL），间隔时间为 6～8 小时。决定使用某种剂量取决于该骨科中心的技术要求。局部麻醉药连续输注的好处在于减轻了麻醉人员工作量，普通病区内的护理人员可以独立地在医嘱范围内调节剂量。0.2% 罗哌卡因引起的运动神经阻滞少见。

PNB 导管的禁忌证则为：穿刺部位感染；潜在的菌血症，全身感染；患者拒绝。并发症则为导管脱出，穿刺部位的伤口感染，导管断裂、打结或套成环（罕见），毒性反应（罕见）。

大多数的 PNB 导管在手术过程中留置。术后，患者首先在苏醒室内接受监护。可根据以下 7 个方面：意识的清醒程度、身体的活动度、血流动力学的稳定程度、氧合情况、术后疼痛的控制度、恶心呕吐的出现情况和呼吸系统的稳定度进行综合测评（0～2 分级评分），如果患者得分至少在 12 分以上，没有一项的得分为零分，可以直接离开手术室，回到普通病房。

直到患者要转到普通病区时，才使用局部麻醉药来达到镇痛所需的阻滞程度。

应当给每个接受导管治疗的患者都建立一份病案。病案中包括患者个人资料、导管的类型、定位神经成功时针需要穿入的深度和导管放置的日期。应该将每一位带着镇痛导管离开苏醒室的患者资料输入已建立好的导管资料数据库，做到能够在任何时刻查看所有镇痛导管患者的当前明细记录。

最好每天进行 2 ~ 3 次的疼痛查房，用视觉模拟评分检查镇痛效果，看看患者的满意度，是否需要继续疼痛治疗，检查一下麻醉区域的运动和感觉反应及有无出现副作用。每天对置管部位进行触诊检查，每两天在更换敷料时检查穿刺部位，以期早期发现炎性并发症。

穿刺部位出现任何一种感染征象或停药后患者也无痛感，撤除导管。导管法镇痛的好处：术中阻滞的延续；有效的术后镇痛，也适合术后锻炼治疗；和阿片类药物镇痛相比，没有呼吸抑制、恶心、警觉保留，镇痛的质量更佳；和脊麻 / 硬膜外镇痛相比，没有排尿问题，没有脊麻后头痛，没有麻药弥散平面高所致的心血管反应；患者可以活动。其缺点是：和传统的疼痛治疗相比，仪器和药物方面的费用大；取决于手术治疗团队的组成，病区内可能需要添加额外的人员。

二、脊柱微创手术后麻醉处理

（一）麻醉后拔管

术后一般即可按照拔管指征将气管插管常规拔出。但当术后有气道水肿的危险并有再次插管的可能时，可适当延迟拔管时间，如 12 ~ 24 小时。

患者有肺部疾患同时伴有肺功能低下者，术毕有辅助呼吸可能。此类患者拔管时除了须保证生命体征稳定外，预期肺活量超过 10 mL/kg，吸气力量超过 20 cmH$_2$O。

（二）术后麻醉苏醒室（PACU）阶段

麻醉医师应对患者术中脊髓损伤的可能保持高度警惕，而患者的反应程度的大小与术中脊髓损伤的危险成反比。麻醉医师应掌握好患者的 PACU 停留指征，如果患者需直接送 ICU，不应进入 PACU。离开 PACU 的患者需能够自行呼唤别人寻求帮助，能够控制自己的肢体，生命体征稳定且正常，体温正常，且疼痛得到有效控制。患者在转运到 ICU 或普通病房前，麻醉者应再次对患者进行评估，以便及早发现问题。

（三）术后的疼痛治疗

程度适当的术后镇痛可帮助患者早期活动，积极配合治疗并降低并发症。

理想的术后镇痛为维持最低有效浓度（MEC），即保持患者有足够镇痛作用的最低药物浓度，以使患者舒适。静脉 PCA 技术目前已较为成熟，也积累了较为丰富的临床使用经验。静脉 PCA 一般有电子泵和机械镇痛泵两种。麻醉者可根据患者的病情和术中情况予以设计和配伍，往往需要设定一个基础给药量和在锁定时间范围内自我给药次数或背景输注剂量，以保证镇痛药物治疗浓度按照患者自己的需要而维持相对稳定。

胸段、腰段的手术患者经椎管内给予镇痛药成功率较高。通过椎管内途径给药也有许多不同的方法。

我们认为虽然椎管内途径有许多优点，但是毕竟是一次有创操作。患者已经接受了一次微创的骨科操作，情感上可能不再愿意接受椎管内操作。尽管脊柱手术可以做到一定程度的微创，但毕竟也可能带来一系列的相关问题。虽然为了提高脊柱手术后硬膜外镇痛管理的安全性，镇痛间隙可以高于手术切口头端 1 ～ 2 个椎体，但手术操作可能会破坏正常的椎旁间隙，所给药液可以渗漏入其他的结构中而造成不良反应或效果不佳。

由于硬膜外操作又是在手术切口附近进行，也是在脊柱走向上进行的操作，术后如果出现什么问题可能鉴别困难，又容易被术者推诿责任，所以静脉 PCA 应该是一种比较稳妥的选择。

（四）麻醉后随访

坚持术后 24 小时内对患者再次评估，通常可以发现许多意想不到的情况，及时地记录麻醉并发症和继发症状，对于提高麻醉质量有莫大的帮助。

（杨　光）

第八节　四肢骨折和关节脱臼复位与麻醉

一、四肢创伤特点

四肢创伤包括开放性损伤和闭合性损伤，累及组织结构包括骨、关节、神经、血管、肌肉、肌腱及其他软组织。骨折和关节脱位是常见的创伤，关节脱位和开放性损伤均需紧急复位、手术处理。闭合性损伤除非合并重要血管神经损伤，一般可视患者全身情况决定处理时机。但近年来人们认为四肢长骨骨折应当尽早手术内固定，可避免患者长期卧床牵引，减轻伤后疼痛，为后期功能康复创造条件，也有利于减少严重并发症，降低病死率，但早期急症手术无疑增加了麻醉医师对患者的处理难度。

单纯四肢创伤手术范围多较局限，但若伤及血管、神经，修复手术要求精细，尤其是断肢再植手术需时较长，对麻醉也有特殊要求。四肢创伤常合并有胸腹内脏及颅脑等多器官损伤，手术处理宜分轻重缓急，先处理致命伤，待患者生命体征相对稳定以后，再择机处理四肢损伤，若病情允许，也可同期处理四肢损伤。

如前所述，低血容量、饱胃也是四肢创伤患者常见的问题，应该根据具体情况采取相应措施处理。

患者受伤前可能患有各种影响手术麻醉的内科疾病，伤情紧急常使麻醉医师没有足够时间充分了解患者情况，也没有充分时间来调整患者全身情况。有资料表明，急性创伤患者 36% 未能及时补充血容量，20% 诊断有疏漏，13% 对伤情处理不及时，10% 气道处理不当。提高对急性创伤患者的处理水平，需要有效的伤情评估、正确及时的急诊处理（包括合理的院前处置），麻醉医师也应学会快速评价处理创伤患者的特殊问题。

二、麻醉前准备与麻醉选择

（一）麻醉前评估和麻醉前准备

麻醉前应对患者一般情况行简要评估，包括如下几个方面。

1. 既往病史

详细了解患者病史，尤其应了解既往有无明显心血管、呼吸系统及与麻醉相关的其他疾病，如有合并病症应问清治疗情况，如糖尿病患者胰岛素使用情况、冠心病患者发作时对药物治疗的反映情况、高血压患者抗高血压药物使用情况、近期有无呼吸道感染等，问清曾否接受过麻醉及麻醉中有无异常情况等。

2. 进食情况

急症手术应了解末次进食时间、进食内容、伤后有否呕吐。对饱胃患者尽量选择神经阻滞或椎管内麻醉，术中慎用镇静药。手术必须在全身麻醉下进行时，应选择气管内插管，可在充分表面麻醉下清醒插管，也可在压迫环状软骨同时快速诱导气管插管，避免胃内容物反流误吸。术后应清醒后再拔除气管导管。

3. 合并损伤

检查是否合并有其他部位损伤，尤其注意有无气道梗阻，有无气胸、血胸和腹腔脏器损伤。如需同时手术，应综合考虑手术需要，决定适宜麻醉方法。

4. 失血量

尽可能准确评估失血量。对开放伤口或骨折周围血肿大量失血，机体处于低血容量状态者应在麻醉前初步纠正。血细胞比容和血红蛋白含量可大致提示失血纠正情况，血压改善、心率减慢、皮肤颜色和毛细血管充盈时间是失血纠正满意的可靠临床指标。大量失血需快速输血补液患者应留置中心静脉导管监测中心静脉压，用以指导输血输液治疗。

5. 实验室检查

必要的实验室检查和心电图、X线检查有助于综合了解患者全身情况，对决定麻醉方法和麻醉中处理也有一定参考和指导作用。

6. 术前准备

向患者适当解释手术麻醉过程，提醒患者手术前后注意事项，如臂丛神经阻滞后患者可有短时肢体无力等。解除紧张患者的精神焦虑，必要时给予适量苯巴比妥、安定等镇静药物。

7. 监测

术中常规监测心电图、脉搏氧饱和度、无创动脉血压，全身麻醉患者监测呼末二氧化碳浓度。危重患者最好动脉穿刺置管连续监测动脉血压变化，以便及时发现血压变化并可间断采集血样进行血气分析。麻醉开始前建立可靠的静脉通路，用以输血补液并为药物治疗提供给药途径，必要时应该建立两条以上静脉通路。

（二）麻醉选择

1. 上肢手术

上肢手术多数能在臂丛神经阻滞下完成。肘部以下手术选用腋入法，上臂或肩部手术选用锁骨上法或肌间沟法。臂丛神经阻滞是上肢手术最常用的麻醉方法。

神经阻滞麻醉可提供满意的镇痛、肌松和制动作用，同时对呼吸循环影响很少，术后可保持一定时间的镇痛作用，伴发的缩血管神经麻痹还可增进肢体血液循环，尤其适用于断肢再植和血管修复手术。缺点是局部麻醉药用量较大，药物误入血管内时可产生严重局部麻醉药中毒反应。阻滞成功率受术者操作熟练程度影响较大，要求术者熟练掌握相关神经解剖和支配区域及阻滞方法，穿刺操作有出现气胸和血管神经损伤的可能。单次注射时麻醉作用时间受药物特性的限制。

2. 下肢及腰椎手术

（1）腰麻：腰麻后头痛可通过应用细针穿刺或使用改良的笔尖式测孔穿刺针，由于减轻或避免了硬膜被针尖切割损伤，腰麻术后头痛发生率明显减少。

（2）连续硬膜外阻滞：虽然起效时间慢，但是时间可控性强，是长时间手术的合适麻醉方式。

（3）腰硬联合麻醉（CSEA）：CSEA综合了腰麻起效快、用药量小、药物不良反应少和硬膜外麻醉时间可控性强的优点，是长时间手术麻醉方式的理想选择。

3. 全身麻醉

手术时间长、手术复杂及创伤大，或破坏性手术，宜在全身麻醉下实施。一般情况下，以下情况选择全身麻醉：①儿童或不合作患者；②术前存在严重低血容量状态，或有败血症及凝血功能障碍患者；③不适宜局部麻醉或严重创伤强迫体位，难以完成椎管内麻醉或神经阻滞操作患者；④合并其他部位损伤需同时手术或估计术中难以保持气道通畅患者；⑤长时间、操作复杂手术。

全身麻醉中是否需要气管插管决定于手术时患者的体位、术中能否维持满意的气道控制、是否需要应用肌松剂及手术时间。一般小儿短小手术不需肌松者，可不实施气管插管在静脉或吸入麻醉下完成手术。也有些短时间操作如闭合性骨折复位可在吸入麻醉下完成，优点是苏醒迅速，可提供一定程度肌松，但不宜常规应用，且应由有经验的麻醉医师实施。对于手术体位为仰卧，术中不变动体位的手术，可以置入喉罩通气实施全身麻醉，也是比较理想的选择。对重度软组织挤压伤患者行快诱导气管插管时，由于可能存在高血钾状态，应用琥珀胆碱有诱发心搏骤停的危险。

4. 静脉内局部麻醉

静脉内局部麻醉适用于肘部以下短小手术，可提供满意的手和前臂无痛、肌松。优点是操作简单，麻醉作用消失快，适用于门诊手术，在肌腱缝合或松解术中，手术医师还可随时观察肌腱活动和手指动作情况，保证手术效果。缺点是止血带加压时间过长后患者有不适感觉，局部感染患者有使感染扩散危险，较大组织裂伤患者注药后由于部分药物可经伤口流失影响麻醉效果。

主要并发症是全身局部麻醉药毒性反应，常因方法不当或袖带漏气导致。正确操作时也可有少量患者出现轻度中毒症状，可能由于快速注药产生较高的静脉压力和阻断前驱血不充分导致局部麻醉药通过止血带渗漏至体循环内，肘前静脉注药时较易发生。手术结束放松加压袖带后部分患者可出现耳鸣、口唇麻木等轻微局部麻醉药全身反应，无须特殊处理，术前应用安定有一定预防作用。局部麻醉药中不可加用肾上腺素，避免出现缺血副作用。

本法应用中阻断时间过长患者多有不适感觉，推荐用于 1 小时内短小手术。下肢简单手术偶尔也可应用。

三、四肢骨折和关节复位术的麻醉管理

（一）神经阻滞的注意事项

1. 局部麻醉药

局部麻醉药毒性反应肌痉挛的发生率在臂丛神经阻滞腋路 1‰ ~ 2.8‰，肌间沟和锁骨上入路 7‰ ~ 8‰，因而使用局部麻醉药后应注意监测，一旦发现毒性反应征象出现，即刻对症处理。使用高浓度局部麻醉药容易发生毒性反应，所以神经阻滞时尽量避免使用高浓度局部麻醉药。

某些局部麻醉药可通过改变药液浓度而产生感觉和运动神经分离阻滞，如丁哌卡因在硬膜外阻滞时应用 0.125% ~ 0.25% 浓度阻滞交感神经而较少阻滞感觉神经，0.25% ~ 0.5% 浓度产生最大感觉阻滞而运动神经阻滞欠佳，0.75% 浓度则产生完善的运动阻滞。麻醉作用恢复时同样先运动后感觉。运动和感觉恢复的时间差利多卡因约 5 min，丁哌卡因约 20 min，临床可根据需要选用适宜的局部麻醉药浓度。应注意，阻滞部位不同局部麻醉药作用时效也不同，如丁哌卡因周围神经阻滞时效可达 10 h 以上，但用于腰部硬膜外阻滞时效仅约 2 h。

2. 缩血管药

肾上腺素与局部麻醉药混合应用可延长后者作用时间，同时因减慢药物吸收速度，降低注药后血药峰值浓度，还可减轻药物的全身反应。加入 1 : 20 万肾上腺素可使利多卡因臂丛神经阻滞时的峰值血药浓度下降 30%，但对丁哌卡因效果甚微，因此丁哌卡因麻醉可不加肾上腺素。加入肾上腺素还有助于早期发现局部麻醉药误入血管内。1 : 20 万肾上腺素注入静脉后 1 min 内可使心率加快 30% 以上，神经阻滞注药期间如发现患者突然心率加快，应高度警惕血管内注射。指（趾）根阻滞时不能用血管收缩药。

3. 异感

所有神经阻滞均可能遇到异感，但对异感的体验描述各不相同，有刺痛感觉，有放射性过电感，少数可能以痒为主要表现。发生异感提示麻醉医师注射针已接近、接触或刺入神经，后者临床常有温热感觉。有人认为出现异感即提示神经损伤已经发生，但异感可为

麻醉医师提供神经阻滞的可信的定位指标，临床实践中一般可掌握寻找异感，但反复刺激或加重异感不可取。注射前应向患者讲清楚异感表现，嘱其感知后立即告知医师，以便将针保持在引出异感部位，回吸试验无气、无血即可缓慢注入局部麻醉药，注药期间严重疼痛提示神经内注药，应退针少许避免神经损伤。

1. 镇静药

镇静药总的应用原则是适量。作为术前药或麻醉前静注适量镇静药有助于缓解患者紧张情绪，减轻局部麻醉药中毒反应，但应以使患者不丧失合作能力为度。目前尚没有任何药物可以完全预防局部麻醉药的全身毒性反应。镇静药使用过量使患者在意识消失状态下进行神经阻滞操作增加神经损伤的危险，麻醉医师也因不能及时得知患者有否异感而造成判断困难。待确认麻醉效果完善，手术开始后可适量应用镇静镇痛药物令紧张患者进入浅睡状态，有助于术中血流动力学稳定。但应面罩吸氧，保持患者气道通畅和有效通气量，术中应监测脉搏血氧饱和度。

2. 补充血容量

对于开放性损伤的患者，术前的失血量难以估计，对其他闭合性损伤术前的体液不足及术中失血量应该准确判断，及时补充容量，纠正麻醉期间易发生的低血压。

3. 松开止血带

在预计松开止血带之前，应该提前适当加快补液速度，以适应止血带突然松开引起的暂时性血容量不足。

4. 紧密关注手术进程

在涉及长骨骨髓操作、使用骨水泥等过程中要严密监测患者生命体征，警惕、预防、及时发现并处理患者所发生的改变，尤其要注意肺栓塞、脂肪栓塞等严重并发症。

（三）股骨颈骨折内固定术的麻醉

1. 特点

（1）多发生于老年人，60岁以上者约占80%。

（2）因创伤引起的血肿、局部水肿及入量不足，是导致术前低血容量的主要原因。

（3）对创伤的应激反应可引起血液流变学的改变，血液多呈高凝状态。

2. 注意事项

（1）多主张在连续硬膜外阻滞或腰硬联合麻醉下手术，镇痛好，失血量少，并减少术后深静脉血栓的发生率。全身麻醉术后发生低氧血症及肺部并发症者较多。

（2）对术前的体液不足及术中失血量的估计较困难，麻醉期间易发生低血压，应及时补充容量。必要时监测 CVP、HCT 及尿量，指导术中液体治疗措施。

（3）术前血液高凝状态是引起血栓形成和肺栓塞的重要原因，术中应行适当血液稀释，避免过多输入全血。

（杨　光）

第七章　严重创伤及休克的麻醉

第一节　创伤分类与创伤评分

创伤是指各种物理、化学和生物的外源性致伤因素作用于机体而导致的体表皮肤、黏膜和（或）体内组织器官结构完整性的损害，同时或相继出现的一系列功能障碍和（或）精神障碍。创伤作为人类主要死亡原因的排名地位正在不断向前提升，这是由于一方面人类社会活动的时间和空间急剧扩大，交通工具大量应用，人群的密集程度增加，工作、生活和社会的压力加强；而另一方面，意外灾害、暴力与恐怖事件、斗殴、战争等因素不断地出现，使得人类面临创伤的威胁比以往任何时代更为严峻。

面临这种新的情况，国内外的发达地区都在致力于创伤救治中心及其救治网络的建设和布局。其目的在于能有效地利用医院资源，提高救治质量，并且提供充足的病例来培养和充实外科和麻醉人员的技能。但有趣的是，国内外的调查资料均显示，由于交通不便、伤情不允许或者中心的知名度等因素所致，并非所有的创伤患者受伤后早期都能送到创伤中心救治。事实上，普通医院收治创伤患者的机会并不比创伤中心少。因此，面对着不断增加的创伤患者，熟悉和掌握创伤患者的麻醉处理与救治技术是一件十分重要和必需的任务。

没有任何一个创伤与另一个创伤是完全相同的，创伤分类的目的在于准确地了解创伤的性质和严重程度，使伤员得到及时有效的救治。创伤评分的目的在于尽可能按照统一的量化指标对创伤患者损伤严重程度进行评估，以便于临床正确救治及实施麻醉管理、资料分析和经验总结。

一、创伤分类

（一）按照伤口是否开放分类

根据体表结构的完整性是否受到破坏，可将创伤分为开放性和闭合性两大类。

1. 开放性创伤

开放性创伤如擦伤、撕裂伤、切伤或砍伤、刺伤等。

2. 闭合性创伤

闭合性创伤如挫伤、挤压伤、扭伤、震荡伤、关节脱位、闭合性骨折、闭合性内脏伤等。

（二）按照致伤部位分类

根据正常的解剖部位，人体致伤部位的区分大致分为九类，包括颅脑伤、颌面伤、颈部伤、胸部伤、腹部伤、骨盆（阴臀部）伤、脊柱（脊髓）伤、上肢伤、下肢伤。当伤员出现两个或两个以上解剖部位的损伤（不论损伤程度如何）时称为多发伤，但也有部分学者认为必须有一处伤情可危及生命时才如此称谓；当多个损伤仅位于同一解剖部位时，则称为多处伤。

（三）按照致伤因素分类

1. 火器伤

火器伤指各种由火药发射的枪弹或炮弹、弹片、弹珠等投射物所致的损伤。

2. 冷器伤

相对于用火药发射的火器伤而言，冷器伤多指以利刃或锐利器物所致损伤，也称冷武（兵）器伤。

3. 烧伤

烧伤指因热力作用而引起的损伤，包括火灾、接触炽热物体、纵火武器（如汽油弹、火焰喷射器）、核武器爆炸时的光辐射等。

4. 冻伤

冻伤指寒冷环境造成的机体全身性或局部性损伤，包括冻结性损伤和非冻结性损伤两类。两者的主要区别在于前者受损伤时环境温度低于组织冰点，局部组织发生冻结。

5. 冲击伤

冲击伤指冲击波导致的机体损伤，也有爆震伤之称。冲击波可以通过空气、水下或固体等传播而致伤，引起鼓膜破裂、肺出血、肺水肿等。

6. 化学伤

化学伤指因接触糜烂性、腐蚀性、刺激性化学物质而导致的损伤。

7. 放射性损伤

放射性损伤指因接受过量的电磁波辐射（如 γ 线）或粒子辐射（如 α 、 β 和中子等）而引起的损伤。

二、创伤评分

创伤评分的基本目的是通过定量评分来估计伤员的损伤严重程度。创伤评分对于伤员的伤情评估、救治顺序的合理安排、手术治疗与麻醉处理、疗效与救治水平的评价等方面都是重要的基本依据。

创伤评分系统主要根据创伤后生理变化、损伤的解剖部位对损伤的严重程度进行分析，可分为分类系统和预后 / 比较系统两大类；按照其不同的适用范围，又分为院前评分法、院内评分法两部分。

创伤评分的具体方法较多，以下重点介绍临床麻醉中常用的几种评分方法。

（一）格拉斯哥昏迷评分（GCS）

GCS 指 1974 年由 Teasdale 等提出的头部损伤时对伤员运动反应、语言反应、睁眼反应等神经学状态进行评估的方法。通过对三种反应相应状态的评分总和的计算，判断伤员伤情的严重程度，总分为 15 分，分值越低，则伤情越重（表 7-1）。

表 7-1　格拉斯哥昏迷评分

计分 *	睁眼反应	语言反应	运动反应
1	无反应	无反应	无反应
2	疼痛刺激后睁眼	只能发音	疼痛刺激时肢体过度伸展
3	呼唤后睁眼	词语不清	疼痛刺激时肢体异常屈曲
4	自发睁眼	回答错乱	疼痛刺激时躲避
5		正确回答姓名	可以定位疼痛刺激
6			遵医嘱活动

注：* 三种反应相应状态得分之总和 = GCS。

（二）修正的创伤评分（RTS）

RTS 是 1989 年由 Champion 等在其 1981 年提出的创伤评分法（TS）基础上做出的修正方法，主要观察呼吸频率、收缩压、格拉斯哥昏迷评分三个方面的状态（省略了原方法中呼吸幅度、毛细血管充盈状况两方面的评估）。RTS 在预后评估的可靠性方面优于 TS，对颅脑损伤患者的预后判断更为准确。

RTS 总分为 0 ~ 16 分，< 11 分为严重伤员（表 7-2）。评分越低创伤越重，麻醉风险越大。①动脉收缩压、脉搏及毛细血管充盈状况主要用于判断患者的循环功能状态。严重失血、休克及心功能低下时表现为动脉血压下降和外周循环障碍。②呼吸频率加快表明有缺氧、二氧化碳蓄积、循环功能低下或呼吸困难，胸壁反常运动表明有呼吸抑制、上呼吸道梗阻或多根肋骨骨折。③ Glasgow 昏迷评分是用来表示昏迷程度的评分法，评分越低，说明昏迷越深，脑组织损伤程度越重。

也有人建议不必要计算总和，只要伤员具备三项条件之一：① GCS < 13；②收缩压 < 90 mmHg；③呼吸次数 < 10 或 > 29，即可视为重伤员。

表 7-2　修正的创伤评分法（RTS）

计分 *	呼吸频率（次 / 分）	收缩压（mmHg）	GCS 评分
0	0	0	
1	1 ~ 5	1 ~ 49	3

计分 *	呼吸频率（次 / 分）	收缩压（mmHg）	GCS 评分
2	6 ~ 9	50 ~ 75	4 ~ 5
3	> 29	76 ~ 89	6 ~ 8
4	10 ~ 29	> 89	9 ~ 12
5			13 ~ 15

（三）损伤严重程度评分（ISS）

ISS 是 1974 年由 Baker 提出，仍然以解剖部位损伤为基础，更注重多发伤的严重程度与存活率之间关系的评估，是目前评价多发伤严重程度的常用方法。

1. ISS 的分区

ISS 包括 6 个分区，即头颈、面、胸、腹或盆腔、四肢或骨盆架、体表等。

2. ISS 的计算原则

计算人体 6 个区域中 3 个损伤最严重区域的最高 AIS 值（简明损伤定级）的平方和。

3. ISS 分值与伤情

ISS 分值范围为 1 ~ 75，一般将 ISS > 20 作为严重创伤的标准。

ISS 对损伤严重程度特别是多发伤严重程度的评估具有简单易行的优点，但是由于其以解剖损伤为依据，对伤员受伤后生理变化、年龄或伤前健康状况对伤情的影响未能反映，并且一个身体区域只能取一个损伤最严重部位的编码进行计算。当同一身体区域出现多个脏器损伤时，就难以充分反映损伤的严重程度。许多学者在 ISS 基础上提出不少新的改进评分方法。

（张一帆）

第二节　麻醉前准备

创伤后需要急诊手术的患者，病情严重程度很不一致，若遇情况紧急、伤情复杂危重，或多个及成批伤员需要同时抢救等情况时，往往没有充分的时间进行足够的术前准备。创伤患者的麻醉处理与伤情的严重程度有关，救治难度各不相同，处理得当与否直接关系到治疗效果并可能影响到患者的预后。

一、伤情评估

（一）伤情判断

1. 了解病史

麻醉前病史主要通过目击者或患者自身描述而了解，包括致伤因素、受伤经过或事故现场等方面的信息。要注重检查受伤部位、范围、程度及估计失血量，注意全身及重要器官所并存的功能障碍。严重创伤患者通常具有伤情渐进性发展和加重的特点，就诊初期有些症状或伤情并不一定全部表现出来，需要在救治过程中根据生命体征等情况及时对伤情做出进一步的判断，防止延误救治。

在对创伤患者救治的临床实际工作中，有许多情况下，既往病史（如过敏史、以前存在的疾病、做过的手术和药物治疗等）、系统体检、鉴别诊断和详尽的治疗计划等常规的系列工作有时需要舍弃，因为及时抢救比诊断明确显得更为重要，以便确保创伤患者生命体征的稳定，为获得成功的预后争取更多的时间。这正是创伤患者救治工作的特殊性所在，其基本救治原则是：首先确定和纠正最有生命威胁的问题。

2. 术前检查

创伤患者的术前检查包括体检、实验室分析与影像学检查两个方面。

（1）体检：应避免对伤员的漏诊或检诊无序，除严格按照头颅、颈、胸、腹、四肢的经典顺序全面体检方法外，建议对严重创伤患者采取注重重点部位或系统快速检查的"CRASHPLAN"法，即9个字母所分别代表的循环（Cardiac）、呼吸和胸部（Respiration）、腹部（Abdomen）、脊柱脊髓（Spine）、头部（Head）、骨盆（Pelvis）、四肢（Limb）、动脉（Arteries）、神经（Nerve）等。

高级创伤生命支持（advanced trauma life support，ATLS）教程中强调在初期评估中按照"ABCDE"顺序优先检查和确定患者的伤情，即A（Airway），检查气道是否通畅，颈椎有无损伤；B（Breathing），呼吸状况；C（Circulation），循环状况；D（Disability），功能障碍状况；E（Exposure），在病情允许情况下，尽早将患者完全暴露，对全身损伤状况进行全面、准确的判断。

（2）实验室分析与影像学检查：包括B超、多层CT扫描、胸部X线片、颈部X线片、动脉血气、血红蛋白和血细胞比容测量、血糖、尿素氮、肌酐和电解质及心电图。

3. 术前调控

（1）维持气道与稳定颈部脊柱：①观察有无胸壁活动、收缩和鼻翼翕动；②听呼吸音，有无喘鸣音和阻塞性通气音；③观察呼吸动度、呼吸通畅程度。

（2）通气支持：①确定通气和氧合是否足够；②胸部检查排除开放性气胸、吸入性胸部损伤或连枷胸；③比较双侧呼吸音；④对通气困难者提供辅助通气。

（3）循环调节：①检查外周血管搏动、毛细血管灌注和血压；②测心电图；③通过生命体征确定休克程度；④放置静脉通道，纠正血容量不足并抽取血液标本。

（4）中枢神经系统：①意识和神经精神状态；②四肢运动和肌张力情况；③警觉状态；④言语刺激反应；⑤疼痛刺激反应。

在意外或突发事件造成的创伤患者中，一些患者可能未能得到良好的现场急救处理便被送至医院，对于这类患者，更需要准确判断伤情，针对重点环节进行救治，切忌顾此失彼。在一些重大灾害或意外事件中，可能出现成批创伤患者需要同时救治的情况，将给抢救工作带来巨大的压力，务必充分利用伤情评估原则，分清轻重缓急，合理利用有限的救治能力，发挥最大救治效果。

（二）失血量的估计

不论是闭合性还是开放性损伤，创伤患者多数伴有出血。麻醉医师对患者失血量的估计与血容量的补充，应当与呼吸支持同时进行，不宜拖延。

1. 根据临床表现估计

根据临床表现估计可分为四级。①Ⅰ级：脉搏增快，血压、呼吸及血管充盈度仍正常。失血量占体内总血容量的 15% 左右（750 mL 以上）。②Ⅱ级：患者烦躁不安，脉率＞120 次 / 分，呼吸加快，收缩压下降，脉压减小，毛细血管再充盈试验 2 秒，尿量正常。失血量达体内总血量的 15% ~ 30%（750 ~ 1500 mL）。③Ⅲ级：临床症状较Ⅱ级为重，出现神志改变、少尿等。失血量达总血容量的 30% ~ 40%（1500 ~ 2000 mL）。④Ⅳ级：患者常表现为嗜睡、精神错乱甚至昏迷，血压低于 7 kPa 或测不出，无尿。失血量达体内总血量 40% 以上（＞2000 mL）。

2. 根据骨折的部位估计

表 7-3 是单侧闭合性骨折时各部位可能导致失血量的估计，对开放性创伤或多处伤的患者应做相应调整。

表 7-3　单侧闭合性骨折部与失血量估计

骨折部位	估计失血量（mL）
骨盆	1500 ~ 2000
髂骨	500 ~ 1000
股骨	800 ~ 1200
胫骨	350 ~ 500
肱骨	200 ~ 500
尺、桡骨	300
单根肋骨	100 ~ 150

二、麻醉前处理

（一）容量复苏

严重创伤患者的液体复苏治疗应分为两个阶段进行考虑。①早期：患者仍存在活动性出血。大量的液体输入将导致体温下降和凝血障碍，红细胞稀释将降低血液的携氧能力；更为重要的是因容量补充引起的血压短暂增高能使血管扩张、凝血块松解而再次增加出血，随之将引发血压再次下降，以致需要补充更多液体。人们已经意识到并注意防范这种早期积极补液所致的恶性循环对创伤患者救治的不利影响，主张"限制性液体复苏"（即低血压复苏）或"延迟性容量复苏"，认为可降低继续失血，减轻酸中毒等内环境紊乱，提高存活率。②后期：所有出血得以控制。应及时补充足够的液体，合理补充各种血液成分，有效改善患者的氧输送能力和凝血机制。

失血性休克容量复苏的最终目标是使氧耗恢复正常。创伤出血性休克患者由于氧的大量缺失而足以致命。通过增加组织氧的供应以快速补充氧缺失，使严重创伤患者细胞代谢恶性循环链中断，为存活创造机会。

1. 输液途径

救治早期，应优先选择上肢肘部较粗的外周静脉穿刺并置入 14 G 或 16 G 留置针；如果周围静脉塌陷而难以建立合适静脉通道时，可以通过骨牙腔穿刺将液体通过骨髓内的静脉管道输入体内，这种方法对骨髓发育活跃的青少年患者效果尤为确定。目前已有市售特制的电动或手动骨牙腔穿刺输液装置供临床使用；有条件时，应尽早进行深静脉穿刺并置放大口径静脉导管，用机械泵或气囊挤压袋等快速输液装置补充液体。通常情况下，建立两个静脉通道便能够保证复苏需要。对于考虑有腹部大血管损伤的患者不应选择下肢建立静脉通道。创伤患者的锁骨下静脉不易受损伤，是常用的深静脉输液通道。

2. 输液种类

容量复苏液体的成分与输注速度和应用时机具有同等的重要性。应根据丢失的血液量、血红蛋白浓度、血细胞比容（HCT）、凝血状态等确定血液成分的补充量。创伤患者救治早期盲目输注全血是一种不必要的血源浪费，对患者并无更多益处。由于输血引起的潜在性的疾病传播（如 HIV、AIDS 等）因素，以及在大力提倡成分输血和血液保护、节约用血等新观念的情况下，合理匹配和补充晶体溶液、胶体溶液或血浆代用品、血液成分，完全能够有效、安全地实施创伤患者的容量补充。

（1）胶体溶液：常用于快速血浆容量补充，易于保存和应用，如羟乙基淀粉、明胶、缩合葡萄糖、清蛋白、右旋糖酐等能改善和提高创伤患者的预后。胶体溶液比晶体溶液能更有效地维持血容量及微循环血液灌注，通过比晶体液更低的输入量就能提高心排血量，增加氧供及维持血压。

（2）等渗晶体液：因价格便宜，使用方便，无过敏风险，加温迅速，是任何创伤患者早期容量补充的首选成分，但并不提倡作为主要成分而大量输注。主要不足是在血管内停留时间短，扩容效果差，容易造成组织间隙的水肿。

（3）高渗盐水：国内外对应用高渗盐和胶体的混合物来保证创伤患者复苏效果进行了大量研究，并相继生产了一些产品投入临床应用。高渗氯化钠作为一种晶体液，具有扩容作用迅速、明显，输注量小，携带便利等优点，在院前救治中尤为适用。单独应用 7.5% 氯化钠溶液（4 mL/kg 体重）能快速恢复出血性休克患者血压，但其扩容效果维持时间很短；联合应用高渗盐和胶体（如右旋糖苷或羟乙基淀粉）具有扩容效果强、维持时间长的特点，将成为一种新型抗休克药物用于临床。国内有学者研制的 4.2% 氯化钠 – 羟乙基淀粉 40 注射液（霍姆）已成功应用于临床救治。

3. 血液成分的补充

容量复苏早期治疗期间出现的风险多数与血液稀释有关，应密切观察患者对治疗的反应，动态监测血红蛋白浓度或血细胞比容，及时补充足够的血液制品。可以通过伤情评估系统或生命体征估计患者失血量。失血量少于或等于30%，出血控制后补充出血量3倍的晶体溶液一般能够恢复足够的血容量；出血量超过30%或持续出血患者，应采用胶体和等量的血液制品，同时给予1～3倍出血量的晶体液。对于失血量大于有效循环血容量的40%的创伤患者进行容量复苏时，必须及时补充足量的血液成分，因为大量的急性失血包括血液的全部成分，尤其是血液中的凝血因子的丢失。

（1）浓缩红细胞（PRBC）：治疗严重创伤者的主要血液成分。一个单位的PRBC平均红细胞容积为60%～70%，具有良好的携氧能力和扩容作用。只要时间允许，必须进行交叉合血。紧急情况下，可以首选O型血进行治疗。

（2）血浆：具有明显的血容量扩张作用。与PRBC一样，由于低温贮存的因素，输注时都必须给予适当加温，以免使体温迅速降低。当创伤患者输注PRBC超过4U或达到大量输血（相当于全血容量或约10 U PRBC）时，需要每输注1 U PRBC补充1 U血浆。

（3）冷沉淀：如果没有先天性因子缺乏的情况，一般不应将冷沉淀或特殊凝血因子用于创伤救治期间稀释性凝血功能障碍的治疗。

（4）血小板：创伤患者出现的凝血功能异常多数是凝血因子消耗所致。创伤患者容量复苏治疗期间可出现继发性的血小板减少、纤维蛋白原及其他凝血酶的消耗。血小板低于70 000/mm^{3}需要考虑输入血小板。输入的血小板在血中仅存留几天，通常只用于出现明显凝血功能障碍的患者，并且最好在外科止血后才进行输注。输注血小板时不应使用滤过器、加温装置或快速输液装置等，以免血小板黏附在这些装置的表面，减少实际到达血液循环中的血小板数量。

（5）血红蛋白：血红蛋白氧载体（HBOC）已被作为创伤救治时PRBC的替代品进行临床试用。对创伤患者应当给予100%的氧浓度，以保证血液最大限度地氧合，满足组织供氧，直到血红蛋白补充至足够水平后逐渐降低吸入氧浓度；以维持血红蛋白＞80 g/L、血细胞比容0.35为宜。

目前，对于创伤失血性休克的容量复苏的研究重点集中在维持足够的组织灌流，以达到改善氧和其他物质的运输和利用，从而纠正氧供与氧耗之间的比例失调，并以此作为复苏终点，而并不是以往单纯强调的动脉血压的维持。这就要求对液体复苏用量的正确判断，在不引起患者血细胞比容稀释和过量水肿的情况下维持组织灌流，可通过混合静脉血氧饱和度（SvO$_2$）监测维持氧供–氧耗的平衡并指导液体治疗。动脉血气碱剩余（BE）、血乳酸盐水平恢复正常是缺氧得到纠正的指征之一。

（二）紧急呼吸道处理

创伤患者可因气道梗阻引起严重缺氧而在数分钟内死亡。常见的原因包括：创伤后意识丧失或昏迷患者舌后坠造成的气道梗阻；呕吐物、异物、血液凝块、口咽分泌物或其他组织碎块等所致的误吸或直接堵塞气道；颌面部外伤（如双侧下颌骨骨折）所致的急性软组织水肿或出血引起的气道阻塞。遇到这类创伤患者时应积极建立通畅并稳定的呼吸道，以便充分供氧，避免因严重缺氧而导致心搏骤停、脑水肿或颅内压增高而死亡。

紧急呼吸道处理的措施如下。

1. 维持呼吸道通畅

清除口腔异物、凝血块或呕吐物；结扎口腔内活动出血，头部后仰或托起下颌；放置口咽通气道或喉罩。创伤患者早期气道管理中临时放置口或鼻咽通气道等不稳定性气道处理措施不能确保呼吸道持续通畅，一般只用于在准备气管内插管期间维持一个暂时的开放性气道。

在重症创伤患者，从患者救治初期就应当通过经喉或外科方法获得确定的气道。喉罩能为困难插管的创伤患者提供一种快速建立通气的方法，但应用不当时仍可能存在一定隐患，使用时应密切观察通气效果。近年来应用于临床的改进式新型喉罩可以在改善和保证通气的前提下进一步通过喉罩置入气管内导管以获取确定的通气，此外，操作简便的气管–食管双腔导管对于困难气道的创伤患者建立有效通气也极为有效。

2. 气管内插管

气管内插管适用于无自主呼吸、昏迷或不能长时间维持气道通畅的创伤患者，对于提高肺气体交换及防止患者误吸均极为重要。操作前仔细检查气道通气状况，以便了解如果患者插管失败能否或如何进一步维持通气的信息。

在进行气管内插管操作时，对伴有颌面部创伤或颈椎损伤的患者应十分慎重。既要注意创伤引起的解剖改变所致的插管困难性增加，又要防止骨折移位造成继发性损伤或加重损伤。对已知颈部脊柱骨折的患者行控制气管内插管时，要注意选择合适体位，借助纤维支气管镜、可视喉镜等辅助措施，避免颈部活动；气管局部表面麻醉充分，应用药物减少唾液分泌，并尽可能保持患者清醒，以便在插管前后能证实患者神经学功能的变化。

当存在不稳定下颌或颌面部骨折时，因不可能应用面罩通气，可以在清醒状态下用经口、鼻气管内插管或外科手术行气管切开。这类患者口咽或上呼吸道出血可能使视野不清楚而无法操作，采用直接喉镜插管常优于纤维支气管镜。临床实践中关于困难气道处理的原则和方法在创伤患者救治中必须遵守。

肌松药的使用可以使操作更为顺利，但有许多医师担心应用肌松药后容易使不稳定的脊柱进一步移位而造成继发性损伤，主张采用清醒状态下的盲探插管法。实际上，许多临床观察结果表明，一个处置得当的经口气管内插管完全能够在不需过度后仰颈椎的情况下完成。操作期间应使患者处于水平位置并妥善地固定头颈部以保证插管时颈部脊柱的稳定。有条件时最好选择可视喉镜引导插管。

3. 气管切开

气管切开用于不能经喉进行气管内插管的患者。如贯通伤造成口底大面积破坏，喉或颈部气管破坏，或存在气管变形、水肿而不能插管者是急诊气管切开的指征。无论如何，除非直接喉镜能看到开放的喉软骨，用小的气管内导管企图小心地给患者插管，比气管切开常常危险得多，因为盲目的试探可能使导管置入假道或加重损伤，引起咽喉部水肿而加重窒息。紧急气管切开通常选择在环甲膜处。

情况紧急时可用粗针头作环甲膜穿刺或采用制式经皮－环甲膜穿刺套管针置入气管内导管维持通气。实际上，只要密切观察病情，及时注意病情的发展，掌握适当的处理时机，需要紧急气管切开的机会甚少。对存在严重缺氧和二氧化碳潴留的患者，应尽可能在先作气管插管的基础上进行气管切开操作以策安全。在气管内插管前通过面罩和气囊通气给氧以提高氧合，是创伤患者困难气道管理的一个重要组成部分。因中心性呼吸功能障碍显示明显的缺氧（如胸廓机械运动紊乱、肺内通气和灌注失常等）情况下，插管期间十分容易出现严重心律失常，导致病情恶化。

（三）饱胃与误吸的处理

创伤患者常因惊骇、恐惧、疼痛、休克及应用药物等因素而影响胃排空功能。进食至受伤之间的时间愈短，其胃内存留物愈多。有些患者受伤后胃排空活动可完全停止，甚至伤后 24 小时仍有未消化的胃内容物呕出。因此，创伤患者在麻醉前均应被视为"饱胃者"而给予必要处理，尤其是伤情严重者更应注意。饱胃的危险性在于胃内容物的呕吐及反流所致的误吸，造成急性呼吸道梗阻和吸入性肺炎，大量胃内容物误吸的死亡率可高达 70%。

插管前可以向胃内充入非微粒抗酸剂中和胃酸，如在气管内插管前 0.5～1 小时静脉给予 H_2 组胺拮抗剂或甲氧氯普胺等药物以提高 pH 并减少胃内容物的量。

麻醉诱导期间是呕吐及误吸的易发时期。麻醉诱导前需询问患者进食情况及进食至受伤的间隔时间，并采用以下方法予以预防。

（1）在伤情允许的情况下，延缓手术并禁食。

（2）排空胃内容物，抑制胃液分泌。①安置胃管：可置入硬质粗胃管（内径 7 mm），通过吸引排空胃内容物。②药物：甲氧氯普胺、格雷司琼、恩丹西酮等药物，具有抗呕吐作用，促进胃排空，减少胃内容物。③抑制胃液分泌的药物：如枸橼酸钠、格隆溴铵、水化铝酸镁、H_2－受体拮抗药西咪替丁（甲氰咪胍）和雷尼替丁、法莫替丁（高舒达）、质子泵抑制剂奥美拉唑等，可使患者胃液量减少，pH 升高，以减少误吸后胃酸对呼吸道的损伤。

（3）采取必要的处理方法。①机械性堵塞呕吐通道，如利用带套囊的 Macintoeh 管、Miller-Abbott 管等。②清醒气管插管。此方法主要目的在于保留患者咳嗽反射，避免贲门括约肌松弛导致胃内容物反流等，安全有效。插管前及麻醉期间应注意检查套囊漏气与否，以免胃液反流后流入气管及肺内。经表面麻醉和给予适量镇静药物后插入气管导管，并将导管套囊充气，封闭气道。③平卧位行快速诱导时，从患者失去保护性气道反射开始到确认气管内导管置入并且气囊充气整个操作期间，均应保持将环状软骨压向颈椎，即 Sellick 法。可以闭合食管，防止胃内容物反流所致的误吸，并可以预防插管前面罩通气期间过多的气体吹入胃肠内。④适当的头低位可使反流的胃内容物滞留于咽部，便于吸引清除及减少被误吸的机会。⑤术毕待完全清醒后再拔除气管导管，以防拔管后误吸。

预防创伤患者误吸最好的方法是顺利并及时地完成气管内插管，以及待患者气道反应完全恢复后再拔管。

（四）呼吸支持

（1）给氧或人工呼吸：中或重度创伤患者常伴有呼吸功能改变，术前应采用鼻塞、面罩给氧，以纠正低氧血症和呼吸性酸碱平衡紊乱。必要时应尽早行气管内插管术，施行机械通气。机械通气时，潮气量按 10 mL/mg 体重计算，吸入氧浓度一般在 40% ~ 70%，监测呼气末 CO_2 浓度并维持在正常范围。

（2）对伴有张力性气胸的患者，麻醉前应先行胸腔闭式引流。颅脑损伤伴颅内压明显增高者，适当过度通气可一定程度缓解症状。对连枷胸的患者采用持续气道正压（CPAP）或呼气末正压（PEEP）呼吸，能减轻胸壁浮动及其不良作用。

（3）及时吸引和清除呼吸道分泌物，以维持良好通气。对呼吸道梗阻已解除，并已充分给氧而仍不能改善缺氧时，应注意是否并发血气胸、心脏压塞、心肌损伤、ARDS 等情况。

三、麻醉方法的选择原则

麻醉选择包括麻醉时机、麻醉方法和麻醉药物三个方面。

（一）麻醉时机

创伤患者因失血、休克、重要脏器或系统功能障碍并存而使病情复杂，在有限的时间内需处理和调整的环节较多。如何正确地掌握手术和麻醉时机十分重要。盲目追求尽早手术，患者的内环境紊乱及承受能力低弱，风险愈大；然而，过于强调充分准备和调节机体平衡，又可能延误患者救治时间或失去最佳救治机会并导致病情恶化。

（二）麻醉方法

临床常用麻醉方法在创伤患者救治中均能得到应用，重要的是如何针对不同的创伤患者，根据手术方案（包括手术部位、切口、体位、手术可能持续时间，以及手术对麻醉的特殊要求）和手术中可能出现的问题与困难确定合适的麻醉方法。因为麻醉方法选择不当，或者选择麻醉实施者所不熟悉的麻醉方法（包括药物、器具和设备）而引发的意外在临床中绝非罕见。

一般而言，局部麻醉具有不干扰患者心肺功能、操作简便而且避免气道控制等优点，但由于镇痛范围所限仅被用于一些表浅的小创伤处理；神经阻滞通常被用于单侧肢体创伤的手术患者；椎管内阻滞（如蛛网膜下隙阻滞或硬膜外腔阻滞，或硬－腰联合阻滞等）可用于腹部或下肢创伤的手术。椎管内阻滞时由于交感神经阻滞通常使机体对出血后自身代偿机制受到干扰，当患者伴有明显的低血容量时不宜应用。

在严重创伤患者救治时，因为患者伤情重、时间紧迫或多部位损伤不便于穿刺体位设置及麻醉管理安全性等因素，通常选择在气管内插管和机械通气的支持下采用全身麻醉方法实际上更为有利。

确定麻醉方法的基本原则：①能满足手术的要求、足够的镇痛与镇静。②便于麻醉操作、术中呼吸和循环管理，能保证患者的安全。③麻醉实施者对所选方法、药品、设备充分了解并能熟练应用。

（张一帆）

第三节　麻醉的实施与管理

一、麻醉前准备

严重创伤患者的救治通常是在紧急状况下进行的，医院应当具备包括麻醉医师在内的受过专业训练的救治团队。建立从院前急救、急救部、化验或超声、影像学检查到手术室各个环节能高效快速反应的紧急救治"绿色通道"。在患者到达手术室（或急救部手术室）之前能够通过电话或院内网络获得患者相关信息，同步准备好急救复苏所需的药品、液体和设备、有创压力测定装置、手术间环境温度的调节等各项工作。

创伤麻醉前准备工作应着重在三个方面。

（一）患者方面

1. 精神和心理准备

根据创伤程度确定适当的术前镇静药物的配方和剂量。

2. 胃肠道准备

正常人胃排空时间一般在 4～6 小时。创伤后所致的恐惧、疼痛、焦虑及情绪改变等均可能使胃排空时间明显延长。对需要做手术的创伤患者术前必须严格禁食、禁饮。

3. 膀胱准备

为了防止术中、术后尿潴留，并且便于术中对尿量的观察，对中、重度以上的创伤患者均应做好留置导尿准备。为了减少患者术前不适，通常在麻醉诱导后再实施导尿术等操作为宜。

为尽可能避免救治时间的耽搁和减少患者的痛苦，除术前诊断需要外，胃管或导尿管等各种侵袭性导管的置入可在麻醉诱导后进行。

（二）器具方面

器具包括氧源、负压吸引、麻醉机或呼吸机、监测仪、气管插管用具、麻醉药物或辅助用药、急救药品等。对可能存在困难插管的患者，还应准备相应特殊器具，如插管钳、喷雾器、喉罩或环甲膜穿刺置管装置、逆行插管用具等；有条件时应准备纤维支气管镜。对中、重度创伤患者或建立外周静脉通道困难的患者，应尽早行中心静脉穿刺置管，并建立有创动脉血压监测；新近在临床应用的漂浮导管鞘与中心静脉导管一体化设计的留置导管套件（AVA 三腔中心静脉导管）对创伤患者的救治十分有利，既能够确保快速输液输血，补充血容量，必要时又便于放置漂浮导管监测血流动力学与评估心脏功能。

（三）手术方面

对于需要紧急手术治疗的中、重度创伤患者，麻醉医师应尽可能参加术前讨论或会诊，充分了解手术方案，包括手术切口部位、体位、手术所需时间、特殊操作及其对麻醉的要求和影响，以及多发伤或多处伤患者手术治疗程序等。

虽然创伤患者救治过程中可变或不定的因素较多，病情变化，内环境也随着伤情发展和治疗措施干预而变化，但麻醉前并不能因此而忽视麻醉计划中对术中可能发生的变化、意外事件及并发症的预断，以及应急防范措施、处理方案的构思。应当有多种预案准备，以便在紧急情况下能抓紧时机及时处理。

二、围术期监测

为了保证创伤患者围术期的安全和救治质量，不论实施麻醉的地点是在急诊室、诊疗室、放射室、手术室还是重症监测室，都必须对患者进行最基本的无创性监测。有条件时应当采用必要的有创性监测，以更准确地获取患者对治疗反应的指征并更客观地评价救治效果，调整治疗措施。如通过留置导尿管既可以监测尿量以评价液体平衡情况，又可以反映肾脏排泄功能，以及判断创伤后引起血尿的原因。置入肺动脉导管可以测定心排血量及利用动脉氧分压和肺动脉氧含量的差别来计算氧耗。

1. 基本监测

基本监测是对基本生命体征动态观察所必需的，而且是有条件实施的监测，主要包括脉搏、血压、中心静脉压、尿量、体温、常规实验室检查等（表 7-4）。

表 7-4　创伤患者围术期监测方法的分类与选择

分类		监测项目或指标
非侵袭性	多功能监护仪	心电图、心率、无创血压、脉搏血氧饱和度、体温
	麻醉机或呼吸机	呼吸频率、气道压
		呼气末二氧化碳浓度（$P_{ET}CO_2$）、吸入氧浓度、麻醉气体浓度
		麻醉深度监测（脑双频谱指数 BIS、听觉诱发电位 AEP）
	导尿管	尿量、尿常规与生化检查
侵袭性	动脉内测压管	直接动脉血管测定、血气分析、凝血功能
		经外周动脉连续心排量监测（Vigileo 技术）
	中心静脉测压管	中心静脉压、血常规或生化检查、混合静脉血氧饱和度
	经食管超声	血流动力学测定（TEE 技术）
	PICCO 或肺动脉导管	心排量测定、血流动力学测定

2．呼吸监测

当患者可能由于肺或胸部损伤、大量输血、感染、脂肪栓塞、误吸等原因使呼吸功能受到影响时，应加强对呼吸功能的监测。主要内容包括呼吸频率、潮气量、分钟通气量、气道压、呼气末 CO_2 浓度、氧浓度、SpO_2、血气分析、呼吸道阻力等。

3．神经系统监测

神经系统监测包括患者的意识状态、瞳孔的大小形状及对光反射、眼球的活动、体态、肢体运动情况、肌张力、各种反射及体温等。

4．凝血及纤溶系统监测

凝血及纤溶系统监测包括出凝血时间、毛细血管脆性实验、血小板计数、凝血酶原时间、部分凝血酶原时间、纤维蛋白原定量等。有条件可采用血栓弹性计动态监测血液凝固与纤溶功能。

5．脏器功能测定

脏器功能测定包括肾功能、胃肠功能、肝功能测定。

三、各部位创伤的麻醉处理

1．颅脑创伤的麻醉

脑外伤后极容易出现呼吸道梗阻、呼吸暂停、缺氧、高碳酸血症、神经源性肺水肿等并发症。脑外伤手术的主要目的是清除颅内血肿。麻醉处理时一般选用气管内插管、全身麻醉为宜，有利于消除呼吸道异物或分泌物，充分供氧和实施机械通气。麻醉期间注意适当过度通气有利于减轻脑水肿，降低颅内压。手术期间开颅减压后可能导致血压骤降，必须及时补充血容量。对于昏迷的患者，应用全身麻醉药物应酌情减量，或不用而只需用肌松剂维持即可。

2．胸部创伤的麻醉

无论开放性或闭合性胸部损伤，都将影响正常的通气功能。气胸是胸部创伤后常见的并发症，可使纵隔移位，严重影响呼吸和干扰循环。如胸腔内大血管破裂，往往出血急剧。如合并颅脑、腹、四肢创伤时，处理的困难性更大。

胸部创伤施行急诊开胸手术，麻醉处理时要注意判断有无气胸存在。如有气胸时，麻醉前要穿刺排气或做闭式引流，以免麻醉诱导时因正压通气而加重气胸。麻醉诱导后，常规行气管内插管术，采用静脉复合或静吸复合全身麻醉维持。对有气管或支气管断裂的患者，全身麻醉时应选择单侧气管插管或双腔气管导管插管，有利于术中呼吸管理。

对肺实质损伤的患者，麻醉诱导期间需注意受损肺组织内出血及引起的窒息。伴有心脏压塞的胸部伤，应先在局部麻醉下行心包穿刺减压。为及时预防和处理肺水肿，术中输血输液应加以限制，并在中心静脉压监测下进行。

3．腹部创伤的麻醉

腹部创伤的麻醉处理取决于患者循环与呼吸功能。对于未伴有其他部位损伤、血流动力平稳的单纯腹部创伤患者，可以采用硬膜外麻醉。但对于循环、呼吸功能不稳定，考虑有腹腔实质性脏器损伤的患者，则宜采用全身麻醉。麻醉期间注意保持良好的肌松，减少牵拉反射所致不良反应，积极进行容量复苏。

腹部创伤内出血治疗应尽早进行，无肝、胆及胃肠损伤污染的腹腔血尽量回收再输注。严重的肝、脾破裂伤一般出血都在 2000 mL 以上，肠系膜血管破裂或下腔静脉破裂出血常有发生。术中切开腹膜后，体腔内积血可能大量溢出，致血压进一步下降，因此，对此类患者，尤需注意血容量的补充，术前应做好快速输血准备。

4. 四肢、脊柱、骨盆创伤的麻醉

对不伴有脊柱损伤的四肢伤患者，一般可采用硬膜外阻滞、腰麻或神经阻滞，但出血较多，伴有休克或低血容量的患者不宜采用硬膜外阻滞或腰麻，以免加重休克。上肢伤多采用臂丛神经阻滞。遇双上肢伤均需手术时，不宜同时施行双侧臂丛阻滞，应间隔一定时间，以免局部麻醉药物过量；此外，也可采用高位硬膜外阻滞。对伴有脊柱损伤，尤其是穿刺部位有损伤时，应尽可能避免采用椎管内麻醉。

脊柱手术常需要采用俯卧位或侧俯卧位进行，麻醉管理具有一定困难。麻醉方法多选用全身麻醉，气管内插管有利于麻醉期间呼吸管理和维持。高位截瘫的患者因咳嗽能力减弱，常因呼吸道分泌物积聚而造成呼吸困难，此外还可能并发肺水肿或肺栓塞而导致死亡。脊髓损伤 3 ~ 6 个月内麻醉诱导时，使用琥珀胆碱容易出现高钾血症而诱发心搏骤停。颈椎损伤患者麻醉中应注意颅骨牵引，保持头部稳定，尤其是行气管内插管时，切勿使头过度后仰，以免加重脊髓损伤。

止血带在四肢手术中常用，应注意正确使用。止血带充气压力因人而异，一般上肢高于收缩压 4 ~ 6.67 kPa，下肢高于收缩压 6.67 ~ 9.33 kPa 即可。止血带维持时间上肢一般以 1 小时，下肢 1.5 小时为限。若手术时间长，应每隔 1 小时放气一次，间隔 15 分钟后再充气。放松止血带后可能出现"止血带休克"，表现为恶心、出汗、血压下降等，应注意预防。

四、特殊创伤患者的麻醉处理

（一）挤压综合征的麻醉

创伤患者因四肢或躯干肌肉丰富部位长时间受外部重力压迫，而造成肌肉组织缺血坏死，导致严重的全身中毒反应和肾功能不全，临床表现常为神志改变、烦躁、呼吸深快、高热、心律失常等。化验检查可出现肌红蛋白尿、高钾血症、贫血、酸中毒和氮质血症等。为控制伤情恶化，须及时行筋膜间隙切开减压术。麻醉处理需注意肾功能受损程度，避免采用影响肾功能的药物。对不伴休克的单纯下肢截断术的患者可采用硬膜外麻醉。当伤情较重、低血容量存在时，则须选全身麻醉更为安全。术中可应用 5% 碳酸氢钠纠正酸中毒，碱化尿液，防止肌红蛋白在肾小管中沉积。

（二）烧伤患者的麻醉

烧伤是存活的创伤患者最严重的形式之一，烧伤患者给麻醉提出了考验，因为这些患者存在静脉入路困难、水和电解质紊乱、非去极化肌松药量增加及体温调节问题。明显三度烧伤患者应在专门的烧伤中心治疗，能够给烧伤患者提供重症护理和控制感染，全身烧伤患者可能需要立即进行焦痂切开术来保证肢体血流或胸部扩展。

小面积烧伤的麻醉处理无特殊性。总面积超过 80% 的严重烧伤，或头、面、呼吸道烧伤，在麻醉处理中难度较大。主要在于头、面部烧伤时常因面颈部肿胀而致气管插管困难，呼吸道烧伤时易致呼吸道梗阻或气管黏膜水肿致插管困难。此外，静脉通道的建立也常不容易。麻醉应尽可能做到苏醒迅速，减少术后反应。气管内插管困难时，应及时行气管造口术。烧伤限于四肢时，尽可能选用阻滞麻醉或硬膜外麻醉。面积较大或躯干部手术时则须用全身麻醉，但应避免用吸入麻醉，以减少呼吸道分泌物增多。植皮或切痂手术可采用氯胺酮静脉注射，必要时辅助少量镇痛药，一般不需行气管内插管术。但面颈部手术时则须行气管内插管。

（三）小儿创伤患者的麻醉

小儿创伤患者麻醉处理特点在于其难以主动配合，伤情变化迅速，机体耐受能力较差等。儿科创伤患者的救治仍遵循与成人创伤救治相同的原则，尤其是呼吸道的管理。早期插管对严重受伤儿童有益，因为换气不足时小儿缺氧发展迅速。小儿补液要慎重，避免长时间组织缺血和液体过量。经验丰富的麻醉管理及手术后重症护理将明显减少创伤儿童的死亡。严重受伤儿童只要病情足够稳定，应尽早送到儿科专科机构进一步救治。

小儿禁食时间以 8 小时为宜，禁食过长可能发生低血糖。

全身麻醉是小儿麻醉最常用的方法。一般清创手术可以采用氯胺酮麻醉，静脉或肌内注射。但伤情严重、头颅、胸腹部手术则宜在气管内插管情况下采用静脉或静吸复合麻醉，以保证呼吸道通畅。小儿气管较狭小，选择导管时应避免过粗而造成气管或喉损伤、喉水肿、气管痉挛等并发症。

小儿硬膜外麻醉时，需有助手协助，避免身体活动而影响穿刺，必要时可先肌内注射氯胺酮 3 ～ 5 mg/kg，待小儿入睡后再行穿刺。小儿硬膜外麻醉常用药物是 0.7% ～ 1.5% 利多卡因或 0.1% ～ 0.2% 丁卡因。利多卡因用量为 8 ～ 10 mg/kg，丁卡因用量为 1.2 ～ 1.5 mg/kg。

上肢手术也可采用臂丛阻滞，因小儿常不能配合操作，以选择肌间沟径路为宜。

小儿麻醉期间，输液是保证麻醉安全的重要措施。小儿正常液体维持量为 7 ～ 100 mL/（kg·d），即每小时 3 ～ 4 mL/kg。麻醉中应根据伤情及时和适当增加补充量，一般来说，腹部手术可按 10 mL/（kg·h）补充，胸腔、脑外科手术按 4 ～ 6 mL/（kg·h）补充，表浅手术按 3 ～ 4 mL/（kg·h）补充。

（四）怀孕创伤患者的麻醉

怀孕妇女并非与创伤完全无关。创伤同样是近年来女性死亡上升的重要因素之一。在对遭受创伤的孕妇实施救治的过程中最重要的特点是需要同时关注对母亲和胎儿的挽救。孕妇创伤容易引发自发性流产、妊娠终止、早产等，对任何创伤孕妇有必要请产科医师早期会诊，立即进行处理和随访。受孕小于 3 个月的创伤患者容易被忽略，因此对于任何育龄期创伤妇女均应将 HCG（人体绒膜促性腺激素）检查作为早期实验室检查项目。对发育中胎儿的最佳治疗是对母亲进行迅速而完全的容量复苏。

早期妊娠宜选择静脉麻醉。对于发生于妊娠中晚期的创伤有必要尽早进行超声检查，以确定胎儿存活状况，足月胎儿应进行分娩。麻醉期间必须注意所用药物对胎儿影响的程度，有条件时应进行胎心监测；许多情况下，常常因母亲重度休克而导致胎儿死亡，为救母亲的生命必须快速手术终止怀孕。偶尔有受到严重的脑外伤的孕妇能保留住活的胎儿，通过人工生命保障系统维持母亲直到胎儿到达适合产出的时间的临床报道。这种情况并非都能成功，而且会给 ICU 工作人员带来巨大的负担。

（五）老年患者的麻醉

老年人的生理功能退化，多伴随慢性疾患，所以患者的手术并发症和死亡率必然较青壮年为高。由于血管粥样硬化、心肌对儿茶酚胺反应减退及压力感受器反应迟钝等原因，对血容量不足或超负荷耐力差，心肌收缩、血管张力和对体位改变的代偿能力下降。呼吸储备减少，容易发生缺氧及二氧化碳潴留，呛咳反应迟钝；肝肾血流灌注减少；药物转化和清除明显延迟。药物作用时间不仅延长，还容易发生过量，出现中毒的意外。

麻醉中要尽力维持接近伤前的状态。麻醉应分次小量给药。密切观察生命体征，术后尽早恢复到伤前的生理功能状态，力争有所改善和好转。

（六）休克患者的麻醉

休克是创伤救治中常见的临床情况。麻醉处理时要注意善于分析和判断休克所处的病理生理时期，以采取相应有效的救治措施。术前应进行或准备好充分的抗休克措施后，才能开始麻醉。对于已处于明显休克状态的内出血严重的患者，应在抗休克治疗的同时尽早手术止血。容量复苏中，应随时监控 HCT。一般而言，在活动性出血未确定性控制前可以晶体胶体溶液为主，待确切止血后再输入红细胞、血浆等。如出血速度较快，应采用快速或加压输血。保证血液的携氧功能，防止心、脑、肾等重要器官缺氧。

严重休克患者的救治与麻醉期间，如有条件应尽可能经桡动脉穿刺插管，直接测定动脉压；经颈静脉插管，测定中心静脉压与肺毛细血管楔压（PCWP）以监测补液，留置导尿管观察每小时尿量。

休克患者的麻醉前用药与一般患者相似，因组织微循环障碍，多采取静脉注射给药，酌情减量。伴有明显疼痛的患者，麻醉前需及时给予镇痛药。局部麻醉和神经阻滞对循环、呼吸抑制轻微，适用于损伤范围小而且表浅的手术。椎管内麻醉常使血管扩张、血压下降，原则上在休克纠正之前禁忌使用。但对于一些容易纠正或已初步改善的患者，也可采用先置入硬膜导管，待平卧位建立静脉通道或给予一定容量补充后，分次小量注入药液，控制阻滞平面，尽可能维持血压。虽然许多全身麻醉用药对循环抑制作用较明显，但全身麻醉仍适用于大多数休克患者，因其具有便于呼吸管理、充分给氧、利于抢救等优点。重点在于选用对循环、呼吸抑制作用小的药物，如地西泮、氯胺酮、芬太尼、氧化亚氮等。在休克状态下，静脉用药作用时间维持较其他患者长，应注意减量或延长追加间隔时间，避免药物蓄积。

在注意麻醉处理的同时，对救治过程中大量输血输液的患者，应注意心功能的维护及血细胞比容、凝血功能的监测，防治可能出现的并发症。

五、术中常见问题的处理

（一）长时间手术

长时间的手术需要长时间的麻醉，两种因素均会给创伤患者的预后及机体恢复带来不利影响。如果能在较短的手术时间内或者在很少的手术次数中使患者的外科问题得到解决或纠正，不稳定的多发伤患者一般能获得满意的结果。严重创伤的救治过程中应遵循"损伤控制外科"（DCS）救治原则，将早期手术治疗作为整个救治过程的一个基本环节，不宜追求一次手术完成所有确定性修复，尽可能缩短手术时间，避免对创伤患者生理机制等内环境稳定的过分干扰，从而遏制以代谢性酸中毒、低温、凝血功能障碍为主要特征的创伤患者"致死三联征"的发生。近年来，"损伤控制麻醉"（DCA）的概念的提出，进一步强调了麻醉医师在严重创伤患者内环境调控方面所具有的重要作用。

（二）低体温

严重创伤救治过程中，维持体温稳定是每个麻醉医师面临的严峻问题，体温和创伤评分的反比关系已经引起人们的注意。许多患者受伤或手术后体温很低，与长时间暴露在寒冷的环境或手术间室温过低、呼吸道热量散发、输入冷液体或库存血、休克引起的热产生减少等因素密切相关。为了避免这种以往常被忽略的保暖问题，所有非手术部位的皮肤表面都应覆盖，以减少对流和辐射性散热。利用水温加热湿化吸入气体可减少肺部对流导致热量丢失，并通过略高于体温的吸入气流对患者产生主动保暖作用；所有的静脉用液体都要加热。现代化的加热设备能够获得在非常快的输液速度情况下加热气体到37℃。其他保持体温的方法包括合理调整手术室温度（以22～25℃为宜）、用温水冲洗开放的身体创口、持续的动静脉复温、调温毯或保暖设施的应用等。

（三）大量输液输血

严重创伤患者、手术需时长、创面大量渗血或出血等，通常需要补充大量液体。大量快速输血是指短时内一次输血量3000 mL以上，或者在24小时内超过5000 mL。除了要注意一般的输血并发症之外，如低钙血症、高钾血症、代谢性酸血症等，容易被忽视的问题是低温和出血倾向。①大量输入4℃的库存血，容易使体温下降。而体温在28℃以下，就会造成室颤或心脏停搏。输血速度＞50 mL/min时，可发生心搏骤停。避免的方法是将库血加温后再输注。②输注大量冷藏的库血还可能导致明显的血压下降。在患者的血容量被替换到一定程度时，常发生稀释血小板减少症、凝血时间延长和暂时性的钙离子浓度降低。

应及时补充适当的凝血因子治疗凝血性疾病。正常的体温对于维持凝血功能正常尤其重要。有报道表明临床上伴有凝血异常的低温患者，随着体温恢复正常，凝血酶原时间和部分促凝血酶原激酶时间也得到纠正。应当动态测定体温、凝血指标并用于正确指导补充治疗，防止因盲目治疗导致患者机体内环境的紊乱或失调。当钙离子水平下降或尽管补充了足够的液体仍有低血压时，就应该开始补钙。

（四）血管活性药物的应用

创伤患者发生大失血时必须首先补充有效循环血容量，才能维持血压和合适的心排血量。当加压快速输血输液还不能及时补充失血量时，为了避免持久的低血压的不良影响和防止心脏停搏，可考虑短暂使用血管收缩药物，常用的是多巴胺、间羟胺或去氧肾上腺素。应避免一味地增加升压药用量使内脏严重持久地缺血，应积极补足血容量。尽早减少升压药的应用。即使是在感染性休克的高心排血量低末梢阻力阶段，也应该维持合适的有效循环血量，以免转变为低心排血量休克。使用血管收缩药不是主要手段，而只是暂时维持心跳的应急措施。因为血管收缩药物是牺牲组织和某些脏器的灌流以维持血压，后果常十分严重，如发生肾衰竭，因此应使用量尽量小，时间尽量短。

（五）酸血症的纠正

休克时组织的低血液灌流必然会产生乳酸血症，造成对组织细胞的进一步损害。但休克治疗的总体目标是迅速恢复有效循环血容量，改善组织的血液灌流。即使是血压已接近于恢复正常，还应注意改善末梢循环。只要循环能够保持稳定，依靠机体本身的代偿调节，便足以自身纠正乳酸血症。乳酸在肝脏能迅速代谢，因此恢复肝脏的有效灌流比用药物纠正酸血症更为重要。只有在血液 pH 过低、剩余碱过低时，才需要考虑使用碳酸氢钠。要避免单纯依靠碱性药物以纠正酸血症。过多地应用碱性药物可导致代谢性碱中毒、处理困难。

（六）麻醉后恢复期处理

严重创伤者手术后需要较多的治疗干预，包括术后早期的重症护理和后期康复治疗。在许多国家，创伤患者救治是最昂贵的医疗服务。

在恢复室，创伤患者可能出现的问题包括苏醒时呕吐和误吸、麻醉后苏醒延迟、苏醒后谵妄或躁动等。受伤前刚进食的患者因胃排空延迟，可能在麻醉苏醒时呕吐。急诊手术后创伤患者气管拔管要延迟，直到患者恢复咳嗽反射保护气道。创伤手术后患者拔管的标准也包括维持足够的自主呼吸、无分泌物和氧供正常。

有些情况下救治创伤患者的急诊手术可能非常紧急，除仅仅对最威胁生命的情况予以粗略诊断和治疗外，其他方面未进行更多的彻底检查。因此，在手术期间及在恢复室仍需要继续完成这些患者的进一步诊断。

中、重度创伤患者术后应进入重症监护室给予必要的全面监测和治疗。仔细关注代谢、营养支持和适当的心肺支持是给这些患者提供最好的存活机会所必需的。严重感染、ARDS、多器官功能衰竭是创伤患者术后死亡最常见的原因。

（七）患者的转运

严重创伤患者在救治过程中的转运是一个常见问题，既包括院前抢救过程中向医院或创伤救治中心的转运，还包括到达医院后或手术后各诊疗专科之间的转运，如 X 线摄片、CT、磁共振成像和放射性核素成像等特殊检查或治疗。麻醉医师对这项工作的参与程度很大，应充分准备各种应急措施和必要设备，如具备蓄电池的便携式心电、血压和脉搏氧饱和度监测仪。严重患者还可能需要持续监测动脉血压、呼气末二氧化碳，以及小型呼吸机进行呼吸支持。目前临床使用的监测仪中有些还可以存储患者的各种资料和信息，在相同机型中随时传递而不会丢失和中断。

院前救治中，有条件时应在直升机或救护车中配备上述必要的设施，为安全转运患者提供保证。

创伤救治在现代医学实践中越来越重要，紧急救治网络的建设和完善对严重创伤的及时救治和死亡率减少发挥着巨大作用。如何减少活着送到医院的创伤患者的死亡率，如何进一步更新"黄金时间"的认识和定义，如何完善创伤救治中心的诊疗流程，提高救治能力和水平，是麻醉医师和创伤外科医师正面临的挑战。

（张一帆）

第四节　休克麻醉的分类及评估、用药

休克是一种临床综合征，是由于组织血液灌流不足和细胞供氧不足引起的机体代谢障碍和细胞受损，最终导致重要器官功能障碍。休克是麻醉医师经常需要面对的急危重症，对休克患者的处置能力将直接影响抢救结果。

引起休克的病因很多，分类方法也不统一。依据休克的病因、血流动力学变化、始动环节和治疗效果的不同有多种分类方法。各种分类都有其特点，临床上多以病因分类法为主要依据，再结合其他分类法的特点综合分析，利于医师制定出全面有效的抢救方案。

一、休克的分类

（一）按休克的病因分类

1. 低血容量性休克

低血容量性休克是外科最常见的一种休克类型。循环血容量减少使有效循环血容量绝对不足，导致组织灌注不足和弥漫性缺血缺氧。低血容量是指有效循环血量减少，包括血液有形成分的减少、血浆量的减少或者水分的丢失。机体遭受严重创伤而导致低血容量称为创伤性休克。因烧伤引起大量血浆和体液丢失也称为烧伤性休克。剧烈呕吐和腹泻时体液大量丢失，肠梗阻可导致大量分泌和渗出的液体被隔离在肠管内，抑或腹膜炎时大量液体渗出到腹腔内也使有效循环血量减少，这些原因都可引起低血容量性休克。

2. 感染性休克

感染性休克也称为脓毒性休克，是指全身感染的患者在给予足够的液体复苏后仍无法纠正的持续性低血压，常伴有低灌注状态（包括乳酸酸中毒、少尿或急性意识障碍等）或器官功能障碍。低血压是指收缩压 < 90 mmHg 或在未明确造成低血压的原因（如低血容量性休克、心源性休克等）的情况下收缩压下降幅度 > 40 mmHg。

在各种感染源所致休克中，以肺部感染、胆管感染、外伤或烧伤感染、肠道感染等最为常见。感染性休克不仅有微生物及其毒素的直接损害作用，还与许多细胞因子及其受体有关，它实际上代表了宿主对全身性炎症的病理生理过程。

3. 过敏性休克

已致敏的机体对抗原物质产生急性全身性炎症反应，造成呼吸、循环急性衰竭，称为过敏性休克，属 I 型变态反应。过敏性休克由 IgE 与肥大细胞表面结合引起组胺和缓激肽大量释放入血，引起血管床容量增加，毛细血管通透性增加，有效血容量相对不足，导致组织灌流和回心血量急剧减少所致，常伴有消化道症状、荨麻疹、血管性水肿、严重呼吸困难等。

4. 心源性休克

心源性休克是由于原发性心排血量急剧减少［$CI < 2.2$ L/（min·m^2）］而发生的一类预后很差的休克。心脏泵功能衰竭，或心脏前、后负荷过重，超过心脏的代偿能力或心脏充盈障碍，均可致心排血量过低，有效循环血量 130 mL/（min·m^2）。VO_2 和 DO_2 的比值代表组织氧摄取率（ERO_2），正常为 0.25。ERO_2 值升高常提示供氧不足；若患者存在动脉低氧血症而 ERO_2 无相应升高表现应考虑是否存在供氧分布异常。检查 DO_2 是否能够满足组织氧合需要，可逐渐提高 DO_2，看 VO_2 是否随之升高，升高表明存在氧债且 DO_2 相对不足，临床应通过提高心排量、增加吸入氧分数及调节血细胞比容（维持 HGB 9 ~ 11 g/dL）等方法进一步提高 DO_2 直到 VO_2 不再随之升高（达到平台相）为止。

（二）其他

1. 调整组织器官的代谢状态

内环境的平衡是细胞正常代谢的必要条件，也是维持各器官组织生理功能的必需条件。水、电解质代谢紊乱和酸碱失衡是休克的常见原因，也可以是各型休克发生过程中的继发性改变，如不能及时发现，予以纠正，常导致休克不可逆性发展。休克的治疗全程都应密切关注内环境的稳定。

2. 防治继发性器官功能障碍

休克晚期如出现 DIC 和器官功能障碍，除采取一般治疗外，还应针对不同器官的特点采取针对性治疗。如急性左心衰时，应控制前、后负荷并强心、利尿；出现休克肺，则应呼末正压通气，支持呼吸功能；发生急性肾衰竭，尽早利尿和进行血液透析等。

总之，虽然目前对休克的本质有了进一步的认识，但还存在许多争论和没有被认知的领域，休克的研究已进入细胞代谢和功能的分子水平，从代谢、功能和结构多方面进行综合性研究。随着对休克本质认识的逐步深入，对休克的防治水平也将不断获得提高。

二、麻醉评估与准备

（一）麻醉前评估

创伤和出血使患者处于高度应激状态，所有麻醉药和麻醉方法都可影响患者的生理状态稳定性；外科疾病与并存的内科疾病又有各自的病理生理改变，这些因素都将造成机体生理潜能承受巨大负担。在手术前麻醉医师应迅速了解患者的基本病情，评估伤情、出血部位和失血量，有无饱胃情况，有无血气胸等与麻醉相关的其他并存情况，对全身情况和重要器官生理功能做出充分估计。

麻醉医师还应于术前与手术医师沟通，了解手术意图、手术方式、难易程度、出血量、时间长短、手术危险所在，以及是否需要专门麻醉技术（如低温、控制性低血压等）配合。此外，还需了解手术的急缓程度。非抢救性手术术前应详细了解患者病情及治疗经过，尤其要注意血管活性药物使用情况，了解既往麻醉史。检查患者意识状态、呼吸循环情况。已有气管插管患者检查导管深度是否合适、导管气囊是否漏气并予妥善固定。听诊两侧呼吸音不对称检查有否插管过深进入右侧支气管或有气胸、血胸和肺不张。抢救性手术如急性出血性休克，尽快控制活动性出血是抢救患者的关键，不应过分强调纠正术前情况而贻误手术。出血性休克患者在出血未得到有效控制前，不必过于积极地输血强行将血压恢复到正常水平，因为有些患者出血过快不可能通过输血维持正常血压，有效控制出血前维持稍低于正常的血压水平可减少血液进一步丢失，前提是要保证重要脏器功能正常。多中心回顾性研究已经表明创伤患者术前大量输血并不能提高抢救成功率。

（二）麻醉前准备

1. 建立有效静脉通路

术前开放快速输血通路，建立静脉通路时注意避开患者损伤部位。严重休克患者应同时开放两条以上输液通路，外周静脉条件不好可行中心静脉穿刺置管，输液给药的同时还可测定 CVP。中心静脉可选颈内静脉、锁骨下静脉和股静脉。股静脉置管深静脉血栓形成的风险高，一旦患者情况稳定应尽早拔出。颈外静脉粗大表浅，位置相对固定，紧急情况下可用作快速输液通路。

2. 维持热量平衡

麻醉医师应努力维持休克患者的热量平衡。低体温可能加重稀释性凝血障碍和全身性酸中毒。此外，因寒冷导致的寒战和血管收缩作用将增加机体耗氧量，严重者可致心肌缺血。许多休克患者在入手术室前就已存在低体温，所以保温措施应尽早实施，所有的静脉液体都应预热或经加温装置输入。必要时采用温毯并调节环境温度。

3. 建立完善的术前监测

尽早测定患者动脉血压、脉搏、心电图和脉搏氧饱和度有助于病情估计。有创动脉压监测可方便行血气分析并动态观察血压变化，尤其在麻醉诱导期可指导临床用药，避免循环剧烈波动，故应尽早应用。CVP 监测有助于判断容量状态，其变化趋势对容量治疗有一定的指导意义。总之，麻醉医师应尽最大的努力，调整全身情况和脏器功能，以提高患者对手术麻醉的耐受力，并在做好相应抢救准备（人员、设备和药品等）并保证血液制品储备充足后再开始麻醉。

三、麻醉前用药

休克患者麻醉前用药取决于休克程度。循环尚稳定患者处理与常人相同，只是休克患者动脉血压常常依赖增高的交感张力维持，一旦术前用药对抗了交感张力，本来对血压心率影响很小的苯巴比妥、麻醉性镇痛药和苯二氮䓬类药物也有可能导致循环抑制。已经合并心肺功能不全患者，合并应用苯二氮䓬类药物和麻醉性镇痛药可以产生循环波动和呼吸抑制，引起或加重低氧血症。血容量尚欠缺的患者绝对禁用吩噻嗪类药，可致血压进一步下降，甚至猝死。休克常并存周围循环衰竭，低灌注下肌肉或皮下注射药物吸收速度受影响，若经皮下或肌内注射用药，药物吸收缓慢，药效受影响，麻醉前用药尽量通过静脉途径小剂量给药。总之，休克患者应减少术前用药量或不用。

饱胃的急症休克患者，可于麻醉前给予甲氧氯普胺以减少误吸的危险。甲氧氯普胺是多巴胺拮抗药，其主要作用在于刺激胃肠道规律性蠕动，促进胃排空的同时又可增加食管下端括约肌张力，且不引起胃液分泌增加，这些机制都有利于降低误吸风险。麻醉诱导前30～60分钟，甚至更短的时间内给药都有助于预防气管插管时误吸发生。

（张一帆）

第五节　休克患者麻醉方法和药物选择

休克患者的麻醉选择首先要强调安全，尽量选用对全身影响小，麻醉者最熟悉的麻醉方法。要防止因麻醉选择不当或处理不妥所造成的病情加重，也需防止片面满足手术要求而忽视加重患者负担的倾向。

一、局部麻醉和神经阻滞

对轻症休克患者，若手术仅限于表浅外伤清创缝合或肢体手术，局部麻醉和神经阻滞麻醉则有一定的优越性，如全身影响小，可降低交感神经张力，减轻应激反应，减少术中出血和术后深静脉血栓形成。患者在手术期间保持清醒状态，也有利于神经和意识的判断及术后镇痛等。上肢手术最常用臂丛神经阻滞，下肢手术可在腰丛和坐骨神经阻滞下完成手术。神经阻滞一般单次用药剂量较大，而局部麻醉药的血药浓度与血浆清蛋白含量成反比。休克患者因大量失血和输液，多存在低蛋白血症，对局部麻醉药耐受下降，易发生局部麻醉药中毒，要严格控制单位时间用药量。

若患者循环不稳定、存在意识障碍、呼吸困难或凝血功能差，抑或手术范围大、耗时长，不要勉强选择局部麻醉。局部麻醉（包括神经阻滞）与全身麻醉联合应用，可显著减少麻醉药用量，有利于保证休克患者麻醉期间循环呼吸管理。

二、椎管内麻醉

在休克未纠正前禁用椎管内麻醉，尤其禁止应用蛛网膜下隙麻醉。椎管内麻醉时交感神经阻滞，外周血管阻力降低，同时血管扩张将减少静脉回流，心排量也减少。交感神经阻滞范围决定于注药部位和药量。尽管在阻滞部位以上可以出现反射性血管收缩，但动脉血压仍会下降。T_4以上高位阻滞时，心脏交感神经也被阻滞，使患者在外周血管扩张时不能产生代偿性心动过速，血压下降会更明显。处于代偿阶段的休克患者，其动脉血压在很大程度上依赖于血管收缩，椎管内麻醉使阻滞区域血管扩张，可导致严重低血压，无复苏准备可使患者出现灾难性后果。

耻区以下手术，如循环功能代偿尚好，可以考虑应用硬膜外麻醉，但应强调在充分补液扩容的基础上，分次小量使用局部麻醉药。注药后密切观察循环变化，出现血压下降或改变体位时血压下降提示血容量不足，应继续液体治疗，情况紧急时先应用适量麻黄碱支持血压。严格控制麻醉平面在可满足手术需要的最低水平，切忌阻滞范围过广。麻醉平面过高，腹肌张力下降，患者不能形成有效咳嗽保护气道，可能发生误吸。少数诊断明确的低血容量性休克患者，如异位妊娠破裂出血，病变部位明确，手术时间短，若循环尚稳定，可先放置硬膜外导管，先在全身麻醉下开始手术，待出血控制，低血容量状态基本纠正后分次注药，建立硬膜外麻醉，逐渐取代全身麻醉。

休克合并凝血功能障碍或有感染败血症患者不选用椎管内麻醉。

三、全身麻醉

休克患者病情往往比较危重，生命体征不稳定，气管插管全身麻醉可提供充分的氧供、镇痛和满意的肌松，抑制内脏牵拉反射，降低应激反应，方便呼吸和循环管理，在很多情况下是一种安全的麻醉方法。休克患者对麻醉药耐受能力降低，少于正常用量的麻醉药即可使患者进入麻醉状态。临床上经常是吸入麻醉药与静脉药物配伍使用。

（一）麻醉诱导用药

低血容量患者在应用麻醉诱导药物后出现低血压的原因与交感神经代偿性兴奋被阻断有关。以往身体健康的年轻患者在动脉压下降之前，可能已丢失了多达40%以上的血容量。在此情况下，无论选择何种药物，麻醉诱导均可导致严重的循环衰竭。当面临出血情况时，必须减少麻醉药的剂量，而对于低血容量危及生命的患者应当避免使用麻醉药物。

1. 咪达唑仑

咪达唑仑作为目前麻醉中最常应用的苯二氮䓬类药物，具有突出的遗忘作用，常与镇痛药联合应用于休克患者的麻醉诱导。小剂量咪达唑仑应用能降低知晓的发生率，正常情况下该药对循环影响轻微，但当严重低血容量时，静脉注射后出现血压下降、心率加快，心排量不变，提示血压下降源于外周阻力降低。咪达唑仑蛋白结合率高，在休克合并低蛋白血症时（如大量液体复苏后）其作用强度和时间也明显增加。

2. 丙泊酚

丙泊酚作为手术室内麻醉诱导的主要药物，由于它的血管扩张和负性变力作用，并不适用于临床上有明显低血容量表现的休克患者。

3. 依托咪酯

有文献表明依托咪酯用于创伤患者时较其他镇静催眠药具有更佳的心血管稳定性。该药对循环影响小，不降低心肌收缩力，也不阻断交感反应，适用于并存低血容量和循环状态不稳定的休克患者。由于降低脑代谢和脑血流，其尤其适用于合并颅脑损伤的休克患者。诱导用量 0.2 ~ 0.4 mg/kg，静脉注射后一个臂 – 脑循环时间即可入睡，心率和心排量基本不变。依托咪酯的问题包括注射部位刺激痛和肌痉挛，可以通过静脉滴注利多卡因、小剂量咪达唑仑（1 ~ 2 mg）和快速起效肌松剂来减轻或缓和这些不良反应。依托咪酯用药后偶发一过性肾上腺皮质功能抑制，可通过补充外源性激素治疗。

4. 氯胺酮

氯胺酮除直接作用于中枢神经系统导致交感介质释放外，还可抑制节后交感神经末梢对去甲肾上腺素再摄取。在正常患者，氯胺酮引起的儿茶酚胺释放掩盖了其对心脏的直接抑制作用，用药后产生血压升高和心率加快。而对处于血流动力学应激状态的患者来说，可能无法掩盖其心脏抑制作用，从而导致循环衰竭。有动物实验表明，相比于异氟烷麻醉，氯胺酮虽然能提升血压，但并不增加组织灌注。

5. 阿片类镇痛药

因吗啡和哌替啶均具有组胺释放作用，故常选用芬太尼。芬太尼对血流动力学影响较小，不抑制心肌功能。芬太尼轻度扩张周围静脉，与催眠性诱导药结合使用有协同作用，故对高交感张力的患者，该药可使心率减慢和血压下降。舒芬太尼作用类似芬太尼，起效和消除更快。

6. 神经肌肉阻滞剂

琥珀胆碱仍然是目前显效最快的肌松药，1 ~ 2 mg/kg 静脉注射，1 分钟内即可提供满意肌松，循环影响轻微，是休克患者快速诱导插管的常用药物。使用琥珀胆碱能够在"既不能插管，又不能通气"的情况下，使患者在发生明显缺氧前恢复自主呼吸，但麻醉医师不能依靠自主呼吸的恢复来挽救困难气道处理的困境。琥珀胆碱重复用药或与氟烷联合使用可导致心律失常，在大范围软组织损伤、严重烧伤和截瘫患者可因严重高钾血症导致心搏骤停。可替代琥珀胆碱的药物包括罗库溴铵（1mg/kg）和维库溴铵（0.1 ~ 0.2 mg/kg），两者均无明显心脏毒性，大剂量使用可迅速松弛全身肌肉。但此剂量下其作用持续时间可长达 1 ~ 2 小时，困难气道的患者若不能顺利完成气管插管，麻醉医师应注意保护气道通畅，避免缺氧。

（二）麻醉维持用药

1. 吸入麻醉药

几乎所有的现代吸入麻醉药都有循环抑制作用，影响程度与吸入浓度有关。作用途径包括抑制心肌收缩力、改变外周血管张力和影响自主神经活动。吸入麻醉期间易于出现节性心律等室上性心律失常，心电图 P 波消失，处于代偿期休克患者可因丧失心房有效收缩而导致心排量下降，血压降低。休克患者常见的动脉低氧血症也加重吸入性麻醉药的循环抑制作用。在吸入性麻醉药中氟烷和安氟烷心肌抑制明显。异氟烷、地氟烷和七氟烷降低血压主要是外周血管扩张的结果。与其他吸入麻醉药相比，氧化亚氮心肌抑制作用最轻，吸入浓度为 25% 有镇静作用，25% ~ 50% 镇痛，麻醉维持浓度 30% ~ 70%。氧化亚氮因麻醉作用较弱，常与其他药物配伍应用。但有气胸、肠梗阻或需要吸入高浓度氧的患者不宜应用。吸入麻醉药造成的低血压可通过降低吸入麻醉药的浓度、加快液体输注速度、谨慎地使用增强心肌收缩力药物或血管收缩药迅速缓解。

休克患者由于低心排和过度换气，吸入麻醉肺泡浓度升高，速度加快。肺泡浓度高导致血药浓度高，心功能抑制等药物不良反应也相应增加。由于多数吸入麻醉药的循环抑制作用是剂量依赖型，因此休克患者麻醉时倾向于小量联合应用，如氧化亚氮 – 氧 – 肌松药，辅以小量七氟烷或异氟烷，麻醉作用相加而循环抑制减轻。

2. 静脉麻醉药

休克患者静脉麻醉耐量减少，除低蛋白血症使血浆游离药物浓度增加外，血管内容量相对减少也使血药浓度易于升高。因此安全处理休克患者麻醉的关键是无论选择何种药物，均应小量分次用药，依据患者反应决定用药总量。

芬太尼对心血管功能差的患者能提供良好镇痛作用，可与低浓度吸入麻醉药或小剂量苯二氮䓬类药物联合用于循环欠稳定患者手术的麻醉。一般 1 ~ 2 μg/kg 用于提供镇痛；2 ~ 20 μg/kg 与吸入性麻醉药联合用于阻断手术应激反应；50 μg/kg 也可单独用于手术麻醉，缺点是术中有时镇静程度不足，不能完全阻断对手术刺激的交感反射，术后需要机械通气。故长时间手术使用大剂量者，手术结束时可用纳洛酮（0.1 ~ 0.4 mg）对抗，以减少术后呼吸抑制。

常选用非去极化肌松药用于麻醉维持。非去极化肌松药种类很多，可根据临床要求选择应用。中短效药物维库溴铵循环稳定，但与大剂量芬太尼联合应用时可发生心动过缓，需静脉注射阿托品对抗。阿曲库铵不依赖肝肾代谢，无药物蓄积危险，用量大或注射速度快有组胺释放作用，容易引起血压下降。顺式阿曲库铵在保留阿曲库铵代谢优点的同时避免了组胺释放作用。中长效药物中泮库溴铵用药后心率增快，可对抗芬太尼心率减慢作用，罗库溴铵和泮库溴铵在临床用量不阻断交感神经节，无组胺释放作用，都可用于休克患者。

短效麻醉药在休克患者的麻醉中可能有一定的地位。持续静脉泵注丙泊酚和瑞芬太尼并通过改变输注速度可达到对麻醉深度的精确调控，也更容易维持血流动力学的平稳。

（张一帆）

第六节　休克患者的术中监测

休克患者应尽早建立基本的无创监测，包括心电图、血压、中心体温、脉搏氧饱和度和呼末 CO_2 监测等。呼末 CO_2 监测结合动脉血气分析对判断循环容量状况很有帮助。呼末 CO_2 与动脉血 CO_2 的差值代表了肺泡无效腔的变化，而后者又可反映血容量的改变。对于循环不稳定的患者，采取有创监测，包括直接动脉穿刺测压、CVP、肺动脉楔压及尿量监测等，会对病情严重程度的判断和衡量治疗措施是否有效具有重要价值。

一、中心静脉压和肺动脉楔压

中心静脉置管为术中补液输血提供了方便通路，对 CVP 的动态观察，对容量治疗具有一定的指导意义。但 CVP 零点标定的准确度对其绝对值影响很大，因此临床应用时观察 CVP 变化趋势比看绝对值更重要。CVP 难及时反映左心功能，对整体心功能迅速变化的反应迟缓，敏感程度也低。尤其在休克治疗时常不能及时反馈治疗效果，此时放置肺动脉导管更有意义。通过肺动脉导管监测 PAWP、心排血量，并通过计算得出每搏量和左室收缩功，这些参数可以作为心肌收缩力的指标，而且计算全身血管阻力为临床提供了左心室后负荷情况，对指导休克患者的治疗具有重要价值。PAWP 在 $2 \sim 2.4$ kPa（$15 \sim 18$ mmHg）或以下可安全使用血管扩张剂。

二、心排血量

心排血量是临床上了解循环功能最重要的基本指标之一，可反映整个循环系统的功能状态，包括心脏机械做功和血流动力学，了解前、后负荷和心肌收缩力。通过计算血流动力学指标绘制心功能曲线，常用于危重患者和血流动力学不稳定患者，指导临床治疗并观察病情进展。监测心排血量的方法有很多，分为无创和有创两种。

三、血气分析

血气分析可提供 pH、PaO_2 和 $PaCO_2$、钾、钠等电解质水平，血红蛋白含量及血细胞比容和乳酸水平等指标，有助于判断休克患者酸碱失衡的类型、程度（呼吸和代谢），电解质紊乱和失血情况，从而指导临床治疗。休克患者测定血乳酸值具有重要的临床意义。休克时组织供氧不足，无氧代谢产生乳酸增加，乳酸水平是反映组织灌注和代谢情况的灵敏指标，其升高程度与休克严重程度正相关。有报道出血和创伤性休克患者乳酸浓度 7.3 mmol/L 时只有 50% 存活率。休克治疗期间乳酸浓度下降表明病情好转，持续升高提示预后不良。

四、体温

体温升高或降低对患者均不利。休克患者常合并或易发生低体温，低体温给机体带来很多不利影响，包括降低肾小球滤过率、抑制血小板功能、减少葡萄糖利用、影响药物代谢等，故体温监测在休克患者尤为重要。体温监测电极可放置在鼻咽腔、食管、直肠或贴敷在皮肤表面。休克患者由于周围血管收缩，皮肤温度与核心温度差别较大，一般多监测体腔核心温度。食管温度接近心脏温度，测定数值可能受呼吸道气体温度影响。直肠温度当患者肠腔内有硬结粪便时也影响测定结果。最方便的测温途径是经鼻咽腔，读取数值稍低于食管和直肠温度。

五、尿量

0.5 ~ 1.0 mL/（kg·h）是组织灌注满意的指标。尿量是反映肾脏血液灌注的可靠指标，也间接反映全身循环情况。监测方法简便，但休克患者监测尿量要求计量准确，集尿瓶中最好应有滴管，便于随时了解尿量变化及观察治疗反应。

六、氧供需指标和混合静脉血氧饱和度（SvO_2）

休克治疗的目的是恢复细胞水平供氧，血流动力学指标满意不代表组织供氧满意。通过肺动脉导管从肺动脉抽取真正的混合静脉血氧标本，可以反映体内的氧供需状况。通过光纤肺动脉导管还可监测 SvO_2，抗休克治疗的理想 SvO_2 值是 70%。休克患者常表现为高代谢状态，保证足够的组织氧输送更为重要。组织供氧量（DO_2）表示为动脉氧含量和心脏指数的乘积，组织耗氧量（VO_2）表示为动静脉氧含量差和心脏指数乘积，氧摄取率 $ERO_2 = VO_2/DO_2$，正常为 0.25，超过 0.25 说明供氧不足。逐渐增加供氧量至耗氧量不再增加时表明组织供氧已能满足代谢需要。

测定氧供需指标需要通过肺动脉导管采血测混合静脉血氧，外周动脉取血测动脉血氧。结合心排量计算结果。连续心排量监测仪（CCO）在输入患者相关数据后可直接报出各种氧代谢指标。

七、脑电双频谱指数（BIS）

如条件允许，应对所有危重患者实施麻醉深度监测，如 BIS。尚无研究证实休克时 BIS 值的变化一定和麻醉深度相平行，但确有动物研究显示，低血容量性休克时脑电图呈现出频率减慢和波幅加深的变化。BIS 用于腹主动脉瘤腔内修复的患者，动脉夹释放后可即刻观察到 BIS 值下降，而生命体征的变化则 10 分钟后才显现。危重患者的麻醉药耐量是未知的且个体差异很大，应用麻醉深度监测滴定麻醉用药量，使循环更容易调控。

八、血栓弹力图 TEG

严重休克患者常合并凝血功能障碍，TEG 不仅可提供还能全面分析凝血形成反应时间及快速的 ACT 时间、血块溶解的全过程，还可分析凝血异常的原因，动态地评估血小板与血浆凝血因子的相互作用，具有动态性、及时性和准确诊断的特点。TEG 应用于可能出现凝血障碍的患者，指导成分输血和抗凝治疗具有实用意义。

（张一帆）

第七节　休克患者常见并发症防治

一、急性呼吸窘综合征

急性呼吸窘迫综合征（ARDS）是继发于多种疾病的，以严重的、难以纠正的低氧血症为主要特征的急性呼吸衰竭。目前一致认为 ARDS 与急性肺损伤（ALI）的病变本质是相同的，不同之处在于 ALI 包括了急性肺损伤从轻到重的连续性的病理生理过程，ARDS 则是病变较为严重的 ALI。

休克引发的全身炎性反应导致弥漫性肺毛细血管内皮和肺泡上皮损伤，血管通透性增高，进一步引发肺水肿、肺透明膜形成和肺不张。炎性反应综合征时肺泡 I 型细胞炎性反应使肺泡毛细血管膜通透性增加，跨膜渗出液体使肺泡表面活性物质减少，丧失了表面活性物质的肺泡趋于萎陷，发生弥漫性肺不张，肺容量和顺应性降低，从而增加分流，产生顽固性低氧血症。休克时可造成肺泡－毛细血管损伤的其他原因还包括组织低灌注、感染、误吸、胸部创伤、长骨骨折时脂肪栓塞及由白细胞、血小板和纤维蛋白原形成的微栓损害。休克时心功能损害或因大量液体复苏导致 PAWP 升高及血浆胶体渗透压降低也是休克肺水肿的可能原因。临床表现常常是多因素综合作用的结果，只是休克原因不同，影响因素的主次、位置可能不同。

ARDS 诊断标准包括具备引发 ARDS 的高危因素；急性发病，呼吸频数和（或）呼吸窘迫；胸片双肺弥漫性浸润；低氧血症，ALI 时 $PaO_2/FiO_2 \leqslant 300$ mmHg，ARDS 时 $PaO_2/FiO_2 < 200$ mmHg；$PAWP \leqslant 18$ mmHg 或临床上能除外心源性肺水肿。全身感染是 ARDS 的常见原因和主要危险因素，休克患者尤其是感染性休克患者出现呼吸困难、呼吸加快、进行性低氧血症，应首先考虑 ARDS。由于肺是休克时最易受到损伤的器官，也是多发性器官功能衰竭时的首发器官，因此 ARDS 常常是多器官功能衰竭（MODS）的前奏。

ARDS 的治疗原则包括治疗原发病，吸氧与正压通气，维持体液平衡治疗肺水肿。有感染因素存在时先选择广谱抗生素，然后依据血培养结果调整应用有效抗生素。机械通气是治疗 ARDS 的主要手段。应用气道正压（CPAP、PEEP）通气的目的在于避免肺泡在呼气相萎陷。适当的气道正压可增加肺容量、减少分流、增加顺应性、减轻低氧血症、减少呼吸做功。尽管 ARDS 是弥漫性损害，但仍有正常肺组织保留，且存留正常肺组织对维持呼吸功能相当重要。为吹张萎陷肺泡，应用过高气道正压会损害正常肺泡组织，这也是 ARDS 抢救成功率不高的重要原因。为防止气压性肺损伤，目前提倡采用小潮气量（6～8 mL/kg）、低正压（< 40 cmH$_2$O）、适度呼末正压（10 cmH$_2$O）和适当延长吸气时间的综合通气措

施。提高吸入氧浓度可改善低氧血症，但尽可能应用较低浓度氧，只要维持 PaO_2 60 mmHg 以上即可。长时间高浓度氧吸入应警惕氧中毒，后者造成的肺损害与 ARDS 很难区别。静脉补液是初期复苏的重要手段，但在肺毛细血管通透性增加时即使 PAWP 不高也会加重肺水肿。近年来曾尝试应用吸入 NO，静脉输注前列腺素 E 和应用外源性肺表面活性物质等治疗方法，效果尚不确切。

休克后 ARDS 是可以预防的，预防比治疗要容易得多。临床分析表明，ARDS 患者在诊断成立前的主要生理改变包括：低血容量、心脏代偿功能不足（CI 升高不能达到最佳要求）、组织灌注不足（DO_2 和 VO_2 提示）和肺血管收缩增强 [MPAP（平均肺动脉压）、PVR 升高]，针对性的治疗将减少 ARDS 发生，并有望改善其预后。

二、急性肾衰竭

急性肾衰竭（ARF）是指肾功能在短时间内急剧、进行性减退而出现的一组临床综合征。根据病因，ARF 可分为肾前性、肾实质性和肾后性三种类型。ARF 是休克的常见并发症之一，故又称为休克肾。

（一）发病机制

休克后 ARF 的发病机制十分复杂，主要机制如下。

1. 肾血流降低

休克时肾脏反应先于其他器官，作为对急性血容量减少的一种保护性机制，通过血液重分配，优先灌注心、脑、肺等重要生命器官。但肾脏本身是高血流器官，血流量约占心排量的 1/4，因此对缺血很敏感；肾动脉短粗并与腹主动脉直接相连，全身动脉血压的任何变化都会立即影响肾灌注。MAP 低于 70 mmHg 后，肾血流丧失自我调节能力，肾血流随血压下降而减少。完全性肾缺血几小时即可发展成急性器质性肾衰。机体血容量减少和动脉血压降低均可引起皮质肾单位的入球和出球小动脉收缩，肾血管收缩反应先于全身反应，而且当全身动脉血压恢复后，由于休克时启动的一些体液介质持续作用于入球小动脉，使动脉痉挛继续存在。肾血管收缩减少肾小球滤过率并造成肾小管缺血，是休克后急性肾衰早期的主要发病机制。

2. 肾小管阻塞

肾缺血后肾小管细胞肿胀，肾小管被管型和组织碎片阻塞，管内压力上升，降低肾小球有效滤过压而产生少尿。创伤和溶血后的游离肌红蛋白和血红蛋白阻塞肾小管也是造成休克肾损害的重要原因。

3. 肾小管损伤

严重肾缺血后肾小管上皮细胞广泛坏死，基膜断裂，使尿液到达肾小管时经断裂基膜弥散到间质。间质水肿压迫肾小管，加重肾小管阻塞，压迫肾小管周围的毛细血管，进一步减少肾血流，形成恶性循环，加重肾损害。

4. 肾小球超滤系数降低

肾小球超滤系数即肾小球毛细血管通透性和肾小球血管滤过面积的乘积。肾缺血导致肾血管收缩，减少了毛细血管滤过面积，从而降低了肾小球超滤系数，与临床少尿有关。

急性肾衰初期和功能性肾衰，肾血管收缩对肾血流减少起重要作用。但肾血管收缩是一时性的，在肾衰持续期并不起主要作用。当病变发展到肾小管坏死时，肾小管阻塞，尿液反流到肾间质时肾小球超滤系数降低加重肾损害就起到重要作用。

尿液分析（血、糖、蛋白）、血浆清蛋白、血尿素氮（BUN）、血清肌酐值、内生肌酐清除率、尿浓缩试验和酚磺酞试验等，是临床较有价值的肾功能测定。以 24 小时内生肌酐清除率和 BUN 为指标，可将肾功能损害分为轻、中和重度三类。

（二）临床表现

急性肾衰竭常表现为少尿或无尿，但多尿性肾衰竭也并非少见。

典型的急性肾衰可表现为少尿期、多尿期和恢复期。

1. 少尿期

患者在休克发生后 1 天内出现少尿，平均每天约 150 mL，真正无尿很少。少数患者每天尿量大于 400 mL，称非少尿性肾衰。少尿期可出现进行性氮质血症，血浆肌酐同时升高；水钠潴留导致全身水肿；血钾逐渐升高，无外来钾摄入时血钾每天上升 0.5 ~ 1 mmol/L；代谢产生的固定酸引起酸中毒。少尿期患者还可引起机体各系统功能障碍。

2. 多尿期

尿量进行性增多是肾功能逐渐恢复的表现。尿量超过 400 mL/d 标志着进入多尿期。早期尿量增多而肾功能尚未完全恢复，BUN 仍可继续升高，一般 5 ~ 7 天后 BUN 和肌酐开始下降，多尿期易于出现水和电解质失衡，少尿期的一些严重并发症仍然存在，约 1/4 死亡患者死于多尿期。

3. 恢复期

多尿期后肾功能逐渐恢复正常，多数患者肾功能都恢复到能维持正常生活并从事轻微劳动，但严格检查约 2/3 患者残留程度不等的肾功能损害。

（三）治疗

1. 去除病因

首先去除引发肾衰的肾前因素，包括保证足够的循环血容量和血液携氧能力，维持最佳心脏充盈压和心排量，维持满意的肾灌注。

2. 试验性输液治疗

在血流动力学指标监测下，快速输液 250 ~ 500 mL，观察排尿反应。若尿量增加，提示存在肾前性低血容量因素，根据 CVP、PAWP、BP、HR 等容量指标继续调整输液量和输入速度。输液后无排尿增加，也应先调节容量指标到正常上限后开始肾衰的针对性治疗。PAWP 已经达到正常上限的少尿性肾衰患者慎用输液治疗。

3. 利尿治疗

甘露醇改善肾皮质血流，通过其渗透性扩容作用增加心室前负荷、心排量、RBF（肾血流量）、跨肾小球静水压和 GFR。渗透性对抗水吸收增加了肾小管的液体流动，有助于减轻肾小管梗阻。甘露醇引起的心房容量扩张抑制缺血肾素分泌，有助于解除微动脉持续性收缩。高渗性还可减轻肾小管水肿。一般 12.5 ~ 50 克 / 次，有效时每 4 ~ 6 小时重复使用。甘露醇也可与呋塞米合用，小剂量（10 ~ 20 mg）开始，逐渐加量至显效，注意用量过大可引起听神经损伤。治疗期间维持尿量 0.5 ~ 1 mL/（kg·h）即可。少尿时应首先排除血容量不足，不适当地使用利尿剂将进一步加重低血容量和肾衰竭。

4. 多巴胺

多巴胺 1 ~ 3 μg/（kg·min）静脉滴注，选择性作用于 DA 受体，扩张内脏和肾脏血管，增加肾血流和 GFR，抑制远曲小管对钠的重吸收，起到排钠利尿作用。用药后改善尿量，但能否改善急性肾衰预后尚无定论。

5. 血管扩张药

硝酸甘油小量应用时 [< 1.5 μg/（kg·min）] 除非存在严重低血容量状态，否则对动脉血压影响很小。但由于解除了肾小动脉痉挛，改善肾灌注，常可达到良好的治疗效果。尤其对休克早期肾脏缺血性少尿患者，用药后很快即可见到尿量增加。

6. 血液透析

药物治疗效果不明显，或出现严重高钾血症、氮质血症和肌酐升高患者，应及早开始透析治疗。

三、弥散性血管内凝血（DIC）

DIC 是许多疾病发展过程中出现的一个病理过程，是一组严重的全身性血栓 – 出血综合征。其特点为在严重原发病基础上首先出现短暂的高凝状态、血小板聚集、纤维蛋白沉着，在循环内有广泛微血栓形成，而致凝血因子消耗及继发性纤溶亢进。临床表现为出血、栓塞、微循环障碍及溶血。休克晚期患者出现伤口广泛渗血，实验室检查出现血小板 < 10×10^9/L，纤维蛋白原 < 1.5 g/L，INR > 1.25，血清 FDP > 20 mg/L，3P 试验阳性。以上五项任何三项阳性应高度怀疑发生 DIC。

（一）休克引发 DIC 的原因

长时间低灌注状态与血中液体成分外渗导致血液浓缩血流缓慢，血小板与红细胞聚集成团；严重缺氧酸中毒引起血管内皮广泛损伤，激活凝血系统；休克时单核 / 巨噬细胞释放大量细胞肽（TNF、IL–1 等）使血管内皮表现促凝性质；休克后期，肠道内毒素和细菌转移，导致内毒素血症，促进 DIC 发生。

（二）DIC 治疗

1. 处理原发病

尽快去除原发病是治疗 DIC 的根本措施。多数感染引起的 DIC，及时有效控制感染后，DIC 常自行好转。

2. 改善微循环

（1）扩容：早期应用低分子右旋糖酐，扩容兼有抗血栓形成作用。中晚期已有出血表现患者应用 FFP 后 5% 清蛋白，既扩容又可补充凝血因子。

（2）解除血管痉挛：应用作用缓和的血管扩张药，或具有血管扩张作用的药物如山莨菪碱，扩张血管的同时还可能有抑制血小板聚集等保护作用。

（3）纠正电解质与酸碱平衡紊乱。

（4）呼吸支持，改善组织缺氧。

3. 针对性治疗

（1）抗凝治疗：肝素 6000 ~ 12 000 U/d 或 300 ~ 600 U/h 连续静脉滴注，主张早用，调节药量到 APTT 延长到正常值 1.5 ~ 2.5 倍，DIC 缓解后停药。晚期已经有大量凝血因子消耗，出现明显出血倾向时禁用肝素。抗凝治疗还可应用低分子量肝素、抗凝血酶 Ⅱ 等药物，应依据病情和条件选用。

（2）补充凝血因子：凝血因子消耗是 DIC 出血的主要原因，可以在抗凝治疗的同时补充 FFP、新鲜全血、冷沉淀物、纤维蛋白原、血小板等凝血因子。

（3）纤溶活性调控：DIC 一般不主张应用促纤溶药，因为纤溶活性增强是 DIC 的必然结果。DIC 早期与中期也不用抗纤溶药，只在明确纤溶是出血主要原因时，可以在肝素抗凝的基础上应用氨基己酸 4 ~ 10 g/d 静脉点滴，或用氨基环酸 500 ~ 700 mg/d，静脉点滴。

四、多器官功能障碍综合征

器官功能衰竭是一连串病理过程的终末阶段，其之前应先出现器官功能不全。1992 年，美国胸科医师学会和危重症医学会建议将多器官功能衰竭（MOF）更名为多器官功能障碍综合征（MODS）。MODS 基本定义为：严重创伤、休克或感染等打击 24 小时后，机体同时或序贯出现的与原发病无直接关系的 2 个或 2 个以上系统器官功能不全或衰竭。休克时出现 MODS 是其严重并发症之一，病死率极高。

MODS 的发病机制非常复杂。目前认为机体失控的全身炎症反应可能起主要作用。多种炎症介质和细胞因子是造成这种炎症反应和器官损伤的物质基础。体液介质大量释放，炎性应激反应进行性发展，形成一个呈失控状态并逐级放大的连锁反应过程，即全身炎症反应综合征（SIRS）。其本质是机体抗病的一种积极性保护反应，但若这种炎症反应过度或持续发展，则可能失去控制。

MODS 的临床表现除了出现受累器官功能衰竭外，还具有一些普遍特征：与创伤、休克和感染关系密切，有高代谢和高动力循环的特点，功能不全器官的特征。MODS 发生后治疗十分困难，因此重在预防。目前临床上多采用对症治疗和器官支持疗法，尽可能减少器官损伤，临床上机械通气、连续性血液净化（CBP）和营养支持是目前救治 MODS 的三大支持手段。

（张一帆）

第八章　血管手术麻醉

第一节　术前评估与准备

　　大血管病变常伴有许多功能紊乱，但以糖尿病、慢性肺部疾病、高血压、肾功能障碍和缺血性心脏病等最为常见。对这些疾病的终末器官效应的充分认识，有助于指导合理的围术期治疗。在未经控制的疾病状态下，若在存在严重的高血压、近期的心肌梗死、未控制的糖尿病和高血糖，或未经治疗的肺部感染等情况下实施麻醉，常常会有很多问题。但是，对于进行性扩大的动脉瘤，常常需要急诊手术。术前仔细而系统地检查并发现患者可能导致术后并发症的危险因素并给予必要的处理，将有助于改善患者的预后。目前心脏术后并发症仍是导致大血管手术术后死亡的最重要的原因（＞50%）。对术后危险因素分层的研究使得我们能前瞻性地预知患者的预后，为患者手术计划的制订、麻醉方法的选择及围术期管理方案的优化等提供指导。

一、病情评估及影响因素

（一）循环系统

　　在血管手术前询问患者的病史和床旁检查可提供重要的预后判断信息。研究已经一致表明，充血性心力衰竭、既往的心肌梗死病史、高龄、高度受限的运动耐量、慢性肾功能障碍和糖尿病等都是导致围术期心源性并发症发生率升高的危险因素。由主动脉中层坏死或退行性变引起的主动脉瘤往往首先出现在主动脉根部和升主动脉，随着瘤体的扩大和夹层的出现，可导致主动脉瓣关闭不全，从而出现相关的临床症状和病理改变，如左心室肥厚、扩张、心肌缺血和心功能障碍。充血性心力衰竭是预测术后并发症的一个强有力因素。测定左室的收缩功能可以提供预后信息。放射性心室核素显像可以用于测定心室的收缩和舒张功能。荟萃分析表明，核素显像结果显示左室射血分数＜35%的患者发生术后心脏事件的可能性增加了3.7倍。这类患者术中的心肌保护和术后的心功能维持尤为重要。在以动脉粥样硬化为主要病因的主动脉瘤患者，病变部位往往首先出现在降主动脉和主动脉弓。这类患者往往年龄较大，且常伴有冠状动脉粥样硬化，而表现为冠心病的相关症状和病理改变。Hertzer 等连续对进行血管外科手术的 1000 名患者进行了冠状动脉造影，发现有 25% 的患者有严重的可纠正的冠状动脉疾病。在有冠状动脉病变临床症状的患者中，造影检查发现有明显冠状动脉疾病（狭窄 > 70%）的概率为 78%，没有任何临床症状者为 37%。运动耐量是一个很好的预后指标。体力活动受限的患者其围术期的危险性大大增加。如果患者可以轻松地走完 500 ~ 1000 m 或登 2 ~ 3 层楼而没有心绞痛或呼吸困难，并且没有其他冠心病的指征，一般认为这类患者很少会有左主干、三支血管病变或者严重的左室功能障碍。这类患者可以不作特殊的无创性检查而直接行手术治疗。对于有症状的冠心病患者，必要的术前检查和评估是必需的。术前潘生丁—铊扫描显示结果阳性的患者，术后心血管事件发生概率增加 4.6 倍。荟萃分析发现，多巴酚丁胺负荷试验阳性的患者发生术后心脏事件的危险性增加了 6.2 倍。Holter 监测术前心肌缺血的荟萃分析表明，术前有缺血表现的患者术后发生心脏事件危险性增加了 2.7 倍。对于有心肌缺血的患者，预防性术前服用抗心绞痛和降压药物是非常重要的。但新近的报告显示，长期应用钙通道阻断剂可能增加死亡率；预防性静脉注射硝酸甘油 0.9 μg/（kg·min）并不能减少已知或怀疑有冠状动脉病变而行非心脏手术患者的围术期心肌缺血发生率（对照组为 30%，硝酸甘油组为 32%）。在这个研究中，心肌缺血容易发生于有心率剧烈增快的麻醉苏醒期间。β-受体阻断剂预防心肌缺血和可能发生的心肌梗死可能比其他抗心肌缺血药物更为有效。合并冠心病的血管手术患者，术中应维持血流动力学稳定和心肌的氧供需平衡，防止血流动力学的巨大波动。对术前心脏危险因素的分层有三个主要目的：首先，对于高危人群应避免手术或改用保守的外科治疗方案。其次，是确定哪一类患者需行动脉再血管化治疗（ARTS）手术。这一目标的实现需要我们明确患者是否有左主干病变、三支血管病变和左室功能低下，因为从长远的观点来看，这些患者最有可能受益于动脉再血管化治疗。最后，鉴于许多围术期心肌缺血和梗死发生于术后早期，在术前已明确高危的患者，在术后 24 ~ 72 小时对这些目标患者给予积极的治疗可能有益。绝大部分血管手术患者患有高血压，并且导致心脏和肾脏等终末器官的损害。左室肥厚具有发生心内膜下心肌缺血的危险，即使没有梗阻性的冠状动脉病变。肥厚的心脏更容易发生舒张功能的障碍，可以造成术后"一过性"的肺水肿。因此，抗高血压治疗应该持续到手术当日。

钙通道阻断剂和 ACE 抑制剂一样也是常用药物。对于有肾动脉狭窄的患者，使用 ACE 抑制剂可能导致肾前性的氮质血症，而利尿剂可能会引起低钾血症。ACE 抑制剂还可以降低中枢交感张力和心率，如果使用常规剂量的麻醉诱导药，可能与麻醉诱导后的低血压发生率升高有关。

（二）呼吸系统

术前的呼吸功能障碍、慢性支气管炎和肺气肿、肺不张和感染是导致术后肺部并发症的主要危险因素。术前的肺活量测定有助于评估患者术后肺部并发症的发生率。一项研究表明血管外科手术患者，术后肺部并发症（肺炎、呼吸机支持时间 > 48 h，或者 ARDS）

的发生率为 12.9%。患者的一秒用力呼气容积（FEV_1）< 2.0 L/s 者其肺部并发症的发生率大大增加（22.5%，而 FEV_1 > 2.0 L/s 者为 5.8%）。随着瘤体的扩大可压迫左主支气管导致气管移位变形，挤压左肺组织导致肺不张和肺部感染，个别病例由于瘤体长期压迫气管可导致术后气管塌陷，这类患者术后应接受气管内支架置入术才能维持气道通畅。还有些患者由于瘤体或手术侵犯喉返神经导致声带麻痹术后不能有效地咳痰而致术后肺部感染，这类患者术前应尽可能进行呼吸锻炼。在急性主动脉夹层的患者，由于血液与主动脉内膜下胶原的接触激发了凝血、纤溶和全身炎症反应，受累的内脏器官和肢体缺血也可导致大量的毒素释放，这些都可对肺部造成损伤，导致术前低氧血症。术前有严重低氧血症者除非需要紧急手术，一般应在肺部损伤缓解后再行手术或尽可能选择主动脉腔内支架术，否则外科手术不可避免地加重肺损伤，导致术后呼吸功能衰竭甚至死亡。有些急性或慢性主动脉夹层的患者由于瘤体周围的炎性渗出，可出现大量胸腔积液。由于术中操作（在行胸降主动脉瘤时）可不同程度地造成左肺损伤，如术前肺部感染未控制或术前已存在低氧血症，极易导致术中单肺通气困难、术中低氧及术后呼吸功能障碍。当患者有大量右侧胸腔积液时应在术前积极处理，抽取积液，因为如在术中采用右侧卧位，由于积液的压迫使上腔静脉回流受阻而影响脑的静脉回流，使脑的静脉压升高（有时可达 20 ~ 30 mmHg）而导致脑缺血和脑水肿。

（三）中枢神经系统

大量临床调查表明，高龄（> 70 岁）、高血压、糖尿病、脑卒中和一过性脑缺血病史、动脉粥样硬化是导致术后中枢神经系统并发症的危险因素。一项心血管健康研究调查，在年龄超过 65 岁的心内科随诊社区人群（3360 例）进行磁共振检查，发现 31% 的人群有腔隙性脑梗死，其中 7% ~ 10% 的男性和 5% ~ 7% 的女性颈动脉狭窄 > 50%。颈动脉阻塞性疾病的最常见原因是动脉粥样硬化。大约有一半的颈动脉疾病是双侧病变。颈动脉粥样硬化斑块通常发生于颈动脉分叉处的侧面（剪切力最小的部位），通常延伸至颈内和颈外动脉。血栓性物质或者脱落碎片导致的栓塞可以引发卒中或者一过性的神经症状。颈动脉病变可以表现为无症状，或者在眼动脉栓塞时出现一过性黑矇（短时间的单眼失明）。其他患者可能表现为感觉异常、下肢麻木，或语言障碍，这些都可以短时间内自愈。以上都是典型的短暂性局部缺血发作（TIA）的表现。颈动脉杂音本身并不表示有严重的颈动脉病变，严重的颈动脉病变也不一定有杂音。因此，我们听诊杂音只是作为进一步检查的依据。最常用的无创性检查是双重多普勒扫描，它结合了 B 型超声的解剖成像和血流速度的脉搏多普勒频谱分析的优点，存在高速的涡流可以预测颈动脉狭窄的程度。与血管造影相比，对于有经验的医师来说双重多普勒扫描的精确性可以达到 95%。血管造影可以显示粥样硬化斑块的大小和形态，同时还可以显示主动脉弓部或颅内的病变。对于在合并有颈动脉狭窄的患者是否需要先行颈内动脉内膜剥脱术，或同时行两种手术，在不同的中心存在不同的处理，一般认为当一侧颈动脉狭窄大于 60% 且有脑缺血的临床表现时，应考虑先行颈内动脉内膜剥脱术非急诊手术，再行主动脉手术，比同期进行两个手术安全性要高。如病变同时累及椎动脉或基底动脉环时极易发生术中脑缺血，患者耐受术中低血压的程度和时间明显缩短，这些患者术中脑保护极为重要。当主动脉病变累及头臂血管时也可导致脑供血不足。在主动脉夹层的患者，当剥离侵犯肋间血管时可导致脊髓供血减少，大范围的急性主动脉夹层（剥离到脊髓胸 8 ~ 腰 2 或以下时）可能导致术前患者截瘫，如果患者脊髓的侧支循环能很快代偿可表现为一过性截瘫，如不能及时代偿可能导致永久性的截瘫。由于剥离导致脊髓血供减少，术中如进一步破坏了脊髓血供将明显增加术后脊髓并发症的发生率。术前必须密切观察神经系统的体征变化，任何神经系统功能恶化的征象都是立即外科干预的指征。

（四）内脏器官

许多进行动脉重建的患者常常伴有肾功能障碍或肾衰竭。原有肾功能障碍的患者术后发生肾衰竭和心脏并发症及死亡的危险性大大增加。术后的肾衰竭明显增加了死亡概率。对于需要长期透析治疗的患者，应在手术前一天或手术当天进行一次透析治疗。有些患者会因此导致低血容量状态，在全身麻醉诱导时容易发生低血压。许多透析的患者还可注射重组促红细胞生成素，使血细胞比容升高到接近 30% 的正常水平。对于有症状性肠系膜动脉病变的大多数患者，其致病原因是三支大的内脏血管（腹腔动脉、肠系膜上动脉和肠系膜下动脉）起始部出现粥样硬化性狭窄。由于胃肠道有广泛的侧支循环，即使这些动脉有一支发生阻塞性病变，通常仍可以充分维持肠道的血供。但是，有腹部手术史的患者，侧支循环可能有破坏，此时单支的血管病变可能导致严重并发症。据一项报道指出，主动脉术后的结肠梗死发生率为 1% ~ 2%，小肠梗死的发生率为 0.15%，如果存在上述并发症，其死亡率将高达 90%。急性的肠系膜动脉堵塞可以是栓塞或者是血栓形成，通常是由主动脉夹层或进行性的粥样硬化所导致。没有侧支循环的肠系膜上动脉突发性堵塞，可以在几小时内造成肠道梗死。对于有突发性急性中心性腹痛但腹部体征不明显的患者，要高度怀疑有无肠系膜动脉栓塞。如果在肠道发生坏疽前 4 ~ 6 小时内进行紧急手术治疗重建血运，可以在很大程度上降低死亡率和致病率。

（五）血液系统

当患者出现大范围的夹层并形成夹层血栓时，夹层内的血栓形成可消耗大量的血小板、凝血因子，同时如伴有肝功能不全使凝血因子的生成减少，患者可出现出血倾向和（或）贫血。如病情许可，术前应积极调整，给予提升红细胞和血小板的药物，维护肝功能，促进凝血因子的生成。如需急诊手术，应积极准备红细胞、血小板和新鲜血浆。

二、术前准备

（一）麻醉前用药

1. 镇静

主动脉病变的患者多伴有其他心血管系统改变，术前紧张可能引起血压升高或心绞痛发作，甚至引起瘤体破裂。对于择期手术患者，根据患者总体状况，术前晚口服司可巴比妥

0.1 g 或其他镇静催眠药，术前 1 小时口服安定 10 mg 或司可巴比妥 0.1 g，术前半小时肌内注射吗啡。对于急诊手术的患者，如伴有高血压，也需充分镇静以降低瘤体破裂的发生率，一般于入室前或麻醉准备过程中给予吗啡 10 mg 肌内注射，入室开放静脉后给予咪达唑仑 3 ~ 5 mg 或丙泊酚 50 mg 静脉注射。如果入室前患者已发生瘤体破裂伴有低血压和心动过速，应紧急建立可以快速输液的静脉通路，补充血容量，立即进入手术室，快速建立体外循环。此时给予任何镇痛、镇静药都可能导致急性低血压。

2. 镇痛

由于瘤体的快速扩大或夹层血肿的扩张可牵拉位于主动脉外膜的感受器产生疼痛，疼痛刺激可进一步导致患者血压升高和心率增快。频发的疼痛往往预示瘤体的扩张加速，是急诊手术指征。术前有效的镇痛可降低瘤体破裂的发生率。常用的术前镇痛药为吗啡，一般给予 10 mg 肌内注射即可以达到有效的镇痛目的，同时有一定的镇静效果。患者自控镇痛（PCA）也可用于这类患者。

3. 控制血压

在急性主动脉夹层，尤其是伴有频发疼痛的患者，严格控制血压可明显降低瘤体破裂的发生率。在急性主动脉夹层的患者，如无其他脏器缺血表现，一般主张将动脉收缩压控制在 110 mmHg 以下。严格控制血压对预防瘤体破裂有双重作用。首先，降低血压可降低动脉壁的张力；其次，降低动脉压上升速率可减轻动脉壁的剪切应力，这些都可有效地预防瘤体破裂。在急性主动脉夹层的患者，目前主张应用硝普钠和艾司洛尔联合降压。硝普钠可快速有效地使动脉压达到控制目标，但其加快动脉压上升速率，不能有效地降低动脉壁的剪切应力。艾司洛尔可降低心率和心肌收缩力，有效地降低动脉壁的剪切应力，因此联合应用有较好的预防瘤体破裂的效果。在对 β_1 受体阻滞剂有禁忌的患者应用钙通道阻滞剂也可达到预防效果。

（二）麻醉前准备

1. 急救用药

在诱导前应准备好艾司洛尔 10 mg/mL 或美托洛尔 1 mg/mL、硝普钠（5 μg/mL）或硝酸甘油（50 μg/mL）、去氧肾上腺素（50 μg/mL）以备急用。

2. 静脉通路

建立一个快速的静脉通路十分重要，一般应建立一个大口径（12 G）的外周静脉通路，同时用一 8.5 F 的鞘管放在颈内静脉内，侧口用于快速输液（最好与输液加热器连接），鞘管内根据需要放置两腔静脉导管或漂浮导管。

3. 气管插管

在行胸降主动脉手术的患者，术中应使用双腔气管插管，以便于手术野的暴露。通常建议使用左侧双腔管，因为右侧双腔管易于阻塞右上支气管。而此时瘤体往往压迫左主支气管，使其向胸骨侧移位，插管时难以准确到位，所以这类手术建议选择右侧双腔气管导管，在支气管镜的指导下插管可提高准确率。在手术结束时应将双腔气管导管换成单腔气管导管，以利于术后进行呼吸道护理和减少呼吸阻力。

三、术中监测

（一）常规监测

1. 循环监测

由于大血管手术操作可导致血流动力学的巨大变化，因此密切的循环监测是确保手术安全的重要手段。

（1）血流动力学监测：术中应常规监测中心静脉压和有创动脉压，涉及主动脉弓部以远端手术应建立上、下动脉通路，具体原则：①在两侧上肢动脉压差较大时，选择压力高的一侧监测有创动脉压。②在胸降主动脉瘤手术时有时需在左锁骨下动脉近端阻断主动脉，所以上身动脉压监测应用右桡动脉（如需右锁骨下动脉插管例外，此时可用颞动脉行动脉压监测）。③下半身动脉压测定应选择股动脉插管对侧的股动脉或足背动脉漂浮导管一般不作常规使用，左心功能障碍（EF 小于 30%）、充血性心力衰竭病史、严重的肾功能障碍（肌酐大于 2.0 mg/dL）时可考虑使用，它对于血容量、心肌功能和脏器的灌注可提供很好的信息。经食管超声心动图（TEE）有助于实时监测左心功能。

（2）心肌缺血的监测：围术期心肌缺血的监测中心电图仍然是监测围术期心肌缺血的重要手段，但由于患者体位和心脏相对位置的改变，侧卧位可使 II 导联心电图对心肌缺血的监测变得不敏感。血管外科手术的患者，心电图表现为 S-T 段压低比 S-T 段抬高更为常见。行血管外科手术治疗的患者中，有 20% ~ 50% 表现为 S-T 段压低。对于有明显的冠状动脉疾病危险因素的患者，术中监测心肌缺血最敏感的导联是 V_5（灵敏度为 15%）或 V_1（灵敏度为 61%）。同时监测 V_4 和 V_5 导联的灵敏度为 90%，而监测 II 和 V_5 导联的灵敏度为 80%。自动的 S-T 段监测可以提高心电图变化的发现率，S-T 段监测可发现 40% 经食管超声心动图监测诊断的心肌缺血和 75% 经心电图诊断的心肌缺血。肺毛细血管楔压（PCWP）监测心肌缺血的敏感性和特异性较低（40%）；大多数 PCWP 的升高与心动过速和高血压有关，提示麻醉过浅。一组观察发现，在腹腔动脉以上部位阻断主动脉时，经 TEE 检查发现有 90% 的患者出现节段性室壁运动异常。但是在这些异常患者中，80% 以上的患者 PCWP 仍表现正常，因而不应把 PCWP 作为心肌缺血的常规监测。TEE 可作为术中心肌缺血的监测。在动物实验和冠状动脉球囊扩张成形术的模型中，当出现心肌缺血时，机械性的功能障碍先于缺血性的 ECG 变化与这些观察结果相似。对进行大血管和冠状动脉手术的冠心病患者研究发现，对于监测术中心肌缺血来说，节段性室壁运动异常比心电图的 S-T 段改变更加敏感，术中 TEE 的使用有助于实时监测心肌缺血，指导扩容，评价瓣膜功能、瘤体大小和范围等。左室短轴乳头肌水平是评价左室收缩和舒张功能的常用平面，在此平面可同时观察到冠状动脉三支主要血管分布区域的心肌活动，早期发现心肌缺血。

2. 呼吸监测

常规监测 SpO_2、$P_{ET}CO_2$ 和气道压。SpO_2 可及时发现术中低氧血症，尤其在单肺通气期间。$P_{ET}CO_2$ 可及时指导主动脉单纯阻断和开放期间通气量的调整气道压的升高往往提示肺顺应性的改变或导管位置的变化。

3. 温度监测

术中应同时监测外周和中心温度，指导降温和复温。升主动脉插管灌注时，鼻咽和食管温度在降温和复温时变化快于肛温和膀胱温度，其温差随降、复温速度的不同最高可达 5~7℃。股动脉插管灌注时其温差明显减小。另外，鼻咽温度不能准确地反映脑部温度，升主动脉灌注时如复温过快，鼻咽温度与颈静脉窦血温（较好地反映脑组织温度）之差可达 20℃。快速复温可使脑组织暴露在高温下，加重脑损伤。

（二）特殊监测

1. 脊髓监测

（1）脑脊液压力监测：许多中心常规在涉及胸降主动脉的手术中监测脑脊液压力和行脑脊液引流。一般在 $L_{3~4}$ 或 $L_{4~5}$ 间隙穿刺并将导管置入蛛网膜下隙，有单向压力控制活瓣的导管可以在压力超过设定压力值时自然引流出脑脊液。一般是在术后第一或第二天等患者凝血病机制恢复正常后才决定撤除脑脊液引流。

（2）体感诱发电位（SSEP）和运动诱发电位（MEP）：有些中心在术中应用体感诱发电位（SSEP）和运动诱发电位（MEP）来监测脊髓缺血。这些监测技术有利于在术中确定对脊髓供血有重要作用的肋间动脉，从而将其吻合到人工血管。如果通过监测发现有脊髓缺血，术者应移动阻断钳的位置或通过提高动脉压来增加脊髓血管的侧支循环，增加脊髓血供。也可以通过脑脊液引流、局部低温或鞘内给予罂粟碱等措施来保护脊髓。这些方法将在后面介绍。SSEP 监测在临床存在三方面的问题：①感觉监测只对脊髓后柱缺血敏感，对前柱缺血不敏感，因此尽管术中患者 SSEP 正常，有些患者还可出现瘫痪；②吸入麻醉药和低温可干扰 SSEP 信号；③外周神经缺血可延长信号的传导时间。为了避免这一干扰，有人采用硬膜外脊髓刺激来代替外周神经刺激。MEP 可成功地用于监测脊髓前柱缺血，采用大脑皮质运动区或颈段脊髓刺激，在咽神经处记录信号是目前常用的监测技术。2003 年美国 FDA 已批准在胸腹主动脉手术中常规监测 MEP。虽然此方法可较精确地监测脊髓缺血，但在技术方面要求较高，同时肌松药、低温和吸入麻醉药也可影响监测结果。

（3）脊髓温度监测：在行胸降主动脉瘤手术时选择性进行脊髓温度监测。一般是在 $L_{1~2}$ 间隙穿刺并置入带有温度探头的硬膜外腔导管，在监测硬膜外腔温度的同时还可用于进行硬膜外腔局部冷盐水降温。一般维持硬膜外腔温度在 34℃ 可起到良好的脊髓保护作用。

2. 脑监测

（1）脑电图（EEG）：头皮部位记录得到的 EEG 数据通过计算机处理而得以简化分析。EEG 反映的是大脑皮质神经元的自发电活动。由于低温和麻醉加深也可以引起与缺血相似的 EEG 变化，因而 EEG 不是一个特异性的脑缺血监测方法。但是，一般来说继发于麻醉或低温引起的 EEG 变化是双侧的，而大脑半球缺血所引起的 EEG 变化只影响单侧大脑的电活动。尽管 EEG 被认为是监测脑缺血的一个早期预警系统，但并不是所有的 EEG 改变都表示发生了不可逆的缺血性改变。EEG 检测不到局灶性的栓塞。在 DHCA（温停循环）时，许多中心常规行脑电图监测，以指导停循环的时机和脑代谢抑制药的应用。以常规脑电图的等电位线为指标，判断停循环时机和决定脑代谢抑制药的用量。

（2）体感诱发电位（SSEP）：体感诱发电位监护是通过电刺激外周神经后监测皮层的电位变化。监测的电位需要计算机辅助计算分析并且费用相当昂贵。与只监测皮层功能的 EEG 相比较，SSEP 还可评价深部脑组织结构的功能。这些神经结构的任何损伤都在 SSEP 上有特征性的改变，通常是幅度降低和（或）潜伏期延长。如果发生严重的神经损伤，皮层诱发电位将会完全消失。尽管一些研究表明 SSEP 对于监测脑缺血的作用比较乐观，但另一些研究者认为，在手术中 SSEP 对于监测缺血性损伤既不敏感也不特异。事实上所有常用的麻醉药物都可导致与脑缺氧极为相似的 SSEP 变化。因此如果要使用诱发电位的幅度减少和潜伏期延长作为脑部灌注不足的指针，就要维持一个较浅的麻醉，也有可能发生假阴性结果。

（3）经颅多普勒（TCD）：TCD 是一项监测大脑中动脉血流速率的技术。术中血流速度相应降低 40% 时，就有 EEG 的明显变化。TCD 可以监测术中急性血栓和气栓性阻塞及微栓塞。TCD 流速测定与脑红外线光谱分析所测定的局部氧合血红蛋白饱和度（SrO_2）有较好的相关性。

（4）经皮脑氧饱和度：经皮脑氧饱和度可实时监测脑的氧代谢，其值的动态变化反映其监测局部供氧状态。在选择性双侧脑灌注时，如两侧经皮脑氧饱和度值有明显差别，往往反映灌注导管位置不当，应立即调整。在选择性单侧脑灌注时，如对侧经皮脑氧饱和度值明显下降，则提示患者基底动脉环发育不全，应及时行双侧脑灌注。但经皮脑氧饱和度监测也有其局限性，它不能反映微栓情况，它仅反映监测部位的局部情况，且局部微循环状态也影响其结果。

（5）颈静脉血氧饱和度（$SjvO_2$）和颈静脉窦血氧分压（$PjvO_2$）：$SjvO_2$ 和 $PjvO_2$ 监测是将一光纤导管经颈静脉逆行放入颈静脉窦连续监测 $SjvO_2$，也可间断抽取血液测定 $PjvO_2$。$SjvO_2$ 也被认为是监测全脑血流和氧耗的一项指标。正常时 $SjvO_2$ 在 55% ~ 75%，低于体循环混合血。$SjvO_2$ 用于监测脑缺氧有高特异性和低敏感性，即正常或甚至高的 $SjvO_2$ 并不能排除脑缺氧，但低的 $SjvO_2$ 可明确反映脑缺氧。不过由于大脑半球之间静脉血的混合，颈静脉血氧饱和度有时并不能反映局部脑组织的灌注。临床调查表明，在常温下颈静脉窦氧饱和度小于 50% 将增加术后神经系统功能异常的发生率，在低温和高温下其临床意义还有待评价。颈静脉窦血氧分压不受温度影响，可直接反映脑组织微循环，继而间接反映脑细胞内氧分压的指标，在低温下其临床监测意义越来越受重视。

（张一帆）

第二节 麻醉方法

一、硬膜外阻滞

连续硬膜外阻滞适用于腹部及腹部以下大血管手术。手术部位在肾动脉以上，阻断腹主动脉时间应限制在 30 ~ 45 分钟较安全，如果超过此时限应考虑采用其他麻醉方法。硬膜外阻滞可降低外周血管阻力，减轻阻断主动脉对后负荷的影响。因阻断肾交感神经，减弱反射性血管收缩，增加下肢和移植血管血流量，术后还可进行镇痛治疗，预防由于疼痛导致的高血压。虽然其可缓解阻断后的高血压，但仍应做好降压准备，降压药从上肢输入，血压维持在接近阻断前水平。开放主动脉前首先停用降压药，加快输血输液，准备好多巴胺或去氧肾上腺素，开放后即时用抗酸药、甘露醇或呋塞米保护肾功能。如果手术范围较大，出血较多，硬膜外麻醉方法存在明显不足。

联合全身麻醉 - 硬膜外的麻醉方法成功地应用于非体外循环下的胸腹主动脉重建手术。对于需要开胸手术的患者，通过胸部硬膜外注入麻醉性镇痛药和（或）局部麻醉药获得良好的麻醉作用，对于提高肺活量可能会特别有效。胸部硬膜外麻醉也可以缓解主动脉阻断时的高血压、扩张冠状动脉，有助于预防应激反应导致的 PCWP 升高。硬脊膜外血肿是抗凝作用和硬膜外麻醉结合后的一种罕见并发症，重者发生截瘫，因此部分临床麻醉医师存有顾虑。但大量的临床回顾性研究并未发现患者截瘫的风险增加。硬膜外应用麻醉性镇痛药而不加局部麻醉药可以保存感觉和运动功能，并可以早期评估神经功能的完整性。全身麻醉联合硬膜外麻醉的缺点是增加主动脉开放后严重低血压的发生率。

二、全身麻醉

（一）麻醉诱导

主动脉瘤手术的麻醉目前尚无单一的理想麻醉方法。麻醉医师可根据自己的经验采用不同的麻醉方案，但必须遵循下列原则：诱导要平稳，避免高血压和低血压，高血压可导致瘤体破裂，而低血压可导致心肌缺血；心率应维持在接近术前的基础水平，过快的心率会导致心肌缺血；维持稳定的血流动力学比选择麻醉药和麻醉方法更为重要。

对于伴有高血压的患者，硫喷妥钠和丙泊酚都可安全地用于诱导，而对于有心功能障碍者，依托咪酯是很好的选择。小剂量咪达唑仑（3 ~ 5 mg）与大剂量芬太尼（10 ~ 20 μg/kg）联合应用可用于高血压和心功能良好的患者。小剂量芬太尼（3 ~ 8 μg/kg）单独与咪达唑仑联合应用不是一个好的选择，因为小剂量的咪达唑仑仅起睡眠作用，可导致气管插管时的高血压，而较大剂量的咪达唑仑与芬太尼合用有时会导致诱导时严重的低血压。在气管插管前给予低浓度的吸入麻醉药或给予气管内表面麻醉可缓解气管插管反应。

（二）麻醉维持

麻醉维持以阿片类镇痛药、强效吸入麻醉药辅助静脉麻醉药为主。单纯应用阿片类药物维持麻醉不能有效地缓解外科手术刺激导致的应激反应。一般术中芬太尼的用量为 20 ~ 30μg/kg，但近来有减少的趋势。现代吸入麻醉药具有镇静、镇痛和肌肉松弛作用，在细胞水平表现为多脏器保护效应。近来的大量研究表明目前常用的吸入麻醉药异氟醚、七氟醚及地氟醚均可通过直接作用、抗感染作用、抗凋亡作用、预处理和后处理作用对中枢神经系统、心、肺、肝、肾等重要器官的缺血－再灌注损伤有保护作用。常用的静脉麻醉药中，巴比妥类药物、依托咪酯和丙泊酚都能降低脑电活动，减少脑氧需求。丙泊酚还可通过抗感染、抗自由基、药物预处理和后处理作用减轻器官的缺血－再灌注损伤。现在可选用的肌松剂很多。选择药物的标准主要是依据血流动力学、患者的肾功能和术后是否需要手术室内拔管等因素。一般采用中效的肌松剂和小剂量的麻醉性镇痛药并辅以吸入麻醉药、丙泊酚、β 肾上腺能阻断剂或受体激动剂等，以便在手术室内拔管。术后需要维持机械通气的肺功能受损患者和应用大剂量麻醉性镇痛药的患者可使用中长效肌松药，有截瘫的患者禁用去极化肌松药。

（三）主动脉阻断及开放的病理生理改变和处理

随着外科手术技术的提高，一些主动脉手术可以在常温非体外循环下完成。如常温非体外循环下完成全主动脉弓置换、全胸主动脉置换、腹主动脉置换和全胸腹主动脉置换等。这就要求术中在不同的水平阻断主动脉。主动脉阻断所引起的病理生理改变是复杂的，它与许多因素有关，包括阻断水平、心功能状态、阻断近端和远端的侧支循环、血容量、交感神经系统的活动及麻醉药物和技术。与腹主动脉手术相比，胸腹主动脉瘤手术阻断的位置高，一般都在腹腔动脉以上阻断，因此引起的血流动力学波动大，对生理干扰也大，可引起不同程度的内脏缺血。

1. 主动脉阻断

（1）循环和代谢改变：阻断主动脉，尤其是在腹腔动脉以上阻断主动脉，会对许多器官系统带来影响。在膈肌以上水平阻断主动脉可导致急剧的血压升高，这是心脏后负荷急剧增高所致，然而心肌收缩力、前负荷和交感张力也起主要作用。高位阻断时由于动脉血管床的急剧减少使外周血管阻力急剧升高，同时由于肝、脾等内脏器官血供急剧减少和体内儿茶酚胺急剧升高，肝、脾等内脏储血池收缩，血容量重新分布，由阻断远端转移到阻断近端。因为虽然在胸段和肾动脉以上阻断主动脉都可导致血压急剧升高，但只有在胸部阻断时才引起静脉压上升。静脉回流急剧增加导致动脉压、中心静脉压、肺毛细血管嵌压、左房压和左室舒张末急剧升高。一项动物实验表明（狗），阻断胸主动脉可使其平均动脉压和左室舒张末压分别升高 84% 和 88%，如在阻断动脉的同时阻断下腔静脉，上述指标无明显改变，而每搏量减少 74%；如在此时同时输血上述改变又恢复。这说明静脉回流的增加在此高血压的形成中起重要作用，这也是不同阻断部位产生显著不同血流动力学结果的原因之一。在有左室功能不全或冠状动脉储备低下的患者，后负荷的突然增加使左室射血分数急剧下降，左室舒张末容积和室壁张力增加，心肌耗氧量明显增加；心内膜下心肌缺血加重，使心功能进一步恶化。如此时患者右心功能正常，增加的右心排血量和减少的左心排血量最终可导致急性肺水肿和急性左心衰竭。另外动脉压的急剧增高通过压力感受器反射性地抑制心脏也可促进心力衰竭的发展。TEE 检查发现腹腔动脉以上的主动脉阻断通常都会引发心肌功能障碍。在这些患者中，平均动脉压升高了 54%、PCWP 升高了 38%、射血分数下降了 38%。另外，92% 的被研究患者有节段性室壁运动异常和增厚等心肌缺血表现。在胸主动脉水平阻断可降低全身氧耗约 50%，这是由阻断远端血流急剧减少、阻断近端血压增高、动 – 静脉分流增加所致，表现为 SvO_2 的上升，组织氧摄取率的减少。阻断远端的动脉压、血流和氧耗可分别减少 70% ~ 90%、80% ~ 90% 和 55% ~ 65%，此时远端脏器的灌注血流直接依赖于阻断近端和远端间的侧支循环的丰富程度及近端压力。如术中应用硝普钠维持阻断近端的血压在阻断前水平将进一步降低阻断远端的动脉压（50%），这对阻断远端的脏器保护十分不利。一般来说，在动脉慢性阻塞性病变（如慢性主动脉夹层）的患者，侧支的形成使得阻断远端血流对阻断近端动脉压力的依赖性减少。而在动脉非阻塞性病变（如真性动脉瘤）或急性主动脉夹层的患者，阻断远端血流将明显依赖阻断近端动脉压力。

（2）处理：在心功能受损和冠状动脉储备低下的患者，胸主动脉阻断对循环系统有着极大的挑战，及时合理的处理包括减轻前、后负荷，冠状动脉扩张药、正性和负性肌力药对维护患者的心功能、保持血流动力学的稳定起决定作用。硝普钠是临床最常用的降低后负荷的药物。也有人在术中用异氟醚或米力农（在有心功能障碍时）来代替硝普钠降低后负荷。由于阻断远端脏器血流是压力依赖性的，降低心脏后负荷将进一步减少阻断远端脏器血流，因此在心功能和冠状动脉储备良好的患者，即使近端平均动脉压达 120 mmHg 也是允许的。在有心功能障碍和患者不能耐受较高的动脉压或脊髓存在缺血易感因素时应考虑应用一些辅助措施来改善阻断远端氧的供需平衡。随着阻断部位的升高（如在左颈总动脉与左锁骨下动脉间阻断主动脉时），阻断部位近端的血管床急剧减少，动脉扩张药的降压作用明显下降，此时降低心排血量才是最有效的控制血压的手段。我们往往通过降低前负荷和控制心率来调控心排血量。阻断后严格控制前负荷可有效地降低心排血量，减少心脏做功，改善心肌氧的供需平衡。虽然硝酸甘油和硝普钠可有效地扩张血管，减轻心脏前、后负荷，但采用头高位更能快速有效地减少静脉回流，迅速、可逆性调节静脉压，是临床常用的调节前负荷的处理方法。在一些患者有时还需应用正性肌力或负性肌力药来调节心功能。主动脉阻断时导致的心肌缺血和局部室壁运动异常即便应用了硝酸甘油，室壁运动异常仍然持续存在，但一般在开放主动脉后即可迅速消除。因而，硝酸甘油不能预防所有的室壁运动异常。在阻断时由于氧耗和 CO_2 产量的减少，如维持正常通气量则可导致过度通气，应减少通气量，维持动脉血 CO_2 分压在正常范围。

2. 主动脉开放

（1）循环和代谢改变：主动脉开放引起的血流动力学改变取决于阻断水平、阻断时间、辅助循环的应用和血管内血容量。低血压是开放后最重要的循环改变，在胸主动脉开放时可导致严重的低血压。阻断远端反应性充血和手术野血液的大量丢失导致的相对或绝对低血容量，以及外周阻力的突然下降是引起低血压的主要原因。从缺血组织中冲洗出来的乳酸、肾素-血管紧张素、氧自由基、前列腺素、中性粒细胞、激活的补体、细胞因子和心肌抑制因子等也是引起低血压和器官功能障碍的重要原因。术中 C_{3a} 和 C_{5a} 增加可能导致平滑肌收缩和肺动脉高压。主动脉阻断远端微循环内的血流淤滞可能导致微栓聚集，从而加重肺和其他部位的组织损伤。主动脉阻断期间的缺氧刺激会对肠道产生损伤并导致通透性增加，引起术中的内毒素血症。胸腹主动脉手术后，中性粒细胞（PMNs）的激活与血浆的内毒素浓度有很好的相关性；PMN 的激活可能比主动脉阻断时间或输血需要量更能预测肾脏和呼吸功能的衰竭。

　　术中由于内毒素、炎性介质等释放增加，与其几乎对应的抗感染细胞因子的释放也相应增加。高浓度的炎症介质可能与不良的预后有关。临床观察发现，术后死亡的患者术中血浆 TNF 和白细胞介素6（IL-6）的峰值浓度明显较高。主动脉开放后由于机体需要偿还阻断期间的氧债，表现为全身氧耗增加、SvO_2 下降、组织氧摄取率升高和 CO_2 产量增高。

　　（2）处理：为了避免开放后的严重低血压，麻醉医师因与外科医师灌注时保持密切联系，了解手术的每一过程，在主动脉开放前做好充分的准备；包括容量的补充、减少或停止扩血管药的应用、减少强效吸入麻醉药。在开放前速补充 500 mL 以上的液体可缓解开放后的低血压。开放前给予 $NaHCO_3$ 治疗并不能可靠地预防复灌后的低血压。而用 $NaHCO_3$ 治疗后却导致高碳酸血症，必须相应地增加通气量。开放后发生严重低血压时可给予适当剂量的缩血管药或用手指压迫主动脉以缓解血压的下降，必要时可重新阻断，待一切调整和准备妥当后再缓慢开放主动脉。有些研究者建议在主动脉阻断和开放前应用甘露醇，因为甘露醇作为一种带羟基的自由基清除剂，可能对组织损伤有保护作用。甘露醇可以减少主动脉开放后血栓素的生成，并可能减少主动脉手术后肺内中性粒细胞的沉积。在主动脉阻断后前列腺素合成增加，如肠系膜牵拉可能导致前列腺环素释放。肠系膜的牵拉反应可以导致严重的血管扩张和面部潮红，可以用 α-受体激动剂或者非甾体消炎药（NSAIDs）治疗。但非甾体消炎药有抑制血小板功能的副作用。临床发现，主动脉开放后即使应用了碳酸氢钠来中和酸中毒，维持 pH 值和 BE 值在正常范围，血乳酸浓度仍可进行性升高，且乳酸浓度与心功能和循环功能状态密切相关。高的乳酸浓度会增加正性肌力药和缩血管药的应用机会。由于大量的炎症介质和乳酸的升高有时会导致心功能和循环的抑制，此时单纯通过容量调整往往难以维持循环，需要应用或联合应用多种血管活性药来维持心功能和血管张力。大剂量的甲基泼尼松龙对于减轻炎性反应及其炎性介质释放、改善肺功能、减轻疼痛和疲劳，以及缩短动脉瘤切除术后的住院时间来说或许是有效的。甲基泼尼松龙还可以降低 C 反应蛋白浓度和抑制 T 细胞激活。

（张一帆）

第三节　手术中重要脏器的保护

一、脊髓缺血和截瘫

缺血和截瘫是主动脉手术的严重并发症，其发生率在不同的中心有很大的差别。在急性 R 型夹层，脊髓缺血的发生率为 19% ~ 38%。在胸腹主动脉瘤手术，截瘫的发生率可高达 10%。在涉及范围较广的主动脉夹层手术可达 20%。

1. 脊髓动脉的解剖

脊髓依赖两条脊髓后动脉和一条脊髓前动脉供血，脊髓前动脉供应 75% 的脊髓，是由左右椎动脉的颅外支汇合而成，沿脊髓前下行，沿途接受根动脉的血液供应。脊髓前柱的运动神经元和神经、上颈段脊髓主要依靠椎动脉供血，脊髓胸段中部由脊髓前动脉供应，通常只接受一根从左侧或右侧肋间动脉发出的供应血管。供应血管在脊髓后部的 T_2 到 T_8 之间也很少有侧支循环。供应胸腰部脊髓（从 T_8 到圆锥终末）的动脉起源于根动脉，叫作 Adamkiewicz 动脉。有 60% 的人该动脉起源于左侧，75% 的人在 T_8 和 T_{12} 之间与脊髓前动脉汇合，而有 10% 的人在 L_1 和 L_2 之间汇合。其起源的变异可导致一些肾下的动脉手术也发生截瘫（发生率为 0.25%）。尽管还有其他的根动脉供应着第三部分的脊髓，脊髓前动脉的血流很大程度上依赖于 Adamkiewicz 动脉。由于脊髓的血供很大程度上依赖于侧支循环，而且血流方向通常是双向的，因此在血压较低的时候，脊髓的血供可能发生"窃血"和"供应"到身体其他部位。如果主动脉阻断部位比较高，这种情况就可能发生。脊髓后动脉供应 25% 的脊髓，其接受大脑下动脉和后动脉、椎动脉、根动脉的血液供应脊髓后柱感觉纤维和神经元。

2. 脊髓保护

脊髓缺血是一种灾难性的并发症，研究者花了很大的精力设法来预防脊髓缺血。有许多方法被用于胸主动脉手术中的脊髓保护，包括在阻断期间维持阻断近端的高血压、局部或全身低温、镁、脑脊液引流、罂粟碱，以及其他各种保护脑和脊髓的药物。脊髓感觉或运动诱发电位对于预测患者有无脊髓缺血和衡量脊髓保护的有效性可能会有一定的价值，但是应用这项技术尚缺乏更多的经验。

（1）维持阻断近端血压：在所有保护措施中最为简单的方法是维持阻断近端的血压，如患者情况允许在应用单纯阻断方法时应尽可能地维持近端较高的压力（平均动脉压为 100 ~ 120 mmHg）。较高的近端血压可通过增加椎动脉血流，继而增加脊髓前动脉血流来改善阻断部位以下的脊髓血供。

（2）低温：低温是最为普遍应用也是最可靠的缺血性损伤的保护方法，温度每下降 10℃组织耗氧量下降 5%。将脊髓温度降至 34℃可使阻断时间增加一倍。由于组织代谢率的降低与温度的降低呈线性相关，所以中度低温和深低温可提供更好的脊髓保护。脊髓的中度或深度低温可通过全身体外循环和部分体外循环来达成。30℃~32℃的低温，结合左心转流和CSF（脑脊髓液）引流可将阻断安全时间延长至70分钟。另外脊髓低温也可通过局部降温来实现，这可通过选择性肋间动脉灌注或硬膜外输入4℃盐水来完成。另外使患者被动降温至33℃~34℃对脊髓保护也是有利的。

（3）脑脊液引流：脑脊液引流是另一普遍使用的脊髓保护技术，尤其在瘤体范围超过第九胸椎平面时。脊髓的血供依赖于脊髓灌注压，在高位阻断时它等于远端平均动脉压减脑脊液压（或静脉压）。与脑的自身调节相似，在生理条件下当脊髓灌注压在50~125 mmHg范围变动时脊髓通过自身调节维持血流不变。在低温或高碳酸血症时其自身调节消失，脊髓血流变为压力依赖性。在行主动脉阻断时CSF压可增加10~20 mmHg（达25~35 mmHg）。由于脊髓处于一骨性椎管内，在椎管内除脊髓外还有脑脊液和血管系统，三者任何一方容积的变化都将影响其他方，如脑脊液压力增加必将压迫脊髓和血管系统，当脑脊液压力大于脊髓血管内压力时，脊髓血管受压使其管径变窄，血管阻力将大大增加，此时即使脊髓的灌注压不变，脊髓血流也将急剧减少。此时行CSF引流降低CSF压不仅增加了脊髓灌注压，更重要的是其缓解了脑脊液对血管的压迫，从而可明显改善脊髓血供。另外在术中结扎的一些上胸段根动脉在正常情况下虽然不致导致脊髓缺血，但如伴有低血压或CSF压升高时可导致脊髓缺血。因此持续至术后的CSF引流可预防术后低血压和脑脊髓水肿导致的脊髓缺血。一般在术中控制脑脊液压力在8~10 mmHg，在术后早期将脑脊液压力控制在10~12 mmHg。当确定患者四肢可以活动后，将脑脊液压力控制在12~15 mmHg。

（4）远端灌注：远端灌注是最安全有效的脊髓保护方法。有些术者放置Gott分流管，这是一种肝素化的管道，用以解除心脏的压力负荷，同时也给远端提供灌注。Gott分流管的近端可以放在升主动脉（最常用的部位）、主动脉弓、降主动脉或者左室，而远端置于降主动脉（最常见）、股动脉或者腹主动脉。但是即便有Gott分流或者其他的分流方式，也还是会发生脏器缺血。即使使用了Gott分流管或者部分体外循环，如果内脏的血供来自阻断动脉的近端和远端之间时，也会存在内脏缺血的时间限制。放置分流管可能会导致动脉粥样硬化性栓塞，这反而会引起缺血损伤而不起预防作用。其他一些外科医师可能在开胸之前放置一个暂时的右侧腋动脉–股动脉体外分流管。在胸主动脉手术完成以后，撤除腋动脉–股动脉分流管。目前，阜外医院在行常温非体外循环下全胸腹主动脉置换时，采用四分叉人工血供，在位于左锁骨下远端的近端吻合口完成前，先通过一支分叉血管与一侧髂动脉吻合，近端吻合口完成后即可恢复阻断部位以下的供血。然后再由上至下分段阻断，吻合各部位血管。还有一些医师采用部分体外循环技术，从左房或升主动脉到髂动脉或股动脉转流可以提供远端的灌注和减轻心脏的压力负荷。还可通过变温器来降温而达到神经保护作用。在术中如主动脉病变涉及范围较大，应由上而下采用分段处理，在处理上段主动脉时，下段主动脉应采用远端灌注，以减少缺血时间和有充分的时间吻合重要的肋间动脉，因为吻合重要的肋间动脉（T_9~L_1）可能有助于恢复脊髓前动脉的血供。在恢复灌注以后，就可以用变温器给患者复温。有些外科医师在术中采用快速的自体血回输的方式来改善脊髓的血供。这种手术方式是在动脉瘤的近端上一个阻断钳而让下半身的血液自然流入储血器内，每 5 ~ 10 分钟通过股动脉或股静脉快速输入储血器内的血液。采用这种方法由于在主动脉阻断期间肋间动脉和腰动脉得到充分的引流，降低脑脊液和中心静脉压力并增加了脊髓灌注压差，同时间断地灌注可部分偿还氧债和冲刷代谢产物。这种技术的脊髓损伤（8.5%）和肾功能障碍（5.6% 需要透析）的发生率都比较低。主动脉远端灌注复合脑脊液引流可在主动脉阻断导致的远端动脉压下降和中心静脉压上升时保证脊髓的血供，使得神经损伤的发生率明显降低。几乎所有的成功病例表明，阻断时间越短（＜ 30 分钟）则神经损伤的发生率就越低。

（5）保护药物：有许多药物在实验研究和临床实践中被用于脊髓保护，巴比妥盐在动物实验和人体研究中都被证明有明显的脊髓保护作用。糖皮质激素在狗体内被证明有保护作用，而在人体仅与 CSF 引流结合应用时才有保护作用。钙通道阻断剂在一些研究中也被证明对脊髓缺血有保护作用。Dextror-phan（非竞争性 N- 甲基门冬氨酸拮抗剂）、镁离子（N- 甲基门冬氨酸受体阻断剂）和纳洛酮对脊髓缺血也有保护作用。避免术中高血糖可能会缓解再灌注损伤。鞘内应用罂粟碱扩张脊髓血管同时结合 CSF 引流在人体也证明对脊髓有保护作用。虽然目前提出了多种外科手段和药物来减少胸主动脉阻断后的脊髓缺血和神经损伤，但普遍认为缩短阻断时间和维持循环动力学的稳定是成功治疗的基本要素。在解剖条件许可的情况下，血管内技术提供了一个新的治疗选择；已有报道截瘫的发生率较传统的开放外科手术要低。

二、脑部并发症和脑保护

主动脉手术的脑部并发症要明显高于其他心脏手术。在行主动脉弓置换和主动脉弓降部手术时，由于其特殊部位，在术中常需中断脑部血流导致脑缺血，如何预防和减轻术中的脑缺血一直是人们关注的问题。当瘤体侵犯主动脉弓部时，术后一过性脑损害的发生率为 10% ~ 30%，永久性脑损伤的发生率最高可达 15%，目前临床常用的措施有：选择合理的麻醉用药、维持稳定的血流动力学、合理的呼吸管理、深低温停循环、选择性脑逆行灌注、选择性脑正行灌注及在此基础上的药物保护，但都不尽理想。

1. 麻醉药的选择

事实上，所有常用的麻醉药都可以降低脑代谢率，从而降低脑的氧需要量。脑组织在麻醉状态下对于暂时性的缺血耐受能力得以增强。但是现在，降低脑代谢率可以达到脑保护作用的观点受到了质疑。尽管如此，目前对这种药物脑保护的方法没有被彻底驳倒，都没有更好的理由来否认其潜在的益处。大量研究证明，吸入麻醉药七氟烷和异氟烷对于脑缺血有较好的保护作用。硫喷妥钠可以将脑氧代谢的需求量降到基础值的 50% 以下，这种脑氧需求降低达到最大的同时还伴有静息的脑电图（等电位）。但是再大剂量的巴比妥类药物既没有必要，也没有什么好处。如果已经有了大范围的脑缺血，基本的细胞代谢已经受损，即使是大剂量的巴比妥类药物也不能改善神经系统的预后。因此，一些临床医师不但用硫喷妥钠作麻醉诱导，而且还持续给药和（或）在停循环前给予 4 ~ 6 mg/kg 的单次剂量。由于巴比妥类药物有心肌抑制作用，有时可能需要应用正性肌力药物。依托咪酯和丙泊酚都能降低脑电活动，因此减少脑氧需求。依托咪酯可较好地维持心血管系统的稳定性，对于心脏贮备功能受限的患者来说是有益的。丙泊酚可以使患者快速苏醒，有利于在手术结束时评价神经系统的功能。依托咪酯和丙泊酚在大血管手术中的脑保护作用尚未明确，对有短暂缺血的颅内动脉瘤夹闭术的患者进行小范围应用显示，应用依托咪酯、丙泊酚或巴比妥类药物可以延长缺血耐受时间和减少脑梗死。近年来，麻醉药的预处理和后处理作用在临床越来越受到重视。动物实验表明，所有强效吸入麻醉药和常用的静脉麻醉药对脑缺血损伤均有预处理和后处理保护作用，临床也取得一些结果，但目前还缺少大样本多中心的临床资料支持。

2. 维持稳定的血流动力学

围术期血流动力学的波动可导致脑缺血和脑出血。在正常人体，当平均动脉压在 70 ~ 150 mmHg 范围变化时，脑血管通过自身的扩张与收缩，使脑血流量（CBF）维持在稳定值，以保证脑氧代谢（$CMRO_2$）的需要。在非生理条件下，如低温、高碳酸血症、体外循环、脑血管病变、脑栓塞等脑血流的自身调节范围将受影响。早期研究表明在低温时采用 α 稳态可使脑的自动调节曲线左移，使其下限降至 20 ~ 25 mmHg，但他们忽视了温度、动脉 CO_2 分压和患者个体差异的影响。一项严格控制条件的动物实验表明，在 33℃时脑血流自动调节的低限在 60 mmHg。围术期低血压可导致脑缺血，患者在围术期的不同阶段对低血压的耐受程度与患者是否存在脑缺血的高危因素和患者当时的脑代谢率及低血压持续时间有关。麻醉后体外循环开始前应尽量维持患者血压在术前的正常范围。在体外循环中成人应保持 MAP 在 50 mmHg 以上。一项调查（248 例冠状动脉搭桥手术 CABG）表明，在 CABG 手术体外循环（CPB）中维持平均动脉压（MAP）在 80 ~ 100 mmHg 的患者术后神经系统并发症比维持 MAP 在 50 ~ 60 mmHg 者明显降低（1.6%、4%）。因此建议在 CPB 中如必须降低流量时应确保维持脑的灌注压，即使在高流量灌注时如有低血压也不能保证脑的灌注。在已有脑缺血的患者（如脑栓塞和弥漫性脑缺血）维持正常偏高的动脉压将有助于脑缺血的恢复。在老年合并长期高血压和脑动脉硬化的患者应避免血压的急剧升高，急剧波动的血压可诱发脑出血。

3. 呼吸和血气管理

正常人体动脉血氧分压（PaO_2）在 70 ~ 100 mmHg，但在 CPB 中 PaO_2 可有较大的变动（1 ~ 700 mmHg）。早期研究表明高的 PaO_2 可引起脑血管痉挛，但最近的研究并不支持这一结果。有学者认为在深低温时由于氧离解曲线的严重左移，脑组织主要利用溶解氧，因此高的 PaO_2 有利于脑的供氧。我们的临床观察发现在 18 ~ 20℃时，PaO_2 与颈静脉窦氧分压（$PjvO_2$）呈正相关。动脉血 CO_2 分压（$PaCO_2$）的变化直接影响脑血流，过度通气可使脑血管痉挛，导致脑缺血。$PaCO_2$ 在正常范围内每增加 1 mmHg，脑血流增加 1 ~ 2 mL/（100 g·min）。我们在一组冠状动脉搭桥手术的患者发现，麻醉后当以 10 mL/kg 的潮气量和 10 次/分的呼吸频率机械通气时，有 60% 的患者 $PaCO_2$ 小于 30 mmHg，其中 40% 的患者颈静脉窦血氧饱和度小于 50%，提示有脑缺血存在。CPB 中不同的血气管理方法对脑功能的影响一直是人们争论的课题。体外循环中血气管理方法概括有三种：pH 稳态法、α 稳态法、pH → α 稳态法。pH 稳态是指在低温状态下维持动脉血气实际温度下的 pH 值在正常范围，这需要在 CPB 环路中加入 CO_2，而 α 稳态是指在低温状态下维持动脉血气在 37℃ 下的 pH 值在正常范围。冬眠的哺乳动物在体温下降时采用 pH 稳态维持内环境，而冷血脊椎动物采用 α 稳态维持内环境。虽然理论上采用 pH 稳态导致的脑细胞酸中毒对脑细胞有害，而采用 α 稳态能更好地维护细胞功能，但采用不同稳态所带来的附加影响可能导致在临床的不同结果。一些临床调查表明在成人中度低温时采用 α 稳态能更好地保护中枢神经系统功能，认为与 α 稳态可通过维持脑血流的自身调节，减少脑的过度灌注，从而减少脑微栓塞有关。在小儿深低温（小于 24℃）CPB 中越来越多的证据表明，应用 α 稳态可加重脑损害，脑血管对 CO_2 的反应即使在低温和深低温时也同样存在。在成人深低温时采用何种血气控制方法目前还无定论，但我们的研究发现，在 18 ~ 20℃ 时 $PjvO_2$ 与 $PaCO_2$ 呈正相关。深低温时采用 pH 稳态降温可增加脑血流，使脑组织均匀降温，减少区域脑组织的代谢和血流不匹配，而复温时可使脑内高能磷酸盐和 pH 值快速恢复，脑细胞中水含量减少。同时在深低温时采用 pH 稳态可部分克服低温导致的氧解离曲线严重左移，使细胞内细胞色素 aa3 增加。另外 pH 稳态导致的脑细胞轻度酸中度可抑制谷氨酸盐受体（NMDA）的活性，减少脑兴奋毒性。有人建议深低温 CPB 中最好的血气管理措施是在降温时应用 pH 稳态，而复温时用 α 稳态，从而克服各自的缺点。目前许多中心已采用这一方法，但临床效果还有待进一步评价。

4. 深低温停循环

脑组织温度的变化不仅影响神经细胞的电活动，也影响脑的基础代谢。脑组织温度每下降 10℃，脑的氧代谢率可降低 6% ~ 7%。中心温度为 32.8℃ 时人脑意识消失，当中心温度达 25℃ 时脑干反射消失。脑组织温度在 20℃ 时可完全抑制神经元的电活动，使脑电图达等电位线。大量的临床实践表明低温是预防脑缺血性损伤的最有效方法之一。一般认为，在中心温度为 25℃ 时停循环 14 分钟是安全的。一项调查表明，在中心温度为 15℃ 时，停循环 30 分钟、40 分钟、50 分钟和 60 分钟，术后一过性认知功能障碍的发生率分别为 10%、15%、30% 和 60%。深低温也会给机体带来很多不良影响，如凝血机制的损害、降温和复温时间的延长导致的 CPB 时间延长、降温和复温的不均匀导致的组织血流和代谢不匹配及在深低温时由于氧离解曲线的严重左移导致的组织利用氧障碍等。在降温过程中，因为人体不同组织的血管对温度的反应不同，当低温导致的血管收缩与低温引起的组织代谢率下降不一致时就可引起组织缺氧。对温度敏感的血管在降温开始时迅速收缩，导致其供应的组织血流减少，而减少的组织血流又使该组织的温度下降缓慢。缓慢的降温（20 ~ 25 分钟）、维持水箱水温与患者中心温度差小于 10℃ 有利于缓解上述现象。过度降温至中心温度低于15℃对脑组织可能产生非缺血性损伤。复温时情况也类似。当相邻的组织血流分布不均匀时，血流丰富的组织温度快速上升，通过热的传导使邻近组织温度也随之上升，导致该组织的血流和代谢不匹配。缓慢的复温也有利于缓解上述现象。另外由于血管对温度的反应性不同，还可导致组织间的窃血。在深低温时血红蛋白与氧的亲和力大大增加，同时由于CO_2在血中的溶解度增加，导致低CO_2分压，两者共同作用使血红蛋白氧离解曲线的严重左移，使其在组织中难以释放氧，表现为血乳酸进行性升高。由于深低温停循环的上述不利影响，目前在临床上的应用有逐步减少的趋势。

5. 选择性脑逆行灌注

选择性脑逆行灌注是在全身停循环时以200～300 mL/min通过上腔静脉逆行灌注脑组织（维持灌注压在15～25 mmHg）向脑部供氧，此方法开始于21世纪90年代。其脑保护作用的主要机制为：①逆行冲洗脑部动脉血管内的栓子；②维持低温下的脑代谢；③保持脑部的低温状态。但以后的大量动物和临床研究并未显示其独特的脑保护效果。研究发现其虽然可相对延长全身停循环时间，但如时间超过60分钟，永久性神经功能损害的发生率可达15%，一过性脑功能障碍的发生率可达25%，认为这可能与逆行血流不能均匀分布至脑组织和逆灌引起的脑水肿、细胞损伤有关。这一方法目前已很少在临床常规应用。

6. 选择性脑正行灌注

选择性脑正行灌注在国际上被广泛应用，它可在较高的温度下显著延长停循环时间（120～220分钟），为复杂操作提供保障。临床上一般将鼻咽温度降至23～25℃，从而减少了深低温的损害。当鼻咽温达23～25℃时全身停循环，切开瘤体从无名动脉和左颈总动脉放入带套囊的灌注管，同时阻断左锁骨下动脉，以防止灌注的分流。通过灌注管以10 mL/（min·kg）的流量向脑部供血，同时维持灌注压在40～60 mmHg。从理论上说，在选择性脑正行灌注中不应导致脑缺血，但临床实践表明即使采用这一技术，仍有高达10%的永久性脑损伤和最高可达28%的一过性脑神经障碍，认为这可能与低温时脑血管自身调节障碍导致动静脉分流和外科手术操作本身有关。临床观察发现，经无名动脉和左颈总动脉置管行双侧选择性脑灌注时，插管过程本身可导致脑空气和固体物质栓塞，尤其在夹层累及头臂血管的患者更易发生脑血管栓塞。出于以上顾虑，近年来右腋动脉置管选择性单侧脑正行灌注在临床逐渐推广，它可以避免无名动脉和左颈总动脉置管导致的血栓和斑块脱落，同时灌注过程中无名动脉和左颈总动脉的逆向血流可防止脱落的斑块进入脑部。目前临床普遍应用方法为；咽温度18～22℃，灌注流量为10 mL/kg，灌注压力为30～60 mmHg。但此方法也存在不足，尸检结果发现人群中有14%的个体基底动脉环局部血管直径小于0.5 mm，且随年龄的增加其发生率提高。这提示在应用此方法时有部分患者对侧大脑可能得不到足够的灌注。目前一些中心对这一顾虑的解决方法：①术前筛选，术前通过脑血管造影、磁共振成像等技术评价基底动脉环的状态，基底动脉环明显异常者禁用此方法。②低温，在选择性脑灌注前将中心温度降至18～20℃，且在选择性灌注过程中维持这一温度。③加强术中监测，在术中同步监测左、右颈动脉的压力可判断基底动脉环的异常。如在灌注过程中出现右侧压力在正常范围（30 ~ 60 mmHg）而左侧压力明显下降（小于 20 mmHg），应考虑基底动脉环结构异常，此时根据中心温度和恢复脑循环所需时间来决定是否需要采用双侧脑灌注。脑氧饱和度监测对基底动脉环功能异常的判断也能提供一定的参考。在灌注过程中如左侧脑氧饱和度明显低于右侧，则考虑基底动脉环异常，但其最低允许值目前还没有定论。

7. 其他药物

与脊髓的药物保护相似，糖皮质激素、钙通道阻断剂、氧自由基清除剂、Dextrorphan、镁离子等在临床对脑缺血都有一定的保护作用，由于已有大量的相关文献报道，在这里不再叙述。

三、呼吸功能障碍和肺保护

（一）病因和诱因

主动脉手术围术期呼吸功能障碍是较为常见的并发症之一。如患者术前存在呼吸功能障碍、慢性支气管炎、肺气肿、肺不张和感染等可增加围术期呼吸功能障碍的发生率。术中导致肺损伤的原因：①长时间体外循环导致的全身性炎症反应，如患者术前肺部已经处于炎性反应状态（如急性主动脉夹层的患者），体外循环的炎性反应可进一步加重肺的损伤。②深低温停循环除直接导致肺缺血性损害外，身体其他部位因缺血（尤其是内脏器官的缺血）而释放的炎性介质和毒性产物可对肺部产生进一步损伤。③术中左心功能障碍或左心引流不畅导致肺静脉瘀血和渗出，肺的炎性细胞浸润可加重肺间质水肿和炎性反应。④术中对肺的挤压和牵拉可导致肺的机械性损伤。⑤大量输入血制品导致的肺部炎症和微栓。

（二）处理措施

1. 减少体外循环的炎性反应

大量研究表明，良好相容性的体外循环管道可减少补体激活和全身炎性反应。抑肽酶被证明可有效地降低体外循环的炎性反应，改善肺功能。其临床应用虽然因其肾功能损伤和增加术后栓塞风险而备受争议，但在欧洲一些国家还在选择性应用。乌司他丁是一丝氨酸蛋白酶抑制剂，动物和临床研究均表明它可抑制体外循环的炎性反应，对肺损伤有保护作用。大剂量的糖皮质激素也被证明可抑制体外循环的炎性介质释放，且提前（体外循环前 8 h）给药效果优于术中给药。

2. 减少肺和其他脏器的缺血性损伤

温度是减少缺血性损伤的有效手段。有人发现与 35℃时相比，在中心温度降至 32℃以下时阻断肺动脉血流可改善术后肺功能。还有人在停循环过程中经肺动脉灌注低温肺保护液也取得好的效果。减少其他脏器的缺血时间，尤其是热缺血时间，是减少肺部并发症的有效手段。

3．术中积极维护左心功能和左心引流

在常温高位主动脉阻断期间后负荷的突然增加可导致左心功能障碍，进而增加左房压和肺毛细血管内压，使肺间质水肿。有效地降低左室前、后负荷和正性肌力药的辅助可缓解这一变化。在左侧开胸需深低温停循环的主动脉手术中，降温后期和复温早期由于心脏处于颤动状态，不能有效排血，左心回血不能排出可导致肺静脉压的升高和肺水肿，此时必须进行左心引流。

4．避免和减少肺机械性损伤

在左侧开胸的主动脉手术，必须应用双腔气管导管，并且要有良好的双肺隔离。这一方面可提供一个良好的手术视野，减少外科医师术中对肺不必要的压迫和牵拉，另一方面可阻止左侧肺部渗出的液体流入右肺，导致右肺功能障碍。

5．减少血制品的应用

积极的血液保护措施可有效地减少血制品的用量，血液去白细胞技术的应用可有效地减少输血性肺损伤。

四、肾脏缺血及保护

（一）病因和诱因

肾动脉以下的主动脉重建手术的肾衰竭发生率约为3%，而在腹腔动脉以上阻断主动脉的肾衰竭发生率则要高出五倍以上。研究表明，肾动脉以下的主动脉阻断使肾血流量下降38%，使肾血管阻力增加75%，并且使肾皮质的血流发生再分布。在开放主动脉后，这种变化仍然持续至少1小时。肾动脉以上阻断主动脉时，使肾血流下降＞80%。输注多巴胺或者甘露醇不能改善这种血流量的显著下降，肾交感神经阻滞和血管紧张素转换酶抑制剂不能预防这一改变，血浆内皮素、肌红蛋白和前列腺素可能与上述改变有关。这种术后肾衰竭几乎都表现为肾小管坏死。在一组行胸腹主动脉瘤切除术的患者中，有13%的患者需要透析；这一并发症在术前有肾功能障碍或大范围主动脉替换的患者更加常见。术中尿量并不能预测术后的肾功能。在137例主动脉重建术的患者中（38例在腹腔动脉以上），我们发现术中平均尿量或者每小时最低尿量与从术前至术后的肌酐浓度或血尿素氮水平并没有相关关系。因此，尿量被认为是灌注良好与否的一个指标，并在术中常规监测，对于容量正常的患者并不能预测术后的肾功能状态。手术后的肾衰竭与术前的肾功能障碍、阻断期间的缺血、术中的血栓和气栓、低血容量和低血压有关，但首要的危险因素是术前肾功能障碍。

（二）肾脏保护

常温下肾脏对缺血的敏感性略次于脊髓，常温下阻断肾血流45～60分钟在正常的肾脏是安全的，低温可明显延长肾脏缺血耐受时间。在术前即有肾功能障碍或预计阻断时间较长的患者，选择性深低温和直接将甘露醇经动脉输入肾脏对于预防肾衰竭的作用仍然不明确。甘露醇（12.5～25.0 g/70 kg）经常在阻断前给予，它可改善缺血肾脏的肾皮质血流和肾小球滤过率,减轻内皮细胞水肿和起到渗透性利尿作用,其自由基清除作用也可保护肾脏的缺血性损伤,另外其还可减少肾素分泌和增加肾脏前列腺素的合成。有时也可给予髓袢利尿剂,在动物实验其作用不如甘露醇,人体研究中预防性使用髓袢利尿剂未发现有肾保护作用。多巴胺 3 μg/(kg·min)可扩张肾血管,增加肾血流,同时将其他利尿药带至作用部位增加尿量。非诺多泮是选择性内脏多巴胺受体激动剂,可选择性扩张内脏血管而无心脏兴奋作用,目前被越来越多地用于改善肾缺血。有人认为在主动脉开放后,如果尿量小于 0.125 mL/(kg·h),在排除尿液引流的机械性问题和确保血流动力学稳定的前提下继续监测尿量,通常不需处理,一般在 2 h 内尿量可以恢复至可接受的水平。如果不能逐渐恢复,可以静脉给予 2 ~ 5 mg 的呋塞米或者 0.25 g/kg 的甘露醇促进排尿,也可以使用 3.5 μg/(kg·min)的多巴胺或非诺多泮。在胸腹主动脉手术中预防肾功能障碍的最佳处理:①缩短缺血时间;②维持稳定的血流动力学和足够的血容量;③浅低温;④应用甘露醇;⑤在肾衰竭高危患者选择性应用非诺多泮或小剂量多巴胺。

(杨　光)

第四节　大血管外科和体外循环技术

一、升主动脉瘤人工血管置换术

升主动脉置换术常见于马方综合征和主动脉瓣二瓣化畸形的患者,也可见于远端主动脉夹层逆行剥离者,是目前我国最常见的主动脉手术。

(一)外科技术

通常采用胸骨正中切口,根据主动脉瘤病变的不同、是否累及瓣膜及瓣环,行单纯升主动脉置换、升主动脉置换加主动脉瓣置换和冠状动脉移植(Bentall 手术)、升主动脉置换加主动脉瓣成形等不同术式。升主动脉夹层的患者,切开主动脉根部,明确内膜撕裂的部位,切除包含内膜撕裂的主动脉,缝合真腔与假腔的边缘部分,用一段人工血管替代切除的主动脉。有些急性夹层,冠状动脉常常受累,通常是由扩大的假腔压迫冠状动脉管腔引起的,需行冠状动脉搭桥术。

(二)体外循环

升主动脉瘤手术一般均在常规体外循环下完成,术中鼻温降至 28 ~ 32℃。

1. 动脉插管

如果主动脉瘤止于升主动脉近、中段,动脉插管可以在升主动脉上部或近弓部;如果升主动脉全程受累,必须行股动脉插管。有时右侧腋动脉插管也是很好的选择,它可以在术中意外需要停循环时行选择性右侧脑灌注。

2. 静脉插管

引流管常规置于右房,但如果动脉瘤巨大,常需要通过股静脉放入一通向右房的腔静脉插管。

二、主动脉弓部血管置换术

临床单纯的主动脉弓部病变比较少，往往是由于升主动脉或胸降主动脉病变侵犯到主动脉弓部，因此弓部血管置换往往与升主动脉或胸降主动脉置换同时进行。与单纯升主动脉或胸降主动脉置换有所不同的是，弓部手术需要阻断头臂血管，因此预防脑缺血和脑保护在这类手术中至关重要。

（一）外科技术

在单纯主动脉弓部替换或同时行升主动脉替换的患者，通常采用胸骨正中切口，根据病变情况的不同，行全弓或半弓移植术。在有些Ⅰ型主动脉夹层的患者往往需要2期手术行胸腹主动脉置换，这类患者在行弓部置换时采用"象鼻子"手术方法（即在行全弓置换的同时通过主动脉弓的远端吻合口向主动脉远端放入一长10 cm且远端游离的人工血管）将有助于2期手术的操作。由于手术术式的不同，术中头臂血管需要完全阻断的时间也有不同。半弓置换往往仅需要吻合无名动脉，如主动脉弓的顶部结构完整往往仅需要斜行切除弓的底部，将切开后的断面与人工血管吻合。全弓移植时，为缩短头臂血管的阻断时间，条件允许时往往将头臂血管开口周围的主动脉壁修剪成一整块血管片吻合到人工血管。如病变侵犯到头臂血管，就需要同时行头臂血管置换，一般用带有四个分差叉的人工血管，将头臂血管分别与三个分叉进行吻合。

（二）体外循环

早期经典的方法是采用深低温停循环，但由于其对机体的许多不利影响，目前逐渐被一些改良方法所替代，如选择性脑正行灌注、选择性脑逆行灌注等技术。以前多数病例经股动脉插管，但在Ⅰ型主动脉夹层的患者有时逆行的血流会使剥离的血管片形成活瓣而阻断逆行血流，此时一旦心脏停止射血，活瓣近端的血管将无血液供应而导致缺血，因此术前应仔细研究动脉瘤的影像学资料，防止这种现象发生。目前多数病例应用右侧腋动脉插管，这种方法既可防止上述逆行灌注的风险，还可在术中进行选择性脑灌注。当病变未侵犯升主动脉时可在升主动脉插管。静脉插管与升主动脉置换术相同。行深低温停循环时，通常应用体外循环将鼻温降至12～16℃，同时头部用冰帽，然后全身停循环进行头臂血管的吻合，其安全极限时间为30～45分钟。目前有些中心应用选择性脑正行或逆行灌注来延长深低温停循环（DHCA）的极限时间，一般应用选择性脑逆行灌注可使DHCA时间延长至60分钟，而应用选择性脑正行灌注可使DHCA时间延长至90分钟，如此时再结合脊髓和内脏器官选择性灌注，可使停循环时间延长至200分钟。

三、胸降主动脉血管置换术

（一）外科技术

通常采用左侧第四、五肋间胸部切口，必要时切除两根肋骨。患者置于右侧卧位，髋部略向左翻，便于探及股动脉，摆体位时注意保护受压部位。术中采用右侧单肺通气，使左肺充分塌陷，有利于术野的暴露和肺的保护。术中切除病变的血管用人工血管替换或在有些患者行血管成形手术，如病变累及主动脉弓部时还需行远端弓部分置换，如病变累及胸8以下的肋间动脉时还需行肋间动脉吻合，术中结扎其余瘤体内的肋间动脉。

（二）体外循环

许多胸降主动脉血管置换是在单纯阻断缝合技术下完成的；即在非体外循环下采用单纯阻断缝合，此技术适用于：①心功能良好，不合并主动脉关闭不全和冠心病；②瘤体近端不超过左颈总动脉开口，且易于分离和阻断；③肝、肾功能良好。由于术中主动脉开放后出血较多，应行股静脉插管把术中出血在主动脉开放时快速输入，缓解开放时的低血压。此方法的优点是简单方便，不需要体外循环，缺点是阻断时间有限制且在主动脉阻断和开放时可导致血流动力学的急剧波动，对术前有心脏病变的患者可诱发心功能衰竭。如患者合并心功能障碍或伴有主动脉关闭不全、冠心病和肝、肾功能不良则应在常温部分体外循环辅助下完成手术，一般采用股动、静脉插管（通过股静脉插入右心房），通过调节动脉流量和静脉引流维持主动脉阻断近端和远端的血压。如瘤体近端难以分离和阻断，则应行深低温停循环技术，一般将鼻温降至18℃，停循环20～30分钟较为安全。

（杨　光）

第五节　减少手术出血措施和血液再利用

一、血液保护

凝血异常是胸腹主动脉手术的常见并发症之一，其导致患者术后并发症、死亡率和住院费用增加，因此术中的血液保护措施相当重要。这些措施包括术中自体血液稀释、给予抗纤溶药、血液回收和注重外科止血。在体外循环前采集一个或几个单位全血，同时进行术中血液稀释适用于那些原来血细胞比容正常的患者。这些自体血液在体外循环后重新回输可补充部分红细胞、血小板和凝血因子。在整个手术过程中还可通过血球回收机来回收手术野和体外循环管道的红细胞并重新回输。药理学方法包括使用抗纤溶药 ε–氨基己酸、氨甲环酸、抑肽酶等。抑肽酶是一种具有血小板保护作用的抗纤维蛋白溶酶和丝氨酸蛋白酶抑制剂，它抑制胰蛋白酶、血管舒缓素和补体激活，因此也是一种抗感染药。抑肽酶的缺点包括肾功能损害、增加术后栓塞发生率、再次使用时有变态反应的危险和费用较高。然而，直接增加的药物费用可以被减少输血、缩短手术时间和避免再次开胸止血等因素所抵消。由于上述不良作用，在美国该药受到 FDA 的警示，在欧洲一些国家仍然在临床选择性应用。ε–氨基己酸和氨甲环酸是另外一类抗纤溶药，也显示有减少心脏外科患者失血的作用。如减轻体外循环开始所致的全身炎症反应，这些药物需在体外循环前和期间使用，以获得最佳效果。

二、凝血异常的处理

当大量输血超过一个血容量时，血小板的减少可发生稀释性凝血障碍；当输血量在 1 ~ 2 个血容量时，凝血因子的稀释也可导致出血。其他导致凝血异常的因素有：残余肝素、肝脏缺血、低温。在术中以 1 : 1 的比例给予红细胞悬液和新鲜冰血浆补充出血量可防止凝血因子的过度减少，维持凝血功能。术中应经常测定凝血酶原时间、促凝血酶原时间、纤维蛋白原和血小板计数，血栓弹力图可很好地监测血小板功能、凝血因子和纤溶系统，指导临床进行针对性治疗。补充纤维蛋白原有利于改善凝血。当经一般处理凝血功能仍不能恢复时，可考虑给予去氨加压素，以增加血小板的功能和提高循环中的 Ⅷ 因子和 vonWillebrand 因子或给予 Ⅶ 因子，可明显改善凝血功能。停机后充分保温，保持正常体温有利于凝血功能的恢复。

（杨　光）

第六节　术后并发症早期发现和治疗

一、术后出血

低温麻醉后有 10% ~ 20% 病例出血较多，需输入液体及血液，其中 3% ~ 5% 出血严重者需再次手术。大血管手术后出血除外科原因外，还因为血管本身病变及组织结构异常。人工血管吻合处易发生渗漏，如果人工血管本身质量不好更易发生出血，最为严重的是吻合口脱开大出血，往往致命。术后对出血的观察和早期发现最为重要，以下几点可供决定在手术时参考：①引流液量，术后 1 小时 > 10 mL/kg 或任何 1 小时 > 500 mL；②X 线纵隔影增宽；③有心脏压塞或循环休克症状。

二、呼吸系统并发症和处理

主动脉置换术后呼吸功能障碍是术后较为常见的并发症之一。在术前无明显呼吸功能异常的患者，术后呼吸系统的恢复一般是顺利的，非体外循环下的单纯胸主动脉替换术与普通胸科手术一样，可在术后即刻或 1 小时内拔除气管插管。单纯的主动脉根部或升主动脉替换也可在术后 1 ~ 4 小时内拔除气管插管。如患者术前存在有呼吸功能障碍、慢性支气管炎和肺气肿、肺不张和感染等导致术后肺部并发症的主要危险因素，术后呼吸系统的恢复过程将会受到影响。在采用循环辅助或深低温停循环下行胸降主动脉置换时，由于术前瘤体本身对肺的压迫和术中肝素化下外科操作对肺的挤压及术中的肺部炎性细胞浸润，在有些患者可导致左侧肺出血和渗出。这些改变一般在肝素拮抗和左肺恢复通气后逐渐减轻，肺部出血停止。但还有少数患者肺出血可持续至术后，此时应保留双腔气管插管直到肺出血停止，以防止来自左侧肺的血液进入右侧而影响右侧肺功能。此类患者术后应及时行气管、支气管内吸引，以防止血块和痰痂阻塞，有时需借助纤维支气管镜来诊断和排除气道阻塞。体外循环和心功能障碍导致的术后肺间质水肿也是引起术后呼吸功能障碍的主要原因之一。改善心功能、维持体液平衡和提高血浆胶体渗透压有利于改善肺间质水肿。根据不同的肺部病理改变采用合理的呼吸机治疗模式将有利于改善患者的通气血流比异常。如患者需要一周以上的呼吸机支持时需考虑行气管切开术，这样能更好地进行呼吸道护理。术后积极的体疗和利用体位排痰有利于防止术后肺不张和肺部感染，尤其是在有些患者由于瘤体或手术侵犯喉返神经导致声带麻痹而不能有效地咳痰时。充分的术后镇痛有助于患者咳嗽和排痰，可加快术后呼吸功能的恢复。

三、循环系统并发症和处理

在西方国家，循环系统并发症是导致胸主动脉置换手术术后死亡的首要因素。心肌缺血和循环衰竭是其主要表现。手术后的肾上腺素能反应可导致心动过速、冠状动脉收缩和血小板聚集。术后高血压、低血压、贫血、低氧血症、低温、寒战、吸痰及镇痛不足可增加术后心肌缺血的发生。一项调查表明围术期的心肌缺血发生率的高峰不是在术前和术中，而是在术后患者开始清醒、吸痰和拔除气管导管时，因此术后应积极预防心肌缺血的发生。在术后氧供依赖性心肌缺血比氧耗依赖性心肌缺血更为常见，在防止高血压和心动过速的同时更应积极预防低血压、贫血和低氧血症。在有心肌缺血高危因素的患者，术后患者血红蛋白浓度应维持在 100 g/dL 以上。术后积极保温，防止寒战。有些患者术后鼻温可降至34℃，因此除术中积极复温外术后保温尤其重要，一般用保温床垫和热风毯保温。在有心肌缺血高危因素的患者，吸痰时最好在充分镇静和镇痛的状态下进行，丙泊酚和小剂量芬太尼的应用可作为选择。术后早期尤其是患者开始苏醒和吸痰时应严密观察，早期发现与心肌缺血有关的指征，如心电图的改变、心律失常和相伴的循环动力学改变等。一旦发现有心肌缺血，应立即消除诱因和积极行抗心肌缺血治疗。

心肌本身的病变（如已有的心肌梗死、心脏扩大和心肌劳损等）、术中心肌保护不良和内环境紊乱导致的循环抑制等，可导致术后患者的循环衰竭。在行深低温停循环手术时，停循环和降温、复温不均匀导致组织缺氧，使得循环恢复正常后有大量的酸性代谢产物和炎症介质回到体循环内，导致心肌和血管的抑制。这一作用依心肌和血管的抑制程度及临床处理的不同可持续数小时至数日，表现为心肌收缩力减弱，外周血管扩张，动、静脉短路开放，外周阻力降低。此时患者常有持续的乳酸酸中毒（有时血乳酸浓度可高达15 ~ 20 mmol/L）和低血压。积极的补充相对不足的血容量和维持正常的血管张力有助于患者的快速恢复。在使用的正性肌力药中除常用的儿茶酚胺类药以外，积极地纠正由于大量输入血和血浆导致的血浆钙离子下降，不仅可增加心肌收缩力，还可调节外周血管张力。在有外周循环衰竭的患者常有血容量的相对不足，这是由于容量血管的扩张和体液向组织间及第三间隙转移所致，此时仅仅依靠量出为入进行补液往往难以满足要求。在有些持续性低外周阻力的患者还需使用缩血管药以维持血管张力。在有严重循环衰竭的患者，经一般药物处理无改善时也有应用主动脉内球囊反搏和心脏辅助的报道，但其在胸降主动脉手术术后应用的适应证及临床价值还有待于进一步评价。

四、中枢神经系统并发症和处理

胸主动脉瘤术后的中枢神经系统并发症一直是人们关注的焦点。一般在单纯主动脉根部和升主动脉置换的患者，术后神经系统并发症的发生率与其他体外循环心脏手术相似，而涉及主动脉弓部和胸降主动脉置换的手术，其术后神经系统并发症的发生率要高得多。降低术后神经系统并发症的关键在于预防，前面已讨论了许多术中预防脑和脊髓缺血的方法。术后处理的关键在于消除一切可能引起或加重神经系统缺血和损伤的因素，早期发现和诊断中枢神经系统损伤并给予积极的治疗。有神经系统并发症危险因素的患者应避免应用大剂量的阿片类药、长效肌松药和长效静脉麻醉药，使患者在术后能早期排除药物干扰而进行神经系统功能评估。一般在应用小剂量芬太尼（小于 $10 \sim 15 \mu g/kg$）、短效肌松药、短效静脉麻醉药或吸入麻醉维持麻醉时，如果术后 $4 \sim 6$ 小时患者无清醒或患者有无意识的躁动提示有脑损伤的存在。有时即使患者有一定的意识活动，如能按指令完成简单的点头或摇头动作，但有躁动，不能与医务人员配合，也应警惕脑损伤的存在，此时应积极观察神志改变。在术后 6 小时内如无严重的脑缺血，在吸痰等刺激下患者应有肢体的活动，如有节段性肢体无活动应考虑有脊髓缺血的存在。在怀疑有脑和脊髓损伤的患者，应请神经科医师会诊，在必要时如条件许可应进行 CT 检查，以明确损伤部位和损伤性质。维持术后血流动力学的稳定是预防和治疗术后神经系统并发症的基础。在有脑水肿颅内高压的患者，过高的血压有时会诱发脑疝的发生，即使无脑水肿有时也可诱发脑出血。低血压的危害更大，由于脑或脊髓水肿使其血管阻力增加，需要较高的灌注压才能维持正常组织灌注，另外在胸降主动脉置换时部分肋间动脉的结扎和阻塞使脊髓血供的储备减少，需要较高的灌注压才能维持脊髓灌注。一项调查表明，胸降主动脉手术术后低血压可明显增加截瘫的发生率，因此一般推荐在无外科出血因素影响下，应将动脉压维持在术前正常高限。积极的甘露醇脱水治疗和脑脊液引流不仅可缓解脑和脊髓水肿，还可以增加患者对低血压的耐受。另外术后的过度通气、低氧血症和高热都将打破中枢神经系统氧的供需平衡，导致或加重中枢神经系统损伤。有中枢神经系统损伤的患者常伴有中枢性高热，如不处理，有时体温可超过 40℃。当体温超过 38.5℃时应考虑药物或物理降温。在有明确中枢神经系统损伤的患者，损伤康复的系统治疗是必需的，目前已有许多专著介绍，这里不再叙述。

五、内脏器官并发症和处理

胸降主动脉手术术后急性肾衰竭也是常见的并发症之一。术后如出现急性肾衰竭时，其相关的致病率很高并且有超过 30% 的病死率。除术前存在的危险因素和术中的缺血外，术后持续的心功能障碍、低血容量和低血压是导致或加重术后急性肾衰竭的主要原因。积极处理心功能障碍、补充血容量和预防低血压在预防和治疗急性肾衰竭时比任何药物治疗都更为有效。目前处理急性肾功能障碍的常用药物已在前面叙述。如通过上述处理仍不能缓解症状，应考虑行透析治疗。胸降主动脉手术后急性肝功能衰竭和急性肠坏死也时有发生，一旦发生死亡率极高。对于急性肝功能衰竭，目前还没有特异性治疗，只能采用一般的保护肝脏措施，这里不再叙述。对于急性的肠道缺血，如早期发现且有可能通过外科的方法来解决，一般预后较好，反之死亡将不可避免。

（杨　光）

第七节　颈动脉内膜剥脱术的麻醉

动脉内膜剥脱术（CEA）作为缺血性脑卒中二级预防措施已有 50 余年的历史。20 世纪 80 年代，欧美国家多中心对 CEA 进行系统研究结果显示，CEA 对于重度颈动脉狭窄和症状性中度颈动脉狭窄的治疗效果明显优于药物治疗，奠定了 CEA 在治疗颈动脉狭窄中的地位。

一、术前访视与评估

（一）全面了解患者情况

动脉粥样硬化多为全身性进行性病变，因此对于颈动脉粥样硬化患者，强调了解患者其他脏器功能异常情况。CEA 术前，结合术前检查结果，对患者做到全面了解，制定术中针对性处理方案。

（二）术前服用药物

对于术前有服用心血管药物的患者，药物服用至手术当天。对于长期服用阿司匹林的患者，术前不要停药。术前突然停用阿司匹林与围术期脑缺血事件有关。长期服用 ACEI 的患者，有发生术中顽固性低血压的可能。对于长期服用 β – 受体阻滞剂的患者，除术前不停药，术中还要适当应用。

（三）神经功能障碍风险评估

CEA 术前发生同侧和对侧的再次脑缺血性或出血性病变是风险评估的最重要方面。有研究显示，无症状性颈动脉狭窄、TIA、轻度脑卒中、重度脑卒中和渐进性脑卒中患者 CEA 围术期再次脑卒中和死亡的风险分别为 5.3%、6.4%、7.7%、9.8% 和 21%。在术前血压控制不佳的患者中，术后神经功能障碍发生率更高。左侧 CEA、手术对侧颈动脉存在狭窄、狭窄侧脑组织有缺血性改变的患者，发生围术期卒中的风险增加。

（四）心脏事件风险评估

CEA 患者并发冠状动脉缺血是导致围术期心脏事件风险增加的重要原因，冠心病也是导致 CEA 患者围术期死亡的首要原因。有研究显示，对无冠心病症状的 CEA 患者术前进行冠状动脉造影，发现冠状动脉异常的比例为 28%。术前心电图（ECG）检查异常、心绞痛、心肌梗死、充血性心力衰竭和心律失常的患者，围术期发生心脏事件的可能性更大。

急诊 CEA 患者术前应更加注意冠状动脉供血异常征象。所有患者术前常规进行 ECG 检查和超声心动图检查，对可疑冠心病患者进行冠状动脉 CT 检查，发现异常的患者进行冠状动脉造影，进一步明确冠状动脉病变程度。严重冠状动脉病变患者应考虑 CEA 和 CABG 同期手术。

（五）其他

多数 CEA 患者是老年人，与高龄相关的围术期风险增加。术前糖尿病的患者术中发生神经功能并发症的可能性增加。术前服用抗凝药的患者，术中出血的风险增加。

二、麻醉方法

CEA 麻醉管理的重点是消除手术疼痛和其他导致应激反应增加的因素，及时发现神经功能异常，控制血压和心率，保护心脑功能，术后较快清醒以判断是否发生神经功能异常。近来的回顾性研究显示，对于 CEA 患者，选择局部、区域阻滞麻醉与全身麻醉对预后的影响并无显著差异。

1. 颈丛神经阻滞和局部麻醉

颈丛神经阻滞和局部麻醉应用于 CEA 手术已经有超过 40 年的历史，至今不少中心依然使用。应用常规颈丛麻醉方法达到手术区域完善的无痛，通过对颈丛深支和浅支的阻滞，达到 $C_{2\sim4}$ 范围无痛，完全可以满足 CEA 手术的需要。另外还可通过颈动脉周围组织浸润完善麻醉效果。

其优点包括：①可反复进行神经功能评估，及时发现术中发生的神经功能障碍；②减少了复杂的神经功能监测设备；③术中可以根据神经功能变化及时调整血压水平和术中处理；④术后恢复快，可以减少医疗费用；⑤减少了由全身麻醉过程带来的血流动力学波动。同时，局部麻醉下术中应用分流管的机会减少，从而可减少使用分流管造成的术中卒中发生率的增加量。术中要求医师和患者进行交流，手术操作轻柔。血压控制在术前一般水平。局部麻醉和区域阻滞的禁忌证包括：①患者要求全身麻醉；②颈动脉分叉部位较高，预计手术难度较大者；③语言交流障碍的患者。另外，有报道颈动脉窦周围的局部麻醉药浸润与术后低血压的发生有关。在区域阻滞和局部麻醉下辅助使用镇静催眠药物，有利于消除患者的术中应激水平和血压波动。

2. 全身麻醉

目前较多中心在 CEA 术中应用全身麻醉，全身麻醉尤其适用于术前严重心血管疾病和再次 CEA 手术患者。选择全身麻醉最大的优点是可以利用某些全身麻醉药物的脑保护作用降低神经功能损伤，有利于气道管理。全身麻醉基本原则是不对血流动力学稳定产生明显影响，尽量使用中短效麻醉药和肌松药，包括丙泊酚、硫喷妥钠、咪达唑仑、芬太尼、舒芬太尼、瑞芬太尼、阿曲库铵、维库溴铵或泮库溴铵，应用以上麻醉药物可做到术后苏醒快，从而进行神经功能评估。使用必要的监测设备，及早发现术中神经功能障碍。对于术前血压控制不佳的高血压患者，术前应详细了解患者血压水平，尤其是动态血压变化规律，利于确定术中血压目标。术中 $PaCO_2$ 的过高可导致脑血管窃血，过低可导致脑血管收缩和脑缺血，两者都不利于脑保护，一般调控 $PaCO_2$ 在正常偏低水平。麻醉诱导和苏醒阶段要特别注意血流动力学波动。常用的血压调控药物为去氧肾上腺素、尼卡地平和短效 β - 受体阻滞剂。

3. 复合麻醉

利用全身麻醉同时复合颈丛阻滞或局部浸润，可完善术中无痛，同时减少全身麻醉用药量，对血流动力学平稳有利，利于术后苏醒和循环平稳，是目前常用的麻醉方法。

三、麻醉监测

（一）常规监测

ECG、呼气末 CO_2、桡动脉直接测压（ABP）、SpO_2、血气分析和血糖监测是常规监测项目。有观察显示，21% 的 CEA 围术期脑卒中与血流动力学波动有关，因此，血流动力学监测是最重要的常规监测项目。ECG Ⅱ导联和 V5 导联监测心律和 S-T 段对及时发现术中心肌缺血具有重要意义，有条件时实施动态 S-T 段监测。中心静脉压（CVP）监测可选择锁骨下静脉或对侧颈内静脉。术中高血糖可加重神经组织的缺血性损伤，一般控制术中血糖在 11.1 mmol/L 以下。术中高血糖可用胰岛素控制，但要防止发生低血糖。对于心功能明显异常或近期发生心肌梗死的患者，可进行经食管超声心动图（TEE）或肺动脉导管（PAC）监测。

（二）特殊监测

1. 颈内动脉阻断后残端压力监测

该压力实际上是颈动脉阻断后来自 Willis 环的反流压力，一定程度地反映了对侧颈动脉和椎基底动脉构成的侧支循环情况。一般认为当残端压 < 50 mmHg，围术期低灌注和脑缺血发生的危险增加。此方法的优点为操作简单并可于术中持续监测。也有研究显示，放置分流管后也不能完全预防脑缺血的发生，其临床价值尚有待大规模临床试验证实。

2. 脑电图监测（EEG）

7.5% ~ 20% 的患者在颈动脉阻断后出现缺血性 EEG 改变，对侧颈动脉有狭窄的患者出现缺血性 EEG 改变的发生率更高。分流管失效、低血压和发生脑梗死时 EEG 可出现改变。以下因素影响其临床广泛使用：①EEG 不能发现皮层下或小的皮层梗死灶；②假阳性和假阴性结果较多，影响脑损伤监测的准确性；③除缺血外，低温、麻醉深度和血压波动均可影响 EEG 结果，影响监测结果的特异性；④选择 EEG 监测必须在生理功能稳定和麻醉深度合适的条件下进行，避免使用对 EEG 有影响的药物。目前尚无可靠资料证明其监测效果优于其他监测手段。

3. 脑电双频普指数（BIS）监测

BIS 结果可反映大脑前 2/3 和皮层脑电变化，当脑组织出现低灌注、缺血和梗死灶时可出现结果变化。当颈动脉阻断或发生脑缺血时，典型的脑电变化是高频活动的减慢和边缘频谱（SEF）的降低。研究显示，BIS和SEF有极好的相关性，这也是BIS可用于CEA术中监测脑缺血的理论依据。BIS操作简单，结果易于读取，临床使用方便。双侧BIS在CEA术中脑缺血监测中的价值正在受到学者的关注。影响BIS监测结果准确性和特异性的临床因素与EEG相似。

4. 体表感觉诱发电位（SSEP）监测

SSEP的监测基础是大脑皮质感觉区对外周感觉神经受到刺激后发出的电脉冲信号做出的反应。脑缺血后SSEP的表现主要包括波幅降低和潜伏期延长，但目前尚不能确定SSEP波幅和潜伏期变化与脑缺血程度的量化关系，与EEG不同的是SSEP可反映皮层下感觉通路的缺血性改变。由于低温、低血压和麻醉药物均可对SSEP的结果产生影响，因此，对于SSEP在监测CEA术中脑缺血的价值目前尚不能完全确定。

5. 经颅多普勒（TCD）监测

应用TCD不仅可连续监测大脑中动脉血流速度（VMCA），更重要的是可及时发现血栓发生情况，是目前CEA术中应用最为广泛的无创脑血流监测方法。有学者认为，当VMCA下降60% ~ 70%时即提示必须放置分流管。TCD监测结果还可对分流管效果和建立分流时是否发生栓子脱落和发生栓塞具有重要参考价值。TCD频繁的血栓信号被认为与同侧局灶性脑缺血关系密切，对术后高灌注综合征有预防和诊断价值。尽管TCD可以反映大脑中动脉血流情况，但不能提示侧支及终末支血管及大脑前后动脉支的情况。有研究显示，颈动脉阻断后不一定导致BIS变化，只有当侧支或对侧脑血管代偿不足时方有BIS值降低。因此CEA操作至影响脑灌注步骤时，将TCD和BIS联合应用，可提高脑缺血的监测效果。

四、围术期常见并发症

1. 神经功能障碍

表现为短暂或永久性神经功能障碍，产生原因包括术中微小栓塞的形成、颈动脉阻断时的低灌注、剥脱后的过度灌注及由此产生的颅内出血。约25%的围术期卒中发生于术中，50%的神经功能障碍发生于CEA后4小时内。脑神经损伤是CEA常见围术期并发症，CEA围术期脑神经损伤的发生率为10%左右，多为持续数周至数月的可逆性脑神经功能缺失，常见的脑神经损伤为迷走神经、舌下神经、喉返神经和副神经。喉返神经损伤可抑制喉部保护性反射，并引起气道梗阻。精细的外科操作可减少发生率，发生后神经营养治疗可促进恢复过程。

2. 围术期血压波动

围术期血压波动是CEA围术期最为常见的并发症，严重的高血压可导致局部血肿和术后高灌注综合征。术前高血压缺乏系统治疗、麻醉深度不够和CEA过程对颈动脉窦压力感受器敏感性的影响是导致围术期高血压的常见原因。围术期低血压的发生率在5%左右，常见原因是颈动脉窦神经功能异常和容量不足。严重低血压还应考虑是否发生由心肌缺血导致的心功能障碍或衰竭。术前长期服用ACEI类药物也是导致围术期严重低血压的重要原因。

3. 高灌注综合征

高灌注综合征（HS）是由于原先低灌注区脑血流量显著增加，超过脑组织代谢需要而引起的一种严重并发症。其发病机制与长期低血流灌注导致的脑血管自动调节功能紊乱有关，主要表现为严重的单侧头痛、面部和眼部疼痛、癫痫发作及因脑水肿和（或）颅内出血引起的局灶性神经症状，发生率为 0.3% ～ 1%，一般出现在术前有严重颈动脉狭窄导致的脑血管神经自主调节功能异常者。大量研究显示，术前严重高血压患者发生 HS 的风险更高，严重者可导致围术期脑出血和死亡。

4. 伤口血肿

当发现血肿进行性增大时，应及时进行外科干预止血，防止严重血肿压迫气管。

（杨　光）

第九章　老年麻醉

第一节　老年人有关药理改变

老年人衰老的病理生理改变使药物的吸收、分布、代谢、排泄、生物利用度及清除速度都发生了改变。

一、吸入麻醉药

吸入麻醉药肺泡最低有效浓度（MAC）于 40 岁以后，每增龄 10 岁降低 4%。老年人功能残气量的增加使吸入气向肺泡的转运过程减慢，肺泡麻醉药浓度上升速度相应变慢。老年通气 / 血流比例失调增大，肺交换面积减少，使麻醉药向血的转运能力下降；老年人心排血量下降，血流从肺带走的麻醉药物相对减少；老年人吸入麻醉药 / 血气分配系数降低，肺血平衡加快，将减少自肺泡的摄取。而老年人体内脂肪含量增加，肌肉 / 血、肝 / 血分配系数增大，则组织对麻醉药的摄取也增加。以上改变将引起吸入麻醉剂诱导起效慢、效果明显而术后恢复延迟。

二、静脉麻醉药及阿片类镇痛药

静脉麻醉药如硫喷妥钠、地西泮、咪达唑仑、依托咪酯或丙泊酚及阿片类药物如芬太尼等可用于老年人，但敏感性显著增高，中枢神经抑制明显，呼吸抑制出现稍迟，但抑制时间显著延长，且易致呼吸停止，故对老年人静脉麻醉用药应掌握分次小量原则，首次用药量先减少 50%，待观察药效后，再酌情予以追加剂量。

三、肌肉松弛药

（1）老年人血浆胆碱酯酶活力减弱，药物清除率降低，故琥珀胆碱剂量需酌减，重复使用时更应减小。

（2）老年人非去极化肌松药的用量与年轻人相仿，药效也相同，但起效缓慢，作用时间明显延长，用药量需酌减。泮库溴铵于 75 岁消除半衰期为中青年的 2 倍；维库溴铵阻滞恢复时间为 45 min，年轻人仅 17 min，且反复用药可能产生蓄积。阿曲库铵则例外，剂量和效应几乎不受年龄影响。

（3）新斯的明的拮抗效应与年龄明显相关，静脉注射 0.05 mg/kg 的起效时间和最大拮抗肌松作用老年人虽与年轻人基本相仿，但作用时间延长至 42 min，年轻人仅 13 min。

（郭 瑜）

第二节 老年患者的麻醉方法

一、术前评估及麻醉前准备

（一）老年外科的特点

1. 老年人应激反应迟钝

老年人有时病情已十分严重，但自觉症状较轻，且多种疾病症状重叠，难以确诊。

2. 老年人并发症多

40% ~ 60% 的老年患者合并有心血管、呼吸或消化系统病变，30% 的老年患者术前已有 3 种或更多的疾病，这些并发症使病情加重，死亡率增高。

3. 老年人急诊、重症较多

老年人急诊、重症较多，易引起并发症（低温、水和电解质平衡失调、低血容量和感染）而增加死亡率。

（二）术前评估

充分的术前评估是保证老年人手术安全的重要前提。在评估麻醉和手术的风险程度时，一般均需考虑患者、手术、麻醉三方面的危险因素，主要与老年人原发病的轻重、并发症的多少及其严重程度、手术创伤密切相关。

根据上述老年外科的特点，术前评估包括患者的全身状况及心、肺、肝、肾等重要器官的功能，以及中枢神经系统和内分泌系统的改变。应详细了解患者的现在和过去病史，通过体格检查、实验室和影像检查，必要时增加一些特殊检查，对所获得的资料加以综合分析，采用 ASA 分级标准进行粗略的评估。

手术部位和手术创伤大小也是决定围术期危险大小的一个重要因素。在老年人，手术部位浅表或创伤小的手术与体腔、颅内或创伤大的手术相比，其死亡的危险相差 10 ~ 20 倍。

（三）麻醉前用药

老年人药物吸收、降解和排泄均减慢，药物耐受量小，因此，麻醉前用药剂量比年轻人减少 1/3 ~ 1/2。麻醉性镇痛药容易产生呼吸、循环抑制，除非麻醉前患者存在剧烈疼痛，一般情况下应尽量避免使用。老年人对镇静、催眠药的反应性也明显增高，应减量慎重使用，一般宜用咪达唑仑肌内注射，少用巴比妥类药。老年人迷走神经张力明显增强，麻醉前给予阿托品有利于麻醉的实施和调整心率。但患者心率增快、有明显心肌缺血时应避免使用，可以东莨菪碱代之。然而东莨菪碱易致老年人兴奋、谵妄，应酌情慎用。如合并青光眼，应禁用颠茄类药。

二、麻醉方法选择的原则

老年患者麻醉方法的选择应考虑以下因素。

1. 病情

老年人病情使其对麻醉药物的耐受性和需要量均降低，尤其对中枢性抑制药如吸入麻醉药、镇静催眠药及阿片类镇痛药均很敏感，易使其作用相对加强。

2. 手术性质对麻醉的要求

一般来说，对短小、表浅手术选用局部麻醉或区域阻滞；耻区手术和泌尿系统手术可选用连续硬膜外麻醉，平面控制在 T_8 以下，应用辅助药物时剂量应减小，避免对循环、呼吸的抑制；气管内插管全身麻醉只要掌握得当，对血流动力学干扰轻，且气管内插管便于维持呼吸道通畅和充分给氧，有利于维持和改善重要脏器功能。

3. 麻醉医师技术水平与临床经验

由于老年患者解剖、生理的特殊性，更加需要麻醉医师具有丰富的临床经验，熟练掌握操作技术。

三、常用的麻醉方法

（一）局部麻醉

局部浸润麻醉对全身生理功能干扰极少，麻醉后机体功能恢复迅速。但老年人对局部麻醉药的耐量降低，使用时应减小剂量，采用最低有效浓度。局部麻醉常用于体表短小手术和门诊小手术。

（二）神经阻滞

常用神经阻滞有：用于颈部手术的颈丛阻滞、用于上肢手术的臂丛阻滞、用于下肢小手术的腰丛及坐骨神经阻滞。其优点与局部麻醉相似。局部麻醉药的剂量要减小。

（三）椎管内麻醉

椎管内麻醉效果满意，且有一定的肌肉松弛作用，并能提供可靠的术后镇痛，故适用于老年人耻区、会阴和下肢手术。但椎管内麻醉对循环和呼吸容易产生抑制，而老年人的代偿能力差，因此阻滞平面最好控制在 T_8 以下，以不超过 T_6 为宜。

1. 硬膜外阻滞

老年人硬膜外麻醉常因骨质增生和韧带钙化致硬膜外穿刺、置管困难，正中法难以成功时，可改用侧入法穿刺。

老年人硬膜外间隙随着年龄的增长而变窄，容积减少；椎间孔闭缩，局部麻醉药向椎旁间隙扩散减少，因此老年人硬膜外阻滞所需局部麻醉药的量普遍减少。注药前应先开放静脉输液，连接好监测设备，准备好升压药物。注药速度宜缓慢，给药后密切观察，患者常规吸氧，遇有血压下降，应适当加快输液速度，必要时加用升压药物。

老年人施行硬膜外阻滞合用辅助药物时，剂量宜小，为年轻人的 1/3 ~ 1/2。遇麻醉效果不佳时，切忌盲目增加辅助用药，慎用氯胺酮，以免引起心血管意外。

2. 蛛网膜下隙阻滞（脊麻）

脊麻的阻滞效果确切完善，低位脊麻（T_{12} 以下）对循环、呼吸影响较轻，适用于下肢、肛门、会阴部手术。老年人脊麻有以下特点：起效快，阻滞扩散广，作用时间延长，因此用药剂量应酌减。近年来引进的连续脊麻，可小剂量分次注药，提高了脊麻的安全性，扩大了手术范围，降低了腰麻后头痛等并发症。

3. 脊麻 – 硬膜外联合阻滞

此种麻醉方法综合了脊麻和硬膜外麻醉的优点，具有起效快、用药量小、作用完全的特点，在作用时间和阻滞范围上较脊麻或硬膜外阻滞单独应用者优。其可用于老年人腹部和会阴联合手术、髋关节及下肢手术，注意事项同硬膜外麻醉及脊麻。

（四）全身麻醉

对老年患者全身情况较差、心肺功能严重受损及并发症复杂的，宜首选全身麻醉。全身麻醉与硬膜外阻滞联合应用，可减轻心脏负荷，改善冠状动脉血流，减少全身麻醉用药量，减轻全身麻醉药对机体的不良影响，还能提供良好的术后镇痛。

1. 麻醉诱导

麻醉诱导应力求平稳，减轻气管插管时的心血管应激反应，同时防止麻醉药用量过大引起的严重循环抑制和缺氧。老年人对常用的麻醉诱导药如芬太尼、阿芬太尼、咪达唑仑、丙泊酚等的敏感性增高，由于个体差异大，静脉用量很难准确掌握，故一般先从小剂量开始，逐渐加大用量。静脉麻醉药对血流动力学影响的程度由高到低依次为：丙泊酚、硫喷妥钠、咪达唑仑、依托咪酯，心血管功能差和血容量不足的以依托咪酯为首选。防止插管时心血管反应的方法很多，完善的咽喉、气管内表面麻醉对减轻插管时心血管反应作用肯定。有原发性高血压史，特别是术前高血压未得到较好控制的老年患者，全身麻醉诱导时应尽量避免浅麻醉下插管。

2. 麻醉维持

麻醉维持要求各生命体征处于或接近生理状态，注意维护重要器官功能，满足手术操作需要，抑制由于手术创伤引起的有害反射，其关键在于麻醉维持早期的平稳。一般而言，老年患者麻醉维持不宜太深，但过浅的麻醉会出现镇痛不全，使患者处于高应激状态或术中知晓，应予避免。

在给药方法上要特别注意其可控性。吸入麻醉的控制相对较容易，用于老年人麻醉维持是可取的。静脉麻醉药使用微量泵持续控制给药，较单次静脉注射给药易于控制，也较安全，吸入麻醉与静脉麻醉复合则更为灵活。老年人对肌松药的敏感性改变不大，但作用时间明显延长，故在满足手术需要的前提下，应及早停用肌松药。

呼吸和循环管理在全身麻醉维持中特别重要，老年患者对缺氧耐受力差，但过度通气对老年人也不利，可以引起冠状动脉痉挛、心肌缺血，如不及时纠正可能造成严重后果。老年人心血管和心脏储备功能差，输血输液时应精确计算其需要量，必要时行中心静脉穿刺置管，监测中心静脉压。

3．麻醉恢复

此期发生意外的可能性较高，最常见的是由呼吸功能恢复不全引起的通气不足、呼吸道梗阻、缺氧等并发症，其次是疼痛等不适引起的血流动力学改变。

老年人对麻醉药物的吸收、代谢速度减慢，术毕苏醒延迟或呼吸恢复不满意者较多见，最好进入麻醉恢复室继续观察和呼吸支持，尤其是并存高血压、冠心病等心血管疾病和肺功能不全者。虽然完全清醒并不是拔管的必要条件，但对老年人来说，待其自然完全苏醒后拔管比较安全。此时拔除气管导管要切实减轻或消除拔管时的心血管反应，以免发生心血管意外。对老年患者，使用肌松药和麻醉性镇痛药的拮抗药时必须慎重。

四、术后管理

老年人的术后管理质量与术后并发症的发生直接相关。呼吸功能不全和低氧血症是老年患者术后早期死亡的重要原因。术毕应待意识恢复、呼吸循环稳定方可拔除气管导管。对术后估计需进行呼吸功能支持的患者，应给予一段时间的机械通气支持，不要急于拔管。拔管后继续注意保持呼吸道通畅，并充分供氧。对拔管后出现严重呼吸抑制者，除给予相应拮抗药物外，应注意及早重新气管内插管（或置入喉罩等）辅助呼吸，切勿丧失抢救时机。对于一般老年手术患者，针对其氧合能力的降低，术后吸氧的时间不应小于 24 h。

良好的术后镇痛有助于术后并发症的防治和术后康复，但老年人各器官系统储备功能降低和药代动力学的变化，使老年患者的术后疼痛管理十分困难，应注意以下几个方面。

（1）联合使用多种镇痛方法，如患者静脉自控镇痛和局部神经阻滞联合使用，可以增加镇痛效果，同时减少麻醉药的毒性。

（2）部位特异性的镇痛方法是有益的，如上肢手术使用局部神经阻滞，胸部手术使用肋间神经阻滞。

（3）非甾体消炎药可使镇痛药的镇痛作用增强，同时减少其用量和炎性介质的释放。术后使用的镇痛药主要为阿片类药物，但要注意减少其用量。其他如感染的预防、合理的营养支持等，都是术后应该注意的。

（郭　瑜）

第三节　老年患者麻醉并发症及处理

认识老年人病理生理特点，再根据患者的具体情况，麻醉前做全面的评估及充分的准备，制定合适的麻醉方案，是减少和避免老年患者麻醉并发症的重要一环。

一、老年人生理特点

（1）随着年龄的增长，中枢神经、周围神经和自主神经发生退变及功能下降，手术后易发生认知功能障碍。

（2）随着年龄的增长，心血管系统疾病亦随之增加，表现为大动脉壁的弹性纤维增厚，血管变厚；心肌纤维化使心室顺应性降低和收缩性降低致心室射血分数降低，同时心率最大反应降低，心肌收缩舒张所需时间延长，导致心脏储备能力降低。

（3）肺实质及胸廓的改变，致肺弹性回缩能力降低，肺总容量降低，功能残气量增加，呼气时间延长，呼吸道阻力增加；呼吸肌张力降低，咳嗽无力，不能有效排痰。

（4）老年人肾脏滤过率降低，重吸收、浓缩、稀释功能及维持细胞外液容量和对电解质及酸碱平衡能力均明显降低，对药代动力学产生影响。

二、老年人麻醉特点

1. 术前评估及麻醉前准备

（1）全身状况。

（2）精神状态，有无认知障碍。

（3）心血管系统情况。

（4）血糖有无增高。

（5）电解质及血气变化。

（6）凝血状况，有无服用抗凝药。

（7）有无青光眼。

2. 老年人硬膜外麻醉特点

（1）韧带钙化，椎间隙变窄，穿刺困难。

（2）硬膜外间隙静脉丛充血和（或）血管硬化，易致硬膜外腔出血甚至血肿。

（3）椎间孔变窄，硬膜外腔绒毛样组织增生，有效空间变小，致阻滞范围意外扩大。

（4）硬膜外阻滞起效时间和强度随年龄增大而增加，用药随年龄增大而减小。

3. 麻醉前用药

（1）麻醉性镇痛药、镇静药用量宜小。

（2）东莨菪碱易致老年人兴奋、谵妄，以改用阿托品为好，对心动过缓的老年人亦可调整心率。

4．麻醉方法的选择

一般耻区及四肢手术可选择椎管内和神经阻滞麻醉，中、腹上区手术可根据患者全身情况及麻醉医师的业务程度、科室设备选用适当的麻醉方式，亦可选用硬膜外联合气管内全身麻醉。颅脑及胸部手术选用气管内全身麻醉。

三、麻醉并发症及其处理

1．呼吸系统

呼吸系统常见的并发症有呼吸抑制、呼吸道梗阻、支气管痉挛，主要原因是麻醉性镇痛药、肌松药残留作用及舌后坠，气道分泌物阻塞、刺激；处理方法有延迟拔管，充分吸除口腔及气管内分泌物，备口（鼻）咽通气道，吸氧。老年人麻醉后最好送麻醉恢复室观察至生命体征平稳。

2．循环系统

循环系统常见的并发症有高血压、低血压、心律失常、心衰。麻醉中应根据老年人的特点调整麻醉用药、麻醉深度及合理补充血容量，一旦发生，对症治疗。

3．中枢神经系统

麻醉后苏醒延迟，认为与麻醉药残留、低氧血症、低体温、高或低血糖有关，分析原因，对症处理。术后谵妄是麻醉术后较常见的现象，其发生率为 8% ~ 78%，与睡眠功能紊乱相关。一般术后应用一些催眠镇痛药如地西泮、氟哌利多和哌替啶来人工制造清醒－睡眠周期。

4．内分泌改变

应注意血糖变化。

（郭　瑜）

第十章 产科麻醉

第一节 孕妇生理变化

一、循环系统变化

妊娠期由于胎儿发育、子宫增大、代谢增高及内分泌改变，在血容量、血流动力学和心脏方面都可发生较大变化。

（一）血容量变化

孕妇总循环血量逐日增多，妊娠 33 周时达最高峰，平均增加 50%。此后逐渐下降，但仍比正常人多，产后 2 ~ 6 周才恢复正常。增加的血容量中，血浆成分占 50% ~ 60%，血细胞仅 10% ~ 20%，故血液呈稀释，血细胞比积减低，血黏度降低，红细胞沉降率加快，呈生理性贫血；同时水、钠潴留，表现为周围性水肿，直至分娩后始逐渐恢复。此可能与醛固酮、雌激素和黄体酮等内分泌增多有关。水、钠潴留将加重循环系统负荷，但尚不致引起心功能不全。

（二）心脏改变

从妊娠 8 ~ 10 周开始心率逐渐加快，34 ~ 36 周时达最高峰，以后逐渐下降。单胎妊娠心率一般增快 10 ~ 15 次/分，心脏容量从早孕到孕末期增加约 10%。由于心率增快，心搏量加大，心脏做功加重，心肌可呈轻度肥厚。妊娠后期因宫底位置升高致膈肌上抬，心脏可被向上向左推移，并沿前后轴旋转成横位，心尖冲动比正常人左移。

妊娠期高动力性循环使心音加强，肺动脉瓣区和心尖区出现 2 ~ 3 级收缩期吹风样杂音。有时因肺动脉生理性扩张在肺动脉瓣区可出现吹风样舒张期杂音，酷似肺动脉瓣关闭不全的杂音，但产后即消失。

妊娠后期心电图检查有电轴左偏，说明心脏沿长轴旋转。有些孕妇在Ⅲ导联出现 Q 波和 T 波倒置，Q 波在深吸气后可减小，T 波在深吸气后倒置减轻或转为直立。AVF 导联一般无 Q 波。上述心电图改变均可于产后消失。妊娠期可能出现房性或室性期前收缩等心律失常。

（三）血流动力学改变

因卵巢和胎盘激素的作用，妊娠 10 周内即见心排血量增加，在妊娠 20 ~ 28 周达最高峰，比正常增加 25% ~ 30%。妊娠期氧耗量增加，但心排血量的增加相较氧耗量增加为多。妊娠期动、静脉血氧差降低，可能与周围组织摄氧量不同有关，但主要由周围血流量重新分布，肾、皮肤、子宫血流量增加所致。子宫血流量在整个妊娠期中持续增高，肾及皮肤血流量则在早期即增高达高峰，此后或维持或略减少。

妊娠期心排血量的增加主要是由于每搏量加大，其次是心率加快。每搏量虽增多，但动脉压并不增高，周围血管阻力则降低。周围阻力降低意味着对血流急剧改变的防卫能力减弱，可以部分解释孕妇容易发生昏厥或肺水肿。总周围血管阻力在非孕妇为 170 kPa/s·L（1700 dyn/s·cm^{-5}），妊娠 7 个月降至 98 kPa/s·L（980 dyn/s·cm^{-5}），妊娠末期为 120 ~ 130 kPa/s·L（1200 ~ 1300 dyn/s·cm^{-5}）。周围阻力降低使舒张压比收缩压更下降，结果脉压增加。

妊娠末期血压的变化常受体位的影响。有 5% ~ 10% 的孕妇由于增大的子宫压迫下腔静脉，使回心血量减少，而发生仰卧位低血压综合征。当从仰卧位改成侧卧位时，心排血量可增加 22%，症状即解除。约有 1/4 孕妇在妊娠 25 ~ 30 周时右室舒张末压略增高，肺循环血流量增多，而肺动脉压不升高，说明肺血管阻力降低。

静脉压随妊娠月数而增高，下肢静脉压可比正常高 10 ~ 15 cmH$_2$O。子宫阵缩时经子宫流出血量为 250 ~ 300 mL，由此可使右房压升高。下腔静脉受压促使脊椎静脉丛血流增加，硬膜外间隙和蛛网膜下隙因静脉丛扩张而容积缩小，因此向该部位注入较少量局部麻醉药，即可得到较广泛的阻滞范围。同时硬膜外穿刺出血或血肿形成的发生率亦相应地增加。

妊娠期由于动脉、静脉张力增高，并存脑血管瘤者有可能发生破裂意外。

临产时有许多因素可增加心脏及循环负荷。第一产程中的子宫收缩，使子宫排出的血液进入循环，回心血量增加，心排血量可暂时增加 20% 左右，与产前心排血量相比约增加 40%，同时右心房压增高，平均动脉压增高约 10%，左心室做功增大。宫缩疼痛也引起每搏量增加，但麻醉后可消除。第二产程中，除子宫收缩外，腹壁肌与骨盆肌亦收缩，使周围血管阻力更增大。产妇屏气动作使肺内压显著增高，右室压力亦增高。如果并存左至右分流型先天性心血管病的产妇，可能转为右至左分流而出现发绀。同时，因腹内压力增加迫使内脏血流向心脏回流增加，故心脏负担明显加大。第三产程中，因胎儿娩出使子宫缩小，腹内压力骤减，血液回流到内脏血管床。产后子宫收缩，血液从子宫窦突然进入血循环，血容量又有增加，心排血量可增加 45%，每搏量和右心收缩力亦增加。疼痛也促使血压或静脉压升高、硬膜外间隙压和脑脊液压升高。随着胎儿娩出，由于末梢血管代偿性扩张，部分产妇的血压可不上升。此时如果使用麦角胺、甲氧胺或去氧肾上腺素，血压可能急骤升高，甚至可能发生脑血管意外。此时最好使用催产素或麻黄碱。

总之，整个妊娠过程中，循环负荷量显著加重，约有 2/3 患心脏病的孕妇可出现各种危险的并发症，如心力衰竭、肺充血、急性肺水肿、右心衰竭、感染性心内膜炎、缺氧和发绀，以及栓塞。

二、呼吸系统变化

妊娠期由于呼吸道毛细血管扩张，鼻、咽喉、支气管黏膜充血，可使鼻通气不畅。随子宫的体积和重量逐渐增大，膈肌被推挤上升，最大可升高 4 cm；下胸部肋骨逐渐外展，肋骨下角在妊娠末期可增大 50%（35°），胸廓容量亦增大，胸围可增加 5 ~ 7 cm。妊娠早期潮气量即开始持续增加直至妊娠后期，可达 800 mL；妊娠后期静息通气量可上升至 11 L/min，比非孕时增加 42%，增加量与体重及体表面积无关。通气当量（指吸收 100 mL 氧需要呼吸的空气量升数）的增加证实妊娠期存在过度通气。妊娠 24 周后，膈肌上升，补呼气量及余气量开始下降，至妊娠末期下降更为显著，可分别达 100 mL 及 200 mL，故功能余气量下降 300 mL，但孕期的过度通气可使下降的补呼气量得到代偿。因此，肺活量不论坐、卧或站立均可无大变化。

妊娠末期的血气分析检查为肺泡氧张力升高 6 ~ 10 mmHg，PaO_2 为 100 ~ 105 mmHg，$PaCO_2$ 为 32 mmHg，说明呼吸气体交换能力无损害。

分娩疼痛可致每分通气量增达 20 L/min，而 $PaCO_2$ 显著下降达 10 ~ 15 mmHg，pH 7.5 以上，说明存在过度通气和呼吸性碱中毒。适量使用镇痛药可提高 $PaCO_2$；利用硬膜外阻滞止痛，可保持 $PaCO_2$ 在 30 ~ 32 mmHg 或完全正常，PaO_2 为 97 ~ 100 mmHg。呼吸性碱中毒对妊娠子宫的循环和胎儿均不利，提示适当采用无痛分娩法，对产妇及胎儿均有益。

在妊娠过程中，如果出现呼吸困难，属肺活量显著下降的病理状态，多发生于严重贫血、心肺疾病、肺水肿或膈肌高度上移等孕妇。妊娠末期，因腹式呼吸受限，代偿能力极差，因此麻醉时应避免抑制胸式呼吸，脊麻时要防止阻滞平面过高。此外，麻醉时应加强呼吸管理。当施行气管插管时，更应注意避免口鼻黏膜损伤。

三、血液系统变化

妊娠期血容量的增加系血浆及红细胞两者均增加的结果。开始血浆容量增加，继之红细胞量增加，红细胞量在孕期可增加 30%。后因血浆容量的增加超过红细胞的增加，出现血液稀释现象，红细胞比积从 40% 下降为 33%，血红蛋白从 125 g/L 下降至 109 g/L。孕妇血浆及尿红细胞生成素增高，可刺激骨髓制造红细胞。

白细胞在妊娠期的变化有较大的个体差异。妊娠 8 周起轻度上升 9.5×10^9/L（9500/mm³），以后稳定在（10 ~ 12）× 10^9/L，主要是多形核白细胞，可持续至产后 2 周以后。这种生理现象常使作为感染诊断指标的白细胞计数受到困惑。

妊娠期间凝血因子亦发生改变。如血浆纤维蛋白原由正常 2 ~ 4 g/L（200 ~ 400 mg/dL），于妊娠后期升至 5 ~ 6 g/L（500 ~ 600 mg/dL），由此使血沉加快。临床作为风湿病活动期诊断和预后依据的血沉,在妊娠期就无价值。其他凝血因子,在孕期活性显著增加者有Ⅶ、Ⅷ、Ⅸ、Ⅹ因子,第Ⅱ因子仅轻度增加,而Ⅻ因子(纤维蛋白稳定因子)在妊娠期浓度下降。血小板于妊娠末期增加,产后可上升至 $500 \times 10^9/L$(50万/立方毫米),2 周后恢复正常。凝血酶原时间及部分凝血活酶时间随妊娠进展有轻度缩短。胎盘及蜕膜含大量组织凝血活酶(Ⅳ因子),与血液凝血活酶不同,无须许多因子的激活,所以在胎盘剥离的表面可很快发生血液凝固。正常妊娠期纤溶酶原显著增加,但溶纤维活力下降,不论是全血凝块的溶解时间还是优球蛋白溶解时间,均较非孕期明显延长。

近年的凝血研究发现,分娩后 3 ~ 4 天纤维蛋白原及第Ⅶ因子浓度上升,因而产褥期血栓栓塞形成的可能性增加。

四、消化系统变化

随着妊娠进展,胃肠道受增大子宫的推挤,使盲肠、阑尾移向腹腔的外上方;至妊娠晚期,胃向左上方膈肌顶部推移,并向右旋转 45°,形成程度不等的水平位。由于胃肠道解剖位置的改变,使急腹症的体征发生变异,易导致临床诊断上的困难。

胃液分泌及胃肠道蠕动,在孕期有不同程度的改变,与胎盘分泌大量黄体酮引起全身平滑肌普遍松弛有关,使胃肠道张力降低,蠕动减弱,胃排空时间及肠运输时间延长,又因胃贲门括约肌松弛、胃的位置改变及腹压增加,易导致胃内容物反流至食管。用电子压力测定仪测食管蠕动过程中的压力变化,正常胃肌肉的基础张力平均为 3 ~ 4 mmHg,括约肌静息压力为 1 ~ 16 mmHg;当孕妇出现胃灼热感时,少数有一过性食管张力增加12 ~ 22 mmHg,且蠕动停止。近年对孕期胃液分泌研究的结果表明,静息胃液分泌几乎无改变,至足月妊娠时胃液分泌量略低于正常,游离酸及总酸度均平行降低。这种生理性胃液分泌减少和低酸度至哺乳期可恢复正常。根据上述特点,特别对并存食管裂孔疝的产妇,胃内容物反流的机会更多,产科麻醉中要切实重视预防反流、呕吐及误吸意外。妊娠期肝血流量无变化,肝结构组织学检查亦无特殊改变,但肝功能有不少变化,大多出现于妊娠后期:血清蛋白下降,平均为 30 g/L,球蛋白轻度增加,A/G 比值下降;肝细胞分泌 BSP至胆汁的功能下降,但吸收及贮存 BSP(骨唾液酸蛋白)的能力加强;少数孕妇麝香草酚浊度试验、脑磷脂胆固醇絮状试验呈阳性反应。从妊娠早期起碱性磷酸酶活性升高,到足月几乎增长 3 倍。正常妊娠期胆碱酯酶活性下降,较非孕妇下降 25%。孕期胆囊功能下降,常呈低张性扩张,胆汁黏稠,故一般认为妊娠有促进胆石形成的倾向。

五、内分泌系统变化

妊娠期为适应生理变化的需要,除胎盘合成的与胎儿分泌的激素起很大作用外,母体的内分泌腺亦积极参与,以满足适应性变化的需要。

(一)垂体

妊娠期中腺垂体增大,腺小叶内的催乳激素细胞增生肥大,但神经垂体,不论在组织结构或催产素—加压素功能方面均无特殊变化。孕期垂体生长激素浓度显著下降，促性腺激素也下降。

（二）甲状腺

孕妇的基础代谢率可增高 10.4% ± 5.9%，血清甲状腺激素浓度逐渐上升。甲状腺结合球蛋白（TBCT 浓度）平均为 53 mg/dL（非孕妇为 16 ~ 24 mg/dL），蛋白结合碘（PBI）为 7 ~ 12 μg/dL（非孕妇为 4 ~ 8 μg/dL），血清甲状腺素（T_4）为 16.2 ± 1.67 μg/dL（非孕妇 8.1 ± 6.5 μg/dL），均为非孕妇的 2 倍。有 40% ~ 70% 孕妇甲状腺增大。孕期垂体促甲状腺激素（TSH）浓度为 7 微单位 / 毫升，较非孕的 0.25 微单位 / 毫升明显升高。

（三）甲状旁腺

甲状旁腺呈生理性增生，激素分泌增加，钙离子浓度下降，临床上多见低钙血症。

（四）胰腺

孕期糖类及脂肪代谢明显改变。通过放射免疫法测定，证实血液胰岛素浓度随妊娠进展而增高，但因胎盘催乳激素及游离皮质醇导致糖尿及对抗胰岛素作用增加，胰腺对葡萄糖清除能力却大为降低，因而并存糖尿病孕妇的症状往往加重。

（五）肾上腺皮质

孕期肾上腺皮质的形态无明显改变，但由于妊娠期雌激素增加，血清皮质醇浓度亦增加，说明孕期肾上腺皮质激素处于功能亢进状态。孕期中肾上腺皮质对外源性 ACTH 反应则较迟钝。

（六）肾素 - 血管紧张素 - 醛固酮系统（RAAS 系统）

RAAS 系统对正常妊娠期间血压 - 血容量稳定性的调节起重要作用。据研究，孕期雌激素可使血浆中肾素活性增强 3 ~ 10 倍；血管紧张素原已增加数倍，故可产生更多的血管紧张素 II。肾素 - 血管紧张素系统是醛固酮分泌增多的刺激源。孕妇醛固酮分泌量早在妊娠 15 周开始增多，以后逐渐增加，足月时已为非孕妇的 10 倍。高肾素活性及高醛固酮可抵消大量黄体酮所致的排钠利尿及肾小球滤过率增高，起防止发生负钠平衡及血容量减少的代偿作用。此外，肾素具有影响动脉紧张度和有效血容量，调节血压的作用。综上所述，可知妊娠期 RAAS 系统功能的增强，起稳定血流动力的功效。

六、代谢变化

妊娠期基础代谢率增高，到末期可达 15% ~ 20%，氧耗量增加 20% ~ 30%，主要为子宫血管营养区域所用。

孕期糖代谢有显著变化，在皮质激素及胎盘催乳素抑制胰岛素功能的作用下，外周葡萄糖利用率降低，肌肉糖原储存量减少，血糖增加及餐后血糖增高维持时间延长，借此可使更多的糖量透过胎盘进入以满足需要。由于肾小球滤出的糖量超过肾小管的回收量，因此有 20% ~ 30% 孕妇出现间断性糖尿现象。有 20% 孕妇的口服葡萄糖耐量试验异常，恢复正常时间比非孕期约延长 1 小时。孕妇表现隐性糖尿病者，胎儿的出生体重可明显高于一般平均体重，围生期死亡率及畸形发生率也较高。

近年，对孕期饥饿低血糖的发生有了进一步的认识。非孕妇饥饿后血糖浓度平均为 3.6 mmol/L（66 mg/dL），而孕妇为 3.3 mmol/L（60 mg/dL），禁食 48 小时后，孕妇的血糖浓度下降更剧烈，可低于 2.2 mmol/L（40 mg/dL），最后可出现酮尿，说明妊娠期糖的代谢与非孕妇者不同，麻醉管理上对此应加以注意。

妊娠期脂肪积存是母体储藏能量的主要方式。孕期 30 周时机体有 4 kg 脂肪储存，孕妇肠道吸收脂肪的能力增强，因而血脂增高是正常妊娠的另一特点。所有脂类包括胆固醇、胆固醇酯、磷脂、三酰甘油及游离脂肪酸均增加，且均与蛋白质结合形成脂蛋白。由于妊娠期能量消耗较大而糖储备相对减少，因此，在妊娠期如因劳动或产程过长而消耗过多能量时即需动用脂肪提供能量，此时易因氧化不全而产生酮体，出现酸中毒。

孕期蛋白质代谢增加，但仍保持正氮平衡。血浆总蛋白量在妊娠期虽降低 13%，平均为 62.5 g/L，因血浆蛋白最低值时间与血浆量最高值时间均在妊娠 32 ~ 36 周时，因此血浆蛋白量的下降是生理性血液稀释的结果，白/球蛋白比值从未孕期的 1.5 ~ 2.5 降至 1 ~ 1.8。血浆中清蛋白减少，导致血液胶体渗透压下降，使孕妇有形成水肿的倾向。用 ^{131}I 标记的清蛋白示踪观察发现，仅有微量清蛋白透过胎盘进入胎体，但大分子量的球蛋白，尤其是 γ 球蛋白却大量转运入胎体，球蛋白为血内许多物质如激素和铁等的载体。

妊娠期母体分泌大量甾体激素对水和电解质的滞留起重要作用。近年研究证实，孕妇水分潴留的个体差异极大，其变量系数高达 34%，较孕妇体重增加的变量系数 30% 还大，孕期总体液量平均增加 8.5 L，占体重增加量的 70%。妊娠期水的交换面积扩大，在母体与胎儿之间发生大量水及电解质代谢，其特点是总体液量增加伴随等渗的盐潴留，妊娠期水潴留主要发生在组织间隙。孕期钠为正平衡，妊娠后半期每周平均潴留钠 3.8 g（1.6 ~ 8.8 g），全孕期钠总潴量 20 ~ 25 g。孕早期钾含量从 2370 mmol 下降至 1982 mmol，至孕末期又恢复至 2531 mmol。孕期钠与钾含量之比向钠侧递增，是因孕期以细胞外液增加为主。孕期钾平均值为 4.1 mmol/L，为非孕正常值的低限，可能与糖和蛋白质组成的需要有关。血清镁正常值为 1.07 mmol/L（2.6 mg/dL），于孕妇分娩前降至 0.73 mmol/L（1.78 mg/dL），由此使子宫肌应激性增强。维生素 B_6 和维生素 E 有助于镁水平的提高，镁使肌肉松弛，镁减少则肌肉应激性增强。分娩开始静脉注射硫酸镁，可使宫缩松弛，频率与强度相应减弱。肾功能减退者排镁减少，故临床应用镁前，应了解患者的肾功能。钙对维持中枢神经及自主神经系统正常功能起重要作用，整个妊娠期中需储备钙 3.5 ~ 4.5 g，每天平均需钙 1.5 g，而一般饮食不能满足此要求。如果孕妇体内钙储备不足或饮食缺钙，则胎儿所需的钙将取自母体骨骼组织，此时血清钙浓度影响尚不大。因此，孕妇血清钙在正常值范围，不能排除缺钙。孕期血浆中除氯以外，磷酸盐、碳酸氢盐及 NH_4^+ 均有轻度下降。妊娠末期代偿增强，尿中 NH_4^+ 排出量增高，每 24 小时为 57 ± 25 mmol，而正常时仅 37 ± 8 mmol。孕期酸碱平衡系统负荷加重，孕妇的过度通气使肺泡 CO_2 张力下降。血中碱储备减少，处于代偿性呼吸性碱中毒状态，血浆 NCO_3^- 处于正值的低限，pH 轻度上升。这种情况使母儿血液的 CO_2 分压差增加。有利于母儿的气体交换。此外，分娩过程中因体力消耗，代谢增高，血中乳酸、丙酮酸等产物增加。如果产妇未进饮食，上述变化将加重，常引起代谢性酸中毒。

（陈　琛）

第二节　麻醉药对母体、胎儿及新生儿的影响

自 1847 年 Simpson 首先应用乙醚于产科麻醉以来，产科麻醉一直存在争论与分歧。争论的焦点在于麻醉对产妇的安全性和麻醉药及辅助用药对胎儿、新生儿的影响。用于产科麻醉的方法和药物，影响母体和胎儿的关键是药物向胎盘的移行和药物对子宫收缩的影响。

一、胎盘的运输功能

根据物质的性质与胎儿的需要，有不同的运输方式，可概括为以下四种。

（一）单纯弥散

这是胎盘物质交换中最重要的方式之一。物质分子从高浓度区域移向低浓度区域，直至平衡。通过单纯弥散从母体进入胎体的物质有两类：一类是维持体内生化平衡的物质，如水、电解质、氧、二氧化碳等，其运输速度以 mg/s 计算；另一类大部分为外来物质，除抗代谢药物外，均以单纯弥散方式由母体进入胎体。

单纯弥散受多种因素的影响，如弥散的速度与胎盘膜两侧的物质浓度差大小及交换面积大小成正比，与膜厚度成反比。有的药物在一般剂量下转运率极低，但用药量过大而形成浓度差加大时，有可能大量通过胎盘进入胎体，产生意外的药物效应，给胎儿造成危害。物质分子量小于 600（即葡萄糖分子量 3 倍以内）的物质，容易通过胎盘，分子量大于 1000 的物质较难通过；脂溶性高低、油水分配系数也影响通过胎盘的难易。

目前认为，胎盘膜和血－脑脊液屏障一样为脂质屏障，由磷脂构成，具蛋白质性质。凡脂溶性高、电离度小的物质均易透过胎盘，有许多麻醉药及镇痛药即属此类，如易溶于脂肪的硫喷妥钠，能很快透过胎盘，2 分钟后母胎浓度即相等；吸入麻醉药，由于分子量小，脂溶性高，也能够迅速进入胎体。难溶于脂肪、电离度强的物质如 THAM（三羟甲基氨基甲烷）、琥珀胆碱、筒箭毒碱、戈拉碘铵等则较难透过胎盘。

（二）易化弥散

有些物质的运输率如以分子量计算，超过单纯弥散所能达到的速度，目前认为有另一种运载系统，对某些重要物质起加速弥散作用，如天然糖、氨基酸、大多数水溶性维生素等。运输速度以 mg/min 计算。

（三）主动传递

由于胎体内的某些物质浓度较母体高，故不能用弥散规律解释，目前认为由主动传递运输，后者需消耗一定的能量，通过胎盘膜细胞线粒体内有高度活力的 ATP 酶进行，如抗

代谢药、无机铁、氨基酸等都属此类。速度以 mg/h 计算。

（四）特殊方式

主要为免疫物质的运输，有下列两种方式。①细胞吞饮：运输极少量大分子物质如免疫活性物质及球蛋白等。胎盘微绒毛的刷状缘通过阿米巴式运动，能将极小的母血浆微滴包裹而吞入，并以相当慢的速度（以 mg/d 计算）送入胎儿的毛细血管。②渗漏：通过胎盘绒毛上比较大的微孔或小缺口，完整的母血细胞能进入胎血。

二、胎儿及新生儿药物代谢的特点

从胎盘经脐静脉进入胎体的药物，约有 50% 进入肝脏被逐渐代谢，其余部分则从静脉导管经下腔静脉进入体循环，待到达脑循环时药物已经稀释，因此，脑组织中麻醉药浓度已相当低。但胎儿与新生儿血 – 脑脊液屏障的通透性高，药物较易通过，尤其在呼吸抑制出现 CO_2 蓄积和低氧血症时，膜通透性更增大。

胎儿与新生儿的肾滤过率差，对药物排泄能力比成人低，并相对缓慢。肾小球滤过率为成人的 30% ~ 40%，肾小管排泄量比成人低 20% ~ 30%，尤其对巴比妥类药排泄缓慢。

胎儿肝的重量为体重的 4%（成人为 2%）。近年来发现胎儿肝内的细胞色素 P450，与 NADPH– 细胞色素 C 还原酶、巩膜血管膜部转移酶的活性等与成人无显著差异，因此肝脏对药物的解毒功能无明显差别。

三、麻醉药对母体与胎儿的作用

麻醉药和麻醉性镇痛药都有程度不同的中枢抑制作用，且均有一定数量通过胎盘进入胎儿血循环。因此，在用药时必须慎重考虑用药方式、剂量、用药时间及胎儿和母体的全身情况。如果胎儿在药物抑制高峰时刻娩出，则有可能发生新生儿窒息，特别对早产儿更应慎重。

（一）麻醉性镇痛药

麻醉性镇痛药如吗啡、哌替啶、芬太尼等，都极易透过胎盘，且对胎儿产生一定的抑制。

1. 哌替啶

母体静脉注射 50 mg 后，2 min 内胎儿血即可检出，6 分钟后母血与胎血内的哌替啶浓度可达平衡；改用肌内注射，脐静脉的哌替啶出现较延迟，浓度也较低。于分娩前 1 h 肌内注射 50 ~ 100 mg，娩出的新生儿与未用药者无明显差异。但如果在娩出前 2 h 肌内注射，新生儿呼吸抑制率明显增高，4 h 内娩出者，呼吸性酸中毒的程度增加。近年证实哌替啶抑制新生儿的呼吸中枢是通过其分解产物去甲哌替啶、哌替啶酸及去甲哌替啶醇所产生，此类产物在胎儿肝内形成。哌替啶生物降解需 2 ~ 3 小时，因此可以解释在胎儿娩出前 1 h 用药，娩出的新生儿情况正常，于娩出前 2 ~ 3 小时用同样剂量，则新生儿都有呼吸抑制现象。这说明哌替啶以在娩出前 1 h 内或 4 h 以上使用为宜。由于临床对胎儿娩出的时间不易准确估计，所以用药以越接近娩出越好。哌替啶有促进宫缩作用，但子宫肌张力不降，宫缩频率及强度增加，故可使第一产程缩短，可能与其镇痛及加强皮质对自主神经调整功能等作用有关。新生儿一旦出现呼吸抑制，可用烯丙吗啡 0.1 ~ 0.25 mg 经脐静脉注入以对抗。

2. 吗啡

该药透过早产儿血－脑脊液屏障的浓度大于哌替啶，故禁用于早产。又因对母体易引起恶心、呕吐、头晕等不良反应，故目前在产科已基本弃用，而被哌替啶所替代。

3. 喷他佐辛

该药作用时间 2 ~ 4 h，肌内注射 1 h 内 30 mg，或静脉注射 15 min 内 15 ~ 20 mg，可发挥最强镇痛作用。较大量静脉注射可使血压轻度上升，心率增快。该药 0.2 mg/kg，产生的呼吸抑制与哌替啶 0.7 mg/kg 相等。该药可加强宫缩，缩短第二产程。胎儿对该药的摄取能力较对哌替啶者强。

4. 芬太尼

该药可在分娩第二期经硬膜外间隙注入 0.1 mg 而获得良好镇痛，并使宫缩加强。其有作用出现快、维持时间短的特点。

（二）非巴比妥类镇痛药

1. 地西泮

地西泮容易通过胎盘，静脉注射 10 mg 在 30 ~ 60 s 内，或肌内注射 10 ~ 20 mg 在 3 ~ 5 min 内即可进入胎儿。母体肌内注射 10 mg，26 ~ 40 min 后，脐静脉血平均浓度为 70 ng/mL，而母体血浆浓度仅 38 ng/mL，40 min 后母胎血内的浓度方达平衡，其后胎血浓度又复增加，与胎儿血浆蛋白对地西泮有较强亲和力有关。地西泮在新生儿的半衰期为 30 ± 2.2 h，但 4 ~ 8 天后仍可检出其代谢产物（去甲西泮）。地西泮可引起新生儿血内游离胆红素浓度增高，易诱发核黄疸。有人报告用于产钳和臀位分娩，地西泮比吸入麻醉引起的并发症少，故适用于产科。其他安定药（如氟哌利多、氯氮）可与芬太尼、哌替啶合用，以消除产妇紧张、疼痛而无呼吸循环不良反应。咪达唑仑通透胎盘较地西泮少，该药对胎儿影响尚不清楚。

2. 咪达唑仑

咪达唑仑有高度亲脂性，微溶于水，商品为盐酸盐，在体内释出亲脂性碱基，可迅速透过胎盘，但透过量少于地西泮，对胎儿的影响尚不清楚。其抗焦虑、催眠及抗惊厥的效力为地西泮的 1.5 ~ 2 倍。该药本身无镇痛作用，但可降低吸入全身麻醉药的 MAC，与麻醉性镇痛药有协同作用；有一定的呼吸抑制，对血流动力学也有影响。其在产科麻醉方面只宜用作不适用硫喷妥钠患者的全身麻醉诱导用药。

3. 氯丙嗪

氯丙嗪主要用于先兆子痫和子痫患者，以达到解痉、镇静、镇吐及降压作用。肌内注射 12.5 ~ 25 mg 后 1.5 ~ 2 min 可通过胎盘，对子宫无明显影响，过量引起中枢抑制，少数敏感者可出现一过性黄疸，患有严重肝损害者慎用。有人认为氯丙嗪的抗应激作用可提高新生儿复苏率。临床多与哌替啶、异丙嗪合用。

4. 异丙嗪

异丙嗪在母体静脉注射 1.5 min 后即可在脐静脉血中检出，对子宫肌张力无影响，个别产妇用药后出现躁动。近年来神经安定药如氟哌利多已被逐渐采用，异丙嗪及氯丙嗪已罕用。

（三）巴比妥类药

巴比妥类药都可迅速透过胎盘。药物在胎盘移行中受 pKa 的影响比脂溶性因素更大。如戊巴比妥的 pKa 为 8.02，异戊巴比妥的 pKa 为 7.78，两者脂溶性相同，但前者的胎盘移行速度比后者为快。硫喷妥钠静脉注射用于剖宫产时很少出现初生儿睡眠，这是因为硫喷妥钠静脉注射后，移行到脑内的硫喷妥钠浓度低，故不引起初生儿睡眠。

戊巴比妥钠 0.1 g 肌内注射或口服，5 ～ 20 分内透过胎盘，但治疗量无明显呼吸抑制作用，对子宫也无明显影响。

（四）全身麻醉药

1. 氯胺酮

该药 1968 年用于产科，具有催产、消除阵痛、增强子宫肌张力和收缩力的作用，对新生儿无抑制，偶可引起新生儿肌张力增强和激动不安（有的报道占 2%）。氯胺酮静脉注射 1.5 mg/kg，可作为全身麻醉诱导，或在胎头娩出时静脉注射 0.25 mg/kg，或在会阴侧切时静脉注射 0.6 ～ 0.7 mg/kg。氯胺酮禁用于有精神病史、妊娠高血压综合征或先兆子宫破裂的孕妇。

2. 异丙酚

异丙酚为水溶性乳剂，乃一新的静脉催眠药，催眠效能较硫喷妥钠强 1.8 倍。该药起效快，维持时间短，苏醒迅速。该药可透过胎盘，大剂量使用（用量超过 2.5 mg/kg）可抑制新生儿呼吸。该药说明书强调：妊娠期异丙酚除用作终止妊娠外，不宜用于产科麻醉。也有人报道：异丙酚用于剖宫产有许多优点，患者迅速苏醒，未引起新生儿长时间抑制。但异丙酚无论用于全身麻醉诱导还是维持，很多产妇发生低血压，故应慎重。哺乳期母亲用后对新生儿安全尚有顾虑。

3. γ－羟丁酸钠（γ-OH）

γ－羟丁酸钠 1961 年以来用于难产和胎儿窒息，具有增加宫缩频率和速度，强化催产药作用和促进宫缩的作用，可透过胎盘预防胎儿缺氧性脑并发症。一次静脉注射 60 mg/kg，使脑血流量减少，改善脑代谢的抑制，氧耗量降低，葡萄糖消耗量减少，乳酸盐和丙酮酸盐产量下降。剖宫产时，当胎儿出现代谢性酸中毒而需快诱导时，可先注入 γ-OH 40 ～ 60 mg/kg，然后注入 2.5% 硫喷妥钠 3 mg/kg 与琥珀胆碱 1 mg/kg，进行诱导插管，并以氧化亚氮及肌松药维持，可改善非机械性原因引起的胎儿心率变化。本药禁用于严重妊娠高血压综合征、先兆子痫或低钾血症产妇。

4. 硫喷妥钠

该药 1936 年始用于产科，迄今仍用于分娩第二期，不影响子宫收缩，可迅速通过胎盘，但胎儿的摄取量与母体所用剂量不呈成比关系。本药用于妊娠期的半衰期比非妊娠期者长 2 ~ 3 倍。健康新生儿的 Apgar 评分与所用剂量及脐静脉血中的药物浓度无直接相关。大剂量硫喷妥钠可能抑制新生儿呼吸，故应限制剂量不超过 7 mg/kg。因胎儿窘迫而需作急症剖宫产时由于巴比妥类药对脑似有保护作用，故仍可考虑用本药作麻醉诱导。

5. 安泰酮和内泮尼地

安泰酮和内泮尼地可在胎儿娩出时短时间使用。本药可透过胎盘，对呼吸循环产生不同程度的影响，但不影响宫缩，妊娠高血压综合征、癫痫、心脏病或低血容量患者，以及过敏体质者禁用。

6. 氧化亚氮

氧化亚氮可迅速透过胎盘，母胎间的血浓度差为 55% ~ 91%，且随吸入时间延长而成比例增加。氧化亚氮对母体的呼吸、循环、子宫收缩力有增强作用，使宫缩力与频率增加。用于产科多取半紧闭法作间歇吸入，可在分娩第一期末宫缩前 20 ~ 30 秒吸入。氧化亚氮用 3 L/min，O_2 用 3 L/min，氧化亚氮浓度最高不超过 70%。

7. 恩氟烷与异氟烷

恩氟烷与异氟烷的镇痛作用比氟烷稍强，低浓度吸入对子宫收缩的抑制较轻，麻醉诱导则较氟烷慢。异氟烷与前述强效麻醉药一样，引起与剂量相关的子宫收缩抑制，浅麻醉时对子宫抑制不明显，对胎儿也无明显影响；深麻醉对子宫有较强的抑制，容易引起分娩子宫出血，同时对胎儿不利。

8. 七氟烷与地氟烷

七氟烷与地氟烷就理化性质而言，较氟烷更易通透胎盘，对子宫收缩的抑制强于氟烷。地氟烷对血流动力学的影响弱于异氟烷，肌松效应在相同 MAC 条件下强于异氟烷和氟烷，故对子宫肌的抑制强于异氟烷，地氟烷可迅速通透胎盘。

（五）肌肉松弛药

1. 琥珀胆碱

琥珀胆碱脂溶性低，且可被胆碱酯酶迅速分解，故在常用剂量时，极少向胎儿移行，新生儿体内亦无此药。但用量在 300 mg 以上或一次大量使用，仍会移行至胎儿，3 分 30 秒时可与母血浓度相平衡。动物实验已证明琥珀胆碱可向胎儿移行。如果孕妇胆碱酯酶活性异常，使用琥珀胆碱后，偶可引起母子呼吸抑制。

2. 筒箭毒碱

筒箭毒碱过去认为其胎盘通透率很小。近年在剖宫产麻醉中的研究表明，静脉注入后 2 h 脐血中即可出现，6 ~ 10 min 后，脐血浓度为母血浓度的 10%。临床反复大量使用筒箭毒碱可引起母子均无呼吸，但可用抗胆碱酯酶药拮抗。

3．加拉碘铵

加拉碘铵其分子量小，通过胎盘较简箭毒碱快。静脉注射 80 mg 后 3 min 即可透过胎盘，抑制胎儿呼吸，故不适用于剖宫产手术。

4．潘库溴铵

潘库溴铵分子量较大，临床研究表明也可透过胎盘，但临床上未见有异常情况。

5．新的非去极化肌松药

近年来新的非去极化肌松药逐年增加，其中以阿曲库铵和维库溴铵或可作为标准药。哌库溴铵和多库氯铵为较新的肌松药，此后开发的以短效见长的米库氯铵和中效的罗库溴铵，使临床用药有更多的选择。上述药物都是高度水溶性药，故不易（并非完全不能）通过脂质膜屏障，如胎盘屏障。产科使用的理想肌肉松弛药应具有起效快、持续时间短、很少通过胎盘屏障、新生儿排除该药迅速等特点。阿曲库铵的理化特点接近上述条件，它是大分子量的季胺离子，脂溶性低，50% 与蛋白结合，所以通透胎盘屏障受限。有的学者观察，给剖宫产的产妇使用阿曲库铵 0.3 mg/kg，肌松满意，作用持续时间短，仅微量通过胎盘，胎 - 母间比值为 12%，娩出新生儿 Apgar 评分正常，只有出生后 15 分 NACS 评分（神经学和适应能力计分）55% 正常，45% 较差，说明使用阿曲库铵后的新生儿自主肌肉张力较差，表现为颈部屈肌和伸肌主动收缩力较差，生后 15 min 时仍有残存肌松现象，这对不足月的早产儿应予以注意。

（六）局部麻醉药

局部麻醉药注入硬膜外间隙，母体静脉血局部麻醉药浓度可在 20～30 分时达最高值，脐静脉血中浓度在 30 分时达最高值。不同的局部麻醉药进入胎盘的移行速度也不同，影响因素有以下几个。

1．局部麻醉药的蛋白结合度

与母体血浆蛋白的结合度，丁吡卡因为 88%～95%，利多卡因为 45%～55%；与胎儿血浆蛋白的结合度，布吡卡因为 51%～66%，利多卡因为 14%～24%。局部麻醉药与血浆蛋白结合度高者，通过胎盘量少，进入胎儿血的量也小。

2．局部麻醉药的分子量

分子量在 350～450 或以下的物质容易通过胎盘，常用的局部麻醉药的分子量都在 400 以下，故均较易通过胎盘。

3．局部麻醉药的脂质溶解度

局部麻醉药中，脂质溶解度较高者，均较易于通过胎盘，后者决定于局部麻醉药的 pH 和油 / 水溶解系数，如利多卡因 pH 为 7.20，溶解度为 30.2，较易通过胎盘。

4．局部麻醉药在胎盘中的分解代谢

酰胺类局部麻醉药如利多卡因、甲哌卡因、布吡卡因，大部分在肝脏经酶的作用而失活，不被胎盘分解；其代谢过程也远较酯类局部麻醉药缓慢。因此，大量用酰胺类局部麻醉药的不良反应较酯类者多，但由于前者作用可靠，渗透性强，作用时间较长，不良反应

尚不多，故仍被普遍用于产科。

酯类局部麻醉药如普鲁卡因、氯普鲁卡因、丁卡因等，大多经血浆或肝内假性胆碱酯酶水解，也在胎盘内水解，因此移行至胎体的量少，故较安全。

普鲁卡因局部浸润时，3～5 min 即可通过胎盘，但对胎儿呼吸及子宫收缩均无影响。利多卡因注入硬膜外间隙 3 min 后，胎儿血内的浓度约为母血浓度的 1/2，加用肾上腺素可降低母胎血内浓度，但不能延缓透过胎盘的速率。

丙胺卡因：有仅用内胺卡囚 290 mg 而引起新生儿血红蛋白血症的报道，故应控制其使用剂量。因其肌肉松弛作用较差，虽可用于产科麻醉，但并不理想。

布吡卡因：化学结构和药理作用与丙胺卡因类似，作用维持时间长，胎儿娩出时脐血内浓度相当于母血的 30%～40%。

甲哌卡因：较利多卡因更易透过胎盘，胎儿娩出时脐血内浓度约为母血浓度的 65%。随母体用药次数增加，可产生蓄积，毒性作用的持续也较长，故不是产科理想的局部麻醉药。

罗哌卡因：该药作用强度大于丁哌卡因，对运动神经阻滞弱于丁哌卡因，蛋白结合率 95%，毒性作用特别是心脏毒性作用小，0.125% 以下的浓度可产生感觉阻滞而不产生运动神经阻滞，是产科镇痛较理想的局部麻醉药。

总之，产科常用局部麻醉药除胎儿窘迫、宫内窒息或酸中毒情况外，只要子宫、胎盘和脐带血流正常，pH 维持在生理范围，氧合良好，在麻醉和镇痛时，并未见到临床应用剂量的局部麻醉药对新生儿有何危害。

（陈　琛）

第三节　产科常见手术麻醉

现代产科最显著的进展是在分娩前运用新技术进行监测，建立各种产前检查正常值图表，预先了解和估计胎儿情况。观察胎儿心率和胎动情况，可掌握有无胎儿宫内窘迫。产前通过超声波检查、X 线检查、胎儿心电图及各种激素测定（如尿雌三醇、血雌三醇与胎盘泌乳素、甲胎蛋白和羊水分析等），可对胎盘功能和胎儿情况做出全面估计，制订分娩计划，为紧急产科处理创造条件。在分娩过程中，使用胎心－宫缩监护仪，测定胎儿头及血酸碱值和血气分析等，可做到尽早了解和处理产程及麻醉中的异常情况。这样不仅降低了围生期新生儿死亡率，且可对各种麻醉方法在产科中的地位做出科学评价。

近年来我国剖宫产率显著增高，一般为 30% 以上，而宫内操作手术如内倒转术、产钳、毁胎术、脐带脱垂复位术等则已相对减少。提高手术效果、保证母儿安全、减少手术创伤和术后并发症是产科麻醉应重点掌握的原则。

一、术前准备及注意事项

大多数产科手术属急症性质，麻醉医师首先应详细了解产程经过，对母胎情况做出全面估计；了解既往病史、药物过敏史及术前进食、进饮情况。产妇一旦呕吐而发生误吸，将给母胎造成致命后果，故必须重视预防。呕吐误吸最好发的阶段在全身麻醉诱导期、镇痛药或镇静药过量或椎管内麻醉阻滞范围过广的情况下。麻醉前严格禁食至少 6 小时有一定预防功效。为此，产妇入院后，对估计有手术可能者尽早开始禁食禁饮，并以葡萄糖液静脉滴注维持能量，临产前给予胃酸中和药。对饱胃者，应设法排空胃内容物。如有困难，应避免采用全身麻醉；必须施行者，应首先施行清醒气管内插管、充气导管套囊，以防止呕吐误吸。对妊娠高血压综合征、先兆子痫、子痫及引产期产妇或有大出血可能的产妇，麻醉前应总结术前用药情况，包括药物种类、剂量和给药时间，以避免重复用药的错误，并做好新生儿急救及异常出血处理的准备。

麻醉方法的选择应依据母胎情况、设备条件及麻醉者技术掌握情况而定。为保证安全，麻醉前麻醉医师必须亲自检查麻醉机、氧气、吸引器、急救设备和药物，以便随手取用。麻醉前要常规静脉补液，做好输血准备。麻醉时必须充分供氧，并尽力维持循环稳定，注意并纠正仰卧位低血压综合征。应用升压药时要注意升压药与麦角碱之间的相互协同的升压作用。

二、剖宫产术的麻醉选择

（一）局部浸润麻醉

局部浸润麻醉在我国常用，特别适用于饱胃产妇，但不能完全无痛，宫缩仍存在，肌肉不够松弛，使手术操作不便。局部麻醉药用量过大有引起母胎中毒的可能，特别对子痫或高血压产妇，中毒发生率较高。

（二）脊麻与硬膜外联合阻滞

脊麻与硬膜外联合阻滞近年来已较普遍应用于剖宫产手术的麻醉。该法发挥了脊麻用药量小、潜伏期短、效果确切的优点，又可发挥连续硬膜外的灵活性，具有可用于术后镇痛的优点。由于腰麻穿刺针细（26 G），前端为笔尖式，对硬脊膜损伤少，故脊麻后头痛的发生率大大减少。产妇脊麻用药量为非孕妇的 1/2 ~ 2/3 即可达到满意的神经阻滞平面（T_8 ~ S）。有关脊麻后一过性血压下降，可采用脊麻超前扩容的方法，先输入平衡液或代血浆 500 mL，必要时给予麻黄碱。

（三）硬膜外阻滞

硬膜外阻滞为近年来国内外施行剖宫产术的首选麻醉方法。其止痛效果可靠，麻醉平面和血压的控制较容易，控制麻醉平面不超过 T_8，宫缩痛可获解除，宫缩无明显抑制，腹壁肌肉松弛，对胎儿呼吸循环无抑制。

硬膜外阻滞用于剖宫产术，穿刺点多选用 $L_{2~3}$ 或 $L_{1~2}$ 间隙，向头或向尾侧置管 3 cm。

麻醉药可选用 1.5% ~ 2% 利多卡因或 0.75% 罗哌卡因。用药剂量可比非孕妇减少 1/3。

为预防仰卧位低血压综合征，产妇最好采用左侧倾斜 30° 体位，或垫高产妇右髋部，使之左侧倾斜 20° ~ 30° ，这样可减轻巨大子宫对腹后壁大血管的压迫，并常规开放上肢静脉，给予预防性输液。通过放射学检查发现，在平卧位时约有 90% 临产妇的下腔静脉被子宫所压，甚至完全阻塞，下肢静脉血将通过椎管内和椎旁静脉丛及奇静脉等回流至上腔静脉。因此，可引起椎管内静脉丛怒张，硬膜外间隙变窄和蛛网膜下隙压力增加。平卧位时腹主动脉也可受压，从而影响肾和子宫胎盘血流灌注，妨碍胎盘的气体交换，甚至减损胎盘功能。有报道约 50% 产妇于临产期取平卧位时出现仰卧位低血压综合征，表现为低血压、心动过速、虚脱和晕厥。据北京友谊医院 1983—1984 年统计仰卧位低血压综合征发生率为 3.6%，硬膜外间隙穿刺出血的发生率为 6.4%。

（四）全身麻醉

全身麻醉可消除产妇紧张恐惧心理，麻醉诱导迅速，低血压发生率低，能保持良好的通气，适用于精神高度紧张的产妇或合并精神病、腰椎疾病或感染的产妇。其最大缺点为容易呕吐或反流而致误吸，甚至死亡。此外，全身麻醉的操作管理较为复杂，要求麻醉者有较全面的技术水平和设备条件，麻醉用药不当或维持过深有造成新生儿呼吸循环抑制的危险，难以保证母儿安全，苏醒则更需有专人护理，麻醉后并发症也较硬膜外阻滞多。因此，全身麻醉一般只在硬膜外阻滞或局部浸润麻醉有禁忌时方采用。

目前较通用的全身麻醉方法为：异丙酚（2.5 mg/kg）、琥珀胆碱（1 mg/kg）静脉注射，施行快速诱导插管，继以 3.5% 的七氟醚吸入，胎儿娩出后停七氟醚，给芬太尼 0.1 mg 或舒芬太尼 20 μg，用丙泊酚和瑞芬太尼微量泵注射维持麻醉。手术结束前 5 ~ 10 分钟停用麻药，用高流量氧冲洗肺泡以加速苏醒。

快速诱导插管时，先给维库溴铵 1 mg 以消除琥珀胆碱引起的肌颤；诱导期避免过度正压通气，并施行环状软骨压迫以闭锁食管。术后待产妇完全清醒后再拔除气管导管。

近年来以 Apgar 评分法为主，结合母儿血气分析、酸碱平衡和新生儿神经行为测验等作为依据评价各种麻醉方法对新生儿的影响，多数认为脊麻、硬膜外阻滞与全身麻醉之间无统计学差异。

三、高危妊娠产科麻醉

妊娠期有某些病理因素，可能危害孕产妇、胎儿、新生儿或导致难产者，称为高危妊娠。高危妊娠几乎包括了所有的病理产科。而与麻醉关系密切的高危妊娠，主要为各种妊娠并发症和并存症。为了早期识别和预防高危因素的发生和发展，目前，产期保健多以 Nesbitt 改良评分法对各种危险因素进行评分，可供麻醉医师参考。对高危妊娠妇女产科医师多已针对各种不同病因进行了相应的治疗。当继续妊娠将严重威胁母体安全或影响胎儿生存时，需适时终止妊娠，终止妊娠的方法不外引产或剖宫产。妊娠继发疾患，如妊娠晚期出血、妊娠高血压综合征和子痫，多为急诊手术麻醉；而妊娠并存疾患，如妊娠合并原发性高血压、心脏病、糖尿病及特殊的多胎妊娠等，多为择期手术麻醉。

（一）前置胎盘与胎盘早剥的麻醉

妊娠晚期出血，又称产前出血，见于前置胎盘、胎盘早剥、前置血管和轮廓状胎盘等。其对母体和胎儿的影响主要为产前和产后出血及继发病理生理性损害、植入性胎盘产后大出血及产褥期感染。产妇失血过多可致胎儿宫内缺氧，甚至死亡。若大量出血或保守疗法效果不佳，必须紧急终止妊娠。

1. 麻醉前准备

妊娠晚期出血发生出血性休克，孕 37 周后反复出血或一次性出血量大于 200 mL，临产后出血较多，均需立即终止妊娠，大部分需行剖宫产。该类患者麻醉前应注意评估循环功能状态和贫血程度。除检查血、尿常规，进行生物化学检查外，应重视血小板计数、纤维蛋白原定量、凝血酶原时间和凝血酶原激活时间检查，并做 DIC 过筛试验。警惕 DIC 和急性肾衰竭的发生，并予以防治。

胎盘早剥是妊娠期发生凝血障碍最常见的原因，尤其是胎死宫内后，很可能发生 DIC 与凝血功能障碍。DIC 可在发病后几小时内，甚至几分钟内发生，应密切注意监测。

2. 麻醉选择的原则

妊娠晚期出血多属急诊麻醉，准备时间有限，病情轻重不一，禁食禁饮时间不定。胎盘早剥的症状与体征变异很大，有的外出血量很大，胎盘剥离面积不大；有的毫无外出血，胎盘几乎已完全剥离直接导致胎儿死亡。

麻醉选择应依病情轻重、胎心情况等综合考虑。凡母体有活动性出血，低血容量休克，有明确的凝血功能异常或 DIC，全身麻醉是唯一安全的选择，如母体和胎儿的安全要求在 5 ~ 10 分钟内进行剖宫产，全身麻醉亦是最佳选择。母体情况尚好而胎儿宫内窘迫时，应将产妇迅速送入手术室，经吸纯氧行胎儿监护，如胎心恢复稳定，可选用椎管内阻滞；如胎心更加恶化，应选择全身麻醉。

3. 麻醉操作和管理

美国有一项调查研究报道，80% 的麻醉死亡发生于产科急诊术中，52% 发生在全身麻醉中而其中 73% 与气道有关。母亲死亡的发生率，全身麻醉是局部麻醉的 16.7 倍，几乎所有与麻醉有关的死亡都存在通气和气管插管问题。产科困难气管插管率远高于非妊娠妇女，有学者报告，在 5804 例剖宫产全身麻醉中有 23 例气管插管失败，气管插管失败率有逐年增加趋势，1984 年为 1∶300，1994 年为 1∶250，而与此发生率升高相一致的是剖宫产的全身麻醉率由 83% 下降至 33%。这样使从事麻醉的医师对产妇的插管机会减少，操作熟练程度下降，另外择期剖宫产全身麻醉比例比急诊剖宫产更少，插管失败的风险更高。我国的妇产专科医院中全身麻醉剖宫产的比例更低，插管的熟练程度更差。麻醉处理注意事项有以下几个方面。

（1）全身麻醉诱导注意事项：产妇气管插管困难或失败的原因为对气管插管困难程度的估计不足，对产妇气道解剖改变如短颈、下颌短等缺乏处理经验，以及产妇体位不当等。

临床上应采取必要的措施，如有效的器械准备，包括口咽通气道、不同型的喉镜片、纤维支气管镜，以及用枕垫高产妇头和肩部，使不易插管的气道变为易插管气道，避免头部过度后仰位，保持气道通畅。调整好压迫环状软骨的力度，使导管易于通过。遇有困难应请有经验的医师帮助。盲探插管可做一次尝试，但不可多次试用，注意插管误入食管。预防反流误吸，急诊剖宫产均应按饱胃患者处理，胃液反流误吸引起的化学性肺炎后果严重。

（2）做好凝血异常和大出血的准备：高危剖宫产应开放两条静脉或行深静脉穿刺置入单腔或双腔导管，监测中心静脉压。

（3）预防急性肾衰竭：记录尿量，如每小时少于 30 mL，应补充血容量，如少于 17 mL/h 应考虑有肾衰的可能。除给予呋塞米外，应即时检查尿素氮和肌酐，以便于相应处理。

（4）防治 DIC：胎盘早剥时剥离处的坏死组织、胎盘绒毛和蜕膜组织可大量释放组织凝血活酶进入母体循环，激活凝血系统，导致 DIC。麻醉前、中、后应严密监测，积极预防处理。

（5）其他：麻醉前产妇出血较少，无休克表现，胎儿心率正常可选择椎管内麻醉或脊麻 - 硬膜外联合阻滞。麻醉管理应预防一过性低血压和下腔静脉压综合征。麻醉前产妇无休克，但胎儿有宫内窒息可选用局部麻醉或脊麻。麻醉管理应充分吸氧，预防子宫血流量下降及胎儿氧供需平衡失调。

（二）妊娠高血压综合征的麻醉

妊娠高血压综合征（简称妊高征）是妊娠期特有的疾病，发生于妊娠 20 周以后，发病率约为 10.32%。由于病因不明，无有效的预防方法，尤其是重度妊高征对母婴危害极大，是孕产妇和围生儿死亡的主要原因之一。先兆子痫引起孕产妇死亡的原因包括脑血管意外、肺水肿和肝脏坏死。

妊高征的基本病理生理改变为全身小动脉痉挛，特别是直径 200 μm 以下的小动脉易发生痉挛。血管内皮素、血管紧张素均可直接作用于血管使其收缩，导致血管内物质如血小板、纤维蛋白等通过损伤的血管内皮而沉积，进一步使小动脉管腔狭小，外周血管阻力增加。另外，钠离子可促使钙离子向血管平滑肌细胞内渗透，故钙离子增多，亦为血管阻力增加的重要因素。小动脉痉挛必导致心、脑、肾、肝重要脏器相应变化和凝血活性改变。妊高征常有血液浓缩、血容量不足、全血及血浆黏度增高及高脂血症，可明显影响微循环灌流，促使血管内凝血的发生。妊高征可导致胎盘早剥、胎死宫内、脑出血、肝损害和 HELLP（溶血、肝转氨酶升高和血小板减少）综合征等，麻醉医师应充分了解，并作为治疗依据。

1. 妊高征合并心力衰竭的麻醉

重度妊高征多伴有贫血，心脏处于低排高阻状态，当有严重高血压或上呼吸道感染时，极易发生心力衰竭。麻醉前应积极治疗急性左心衰竭与肺水肿，快速洋地黄化，脱水利尿，酌情使用吗啡和降压，使心力衰竭控制 24 ~ 48 小时，待机选择剖宫产。

（1）麻醉选择：硬膜外阻滞为首选，因为该麻醉可降低外围血管阻力和心脏后负荷，改善心功能。全身麻醉应选用对心脏无明显抑制作用的药物，麻醉诱导平稳，预防强烈的应激反应，同时选用药物应避免对胎儿的抑制作用。

（2）麻醉管理：麻醉前根据心力衰竭控制程度，给予毛花苷 C 0.2 ~ 0.4 mg 的维持量，呋塞米 20 ~ 40 mg 静脉注射以减轻心脏负荷。同时常规吸氧，维护呼吸和循环功能平稳。注意检查肾功能，预防感染，促使病情好转。

2. 重度妊高征的麻醉

重度妊高征一经诊断均宜住院，给予解痉、镇静、降压，以及适度扩容和利尿等综合治疗。先兆子痫经积极治疗 48 ~ 72 小时不见好转者或妊娠已达 36 周经治疗好转者；子痫已控制 12 小时者，才考虑剖宫产终止妊娠。

（1）麻醉前准备。①详细了解治疗用药：包括药物种类和剂量，最后一次应用镇痛药和降压药的时间，以掌握药物对母胎的作用和不良反应，便于麻醉方法的选择和对可能发生的不良反应的处理。②硫酸镁治疗：硫酸镁是重度妊高征的首选药，应常规观察用药后的尿量，有无呼吸抑制，检查膝反射、心率和心电图，有无房室传导阻滞，如有异常应查血镁离子浓度，一旦有中毒表现应给予钙剂拮抗治疗。③术前停用降压药：应用 α、β - 受体拮抗药和血管紧张素转换酶抑制剂，应在麻醉前 24 ~ 48 小时停药。该类药与麻醉药多有协同作用，易导致术中低血压。④了解麻醉前患者 24 小时的出血量，便于调控麻醉手术期间的液体平衡。

（2）麻醉选择：终止妊娠是治疗重度妊高征的极重要的措施。凡病情严重，特别是 MAP 高于 140 mmHg，短期内不能经阴道分娩，或引产失败，胎盘功能明显低下，胎儿缺氧严重者，子痫抽搐经治疗控制后 2 ~ 4 小时或不能控制者均为终止妊娠的适应证。妊高征心力衰竭和肺水肿治疗好转，麻醉医师均应积极准备，抓住麻醉手术时机尽力配合终止妊娠。临床麻醉经常遇到重度妊高征并发心力衰竭、脑出血、胎盘早剥、凝血异常，以及溶血、肝酶升高、血小板减少，称为 HELLP 综合征和急性肾衰竭等。麻醉选择的原则应按相关脏器损害的情况而定，依妊高征的病理生理改变及出于对母婴安全的考虑，对无凝血异常、无 DIC、无休克和昏迷的产妇应首选连续硬膜外阻滞。硬膜外阻滞禁忌者，在保障母体安全为主，胎儿安全为次的情况下，考虑选择全身麻醉，有利于受损脏器功能保护，积极治疗原发病，尽快去除病因，使患者转危为安。

（3）麻醉管理。①麻醉力求平稳：减轻应激反应，全身麻醉插管前应用小剂量芬太尼，以减少插管引起的血压波动。避免使用氯胺酮，麻醉期间发生高血压可采用吸入麻醉药。对呼吸、循环功能尽力调控在生理安全范围。血压不应降至过低，控制在 140 ~ 150/90 mmHg 对母婴最有利。预防发生仰卧位低血压综合征，如监测有高血压者，也可应用神经节阻滞药（樟脑奥替芬）和硝酸甘油降压。②维护心、肾、肺功能：适度扩容，以血红蛋白、血细胞比容、中心静脉压、尿量、血气分析、电解质检查为依据，调整血容量，维持电解质和酸碱平衡。③积极处理并发症：凡并发心力衰竭、肺水肿、脑出血、

DIC、肾衰竭、HELLP 综合征时，应按相关疾病的治疗原则积极处理。④麻醉的基本监护：包括 ECG、SpO_2、NIBP、CVP、尿量、血气分析，保证及时发现问题和及时处理。⑤做好新生儿窒息的抢救准备。⑥麻醉手术后送入 ICU 病房，继续予以监护、治疗，直至患者脱离危险期。⑦病情允许条件下应给予术后镇痛。

（三）多胎妊娠的麻醉

多胎妊娠是人类妊娠的一种特殊现象，双胎多见，3 胎以上少见。实际上 3 胎、4 胎的发生率各为 1：10 000 ～ 1：80 000 及 1：50 000 ～ 1：70 000。目前双胎妊娠剖宫产率有上升趋势，由原 35% 上升为 50%；3 胎妊娠择期剖宫产率为 63.4%；4 胎以上达 74.1%。由于多胎妊娠的并发症明显高于单胎，从麻醉管理方面主要问题是腹围增大，腹内压增高，腹主动脉和下腔静脉受压，膈肌抬高，导致限制性通气困难。此外，胎儿肺成熟度也应高度重视。产后出血的发生率明显高于单胎妊娠，应做好相关准备。

1. 麻醉选择

该类剖宫产术多选用下腹横切口，故连续硬膜外阻滞仍为首选。麻醉对母婴生理功能影响小，止痛完善，麻醉和术中充分供氧，右髋部抬高 20°，预防和处理好仰卧位低血压综合征。

2. 麻醉管理

（1）麻醉前首先开放静脉，用胶体液适度扩容，监测血压、心率、心电图、脉率 – 血氧饱和度。

（2）面罩吸纯氧，维护循环功能稳定，麻醉穿刺成功后右髋部垫高 20°，再给硬膜外用药，麻醉平面控制在 T_8 ～ S_5 范围，即可满足手术要求。

（3）做好新生儿复苏准备。观察术中出血、尿量、子宫肌肉收缩力，警惕产后出血并做好有关准备。

（4）随妊娠胎数增加，新生儿死亡率相应增加。据文献报道，新生儿呼吸窘迫综合征的发生率，双胎为 11.9%，3 胎为 31.4%，4 胎以上约占 47.8%，故对围生儿的监护、治疗、喂养均是重要的防治措施。

（四）妊娠合并心血管疾病的麻醉

在我国，妊娠合并心脏病以风湿性心脏病和先天性心脏病为主，前者约占妊娠合并心脏病中的 28.32%，后者约占 36.16%。动脉硬化性心脏病、二尖瓣脱垂和贫血性心脏病均少见。妊娠期特有围生期心肌病亦少见。妊娠合并心脏病的发生率为 1% ～ 2%，但却是围麻醉手术期死亡的第 2、第 3 位原因。

1. 妊娠、分娩期对心脏病的影响

妊娠期循环血量增加 30% ～ 40%，32 ～ 34 周时达高峰。心排血量亦相应增加，心率增快较非孕期平均为 10 次 / 分。妊娠期水钠潴留，胎盘循环建立，体重增加，随子宫增大膈肌上升，心脏呈横位，因而妊娠期心脏负荷加重。已有心脏病的妇女对上述变化可导致心力衰竭。分娩期由于强而规律的宫缩，增加了氧和能量的消耗；宫缩时外周阻力增加，回心血量增加，心排血量也增加，使心脏前、后负荷进一步加重；产程时间长进一步加重患者的风险。胎儿娩出，子宫血窦关闭，胎盘血液循环停止，子宫内血液进入循环，腹压骤降，回心血流增加，而后负荷骤减，对心功能影响较大。产褥期体内蓄积的液体经体循环排出，加重心脏负担，是发生心力衰竭和肺水肿最危险的时期，产后 1 ~ 2 天仍是发生心衰的危险期，死亡病例多发生在产褥期。

2. 心脏病对妊娠的影响

因母体妊娠期活动受限与遗传基因的影响、长期低氧，故早产、宫内生长迟缓、先天畸形、胎死宫内、胎儿窘迫、新生儿窒息等的发生率均高于正常孕妇。

3. 妊娠与先天性心脏病的相互影响

妊娠期母体循环发生明显变化，主要包括血容量、心排血量和心率增加，不同程度的水钠潴留，周围静脉压升高，新陈代谢和氧耗增加。在孕 32 ~ 34 周血容量平均增加50%，子宫增大、膈肌抬高、心脏移位、大血管扭曲等，进一步加重先天性心脏病的心脏负担。分娩第一产程子宫收缩均有 500 mL 血挤入体循环，每次子宫收缩心排血量约增加20%，动脉压升高 10 ~ 20 mmHg。第二产程子宫收缩，腹内压增加，内脏血液涌向心脏，产妇屏气，使外周阻力和肺循环阻力增加；胎盘娩出后，胎盘循环中断，子宫收缩，大量血液突然进入循环，对心功能造成极大危险，故先天性心脏病心功能良好者在严密监护下可行无痛分娩或剖宫产；而心功能Ⅲ、Ⅳ级，有肺动脉高压、发绀和细菌性心内膜炎者，病死率极高，应禁忌妊娠。

4. 妊娠合并心律失常

大多数生育年龄者无心血管疾病，故多数为短暂的心律失常，且程度较轻，对产妇不构成危害，多无须特殊治疗。妊娠可诱发和加重心律失常。妊娠合并心律失常多见于原有心脏疾病，可发生严重心律失常，发作时间较长，并可造成胎儿宫内缺血、缺氧，应积极和及时防治。分娩时应采用镇痛，达到无痛分娩，避免各种诱发因素。

5. 围生期心肌病

确切的发病率不明，但近年来检出率有增加。临床虽不常见，但可直接影响母婴生命安全，成为目前产科危象中备受关注的问题之一。临床表现特殊，最常发生在产褥期（产后 3 个月内占 80%，3 个月后占 10%，妊娠末期占 10%）。起病突然，主要表现为左室心力衰竭，多有心悸、呼吸困难和端坐呼吸，1/3 患者有咯血、胸痛和腹痛症状。有时伴心律失常，25% ~ 40% 的患者出现相应器官栓塞，如肺动脉栓塞可突发胸痛、呼吸困难、咯血、剧咳和缺氧等。大面积肺栓塞可引起急性右心衰、休克或猝死。脑栓塞引起偏瘫、昏迷。心脏普遍扩大，相对二尖瓣和三尖瓣关闭不全，反流性杂音，双肺有湿啰音，颈静脉怒张、肝大、下肢水肿。麻醉风险大，麻醉手术前应及时控制心力衰竭，及时行剖宫产术。麻醉选择多宜选硬膜外阻滞。应注意控制麻醉阻滞范围，能满足切口要求即可。麻醉过程中应密切观察，监测心电图、血压、心率、呼吸、SpO_2 等，严密调控心脏前后负荷，尽力维持循环功能，做好新生儿急救复苏准备。术后送入 ICU 病房继续治疗。

（五）心脏病术后剖宫产麻醉

随着医学科学的发展，绝大多数先天性心脏病患者均在幼年或出生后进行了手术。诸多后天性心脏病凡需手术治疗者亦多在学龄前进行了手术或介入治疗，故现今临床遇有严重畸形的先天性心脏病孕妇或严重风湿性心脏病的孕妇，已日益减少，而心脏病术后的孕产妇却相对多见或比往年增加。现就麻醉前准备与麻醉有关问题讨论如下。

1. 先天性心脏病术后

室间隔缺损、房间隔缺损、动脉导管未闭、肺动脉瓣狭窄和主动脉瓣狭窄等，在幼年成功地进行了手术，术后生活和体力劳动正常者可安全地妊娠、分娩，均可耐受麻醉。法洛四联症术后已无右向左分流，体力活动时无气急，无发绀，对麻醉的耐受性取决于心脏做功与储备能力，故麻醉前应做全面的心功能检查，评价其代偿功能状态，请心内科医师会诊或共同处理该产妇的麻醉。如妊娠后有气急和发绀症状，麻醉风险极大，病死率甚高。

2. 后天性心脏病术后

该型患者多为风湿性心脏病换瓣术后的孕妇。剖宫产麻醉与手术的危险性取决于以下因素：①心功能改善程度，换瓣术后心功能如为Ⅰ~Ⅱ级，其心脏储备能力可耐受分娩麻醉。术后心功能仍为Ⅲ~Ⅳ级者，随时都可发生心力衰竭或血栓栓塞。据文献报道，该类孕产妇的病死率为5%~6%，其中包括麻醉期死亡。②术后有无并发症，换瓣术后并发症如血栓栓塞、感染性心内膜炎和心功能不全等，其妊娠分娩和麻醉风险较大。③换瓣时年龄与妊娠至换瓣的时间尚无定论，主要取决于术后心功能代偿程度、心脏大小。心胸比在0.65以上，且术后并无缩小者，一般认为分娩、麻醉较佳时机为换生物瓣术后2年左右，换机械瓣在术后3~4年。

3. 心脏移植术后

国内尚无报道，国外有自然分娩和剖宫产、分娩镇痛与麻醉的报道。问题在于去神经心脏虽然有正常的心肌收缩力和储备力，但在体力活动时变时反应能力异常。另外，长期服用免疫抑制剂头孢菌素可使血流动力学发生改变，如血压升高等。妊娠后血容量增加，心率增快，血管阻力改变，易使移植心脏的心室功能受损。因此从医学和伦理学的观点上，该种孕龄妇女是否应妊娠存在分歧。

4. 麻醉注意事项

（1）心脏病术后的产妇对低血压、缺氧的耐受性差。

（2）麻醉时应注意心功能状态与维护，血栓栓塞的发生率仍高；瓣周漏可出现血红蛋白尿、溶血性贫血、感染性心内膜炎和充血性心力衰竭。长期应用抗凝剂，分娩、手术可发生大出血。

（3）换机械瓣患者终身需抗凝：主要用药有抗血小板凝集的阿司匹林、双嘧达莫（潘生丁），该类药对母婴无影响，也可选用硬膜外阻滞。肝素类药主要为抗凝血酶作用，由于不通透胎盘，不进入乳汁，故围生期有的患者应用。近年来通过百例以上孕期用肝素抗凝的总结指出，其中1/3孕妇发生死产、早产、流产，有1例畸形，认为肝素对胎儿的有害作用可能是通过螯合作用，间接引起胎盘或胎儿钙离子缺乏而造成；香豆素类药如华法林及醋硝香豆素，其作用为抑制维生素 K 在肝内合成凝血因子 Ⅱ、Ⅶ、Ⅸ、Ⅹ。该类药可通透胎盘进入胎体，引起母胎凝血机制异常，引起流产、早产、死胎、胎盘早剥、产后出血，特别是胎儿畸形，称为华法林综合征。以上药物应在麻醉前 24 ~ 48 小时停药，择期剖宫产 72 小时停药。麻醉前应查凝血酶原时间，如有延长则在麻醉前 4 ~ 6 小时静脉注射维生素 K_1 120 mg，术后 24 小时后再恢复抗凝治疗。抗凝剂调整不好、宫缩乏力等均可发生术中大出血。该种患者不应使用宫缩剂麦角新碱与前列腺素类药，以免引起心血管收缩减弱和心排血量减少。可选用缩宫素静脉注射加强宫缩。

（4）血栓栓塞是换瓣术后应重视的问题。

（5）心力衰竭的预防和处理：风湿性心脏病换瓣术后心肌病变是心力衰竭的基础病因，加之妊娠后心脏负荷加重，心力衰竭发生率仍较正常人高。麻醉时应严密监测，发现症状变化需及时处理。

（6）心脏移植术后患者强调硬膜外阻滞无痛分娩，以防疼痛刺激产生内源性儿茶酚胺升高。移植心脏对肾上腺素极敏感，应用 1 ： 200 000 浓度的肾上腺素加入局部麻醉中即可引起心动过速，故应禁用肾上腺素。全身麻醉时禁用硫喷妥钠和丙泊酚，以防心肌抑制。氯胺酮会导致心动过速，不宜选用。

四、羊水栓塞及其急救处理

羊水栓塞是指在分娩过程中，羊水进入母体血液循环后引起的肺栓塞、休克、DIC、肾衰竭或呼吸循环骤停等一系列严重临床表现的综合征，为严重的分娩并发症，是孕产妇死亡的主因之一。

羊水栓塞发生率报道不一，美国的报道为 1 ： 40 000 ~ 1 ： 60 000，日本有的报道约为 1 ： 30 000 000，中国报道约为 1 ： 14 000，北京报道约为 1 ： 4 800 000。死亡率可高达 70%。

（一）病因

羊水中的内容物有胎儿角化上皮细胞、毳毛、胎脂、胎粪、黏液等颗粒物，进入母体循环后，引起肺动脉栓塞。羊水中富有促凝物质（有凝血活酶作用），进入母体后可引起DIC。上述有些物质对母体是一种致敏原，可导致母体过敏性休克。

羊水进入母体血循环的机制尚不十分清楚，临床观察与以下因素有关。

1. 胎膜破裂或人工破膜后

羊水栓塞多在胎膜破裂后，偶见未破膜者，羊水进入子宫蜕膜或子宫颈破损的小血管而发生。

2. 宫缩过强或强直性收缩

此项包括催产素应用不当，羊膜腔内压力过高。羊膜腔内基础压力为 < 15 mmHg，第一产程子宫收缩，腔内压上升至 40 ~ 70 mmHg，第二产程时可达 100 ~ 175 mmHg，而宫

腔静脉压为 20 mmHg 左右。羊膜腔内压超过静脉压，羊水易被挤入已破损的小静脉。羊水进入母血循环量与子宫收缩强度呈正相关。

3. 子宫体与子宫颈部有异常开放的血窦

多胎经产妇宫颈及宫体弹力纤维损伤及发育不良，分娩时易引起裂伤。高龄初产妇，宫颈坚硬不易扩张的，如宫缩过强，胎头压迫宫颈易引起宫颈裂伤；胎盘早剥，胎盘边缘血窦破裂，前置胎盘，均有利于羊水通过损伤血管和胎盘后血窦进入母血循环，增加羊水栓塞的机会。

4. 过期妊娠

过期妊娠易发生难产、滞产、产程长，胎儿易发生宫内窒息，羊水混浊刺激性强，易发生羊水栓塞。

5. 死胎

死胎可使胎膜强度减弱，渗透性增加，与羊水栓塞亦有一定关系。

上述五种临床情况是发生羊水栓塞的高危因素，临床应提高警惕。

（二）羊水栓塞的病理生理

羊水栓塞的病理生理可概括为三方面：羊水进入母血循环引起Ⅰ型变态反应性休克；肺栓塞肺动脉高压，全心衰竭血压下降；DIC 出血不凝、休克（图 10-1，图 10-2）。

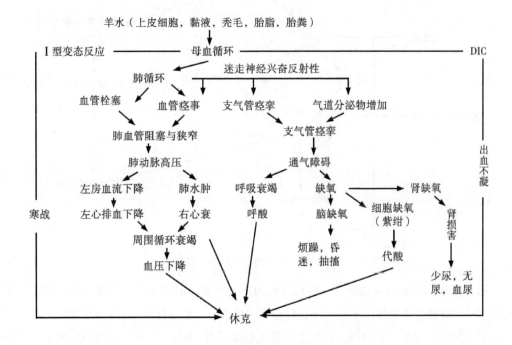

图 10-1 羊水栓塞病理生理改变示意图

（三）临床表现

羊水栓塞 70% 发生在分娩过程中，尤其在胎儿娩出前后，极少发生在临产前和产后

32 小时后。剖宫产在手术过程中发生羊水栓塞占 19%，有 11% 发生在自然分娩胎儿刚娩出时。

典型症状为发病急剧而凶险，多为突发心、肺功能衰弱或骤停，脑缺氧症状及凝血障碍。症状轻重与羊水进入母血循环的速度和量的多少，以及羊水有形成分有关。病程可分为三个阶段。

第一阶段：产程中尤其在破膜后，胎儿娩出前后短时间内，产妇突发寒战、咳嗽、气急、烦躁不安、呕吐等前驱症状，继之发生呼吸困难、发绀、抽搐、昏迷、心动过速、血压下降乃至迅速休克。有的突发肺水肿，粉红色泡沫样痰。发病严重者可惊呼一声即心搏骤停死亡，另 1/3 可于数小时内死于心肺衰竭，其他 1/3 经抢救幸存者出现 DIC。

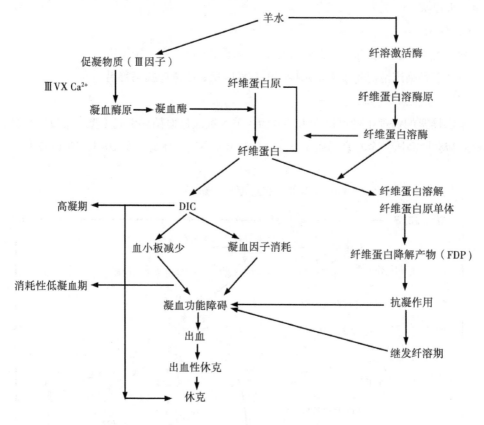

图 10-2　羊水栓塞 DIC 示意图

第二阶段：主要为凝血障碍，临床表现为产后出血，血液不凝，全身出血，休克与出血量不符。故遇有产后原因不明的休克伴出血、血不凝，应考虑羊水栓塞的诊断。

第三阶段：主要为肾衰竭，多发生于急性心肺衰竭、DIC、休克、肾微血管栓塞、肾缺血，而出现少尿、无尿、尿毒症。

以上三阶段基本上可按顺序出现，但并非每例都全部出现。胎儿娩出前发生的羊水栓塞，以肺栓塞、肺动脉高压、心肺衰竭、中枢神经缺氧为主；胎儿娩出后发生的，以出血、凝血障碍为主，极少有心肺衰竭为主要表现。

（四）抢救与治疗

羊水栓塞发病急剧，必须立即、迅速组织有力的抢救。

1．心肺脑复苏

纠正呼吸、循环衰竭，心搏骤停者立即进行心肺脑复苏。

（1）纠正缺氧：遇有呼吸困难与发绀者，立即加压给氧。昏迷者立即气管插管行人工呼吸治疗。

（2）纠正肺动脉高压。①盐酸罂粟碱：可直接作用于平滑肌，解除肺血管痉挛，与阿托品同时应用可阻断迷走神经反射，扩张肺小动脉。首次用量 30 ~ 90 mg，加入 5% 葡萄糖液 250 mL 内静脉点滴。② 654-2 或阿托品：解除肺血管痉挛，松弛支气管平滑肌。③ α - 肾上腺素能阻断剂：酚妥拉明（酚胺唑啉）一次 5 ~ 10 mg。

（3）防治心力衰竭：使用强心利尿剂。

2．抗过敏治疗

抗过敏治疗可用地塞米松、氢化可的松、钙剂。

3．综合治疗休克

综合治疗休克方法有补足有效血容量、使用血管活性药、维持酸碱与电解质平衡。

4．DIC 与继发纤溶的治疗

（1）DIC 高凝期尽早使用肝素，一般症状发生后 10 分钟内使用效果最好。用量为 0.5 ~ 1 mg/kg（1 mg = 125 U），每 4 小时 1 次，静脉注射。凝血时间在 15 ~ 30 分钟之内，一旦出血停止，病情好转可逐步停药。禁用于继发纤溶期。

（2）输新鲜血、新鲜冰冻血浆：适用于消耗性低凝期。输纤维蛋白原，一般输用 6 g。如输注凝血酶原复合物，以不少于 400 单位为宜。

（3）输血小板：当血小板降至 5 万，应输血小板。

（4）冷沉淀物：含 I 、V 、VIII、XIII因子，每单位可增加纤维蛋白原 100 mg/L，可提高第VIII因子水平。

（5）抗纤溶期的治疗：可用抑肽酶、氨甲环酸、6- 氨基己酸等。

5．肾衰竭的防治

少尿期未发生尿毒症前应使用利尿剂，如呋塞米、甘露醇，补充有效循环血量。肾衰竭时如病情允许，可采用透析治疗。

（五）产科处理

对于持续宫腔内出血难以控制者，可能需要行子宫切除术。

（陈　琛）

第四节　分娩镇痛法

为使分娩无痛，1853 年 Snow 首先应用氯仿，但此药缺乏安全性。20 世纪初，曾将吗啡与东莨菪碱用于分娩止痛，因有抑制胎儿呼吸的缺点而停用。此后，脊麻、硬膜外阻滞、骶管麻醉、间断吸入氧化亚氮，及其他吸入麻醉药均被相继用于分娩镇痛，虽各有利弊，且存在争论，但这是一项有必要开展的麻醉工作。

目前通用的分娩镇痛与麻醉方法，主要有四类：①精神预防性无痛法；②针刺镇痛法；②药物镇痛法；④麻醉镇痛法。本节仅简介常用的麻醉镇痛法。

一、局部麻醉

只要掌握合理的局部麻醉药用量，避免误注入血管，不影响宫缩和产程，不抑制胎儿，对母子都可称安全，更适于合并心、肺、肾功能不全的产妇。常用的方法有以下几种。

（一）外阴及会阴局部浸润麻醉

这种麻醉方式适用于会阴痛和会阴切开缝合术。

（二）阴部神经阻滞

这种麻醉方式适用于外阴和会阴部痛、产钳和臀位牵引及会阴切开缝合术。

（三）宫颈旁阻滞

这种麻醉方式适用于第一产程，止痛效果为 82%，疼痛减轻率为 97%。以选用毒性低、容易在血和胎盘分解的普鲁卡因和氯普鲁卡因为佳。注药前应先回抽，证实无血。一侧阻滞后，观察胎心 10 分钟，无不良反应后再阻滞另一侧。约有 20% 产妇可出现一过性宫缩变弱，1% ~ 4% 胎儿有一过性胎心变慢，因此禁用于胎儿宫内窒息、妊娠高血压综合征、糖尿病及过期妊娠等产妇。

二、椎管内麻醉

产程各阶段疼痛的神经来源不同，第一产程以宫缩痛为主，要重点阻滞腰段脊神经，第二产程以会阴痛为主，应主要阻滞骶神经。目前常用的方法有以下几种。

（一）骶管阻滞

骶管阻滞主要用于第二产程，以消除会阴痛。用药容积如超过 15 mL，约有 81% 产妇的阻滞平面可达 T_{11}，由此可获宫缩无痛的效果。据 Hingson 1 万例的总结，疼痛完全消失者占 81%，部分消失者占 12%，失败者占 7%。缺点为用药量大；穿刺置管易损伤血管或误入蛛网膜下隙，发生局部麻醉药中毒者较多，可能影响宫缩频率和强度，阻滞平面达 $T_{7 \sim 8}$ 时，尤易使宫缩变弱。此外，因盆底肌肉麻痹而无排便感，不能及时使用腹压，延长第二产程。

（二）连续硬膜外阻滞

连续硬膜外阻滞较常用于分娩止痛，有一点穿刺和两点穿刺置管两种。一点穿刺置管法：穿刺 $L_{3\sim4}$ 或 $L_{4\sim5}$ 间隙，向头置管 3 cm。两点穿刺法一般选用 $L_{1\sim2}$ 穿刺，向头置管 3 cm，和 $L_{4\sim5}$ 穿刺，向尾置管 3 cm，上管阻滞 $T_{10}\sim L_2$ 脊神经，下管阻滞 $S_{2\sim4}$ 脊神经，常用 1% 利多卡因或 0.375% 罗哌卡因，在胎儿监测仪和宫内压测定仪的监护下，产妇进入第一产程先经上管注药，一次 4 mL，以解除宫缩痛。于第一产程后半期下管注药，一次 3～4 mL，根据产痛情况与阻滞平面可重复用药。只要用药得当，麻醉平面不超过 T_{10}，对宫缩可无影响。本法经母儿血气分析、Apgar 评分与神经行为检查研究，证实与自然分娩相比较无统计学差异。本法对初产妇和子宫强直收缩、疼痛剧烈的产妇尤为适用。用于先兆子痫产妇还兼有降血压和防抽搐功效，但局部麻醉药中禁加肾上腺素。本法禁用于原发和继发宫缩无力、产程进展缓慢，以及存在仰卧位低血压综合征的产妇。本法用于第二产程时，因腹直肌和肛提肌松弛，产妇往往屏气无力，由此可引起第二产程延长，或需产钳助产。因此，在镇痛过程中应严格控制麻醉平面不超过 T_{10}，密切观察产程进展、宫缩强度、产妇血压和胎心等，以便掌握给药时间、用药剂量和必要的相应处理。具体施行中还应注意以下要点：①注药时间应在宫缩间隙期和产妇屏气停歇期；②用药剂量应比其他患者减少 1/2～2/3；③置入硬膜外导管易损伤血管，由此可加快局部麻醉药吸收而发生中毒反应或影响麻醉效果，故操作应轻巧；④应严格无菌操作，防止污染；⑤禁用于合并颅内占位病变或颅内压增高等产妇。穿刺部位感染，宫缩异常，头盆不称及骨盆异常，前置胎盘或有分娩大出血可能者也应禁用。

（三）脊麻

由于腰椎穿刺后头痛和阻滞平面不如硬膜外阻滞易控，除极少数医院外，甚少在产科镇痛中施用脊麻。近年来有人提倡用细导管行连续脊麻，认为可克服上述缺点；但细管连续脊麻失败率较高，又有个别报道有永久性神经损害的危险。

（四）可行走的分娩镇痛

随着分娩镇痛研究的进展，目前倡导的分娩镇痛为在镇痛的同时在第一产程鼓励产妇下床活动，可以缩短第一产程并降低剖宫产率。

具体方法如下所述。①单纯硬膜外阻滞：使用 0.1% 罗哌卡因，局部麻醉药中加入芬太尼 2 μg/mL 或舒芬太尼 0.5 μg/mL，负荷剂量 10 mL，5 分钟后视需要追加 5 mL，PCEA 持续剂量 2 mL/hr，追加剂量 7 mL，锁时 15 分钟，持续硬膜外泵入，8～12 mL/h。②脊麻硬膜外联合阻滞法：当宫口开至 2 cm 时，采用脊麻连硬外配套装置，于 $L_{2\sim3}$ 脊间隙行硬膜外穿刺，用 26 G 腰椎穿刺针经硬膜外针内置入穿破硬脊膜，见脑脊液后注入 2.5 mg 罗哌卡因、5 μg 芬太尼或 1.25 μg 舒芬太尼，撤腰椎穿刺针置入连硬外导管，1 小时左右，经硬膜外导管持续泵入 0.062 5% 的丁哌卡因或罗哌卡因加 2 μg/mL 芬太尼液，每小时 8～12 mL，直至第二产程结束。产程中可加入 PCA 装置以克服镇痛中的个体差异。该法对产妇运动神经无阻滞，在第一产程可下床活动。

三、吸入麻醉法

在宫缩阵发期吸入低浓度挥发性或气体麻醉药，可减轻宫缩痛，但必须防止产妇意识消失，更需避免深麻醉，以防止胎儿呼吸抑制和宫缩减弱。适用于临床的方法有以下几种。

1. 氧化亚氮（N_2O）吸入法

N_2O 吸入法为目前常用的方法之一，适用于第一产程和第二产程，一般由产妇自持麻醉面罩置于口鼻部，在宫缩前 20 ~ 25 秒吸入 50% N_2O 和 50% 氧，于深呼吸三次后即改为 30% N_2O 与 70% 氧吸入，待产痛消失即移开面罩。由于 N_2O 的镇痛效果有 30 ~ 45 秒的潜伏期，故必须抢先在宫缩开始前吸入方称有效。吸入氧化亚氮的持续时间过长，可致产妇意识消失，并出现躁动兴奋，因此，在使用前应指导产妇正确使用的方法和要求。氧化亚氮不影响宫缩与产程，不影响血压，只要严格控制吸入浓度和时间，避免母儿缺氧，则仍称安全，但镇痛效果则不如硬膜外阻滞法。

2. 异氟烷、七氟烷吸入法

恩氟烷、异氟烷吸入法需有现代麻醉机、专用挥发器及吸入麻醉药浓度测定仪等设备，于第一产程后期开始间断吸入。阵痛初吸入浓度异氟烷为 0.2% ~ 0.7% 或七氟烷 0.5% ~ 1.5%；镇痛间歇期改吸氧气。吸入过程中随时观察血压、脉搏、呼吸及宫缩情况。如出现血压下降，立即改吸氧气，血压恢复后再间断吸入麻醉药。本法的缺点为镇痛的同时往往宫缩亦抑制，并易致产妇神志消失，故需由麻醉医师亲自掌握。

（陈　琛）

下篇　麻醉病例

第十一章　麻醉病例

病例 1　全身麻醉下剖宫产术

一、病历介绍

患者女性，36 岁，以"孕 33^{+6} 周，右下腹痛 1+ 小时"入院。

现病史：患者 G1P0，2020-07-22 移植囊胚两枚，存活两枚，预产期：2021-04-09，孕期无特殊。1+ 小时前无明显诱因出现不规律下腹痛，右下腹明显，伴压痛、反跳痛可疑阳性，改变体位腹痛症状未见缓解。不伴恶心呕吐、发热、里急后重、阴道流血流液等不适，自觉胎动如常。

既往史：患者 2019 年体检发现抗磷脂抗体综合征，未予特殊处理，定期复查，孕 25 周查抗心磷脂抗体，抗 β_2 糖蛋白抗体值升高，于我院就诊后予以依诺肝素，qd（一天一次），阿司匹林 3 片，qd，服药至今，后定期复查未见明显异常；乙肝小三阳；2019 年于外院行子宫肌瘤激光射频消融手术（具体不详）；余无特殊。

二、检查

右下腹剧烈疼痛，余无异常。

辅助检查：PT（凝血酶原时间）12.80 s，APTT（活化部分凝血酶原时间）33.80 s，TT（凝血酶时间）16.20 s，FIB（纤维蛋白原）3.86，HGB（血红蛋白）124 g/L，其余各项肝肾功能、电解质检查均无明显异常。

三、诊断

①腹痛查因：子宫肌瘤变性？阑尾炎？②孕 1 产 0 孕 3^{+6} 周 LSA/LSCT 先兆早产；③双绒毛膜双羊膜囊双胎妊娠；④妊娠合并抗磷脂综合征；⑤妊娠合并子宫肌瘤；⑥慢性乙型病毒性肝炎携带；⑦F1 臀位；⑧F2 横位；⑨高龄初产；⑩IVF-ET（试管婴儿）术后。

四、麻醉经过

麻醉方式：气管插管全身麻醉。

手术术式：子宫下段剖宫产术。

1. 术前准备

入院后常规查体，监测生命体征及胎心，完善心电图、血常规、凝血功能、肝肾功电解质等相关检查。

2. 麻醉方案

孕妇平车推入急诊手术室，痛苦面容，诉右下腹剧烈疼痛，行常规心电监护，面罩给氧，开放静脉通道，血压 124/78 mmHg，心率 98 次 / 分，SpO_2 99%。手术医师洗手消毒铺巾，同时开始麻醉诱导。静脉给予瑞芬太尼 TCI 泵注，患者入睡后予罗哌卡因 30 mg，手动控制呼吸，手术开始，给予丙泊酚 60 mg，在可视喉镜下行气管插管，插管顺利，镇痛肌松满意，机械通气，患者生命体征平稳。切皮 4 min 后，两胎儿先后娩出，两胎儿 Apgar 评分（阿氏评分）正常，送 NICU（新生儿重症监护病房）。断脐后患者追加舒芬太尼 25 μg+丙泊酚 60 mg 静推，并予吸入七氟烷 2% 维持。

探查子宫发现子宫右侧后壁有破口，大小约 5 cm，可见活动性出血及血凝块，血肿及积血估计 1000 mL，立即联系血库取血，通知上级医师，开放多一条静脉通道，行动脉穿刺置管监测血压，测动脉血气 Na 133，K 4.6，Ca 0.98，pH 7.401，PO_2 247，PCO_2 31.7，HCO_3^- 19.7，BEecf −5，Hb 6.8，继续输血，并予葡萄糖酸钙 1 g 静注。

术中共出血 3000 mL，尿 300 mL，共输液 3100 mL（乳酸钠林格液 500 mL，醋酸钠林格液 500 mL，万衡 1000 mL，0.9% 氯化钠 1100 mL），红悬液 8 U，血浆 1000 mL，冷沉淀 20 U。术程患者液体复苏及时，循环稳定，术后送 ICU 继续观察治疗。

术后第二天，患者生命体征平稳，转出 ICU 返回病房，STEWARD 评分（苏醒评分）6，VAS 评分（疼痛等级评分）为 0，复查 WBC（白血球）15.59×10^9/L，HGB（血红蛋白）84 g/L，PLT（血小板）116×10^9/L，TP（总蛋白）48.5 g/L，Alb（白蛋白）25.6 g/L，K 3.46 mmol/L，Na 135 mmol/L，Cl 107.3 mmol/L，Ca 1.96 mmol/L，IL−6（白细胞介素 −6）152.10 pg/mL，PCT（降钙素原）0.06 ng/mL。

五、讨论

患者既往有抗磷脂抗体综合征，孕 25 周开始依诺肝素、阿司匹林抗凝抗血小板治疗，术前停药超过 24 小时，但患者剧烈腹痛、双胎、早产，怀疑合并子宫肌瘤变性？阑尾炎？预计手术情况复杂，难度大，时间长，出血风险大，椎管内麻醉出血风险高，故选择气管插管全身麻醉。

剖宫产全麻需考虑对母亲和胎儿影响。由于产妇的特殊的生理变化，产科手术存在循环波动大、气管插管困难、反流误吸风险大、氧储备下降、稀释性贫血、凝血功能异常等特点，麻醉开始前需备好血管活性药、困难气道工具等，保证围术期的循环稳定和通气供氧，并且备好新生儿抢救插管工具。

全麻药物的选择和用药时机尤其重要。几乎所有的镇痛、镇静药都能迅速通过胎盘，而肌松药因高解离度和低脂溶性、大分子而不易通过胎盘，临床剂量的肌松药很少通过胎盘。瑞芬太尼起效迅速、半衰期短、持续使用无蓄积作用，对产妇可提供良好的镇痛，同时对胎儿无明显的副作用，是产科全麻诱导的首选阿片类药物，也可安全用于静脉分娩镇痛。丙泊酚作为短效的静脉麻醉药，起效快、维持时间短、苏醒迅速，但可透过胎盘，用小剂量（$< 2.5 \, mg/kg$）时，未发现引起新生儿长时间抑制的报道，但应注意对产妇血压的影响。需要注意的是，所有按公斤体重给予的静脉药，应按标准体重而非实际体重计算。

六、参考文献

［1］庄欣良，曾因明，陈伯銮. 现代麻醉学［M］. 3 版. 北京：人民卫生出版社，2003.

［2］HUGHES C，LEVINSON G，ROSEN M A，et al. 施耐德与莱文森产科麻醉学［M］. 张友忠，荣风年主译. 济南：山东科学技术出版社，2005.

［3］姚尚龙. 中国产科麻醉面临的机遇与挑战［J］. 中国医刊，2016，51（08）：1-3.

［4］中华医学会麻醉学分会产科学组. 分娩镇痛专家共识（2016 版）［J］. 临床麻醉学杂志，2016，32（8）：816-818.

［5］姚尚龙，武庆平. 中国产科麻醉现状及挑战［J］. 临床麻醉学杂志，2016，32（08）：734-737.

［6］MUSHAMBI M C，KINSELLA S M，POPAT M，et al. Obstetric Anaesthetists' Association and Difficult Airway Society Guidelines for the Management of Difficult and Failed Tracheal Intubation in Obstetrics［J］. Anaesthesia，2015，70：1286-1306.

［7］冯颢，金延武，王端玉，等. 丙泊酚诱导全麻剖宫产时血药浓度测定及其对新生儿 Apgar 评分和神经行为能力的影响［J］. 现代妇产科进展，2008，（09）：680-682.

［8］DAILLAND P，COCKSHOTT I D，LIRZIN J D，et al. Intravenous Propofol During Cesarean Section：Placental Transfer，Concentrations in Breast Milk，and Neonatal Effects. A Preliminary Study［J］. Anesthesiology，1989，71（6）：827-834.

［9］代海滨，嵇晴，周志强，等. 全身麻醉在剖宫产术的应用研究［J］. 医学研究生学报，2011，24（03）：276-277.

（陈　琛）

病例 2 全身麻醉下中央型前置胎盘剖宫产术

一、病历介绍

患者女性，38 岁，以"停经 36 周 +1 天，阴道流血 4 天"入院。

过敏史：无。

现病史：患者现孕 36 周 +1 天，4 天前无诱因阴道流血，现量较多，无腹痛，胎动正常，彩超提示中央型前置胎盘，无气促，无发热，无恶心呕吐等特殊不适。

既往史：否认高血压、糖尿病、冠心病等病史。

二、检查

BP（血压）91/53 mmHg，R（呼吸）20 次 / 分，P（脉搏）91 次 / 分，双肺未闻及干湿啰音，未闻及心脏杂音。

辅助检查：

盆腔 MRI（核磁共振）：宫内单胎妊娠，中央型前置胎盘，未排除子宫前下壁胎盘粘连可能，胎盘下缘与宫颈间少量积血。

心电图提示：正常范围心电图。

血常规：RBC 3.36×10^{12}/L，HGB 103 g/L，HCT 31.2%。

肝功能检查：总蛋白 56 g/L，白蛋白 31 g/L。

凝血功能：大致正常。

三、诊断

中央型前置胎盘伴出血，孕 2 产 1 孕 36 周单活胎，头位，先兆早产，轻度贫血，高龄产妇。

四、麻醉经过

手术：剖宫产术。

麻醉方式：气管插管全身麻醉。

麻醉方案：

术前备血，行右侧颈内静脉中心静脉导管置入术和桡动脉穿刺测血压后，气管插管全身麻醉。

术中严密监测 CVP、BIS、尿量、体温、心率、血压、血氧饱和度、血气分析。

术后加强镇痛和防止呕吐误吸。

10：15 入室。

10：38 B 超引导下经右侧颈内静脉行中心静脉置管和桡动脉穿刺测动脉血压。

10：59 消毒铺巾后，1% 利多卡因 20 mL 切口局麻，麻醉诱导：丙泊酚 70 mg，静脉注射，顺阿曲库铵 13 mg，静脉注射。

11：00 经口气管插管，麻醉维持丙泊酚 80 μg/（mg·min）。

11：00 手术开始。

11：08 娩出男活婴，出生 1 分钟阿普加评分 8 ~ 10 分。

11：09 舒芬太尼 20 μg 静注，瑞芬太尼 2 μg/（kg·min）泵注。

11：10 手术医师诉宫缩乏力，静注缩宫素 20 U。

11：30 术中累计出血 1000 mL，行血气分析测得 HGB 73 g/L，HCT 22.2%，术中监测 BIS 50 ~ 60，CVP 4 cmH$_2$O，血压 94/53 mmHg，心率 69 次 / 分，尿量 100 mL，输注琥珀酰明胶 500 mL，林格氏液 1000 mL，申请输悬浮红细胞 3 U。

12：20 术中监测，CVP 7 cmH$_2$O，血压 108/63 mmHg，心率 62 次 / 分，尿量 300 mL。

12：45 手术结束。

12：58 0.3% 罗哌卡因 40 mL 经 B 超引导下行双侧腹横肌筋膜神经阻滞。

12：59 患者清醒，生命体征平稳，拔除气管导管。

13：15 安全离室送 PACU（麻醉后监测治疗室）。

五、讨论

产妇中央型前置胎盘并阴道流血，轻度贫血，先兆早产，现在休克指数约为 1，对于这种产科急诊，可以选择全身麻醉，术中要求用不经过胎盘屏障的麻醉药品或者对胎儿影响小的麻醉药品，尽量缩短静注麻醉药跟胎儿娩出的时间差。监测方面应监测电解质、酸碱平衡、凝血功能、血常规、中心静脉压、体温、尿量、动脉血气、BIS 等各项指标。这里病例术后应用了腹横肌筋膜下神经阻滞合并静脉镇痛泵术后镇痛，为产妇提供了较满意的术后镇痛。

六、参考文献

[1] 吴新民. 麻醉学高级教程 [M]. 北京：中华医学电子音像出版社，2016.

[2] 叶棋坚. 腹横筋膜阻滞联合静脉自控镇痛在剖宫产术后中的应用效果及对母乳喂养的影响 [J]. 临床合理用药杂志，2020，13（30）：112-114.

（张一帆）

病例 3　全身麻醉下胸骨后甲状腺次全切除术

一、病历介绍

患者男性，72 岁，以"胸闷一周"入院。

过敏史：无。

现病史：患者于一周前因胸闷不适到当地医院就诊，完善胸部 CT 提示右侧胸内甲状腺肿，无气促，无头晕，乏力，无发热，无心悸易怒，无失眠盗汗，无多食易饥等。完善检查后，以甲状腺结节入院。

既往史：既往肾结石，未诊治，否认高血压、糖尿病、冠心病等病史。

二、检查

BP 129/79 mmHg，R 20 次/分，P 65 次/分，双肺未闻及干湿啰音，未闻及心脏杂音，气管稍向左侧偏移，右眼失明。

辅助检查：

胸部 CT：甲状腺右侧结节，大部分凸向胸腔上纵隔，大小约 49 mm×41 mm×51 mm，相应气管向左移位，宫腔狭窄，最狭窄处 8.2 mm。

心电图、心脏彩超无特殊。

甲功五项无异常。

三、诊断

①胸骨后结节性甲状腺肿；②创伤性右眼失明。

四、麻醉经过

手术：甲状腺次全切除术。

麻醉方式：慢诱导气管插管全身麻醉。

麻醉方案如下。

术前：评估患者循环呼吸功能，气管软化试验，麻醉诱导前要对咽喉气管进行充分局麻，慢诱导下采用纤支镜引导，当气管导管通过气管最狭窄处，再给肌松药机械通气。

术中：严密监测循环呼吸各项指标，监测酸碱平衡和电解质，对术中甲状旁腺损伤处理有一定的对策。

术后：患者要完全清醒，呼吸循环功能良好，确保气管不会软化塌陷才可以拔管，因为是开放手术，术后要镇痛完全。

10：25 入室后，利多卡因喷雾对口腔、咽喉、气管局麻。

10：55 麻醉诱导：咪达唑仑 3 mg，静脉注射，氢吗啡酮 1 mg，静脉注射。

10：47 纤支镜引导下经口气管插管，导管 ID 6.0，超过气管最狭窄处后，静注丙泊酚 75 mg，顺式阿曲库铵 12 mg，机械通气。

麻醉维持丙泊酚 80 μg/（mg·min），瑞芬太尼 2 μg/（kg·min）。

11：15 手术开始，生命体征平稳，术中监测 BIS 50 ～ 60，血气分析。

13：15 手术结束。

13：21 患者清醒，呼唤能应，生命体征平稳，握手有力，潮气量 400 ～ 500 mL，呼吸频率 14 ～ 18 次 / 分，SpO_2 99%。

13：26 拔除气管导管。

13：30 安全离室送 PACU。

五、讨论

患者胸骨后结节性甲状腺肿，甲状腺较大，压迫气管，气管左移，狭窄，最狭窄处 8.2 mm，需要咽喉气管局麻后，轻度镇静保留自主呼吸插管，或者清醒插管，经纤支镜引导下气管导管越过气管最狭窄处后，才加深镇静和肌松药，以保证安全。术中要对出血量较多、甲状旁腺误损伤有足够的警惕与相对应的处理策略。术后拔管有气管塌陷等相关风险，所以气管导管拔除前呼吸功能各项指标要达标，神志清醒，还要时刻具备再次插管的能力和器械。

六、参考文献

［1］DEMPSEY G A, SNELL J A, COATHUP R, et al. Anaesthesia for Massive Retrosternal Thyroidectomy in a Tertiary Referral Centre［J］. British Journal of Anaesthesia, 2013, 111（4）：594–599.

［2］DEMPSEY G, SNELL J, COATHUP R, et al. Anaesthesia for Retrosternal Thyroidectomy［J］. British Journal of Anaesthesia, 2014, 112（4）：756.

［3］SINDHU C, BANGERA A, NIKHIL M P, et al. Anaesthetic Management of a Patient with Large Thyroid with Retrosternal Extension up to Arch of Aorta with Tracheal Compression Posted for Total Thyroidectomy［J］. i–Scholar Conference Proceedings, 2017, 3（3）.

（张一帆）

病例 4　全身麻醉下左侧颈内动脉眼段动脉瘤弹簧圈栓塞术

一、病历介绍

患者女性，78 岁，以"头痛头晕 10 天"入院。

过敏史：无。

现病史：患者于 10 天前头痛头晕，完善颅脑 MRA 提示颅内动脉瘤，无恶心呕吐，无乏力，无气促，无发热，无肢体抽搐等特殊不适。现入神经外科治疗。

既往史：既往高血压病病史，长期口服降压药，自诉血压控制可，否认糖尿病、冠心病等病史。

二、检查

BP 150/86 mmHg，R 20 次/分，P 88 次/分，双肺未闻及干湿啰音。

辅助检查：

胸部 CT：双肺下叶慢性炎症，左肺上叶前段支气管局限扩张。

颅脑 CT：双侧基底节–放射冠区多发缺血灶，脑白质疏松，脑萎缩。

心脏彩超：二尖瓣，主动脉瓣，三尖瓣轻度反流，左室射血分数 69%。

肺通气功能检查：轻度混合性通气功能障碍。

心电图提示：窦性心律，ST-T 异常改变。

肝功能检查：大致正常。

血常规检查：大致正常。

电解质：正常。

三、诊断

①左侧颈内动脉眼段动脉瘤；②高血压病。

四、麻醉经过

拟手术方案：全脑血管造影，左侧颈内动脉眼段动脉瘤弹簧圈栓塞术。

麻醉方式：气管插管全身麻醉。

麻醉方案如下。

术前应该口服降压药至术晨。

术中气管插管全身麻醉，术中严密监测循环呼吸系统，因患者平时心肺功能较好，血压控制较平稳，术中可控制性降压，使血压降低 20%。

术后应该有良好的镇痛，血压也应该得到良好控制。

11：17 入室。

11：31 麻醉诱导：丙泊酚 75 mg，静脉注射，氢吗啡酮 1 mg，静脉注射，顺阿曲库铵 11 mg，静脉注射。

11：37 经口气管插管，麻醉维持丙泊酚 280 mg/h，顺式阿曲库铵 7 mg/h。

11：54 手术开始，术中监测 BIS 50 ~ 60，补足血容量后，硝酸甘油控制性降压，维持血压 120/70 mmHg。

15：00 手术结束。

15：15 患者清醒，呼唤能应，生命体征平稳，潮气量 400 ~ 450 mL，握手有力，呼吸频率 15 ~ 18 次 / 分，自主呼吸时 SpO_2 为 99%，血压 140/83 mmHg，心律 84 次 / 分。

15：20 拔除气管导管。

16：10 安全离室送 PACU。

五、讨论

患者行颈内动脉瘤栓塞术，平素血压控制良好，心肺功能较好，术中补足血容量后，可行控制性降压。这种手术时间较长，术中除常规的输液，还有术者造影治疗时候加压输注的一部分盐水，所以要监测血容量的变化，防止术中容量负荷过大。术后患者因为麻醉药品的撤离，可能血压升高，所以术后也需适当控制血压。

六、参考文献

［1］吴新民. 麻醉学高级教程［M］. 北京：中华医学电子音像出版社，2016.

［2］吕凤莉. 颅内动脉瘤手术的麻醉管理［J］. 中西医结合心血管病电子杂志，2015，3（04）：195-196.

［3］李艳，黄萍英，聂继英，等. 控制性降压在颅内动脉瘤手术麻醉中的应用［J］. 江西医药，2014，49（05）：443-444.

（张一帆）

病例 5　全身麻醉下经颈静脉肝内门体静脉吻合术

一、病历介绍

患者男性，59 岁，以"发现食管胃底静脉曲张两年余"入院。

过敏史：无。

现病史：患者于 2 年前体检发现食管胃底静脉曲张，偶有胸闷、头晕、乏力，无气促，无发热，无呕血、黑便，无腹痛、腹胀、腹泻等特殊不适。近日来症状反复，来我院就诊。

既往史：既往肝硬化失代偿期，脾功能亢进，高血压病病史，未诊治，否认糖尿病、冠心病等病史。

二、检查

BP 157/99 mmHg，R 20 次 / 分，P 88 次 / 分，双肺未闻及干湿啰音，未闻及心脏杂音。

辅助检查：

胸部 CT：右侧肺叶多发小结节，双肺下叶节段肺膨胀不全。

腹部 CT：下腔静脉肝段阶段性狭窄，布加氏综合征，脾静脉曲张，食管胃底静脉曲张，复合门静脉高压，肝硬化，脾大。

肝功能检查：总蛋白 60 g/L，白蛋白 34 g/L，总胆红素 62.1 μmol/L，直接胆红素 17.7 μmol/L，间接胆红素 44.5 μmol/L，ALT（谷丙转氨酶） 52 U/L，AST（谷草转氨酶） 57 U/L。

三、诊断

①食管胃底静脉曲张；②肝硬化失代偿；③下腔静脉肝段节段性狭窄；④布加综合征；⑤脾功能亢进。

四、麻醉经过

手术：经颈静脉肝内门体静脉吻合术。

麻醉方式：气管插管全身麻醉。

1. 麻醉方案

术前：虽然无贫血，但应术前备血，以应对术中大出血，还需对其呼吸循环功能、肝肾功能、电解质和血常规全面了解与评估。

术中：气管插管全身麻醉，术中应用不依赖肝肾功能麻醉药品，严密监测循环呼吸系统，术中血压不可以太高，需要良好的镇痛镇静。

术后：麻醉复苏循环呼吸系统应平稳过渡，同时预防拔管后呕血误吸，所以需要完全清醒后呼吸循环各项指标良好才可拔除气管导管，最好送 ICU 观察，以确定术后出血风险降低后，才送普通病房。

2. 麻醉经过

10：22 入室。

10：40 麻醉诱导：丙泊酚 60 mg，静脉注射，氢吗啡酮 1 mg，静脉注射，顺阿曲库铵 13 mg，静脉注射。

10：47 经口气管插管，麻醉维持丙泊酚 60 μg/（mg·min），瑞芬太尼 2 μg/（kg·min）。

10：50 动脉穿刺测血压。

10：58 手术开始，氢吗啡酮 1 mg，静脉注射，术中监测 BIS 50～60，术中血压维持 120/80 mmHg，心率 70 次/分。

12：50 手术结束。

13：09 患者清醒，生命体征平稳，拔除气管导管。

13：16 安全离室送 PACU。

五、讨论

患者术前肝功能不全，门脉高压，食管胃底静脉曲张严重，术前做好备血的准备，以应对术中大出血的突发状况。还要对患者是否有容量负荷、心脏负荷是否增加、出凝血功能是否改变、是否有低蛋白血症和酸碱度电解质的紊乱、是否合并肝肺综合征和肝肾综合征等进行评估。术中应用肝肾功能影响小的麻醉药诱导和维持，如瑞芬太尼、顺式阿曲库铵等。术中应该严密监测各项指标，包括血气分析、酸碱平衡、电解质、凝血功能等。术后可以根据患者和手术状况，考虑是否送 ICU 观察监测。

六、参考文献

［1］吴新民. 麻醉学高级教程［M］. 北京：中华医学电子音像出版社，2016.

［2］胡先保，郑翔，朱军，朱国飞. 不同年龄、性别的肝功能不全患者靶控输注顺苯磺酸阿曲库铵的药效及药代学研究［J］. 中国生化药物杂志，2016，36（11）：186-188.

（张一帆）

病例 6　全身麻醉下左侧腮腺肿物切除术气管导管拔管后非计划二次插管

一、病历介绍

患者男性，60 岁，以"左侧耳下无痛性肿物两年余"入院。

过敏史：无。

现病史：患者于两年前发现左侧耳下无痛性肿物，无面部麻木，无闭眼不全等症状。近日疼痛明显，来我院就诊。

既往史：既往肺结核病史，否认高血压、糖尿病、冠心病等病史，否认近段时间咳嗽、咳痰、感冒等，自诉 30 年吸烟史，术前未禁烟。

二、检查

BP 134/82 mmHg，R 20 次 / 分，P 90 次 / 分，体重 50 kg，身高 155 cm，双肺未闻及干湿啰音，未闻及心脏杂音，自诉无咳嗽咳痰。

辅助检查：

胸部 X 片：左上肺继发性结核。

心电图提示：窦性心律，非特异性 ST 抬高。

血常规提示：白细胞计数 11.96×10^9/L，中性粒细胞绝对数 8.9×10^9/L。

其他实验室检查正常。

三、诊断

左腮腺肿瘤。

四、麻醉经过

手术：腮腺肿瘤切除术。

麻醉方式：气管插管全身麻醉。

麻醉方案如下。

术前应用戊乙奎醚，减少口腔腺体分泌。

术中：气管插管全身麻醉，严密监测循环呼吸系统。

术后：良好镇痛。

8：30 入室。

8：40 麻醉诱导：丙泊酚 100 mg，静脉注射，舒芬太尼 30 μg，静脉注射，顺阿曲库铵 14 mg，静脉注射。

8：43 经口气管插管，7.0 单腔导管，深度 23 cm，麻醉维持丙泊酚 0.1 mg/（kg·min），瑞芬太尼 2 μg/（kg·min）。

9：05 手术开始，术中监测 BIS 50 ~ 60。

10：05 手术结束。

10：30 患者清醒，呼唤能应，生命体征平稳，潮气量 400 ~ 500 mL，呼吸频率 15 ~ 20 次/分，握手有力，有呛咳反射，血氧饱和度 100%，静注新斯的明 1 mg，阿托品 0.5 mg，拔除气管导管。

10：32 患者出现吸气困难，三凹征，开始烦躁，马上面罩通气。

10：33 发现面罩通气困难，SpO_2 下降 88%，患者烦躁不堪。

10：35 SpO_2 下降 80%，静注丙泊酚 60 mg，静注顺阿曲库铵 3 mg，可视喉镜发现喉痉挛，但插管成功，机械通气，发现 $PaCO_2$ 达到 60，过度通气。

11：17，患者清醒，呼唤能应，生命体征平稳，自主呼吸潮气量 400 ~ 500 mL，呼吸频率 15 ~ 20 次/分，握手有力，有呛咳反射，血氧饱和度 100%，$PaCO_2$ 为 35。

11：25 静注新斯的明 0.5 mg，阿托品 0.25 mg，稍吸口腔分泌物后，拔除气管导管。

11：45 生命体征平稳，送 PACU 观察监测。

五、讨论

患者有三十年吸烟史，术前未禁烟，使得咽喉分泌物较多和气道高反应性，所以有吸烟史患者应停止吸烟 2 周。喉痉挛病因主要是气道高反应，麻醉过浅时对气道刺激。主要的处理方式是加深麻醉，减少刺激，吸入高浓度氧气，可以静注丙泊酚，甚至是肌松药，但注意运用短效肌松药。

六、参考文献

[1]刘勇，郑宏. 吸烟与麻醉并发症相关性的研究进展 [J]. 国际麻醉学与复苏杂志，2008（03）：281-284.

[2]吴新民. 麻醉学高级教程 [M]. 北京：中华医学电子音像出版社，2016.

（张一帆）

病例7 保留自主呼吸气管造瘘口插管全身麻醉下支气管内镜下气管恶性肿瘤氩气刀切除术

一、病历介绍

患者男性，69岁，以"反复咯血1月余"入院。

过敏史：无。

现病史：患者于1月前无明显诱因反复咯血，表现痰中带血，量少，伴咳嗽，无气促、发热、乏力等特殊不适。近日来症状反复，来我院就诊。

既往史：一年前在我院耳鼻喉科行全麻下右侧颈部淋巴结清扫＋全喉下咽切除＋气管成形术＋甲状腺部分切除术。否认高血压、糖尿病、冠心病等慢性病史。

二、检查

BP 117/83 mmHg，R 20次/分，P 111次/分，双肺未闻及干湿啰音，颈部气管造瘘口。

辅助检查：

胸部增强CT：左主支气管壁增厚，考虑转移瘤，左肺门多发肿大淋巴结，考虑转移，肺气肿。

支气管镜检查；气管肿瘤，左主支气管开口狭窄，左右四级以内支气管黏膜炎症改变。

三、诊断

①左支气管肿瘤；②气管切开术后改变；③咽喉恶性肿瘤术后；④轻度贫血。

四、麻醉经过

麻醉方式：保留自主呼吸下气管造瘘口插管全身麻醉。

麻醉方案：

术前：因无高频喷射通气器械，需良好的气管内局麻，保留自主呼吸下静脉全身麻醉。

术中：应用对呼吸影响小的全身麻醉药品，严密监测呼吸循环指标。

术后：要完全清醒，呼吸循环指标达到一定数值才可以拔管。

麻醉具体经过如下。

15：00 入室。

15：20 麻醉前布托啡诺 0.5 mg 静注，经气管造瘘口喷入 2% 利多卡因喷雾气管局麻。

15：25 麻醉诱导：丙泊酚 70 mg，静脉注射，舒芬太尼 5 μg，静脉注射。

15：30 经气管造瘘口置入气切套管，麻醉维持丙泊酚 50 μg/（mg·min）。

15：45 手术开始，术中血压、心率平稳，术中应用氩气刀，吸氧浓度不超过 30%，血氧 90% ~ 99% 浮动。

19：00 手术结束。

19：15 患者清醒，生命体征平稳，安全离室送 PACU 监测。

五、讨论

患者行内镜下左主支气管肿瘤氩气刀切除术，需与外科医师共用气道，因本院无高频喷射通气的器械，所以运用保留自主呼吸，经气管造瘘口插管静脉全身麻醉加气管局麻下手术，风险较大。术前需对患者呼吸循环功能进行评估，还有气管良好局麻，术中需用对呼吸循环较小的静脉麻醉药品，同时术中氩气刀的应用要求吸氧浓度小于 30%，防止气管内烧伤，加上术中可能的出血，对麻醉管理要求会非常高，所以术中要求严密监测，要具备对术中突发事件的预判等处理能力。术后要求患者完全清醒，循环呼吸指标要达到一定要求才可拔除气管造瘘管。

六、参考文献

［1］石平，马兵，龙海碧. 利多卡因氧气雾化吸入在纤支镜检查中的应用［J］. 四川医学，2003，（03）：315-316.

［2］何永清，徐锋. 改良麻醉方法在纤维支气管镜检查中的应用［J］. 临床荟萃，2012，27（06）：531-532.

［3］吴新民. 麻醉学高级教程［M］. 北京：中华医学电子音像出版社，2016.

（张一帆）

病例 8 神经外科脑出血患者的麻醉

一、病历介绍

患者男性，54 岁，ASA（美国麻醉医师协会）分级：Ⅳ级，以"突发言语不清、右侧肢体活动不灵 2 小时余"入院。

现病史：患者于大约 2 小时前无明显诱因出现言语不清、右侧肢体活动不灵，伴恶心、呕吐，呕吐物为胃内容物，未见血性液体。当时意识尚清，无四肢抽搐，无发热，无大小便失禁。院外未诊治，急拨打 120 到我院就诊，做颅脑 CT 提示：左侧丘脑区血肿并破入脑室系统。急诊以"脑出血"收入我科。自患病以来，患者未进饮食，大小便未解。

既往史："高血压病"病史 8 年，未服药。否认冠心病及糖尿病史，否认肝炎、结核、疟疾、伤寒等传染性疾病史，否认传染病密切接触史，否认输血史，否认药物及食物过敏史，否认其他外伤及手术史，预防接种不详。

个人史：出生于本地，未发现外地久居史。否认发病前 14 天内有国外、国内高中风险区及周边地区，或其他有新冠肺炎病例报告社区的旅行或居住史；否认发病前 14 天内曾接触过来自国外、国内高中风险区及周边地区，或来自有新冠肺炎病例报告社区的发热或有呼吸道症状的患者；否认所住地有聚集性发病；否认与新型冠状病毒感染者有接触史。未发现疫区逗留史，生活规律，无吸烟史，饮酒史 10 余年，约 500 g/d。未发现放射性物质及毒物接触史，未发现性病冶游史。

婚育史：21 岁结婚，配偶健康，育有 1 子 1 女，均健康。家庭关系和睦。

家族史：父母已故，死因不详。否认家族遗传病史及传染病史。

二、检查

体格检查：T 36.7℃，P 80 次 / 分，R 18 次 / 分，BP 180/100 mmHg。

中年男性，发育正常，营养一般，神志嗜睡，精神较差，查体欠合作，心率 80 次 / 分，心律齐，心音正常。

专科检查：神志嗜睡，精神较差，双侧瞳孔等大等圆，对光反射存在。伸舌障碍，口角偏左。左侧肢体肌力 5 级，肌张力正常，右侧上肢肌力 2 级，右侧下肢肌力 0 级，肌张力增高，腹壁反射正常，肱二头肌、肱三头肌、膝腱及跟腱反射正常，左侧巴氏征阴性，右侧巴氏征阳性。

辅助检查：

颅脑 CT 示左侧丘脑区血肿并破入脑室系统。

颅脑 CT 平扫（128 层），肺部 CT 平扫（128 层）。

CT 所见：左侧丘脑高密度灶，最大面约 1.8 cm×2.7 cm，边界清晰，双侧脑室及三脑室内高密度铸型，左侧为著，左侧脑室受压变窄，侧脑室可见引流管，中线结构未见右移。胸廓饱满，气管居中；双肺纹理增多，走行紊乱，双肺下叶小片状、条索状密度增高影，边缘模糊；肺段以上支气管通畅，双侧肺门不大。纵隔内淋巴结显示，双侧胸膜增厚。

CT 诊断：①左侧丘脑区血肿并破入脑室系统治疗后复查所见；②双肺下叶肺炎。

三、诊断

①脑出血；②高血压病（3 级，极高危）。

四、麻醉经过

麻醉方式：气管插管全麻。

术式：开颅血肿硬通道穿刺引流术＋脑室钻孔引流术。

（一）术前准备

（1）急诊入院急查各种检查，术中备血。

（2）术前麻醉评估：快速评估既往病史及心肺功能评估，拟订急诊麻醉方案。

（3）麻醉前物品及药品准备（包括麻醉药物及抢救药物等），气管插管设备：可视喉镜、鼻咽通气道、加强型气管导管、吸引器（备用状态）、麻醉机及靶控泵（备用状态）。

（二）麻醉方案

12：05 患者入室，神志嗜睡，精神较差，进入手术室后监测有创血压、SpO_2、心电图等，开放中心静脉及外周静脉。

（1）麻醉诱导：12：10 给予右美托咪定 30μg，舒芬太尼 25μg，依托咪酯 16mg，阿曲库铵 10mg，12：20 可视喉镜下气管插管顺利，12：30 开始手术。

（2）全麻维持：丙泊酚 1～2mg/（kg·h），瑞芬太尼 0.1～0.5μg/（kg·h），七氟烷吸入，术中根据肌松监测情况间断给予适量肌松药，麻醉期间 BIS 为 40～60。

（3）术中管理：紧密关注手术操作，术中 13：10 患者有创血压降至 80/50 mmHg，及时泵入适量去甲肾上腺素以纠正血流动力学的波动，监测呼末二氧化碳分压，关注各项生命体征及气道压，维持术中血流动力学平稳。

（4）麻醉苏醒：13：50 手术完成，术毕麻醉药物停止，患者带气管插管辅助呼吸送回 ICU，术后 24 小时访视患者昏迷状态，呼吸机维持呼吸。

五、讨论

脑出血手术通常采用气管插管进行全身麻醉，但脑出血患者要注意是否处于饱胃状态和有其他并发症，注意观察患者的意识状态。尤其全麻时的急症较多，麻醉时要快速了解患者的全身情况。具体注意事项如下。

（1）麻醉用药时，需注意避免出现饱胃，以免误吸。

（2）需让患者的血压更平稳，避免血压波动，减少或降低继续出血可能。

（3）行急诊开颅手术时，需监测血压、心率、心电图，甚至中心静脉，便于及时予以救治用药、输入液体。

手术结束后尤其要注意保持血压更平稳，主要由于脑出血大部分因血压高引起，因此需避免血压波动，引发继发出血。

高血压脑出血患者的麻醉处理：术前评估，急诊或绿色通道入室，麻醉准备不充分，病史不了解，需迅速评估。全身情况，生命体征，常为饱胃。基础疾病，往往有高血压病史，且控制不佳。神经功能状态，包括意识状态、定向力、肌张力、瞳孔情况、有无脑疝等，直接影响预后。手术相关情况，手术目的：清除血肿、降低颅内压、解除脑疝。适应证的选择很严格。出血不多、病情不重者不需手术；起病急，深昏迷者，手术无价值。起病时意识障碍不重，保守治疗后有加重趋势，年纪较轻，无严重心、肺、肾病变者尽快手术。麻醉监护：一般监测有血压、脉搏、心电图、氧饱和度、$P_{ET}CO_2$、尿量；加强监测包括有创血压、CVP、血气分析；有条件监测脑血流量和脑电生理。心律失常和心电图异常的发生率比较高。神经源性心功能紊乱，与蛛网膜下隙出血（SAH）后自主神经功能紊乱有关。

麻醉要点：麻醉处理原则为维持脑灌注压及降低颅内压，降低脑代谢，减轻脑水肿。

（1）麻醉药物选择：麻醉药物应不增加颅内压和脑代谢，不影响脑血流，不影响血脑屏障功能，无神经毒性，对呼吸抑制轻，停药后苏醒迅速，无兴奋和术后精神症状。

（2）麻醉诱导：预防血压过高、心率增快、心律失常等心血管不良反应，防止出血加重。采用快诱导静脉麻醉，除常规用药，可辅用艾司洛尔、尼卡地平、利多卡因。静脉麻醉药一般使脑血流和脑代谢率降低。除外氯胺酮。

（3）麻醉维持：降低脑耗氧量，降低脑代谢。应维持一定的麻醉深度。

（郭　瑜）

病例 9　胸腔镜肺楔形切除术的麻醉

一、病历介绍

患者男性，48 岁，因"体检发现左上肺结节 1 年半余"于 2022-04-06 15：23 入院。

现病史：患者一年半前于外院体检行胸部 CT 发现左上肺结节，大小约 8 mm×7 mm，偶有胸闷，无胸痛、气促、呼吸困难，无咳嗽、咳痰、咳血，无畏寒、发热，无心悸等不适，定期随诊复查。2022-03-30 予我院门诊复查，门诊行胸部 CT：右肺上叶前段（Im140）、右肺中叶外侧段（Im201 Im25）、左肺上叶尖后段（Im49）、左肺下叶前内基底段（Im248）见多发磨玻璃结节，较大者位于左肺上叶尖后段（Im49），大小约为 10.7 mm×10 mm，右肺上叶前（Im145）、右肺中叶内侧段（Im290）见实性结节，较大者位于右肺上叶前段（Im145），大小约为 5.9 mm×3.4 mm。双肺上叶胸膜下区可见多发小圆形透亮影，边界清楚；左肺下叶（Img224）见一直径约 10 mm 的类圆形透亮影，边界清楚；左肺上叶舌段及右肺中叶内侧段可见少许条索影，边界较清楚；胆囊内见结节状高密度影。为进一步诊治遂来我院。门诊遂拟"左上肺肺结节性质待查"收治入院。自起病以来，患者精神、睡眠、胃纳一般，大小便正常，近期体重未见明显变化。

既往史：患者自诉血压偏高，服用厄贝沙坦氢氯噻嗪片治疗，否认糖尿病，否认冠心病，否认乙肝结核等传染病史，否认手术史，否认输血、外伤史，否认已知食物、药物过敏史，预防接种史不详。

二、检查

胸部：胸廓正常，呼吸节律正常，肋间隙正常，胸壁无压痛，无胸骨扣痛。双乳房对称，未触及包块。

肺：视诊：呈胸式呼吸，呼吸运动正常，肋间隙未见明显异常；触诊：语颤正常，双肺未触及胸膜摩擦感，未触及皮下捻发感；听诊：双下肺未闻及呼吸音异常，双肺未闻及干湿啰音，未闻及胸膜摩擦音，满肺语音传导正常；叩诊：双肺叩诊呈清音。

辅助检查：

心电图、心脏彩超正常。

胸部 CT：右肺上叶前段（Im140）、右肺中叶外侧段（Im201 Im25）、左肺上叶尖后段（Im49）、左肺下叶前内基底段（Im248）见多发磨玻璃结节，较大者位于左肺上叶尖后段（Im49），大小约为 10.7 mm×10 mm，右肺上叶前（Im145）、右肺中叶内侧段（Im290）见实性结节，较大者位于右肺上叶前段（Im145），大小约为 5.9 mm×3.4 mm。双肺上叶胸膜下区可见多发小圆形透亮影，边界清楚；左肺下叶（Img224）见一直径约 10 mm 的类圆形透亮影，边界清楚；左肺上叶舌段及右肺中叶内侧段可见少许条索影，边界较清楚；胆囊内见结节状高密度影。

三、诊断

①左上肺原位腺癌（$pT_{is}N_0M_0$ 期）；②双肺结节。

四、麻醉经过

麻醉方式：非气管插管全麻+肋间迷走神经阻滞。

术式：左侧胸腔镜肺楔形切除术。

麻醉经过：

（1）术前访视：患者一般情况良好，ASA Ⅱ级，有高血压，服用厄贝沙坦氢氯噻嗪片，血压控制可；否认糖尿病、心脏病。交代患者麻醉方式和术中可能出现的麻醉意外。

（2）麻醉前准备：术前备好血管活性药物及抢救药品。做好心电监护、血氧监测、麻醉深度 BIS 监测、有创动态血压监测和气管插管的准备用物。

（3）麻醉用药：全麻诱导：患者入室给予右美托咪定 20 μg+地佐辛 5 mg 静脉滴入，然后给予丙泊酚 TCI 4 cp μg/mL 泵入，待患者入睡，插入喉罩。插管全麻后丙泊酚 TCI 3 cp μg/mL+瑞芬太尼 0.1 μg/（kg·min）维持麻醉。切皮时，外科医师给予 200 mg 利多卡因局部麻醉，待胸腔镜进入胸腔，用利多卡因 200 mg+罗哌卡因 100 mg 对肋间神经及迷走神经阻滞。整个术中患者均为自主呼吸，并且呼末二氧化碳维持在 35～50 mmHg，使用去甲肾上腺素维持患者血压，将血压收缩压控制在基础血压的 80% 左右，在患者能耐受的情况下，将血压控制在收缩压 90 mmHg，舒张压 40～50 mmHg，平均动脉压 60 mmHg。

（4）手术体位是右侧卧位，麻醉后摆放体位的时候时刻关注心率、血压的变化，快速补充晶体液 500 毫升，防止血流动力学剧烈波动。

五、讨论

（1）肺楔形切除术手术时间较短，一般来说，胸腔镜肺楔形切除术需要插双腔支气管导管，其优点在于可以进行单肺通气，为术者提供足够的手术空间及视野；其缺点在于患者术中容易牙齿损伤、喉头及支气管痉挛、呼吸道黏膜损伤、术后咽喉部疼痛，而且由于支气管插管需要比较深的麻醉深度来减轻应激，导致使用药物与手术时间的不相匹配，术后苏醒时间较长。麻醉方案选择非气管插管全麻加肋间迷走神经阻滞的依据是在保证患者气道安全的前提下，减少术中用药，迷走神经阻滞减轻膈肌的反应，为术者提供足够的视野及自主呼吸反应的副作用，肋间神经阻滞为患者提供完善的术后镇痛。非气管插管全麻，规避传统支气管插管的缺点，有利于患者术后早期活动，减少患者住院时间及住院费用。

（2）在全身麻醉状态下保持患者自主呼吸，需要做好麻醉深度监测，保证患者在合适镇静镇痛的麻醉深度下减轻对手术的应激。

（3）术中血压维持。该种麻醉方式，由于保持患者自主呼吸，在胸腔开放后，纵隔摆动加大，可能会影响循环，导致血压降低。但血压的控制必须有一个度，使用去甲肾上腺素维持术中收缩压 $\geq$ 90 mmHg，收缩压及平均动脉压波动不大于 20%。

（李燕则）

病例 10   甲状腺肿物切除术的麻醉

一、病历介绍

患者男性，50 岁，以"发现颈部肿物 2 年"入院。

现病史：缘患者于 2 年前无明显诱因下出现颈部肿物，呈葡萄大小，无疼痛，无呼吸、吞咽困难，无声音嘶哑，无手足抽搐，无明显多食、消瘦，无明显怕热多汗，未做治疗。近期觉颈部不适，患者在某医院行甲状腺彩超示：甲状腺大小正常。右侧叶内可见 1 个混合回声结节，大小约 34 mm × 21 mm，边界清，形态规则，内回声不均匀；左侧叶内可见 2 个混合回声结节，其中一大小约 5 mm × 3 mm，边界清，形态规则，内回声不均匀。CDFI（彩色多普勒血流显像）：甲状腺双侧叶混合回声结节周边可见短线状彩色血流信号显示。甲状腺双侧叶混合性结节，TI-RADS（甲状腺影像报告和数据系统）3 类。现为进一步治疗，来我院就诊，门诊拟"右侧甲状腺肿物"收入我科。患者自起病后，精神可，睡眠、食欲一般，大小便正常，近期体重无明显增减。

既往史：既往体健，否认有肝炎、肺结核等传染病史，否认有冠心病病史，否认食物药物过敏史，否认手术外伤史及输血史，预防接种史不详。

二、检查

T 36.7℃，P 98 次 / 分，R 20 次 / 分，BP 121/81 mmHg。

一般情况良好，营养中等，神清，对答切题，自主体位，查体合作，无异常步态。心率 98 次 / 分，心律整齐，无杂音。

专科检查：气管居中，颈软，无抵抗，双侧甲状腺无增大，右侧叶可触及一肿物，约鸡蛋大小，质地韧，表面光滑，边界清楚，与皮肤没有粘连，轻压痛，随吞咽而上下移动，双侧甲状腺未闻及血管杂音，颈部未及肿大淋巴结。

辅助检查：甲状腺彩超示：甲状腺大小正常。右侧叶内可见 1 个混合回声结节，大小约 34 mm×21 mm，边界清，形态规则，内回声不均匀；左侧叶内可见 2 个混合回声结节，其中一大小约 5 mm×3 mm，边界清，形态规则，内回声不均匀。CDFI：甲状腺双侧叶混合回声结节周边可见短线状彩色血流信号显示。甲状腺双侧叶混合性结节，TI-RADS 3 类。

血常规、尿常规、生化、凝血功能、甲功五项、胸片、心电图、电子喉镜等未见明显异常。

三、诊断

①甲状腺左侧肿物：结节性甲状腺肿。②甲状腺右侧肿物：甲状腺腺瘤。

四、麻醉经过

麻醉方式：气管插管全身麻醉。

手术术式：甲状腺肿物切除术。

1. 术前准备

入院后常规查体，完善甲状腺彩超、血常规、尿常规、生化、凝血功能、甲功五项、胸片、心电图、电子喉镜等。

2. 麻醉方案

患者入室常规心电监护，面罩给氧，开放上肢静脉通道。

麻醉诱导：静推丙泊酚 100 mg+ 舒芬太尼 30 μg，患者呼之不应，睫毛反射消失，面罩通气气道通畅，给予顺式阿曲库铵 12 mg，追加丙泊酚 20 mg，手控呼吸 2 min，达到插管条件后，在可视喉镜下置入 7.5 号加强型气管导管，气管插管顺利，接呼吸机容量控制呼吸。

麻醉维持：持续静脉泵注瑞芬太尼 0.08 ~ 0.1 μg/（kg·min），复合吸入麻醉药七氟烷 1.5% ~ 2%。予托烷司琼 5 mg+ 地塞米松 5 mg 静注，预防呕吐反应。术程顺利，术中患者生命体征平稳。

手术结束前 10 min 停用瑞芬太尼和七氟烷，追加舒芬太尼 10 μg，术后 5 min 患者清醒拔管，未诉不适，观察 30 min 后循环呼吸稳定，安返病房。

五、讨论

甲状腺是重要的内分泌腺之一，主要分泌甲状腺激素，对机体的代谢、生长发育、神经系统、心血管系统和消化系统等具有重要的作用。甲状腺的功能受诸多因素的调节，甲状腺激素分泌增加或减少均可导致机体内分泌代谢紊乱。甲状腺对麻醉手术的应激反应在内分泌代谢对麻醉手术的应激反应中起重要作用。麻醉与手术可以干扰甲状腺机能活动，从而改变甲状腺功能和机体的应激反应能力。

随着人们生活水平和生活压力的不断提高，甲状腺疾病的发生率和检出率大大提高，甲状腺肿物切除术也逐年增多。传统的甲状腺切除术选择颈部横切口，既往有颈丛神经阻滞下完成手术操作，但存在阻滞不完全、患者体动、呛咳、精神紧张、应激反应增强、呼吸抑制等诸多不良反应，已逐渐被气管内插管全身麻醉所取代。目前甲状腺切除术还有经乳头切口、经腋下切口、经口等不同通路的腔镜下微创手术方式，是未来甲状腺手术的发展趋势，更需要全身麻醉的支持。

甲状腺手术麻醉需关注以下几个方面：①甲状腺激素水平，甲亢或是甲减，及其严重程度；②药物治疗的反应程度；③肿瘤的大小和部位；④评估气道受压情况；⑤并发症的严重程度等。

六、参考文献

［1］沈亦钰，陈徐艰，周鸿鲲，等. 不同甲状腺术式对机体创伤的影响［J］. 中华实验外科杂志，2010，（05）：583-584.

［2］彭雪梅，李雅兰，王存川，等. 不同甲状腺手术方式下围手术期细胞因子及应激指标的改变［J］. 实用医学杂志，2006，（18）：2119-2121.

［3］易建平. 瑞芬太尼联合异丙酚用于甲状腺切除手术麻醉的临床分析［J］. 当代医学，2013，19（09）：82-83.

［4］张海华，李巧云. 瑞芬太尼联合异丙酚静脉麻醉加术终芬太尼静脉注射效果分析［J］. 临床合理用药杂志，2012，5（28）：82-83.

［5］DIONIGI G. Evidence-based Review Series on Endoscopic Thyroidectomy：Real Progress and Future Trends［J］. World Journal of Surgery，2009，33（2）：365-366.

［6］周斌，李志辉，王品，等. 颈浅丛阻滞复合静脉麻醉在甲状腺腔镜手术的临床研究［J］. 临床麻醉学杂志，2009，25（05）：392-394.

［7］HNTSCHEL D，FASSL J，SCHOLZ M，et al. Leipzig Fast-track Protocol for Cardioanesthesia. Effective，Safe and Economical［J］. Der Anaesthesist，2009，58（4）：379-386.

（陈　琛）

病例 11　小儿扁桃体伴腺样体切除术的麻醉

一、病历介绍

患者男性，5 岁 1 月，体重 23 kg，ASA：Ⅱ级，以"张口呼吸 1 年"入院。

现病史：患者 1 年前无明显诱因出现夜间张口呼吸，无长期发热及咽痛，无心悸、胸闷，无蛋白尿、血尿等不适，间断药物治疗效果欠佳，现来我院就诊，门诊以"慢性扁桃体炎"收入院。自发病以来，神志清，精神好，进食好，睡眠欠佳，大小便正常，体重无下降。

既往史：无高血压、冠心病、糖尿病病史，无传染病史，无输血史，无食物药物过敏史，无重大外伤史，无手术史，预防接种史不详。

个人史：生于原籍，无长期外地居住史，无疫情疫区接触史，无吸烟，无饮酒，无毒物、毒品接触史。

家族史：父母健康，否认家族遗传病史及传染病史。

二、检查

体格检查：T 36.5℃，P 117 次 / 分，R 22 次 / 分，BP 104/86 mmHg。

发育正常，营养良好，神志清。自动体位，正常面容，表情正常。心率 117 次 / 分，心律整齐。

专科检查：

耳科：耳郭无牵引痛，耳郭、外耳道、乳突无红肿触痛，鼓膜色泽正常，无充血、内陷、穿孔。

鼻科：鼻前庭（−），双侧鼻腔鼻涕，双侧中道无拥挤，双侧鼻腔未见新生物，双侧下鼻甲肥大。

咽部：黏膜慢性充血，双侧扁桃体Ⅱ*肥大，表面可见瘢痕，无脓性分泌物，软腭活动好，腭弓慢性充血，咽侧索无肥厚。喉部：喉部无畸形，间接喉镜患儿无法配合。

辅助检查：2022-03-19 纤维喉镜检查双侧鼻腔清涕，双侧扁桃体肥大，腺样体重度增生，双声带光滑，活动良好。

三、诊断

①慢性扁桃体炎；②腺样体肥大。

四、麻醉经过

麻醉方式：气管插管全麻。

术式：扁桃体伴腺样体切除术。

1. 术前准备

（1）入院后常规查体。

（2）术前麻醉评估：详细了解既往病史及心肺功能评估，拟订详细麻醉方案。

（3）麻醉前物品及药品准备（包括麻醉药物及抢救药物等），气管插管设备：可视喉镜、通气道、加强型气管导管、吸引器（备用状态）、麻醉机及靶控泵（备用状态）。

2. 麻醉方案

08：45 患儿入室，进入手术室后监测血压、SpO_2、心电图等，开放外周静脉。

（1）麻醉诱导：08：50 给予力月西 1 mg，舒芬太尼 15 μg 缓慢静推，丙泊酚 50 mg，阿曲库铵 5 mg，08：55 可视喉镜下气管插管顺利，09：10 开始手术。

（2）全麻维持：丙泊酚 1 ~ 2 mg/（kg·h），瑞芬太尼 0.1 ~ 0.3 μg/（kg·h），七氟烷吸入，术中根据肌松监测情况，间断给予适量肌松药，麻醉期间 BIS 为 40 ~ 60。

（3）术中管理：紧密关注手术操作，监测呼末二氧化碳分压，关注各项生命体征及气道压，维持术中血流动力学平稳。

（4）麻醉苏醒：10：40 手术顺利完成，术毕麻醉药物停止后，15 min 后患者意识清醒，自主呼吸恢复，苏醒顺利，11：00 拔出气管导管，送 PACU 观察，患儿无恶心呕吐，且未发生呼吸抑制的情况。观察三十分钟后，改良的 Aldrete 评分 ≥ 9 分，10：30 转入病房。

术后 24 小时访视患者未见明显异常，生命体征平稳

五、讨论

目前小儿扁桃体及腺样体切除术采用的全身麻醉应称为静脉吸入复合麻醉（简称静吸复合麻醉）。从字面上看，它包括静脉麻醉和吸入麻醉两种麻醉方法。小儿扁桃体、腺样体手术部位特殊，气管和食管均开口于此，手术操作时的少量出血、连续分泌的唾液及冲洗伤口的清水都会流入气管，造成误吸和窒息。麻醉后、手术前进行气管插管，对于保证给孩子供氧、防止术中发生误吸并发症具有非常重要的意义。同时联合采用静脉麻醉和吸入麻醉，能使麻醉效果更加完善，并使得各自用药量减少，从而降低麻醉药物带来的副作用，提高了麻醉的安全性。

麻醉用药的副作用主要有呼吸抑制、恶心呕吐和过敏等。由于之前已进行的气管内插管保证了孩子的供氧，因此其危险性已大为降低。恶心呕吐是麻醉药物最常见的副作用，个体差异较大，有些孩子在给药后不久即发生，有些孩子会一直持续到术后苏醒期。恶心呕吐除了给孩子造成难受外，当麻醉后发生呕吐的话，麻醉医师会用吸引器清除口腔内呕吐物，如果症状严重，还会给予止吐药物。除此之外还可能因为处于麻醉和麻醉恢复期的孩子保护性反射被抑制，呕吐物会被吸入气管造成窒息。针对可能发生的恶心呕吐，一般都会在麻醉前采取禁食措施，呕吐药物治疗。过敏也是麻醉药物常见的副作用，一般等药物代谢后都会自行消失，不会留有后遗症。

　　小儿的自控能力差，如果不能与麻醉医师配合，必须给患儿注射氯胺酮，剂量由麻醉医师根据患儿的体重来决定。肌内注射氯胺酮数分钟后，患儿即可进入睡眠状态。由于氯胺酮对呼吸有抑制作用，它能促进唾液腺及呼吸道的分泌物显著增加。此时应着重观察患儿的呼吸功能，防止呼吸道梗阻，必要时给氧。为了减少唾液腺及呼吸道的分泌，对于术前用药和麻醉诱导相距时间较长者必须静脉追加阿托品。

　　小儿声门较高，受会厌长及肿大的扁桃体影响，气管导管应稍细一些，争取一次插管成功。插管后头由仰卧位改为垂头位，使用张口器，导管固定不牢固，随时都应密切观察气管导管的位置与通畅度，防止手术操作致滑脱阻塞，被挤压扭曲，应监测呼吸情况。术中经常清除创面血液，防止误吸，保持呼吸道通畅，并仔细观察循环系统与呼吸管理。拔管后应取侧卧位、头低位，以保证分泌物及时引流至口外，防止潴留在咽喉部而刺激声门或误吸入肺，并吸氧观察有无呼吸道阻塞。

（郭　瑜）

病例 12　食管恶性肿瘤手术的麻醉

一、病历介绍

　　患者男性，68 岁，ASA：Ⅱ级，以"进食阻挡感半月余"入院。

　　现病史：患者自述半月余前无明显诱因地出现进食阻挡感，尤其以进食馒头等硬物时明显，痰中无血丝，无咯血，无胸部疼痛，无发热、盗汗，无心慌、胸闷及呼吸困难，02-14 在我院门诊行胃镜检查发现食管肿物，今日要求进一步治疗入院我科。患者自发病以来，神志清，精神可，无头痛、头晕，无声音嘶哑及饮水呛咳，食欲可，无乏力及消瘦，体重无明显减轻，大小便未见异常，入眠可。

　　既往史：高血压病史 10 余年，基本上未服药治疗，脑梗死病史 10 余年，输液治疗后好转，5～6 年前再次患脑梗死，治疗后好转，后记忆力下降。否认糖尿病及心血管疾病病史。否认结核、肝炎等传染病及传染病密切接触史，无输血史，无食物药物过敏史，无重大外伤及手术史，预防接种史不详。

　　个人史：生于原籍，无长期外地居住史。吸烟 2 支 / 日 ×40 年，完全戒断半月。无饮酒等不良嗜好。无毒物、毒品接触史。否认近 14 天内有"新冠"病例报告社区的旅行史或居住史，否认近 14 天内与新型冠状病毒感染者有接触史，否认近 14 天内曾接触过来自有病例报告社区的发热或有呼吸道症状的患者，否认聚集性发病史。

　　婚育史：20 岁结婚，育有 4 子，儿子、配偶均身体健康。

　　家族史：父母亲去世，死因不详。否认有家族遗传病、精神病及肿瘤病史患者。

二、检查

体格检查：T 36.3℃，P 75 次 / 分，R 22 次 / 分，BP 131/88 mmHg。

老年男性，发育正常，营养中等，神志清，精神一般，自主体位，查体合作，全身皮肤黏膜无黄染，浅表淋巴结未触及肿大。

辅助检查：

2022-02-14 胃镜检查食管黏膜粗糙，距门齿 30 ~ 33 cm 见食管不规侧隆起，表面浅溃疡形成，取病理，质韧，舒缩差。距门齿 40 cm 达贲门，黏膜光滑，无狭窄。黏液湖清，量中等。胃底、体黏膜光滑，呈橘红色；胃角呈弧形，黏膜光滑；胃窦、角黏膜充血水肿，多发片状糜烂，蠕动可。幽门口圆，光滑，轮缩好。十二指肠球降未见异常。病理显示：食管黏膜慢性炎，鳞状上皮呈高级别上皮内瘤变，局灶浸润。

三、诊断

①食管恶性肿瘤（胸中下段）；②高血压；③脑梗死。

四、麻醉经过

麻醉方式：硬膜外阻滞复合全身麻醉。

术式：食管胃弓上吻合术。

1. 术前准备

（1）入院后常规查体，适当控制血压水平，预防脑梗死。

（2）术前麻醉评估：详细了解既往病史及心肺功能评估，拟订详细麻醉方案。

（3）麻醉前物品及药品准备（包括麻醉药物及抢救药物等），气管插管设备：硬膜外穿刺包，可视喉镜、通气道、双腔气管导管、吸引器（备用状态），麻醉机及靶控泵（备用状态）。

2. 麻醉方案

08：15 患者入室，神志清楚，应答切题，进入手术室后，监测有创血压、SpO_2、心电图等，开放外周静脉及中心静脉压穿刺。术前静脉注射 40 μg 右美托咪定。

（1）硬膜外阻滞：穿刺间隙选择 $T_{6~7}$ 局麻药，选择 0.25% 罗哌卡因。麻醉诱导：08：35 给予力月西 2 mg，舒芬太尼 25 μg 缓慢静推，依托咪酯 20 mg，阿曲库铵 10 mg，08：40 可视喉镜下双腔气管插管顺利，08：45 开始手术。

（2）全麻维持：术中丙泊酚 1 ~ 2 mg/（kg·h），瑞芬太尼 0.1 ~ 0.3 μg/（kg·h），术中根据肌松监测情况，间断给予适量肌松药，麻醉期间 BIS 为 40 ~ 60。术中静脉输注去甲肾上腺素 0.05 μg/（kg·min）维持血管张力。

（3）术中管理：紧密关注手术操作，监测呼末二氧化碳分压，关注各项生命体征及气道压，维持术中血流动力学平稳。

（4）麻醉苏醒：11：45手术顺利完成，术毕麻醉药物停止后，给予患者PCEA术后镇痛，5 min后患者意识清醒，自主呼吸恢复，苏醒顺利，11：40拔出双腔气管导管，送PACU观察，患者无嗜睡，无恶心呕吐，且未发生呼吸抑制的情况。观察三十分钟后，患者自述无其他不适，改良的Aldrete评分≥9分，12：10转入病房。

术后24小时访视患者未见明显异常，术后硬膜外镇痛效果患者满意，生命体征基本平稳。

五、讨论

食管癌切除术是一个高风险的胸科手术，文献报道的死亡率大约为3%，严重并发症的发生率约为30%。

食道癌是食道的一种恶性肿瘤，麻醉时一般需要注意患者的呼吸节律、频率及血压和心跳等一般情况，防止因麻醉过度导致的呼吸抑制，以及心脏骤停等并发症。

食管癌切除术后最严重的肺部并发症是急性呼吸窘迫综合征（acute respiratory distress syndrome，ARDS）。而术后早期ARDS的发生与术中机械通气密切相关，尤其是需要单肺通气时。研究证实，保护性肺通气策略能够减少食管癌切除术后炎症因子的释放，从而减少ARDS的发生。此外，非通气侧肺行持续正压通气（continuous positive airway pressure，CPAP）同样能够减少肺的损伤。因此，在食管癌切除术中常规使用保护性肺通气策略（小潮气量通气4～6 mL/kg、PEEP 5～10 cmH$_2$O），保证气道峰压小于30 cmH$_2$O。

液体过量是术后肺部并发症和吻合口漏的重要因素。术中液体维持量在2～3 mL/（kg·h），并合理补充术中急性失血量。术中液体总量至少3 mL/（kg·h），但不要超过10 mL/（kg·h）。

术后镇痛，推荐硬膜外镇痛的方式，其能够减少肺炎、吻合口漏的发生率，从而减少ICU的住院时间。此外，快速康复外科（enhanced recovery after surgery，ERAS）相关的措施及胸腔镜和（或）腹腔镜辅助的微创手术同样能够改善食管癌切除术患者的预后。

综上所述，食管癌切除术后的肺部并发症的发生率仍然很高，采用包括小潮气量在内的肺保护通气策略能够显著减少肺部并发症的发生。此外，术中液体过量也是肺部并发症和吻合口漏的重要原因，应当避免。采用硬膜外镇痛的方式不仅有利于术后疼痛的管理，也有助于减少肺部并发症。

（郭　瑜）

病例 13　无痛胃肠镜的麻醉

一、病历介绍

患者女性，72 岁，以"上腹部不适 1 个月"入院。

既往史：高血压病史 10 余年，否认其他病史。

个人史及家族史：无吸烟饮酒史，否认家族性遗传病、肿瘤病史等。

二、检查

体格检查：T 36.2℃，P 68 次 / 分，R 18 次 / 分，BP 145/95 mmHg。

营养中等，自主体位，查体合作，皮肤、黏膜无黄染，全身淋巴结未触及，结膜无苍白，头颈无异常，甲状腺无肿大，心肺听诊未见异常。

腹软，无压痛，无反跳痛，腹部无包块，肝脾肋下未触及，墨菲氏征阴性，肾脏无叩击痛，移动性浊音阴性，肠鸣音 4 次 / 分，双下肢无水肿，脊柱无叩击痛，病理征（－）。

辅助检查：

实验室常规检查无异常。

心电图：窦性心律，轻微 ST-T 异常。

心脏及消化系统超声未见明显异常。

肺 CT：未见明显异常。

三、麻醉经过

1. 麻醉门诊评估

ASA 分级 Ⅱ级，心功能 Ⅰ级，身高 160 cm，体重 61 kg。

患者既往高血压病史四年，规律服药，血压控制可。心电图：窦性心律，未见明显 ST-T 异常。

气道评估 Mallampati 分级 Ⅱ级，张口度可，头颈活动度佳，无义齿及活动性牙齿。

心肺听诊无异常，脊柱及肢体活动度无明显异常。

2. 麻醉过程

建立静脉通道，心电监护，鼻导管给氧 3 L/min。

麻醉方案：阿芬太尼 3 ~ 5 μg/kg 缓慢静推。

瑞马唑仑负荷量 8 mg，静脉注射；1 分钟后检查开始，每间隔一分钟，可以根据需要追加 2.5 mg/ 次，每 15 分钟内追加不推荐超过 5 次。（瑞马唑仑 0.9% 生理盐水配成 1 mg/mL）。

胃镜检查总时间 8 分钟，瑞马唑仑总量 12 mg，术毕 2 分钟自然苏醒。

术中患者生命体征平稳，无明显呼吸抑制。在复苏室观察半小时完全清醒。

四、讨论

无痛胃镜有助于消除患者的紧张、焦虑情绪。如果不计算检查前的准备时间，几分钟便可以做完检查。同时相比于普通胃镜，无痛胃镜的结果也更加精确，因为在麻醉状态下，身体内的肠胃会减少蠕动，更便于医师检查，避免了患者不自觉躁动所引起的损伤。

无痛胃镜的麻醉通常是选择静脉全麻，即在静脉中注射麻醉药物起到麻醉效果。麻醉前应当注意完善心电图等相关检查，以评估是否能耐受麻醉，需要首先评估是否有麻醉禁忌证，比如有发烧或者严重的心脑血管疾病，如果提示无异常则影响不大。没有禁忌证可以选择无痛胃镜，可有效缓解操作时的不适症状，检查胃镜如果提示有异常需要及时治疗。如果在胃镜下提示有较大的肿块，直接取出做活检加以明确。平时有慢性胃部病变者，需要定期复查胃镜。

无痛胃肠镜检查之后，麻醉医师要进行麻醉的恢复，待患者彻底清醒之后，没有任何不适反应方可离去，并嘱咐其不能开车和进行危险行为。还要根据患者检查是否有取病理来判断是否可以进食，还建议患者适当走路等缓解胀气。

（郭 瑜）

病例 14　ESD 手术的麻醉

一、病历介绍

患者女性，70 岁，ASA 分级 Ⅱ 级，以"上腹部不适 2 个月"入院。

现病史：于 2 个月前无明显诱因反复出现上腹不适，伴上腹胀满，无恶心呕吐，无胃灼热反酸，无胸骨后不适，无进食不畅，大便规律，1 ~ 2 次 / 天，无黑便、鲜血便，不规律口服药物治疗，效果不佳。

既往史：高血压病史 4 年，否认其他病史。

个人史及家族史：无吸烟饮酒史，否认家族性遗传病、肿瘤病史等。

二、检查

体格检查：T 36.6℃，P 78 次 / 分，R 19 次 / 分，BP 133/91 mmHg。

营养中等，自主体位，查体合作，皮肤、黏膜无黄染，全身淋巴结未触及，结膜无苍白，头颈无异常，甲状腺无肿大，心肺听诊未见异常，心率 78 次 / 分，腹软，无压痛，无反跳痛，腹部无包块，肝脾肋下未触及，墨菲征阴性，肾脏无叩击痛，移动性浊音阴性，肠鸣音 4 次 / 分，双下肢无水肿，脊柱无叩击痛，病理征（-）。

辅助检查：

血常规、肝功、肾功、电解质、凝血检查、大便常规及潜血无异常。

心电图：窦性心律，未见明显 ST-T 异常。

心脏及消化系统超声未见明显异常。

肺 CT：未见明显异常。

三、诊断

①食管高级别上皮内瘤变；②高血压病。

四、麻醉经过

麻醉方式：气管插管全麻。

术式：ESD 手术。

（一）术前准备

（1）入院后常规查体，控制血压。

（2）术前麻醉评估：详细了解既往病史及心肺功能评估，拟订详细麻醉方案。

（3）麻醉前物品及药品准备（包括麻醉药物及抢救药物等），气管插管设备：可视喉镜、鼻咽通气道、加强型气管导管（6.5#）、吸引器（备用状态）、麻醉机及靶控泵（备用状态）。

（二）麻醉方案

08：10 患者入室，神志清楚，应答切题，进入手术室后监测无创血压、SpO_2、心电图等，开放外周静脉。

（1）麻醉诱导：08：10 给予阿芬太尼 210μg 缓慢静推，瑞马唑仑 5 mg 负荷量，一分钟后追加 2.5 mg，阿曲库铵 8 mg，08：25 可视喉镜下气管插管顺利，08：30 开始手术。

（2）全麻维持：瑞马唑仑 1 ~ 2mg/（kg·h），瑞芬太尼 0.1 ~ 0.3μg/（kg·h），术中根据肌松监测情况，间断给予适量肌松药，麻醉期间 BIS 为 50 ~ 60。

（3）术中管理：紧密关注手术操作，监测呼末二氧化碳分压，关注各项生命体征及气道压，术中血流动力学平稳。

（4）麻醉苏醒：09：20 手术顺利完成，术毕麻醉药物停止后，给予患者氟马西尼 0.3 mg 拮抗，5 min 后患者意识清醒，自主呼吸恢复，苏醒顺利，9：30 拔出气管导管，送 PACU 观察，患者无嗜睡，无恶心呕吐，且未发生呼吸抑制的情况。观察十分钟后，患者自述无其他不适，改良的 Aldrete 评分 ≥ 9 分，10：00 转入病房。

术后 24 小时访视患者未见明显异常，患者非常满意。

五、讨论

（1）上消化道 ESD，应首选气管插管全身麻醉。

（2）少部分简单易行者（操作简单、操作时间短，患者可耐受）可在中度镇静下由有经验的医师执行。

（3）深度镇静/麻醉发生误吸的风险较高，需谨慎选择。

（4）下消化道ESD手术一般可在深度镇静/麻醉或中度镇静下完成，手术时间长、创伤较大的可酌情使用喉罩或行气管插管全身麻醉，有利于穿孔、腹腔胀气等并发症的防治。

（5）阿芬太尼具有起效快、作用时间短和苏醒迅速的优点，同时呼吸抑制发生率低，血流动力学稳定，不易发生呛咳，恶心呕吐少，无头晕不适，恢复好，安全性出色，对于舒适化医疗麻醉具有较好的临床价值。

（6）临床试验证实瑞马唑仑对呼吸、循环抑制影响非常小，血流动力学平稳，起效快，时效短，药物稳定性好，且不经过肝肾代谢，并完全被氟马西尼逆转，苏醒快且苏醒质量较高，相比丙泊酚和咪达唑仑更具有临床优势，安全系数高，说明瑞马唑仑在无痛胃肠镜诊疗中很安全。顺行性遗忘效果明显，患者术中全无记忆，患者满意度高。使用瑞马唑仑患者无注射痛，避免了注射疼痛导致的哭泣和体动，麻醉体验感更好。

（7）同时具有"短、平、快"特点的阿芬太尼和瑞马唑仑，作为镇痛镇静的搭档组合，有望成为门诊舒适治疗的新选择。

（郭　瑜）

病例 15　腹腔镜下胆囊切除术的麻醉

一、病历介绍

患者男性，66岁，以"体检发现胆囊息肉4天"入院。

现病史：体检发现CEA偏高两年，无腹痛、腹胀、腹泻、便秘等。

既往史：无高血压、糖尿病、冠心病等，无食物药物过敏史。

二、检查

查体：无特殊。

血生化检查：Ca 1.97 mmol/L，直接胆红素 6.7 μmol/L，总蛋白 61.4 g/L，白蛋白 37.0 g/L。

胸片、心电图正常。

上腹部CT：提示胆囊息肉。

三、诊断

胆囊息肉。

四、麻醉经过

麻醉方式：气管插管全身麻醉。

手术方式：腹腔镜下胆囊切除术。

1. 术前准备

入院后常规心电图、胸片、上腹部 CT、血常规、电解质、凝血功能等检查，并每日监测血压、心率、体温等。

2. 麻醉方案

将患者带入手术室，对其进行血氧监护、心电监护，密切监测患者的心率、血压、血氧饱和度及脉搏，建立静脉上肢通路，并使用林格氏液对患者进行静脉持续滴入。

麻醉诱导选择舒芬太尼、阿曲库铵、丙泊酚、利多卡因。按照患者体重选择药物使用剂量：舒芬太尼剂量为 25 μg，阿曲库铵剂量为 50 mg，丙泊酚剂量为 100 mg，利多卡因 20 mg，静脉注射。使用面罩对患者进行加压、纯氧去氮，时间为 3 ~ 5 min。观察患者肌肉松弛情况，出现完全松弛时，为了控制患者呼吸，对患者进行可视喉镜下气管插管，固定后将导管与呼吸机连接，对其进行辅助通气。适当地对呼吸频率、吸呼比、潮气量等进行调整：每分钟呼吸频率为 10 ~ 15 次，吸呼比是 1 ∶ 2，潮气量应控制在 10 ~ 12 mL/kg，$P_{ET}CO_2$ 35 ~ 45 mmHg。

维持麻醉选择瑞芬太尼 0.08 μg/（kg·min）和七氟烷 2%，间断追加阿曲库铵。手术开始后牵拉胆囊，心率下降至 38 次/分，暂停手术，予阿托品 0.5 mg，心率上升至 80 次/分，继续手术。

手术完毕前 10 分钟，静脉给予舒芬太尼 25 μg、氟比洛芬酯 50 mg、阿扎司琼 10 mg 镇痛止吐，并停止向患者给予的其他麻醉药物。密切观察患者保护性反射及自主呼吸恢复情况，当患者保护性反射及自主呼吸完全恢复后，将导管拔除，并仔细观察患者意识及其他情况。当无其他明显异常状况、意识清醒后，将患者送回病房。

五、讨论

胆囊切除术是胆道外科中常用的临床手术，腹腔镜下胆囊切除术用于胆囊结石、胆囊息肉、胆囊炎、胆绞痛、胆汁阻塞等疾病的临床治疗中，具有创伤小、出血少、术后疼痛小、术后恢复快、住院时间短等优点。手术实施过程中需要对患者建立气腹，对患者的正常循环功能和正常呼吸造成一定影响。有效、安全的麻醉方案对保证手术效果、减少手术并发症、加快患者恢复健康具有十分重要的作用。诱导快速、患者感觉舒适、术中情况稳定、苏醒快速是本手术对麻醉方案的基本要求。

由于胆囊富含迷走神经，胆囊压力高，手术牵拉大胆囊时可出现强烈的担心反射，引起显著的心率下降。轻柔的手术操作、术前给予阿托品、术中胆囊区域喷洒利多卡因均可预防反射的发生，麻醉前需做好应急预案，备好阿托品等血管活性药以维持循环稳定。

六、参考文献

［1］么孝恩，韩艾伦，王姝媛，等.腹腔镜下胆囊切除术全身麻醉体会［J］.临床麻醉学杂志.2012，17（18）：47-48.

［2］胡荣生，于伟，李秋波.经腹腔镜下胆囊切除术的麻醉体会［J］.海南医学院学报，2012，16（12）：52-53.

［3］王晓山，叶卫东，易云飞.瑞芬太尼复合丙泊酚用于腹腔镜胆囊切除术的麻醉疗效［J］.湖南中医药大学学报，2013，16（18）：78-79.

［4］周少宇.全程吸入麻醉与静吸复合麻醉对腹腔镜下胆囊切除术患者术后认知功能的影响［J］.当代医学，2012，18（17）：74-75.

（陈 琛）

病例 16　嗜铬细胞瘤切除术的麻醉

一、病历介绍

患者女性，49 岁，以"PTGBD 术后 1 月余，发现腹膜后肿物 1 月"入院。

现病史：患者 1 月余前因急性胆囊炎于我院肝胆外科住院，行 PTGBD（经皮肝穿胆道引流）术后症状缓解，住院期间发现腹膜后肿物，无恶心、呕吐，无畏寒、眼发黄、尿黄、反酸、嗳气、心悸、胸闷等。住院期间血压波动大，行手术风险高，经相关科室会诊及患者家属讨论后决定调控好血压后再行手术。患者前一次出院后监测血压，处于正常范围，无明显波动，现为求进一步治疗来我院就诊。患者起病以来，精神、睡眠、食欲尚可，体重无明显变化。

既往史：患者 2018 年 5 月 24 日因"脑出血"急诊入院，行"右侧脑动脉瘤夹闭术"，术后规律服用胞磷胆碱钠胶囊 2 片，Tid，洛芬待因缓释片 2 片，Tid，奥卡西平 1 片，QN。高血压病史 1 月余（具体不详），否认糖尿病、冠心病，否认肝炎、结核等传染病史，否认输血史、外伤史，已知去痛片（氨基比林、非纳西丁、咖啡因、苯巴比妥）、安乃近过敏。

二、检查

全腹轻压痛，右下腹及中上腹部压痛明显，腹部未及明显包块，其余无特殊。

辅助检查：

胸片、心电图正常。

颅脑 CT：①"右侧脑动脉瘤夹闭术后"改变；②右侧额颞枕叶梗死改变伴出血和脑膨出，较前相仿；右枕叶蛛网膜下隙出血较前吸收。

上腹部 CT：①胆囊穿刺引流术后表现，胆囊壁稍厚，胆囊引流管留置。②右肝肾间隙囊实性占位（大小约 77 mm×65 mm），考虑肾上腺来源肿瘤，嗜铬细胞瘤不除外。③下腔静脉后方富血供结节（肾上腺水平）（大小约 25 mm×10 mm×28 mm），考虑腹膜后肿瘤，肾上腺外嗜铬细胞瘤不除外。

甲状腺彩超：甲状腺左侧叶无回声结节，考虑滤泡增生结节可能。

实验室检查：

电解质、肝肾功、甲状腺功能基本正常。

血/尿皮质醇正常。

儿茶酚（血浆）：去甲肾上腺素（NAD）↑，多巴胺（DOP）及肾上腺素（AD）正常。

卧/立位高血压五项：①血管紧张素；②肾素活性，醛固酮，醛固酮/肾素活性比值均正常。

尿香草扁桃酸 VMA↑。

三、诊断

①腹膜后巨大肿物：嗜铬细胞瘤？②胆囊结石并胆囊炎 PTGBD 术后；③脑出血，右侧脑动脉瘤夹闭术后；④高血压病；⑤脑出血并脑梗死。

四、麻醉经过

手术方式：腹膜后巨大肿瘤切除＋胆囊切除＋腹腔粘连松解术（经腹腔入路）。

麻醉方式：气管插管全身麻醉。

1. 术前准备（入院后常规查体、监测及分析）

术前处理如下。

肝胆外科、泌尿外科、麻醉科、ICU 等相关科室会诊。

根据泌尿外科会诊意见，扩容治疗 27 天，晶体：胶体＝1：1，从 1000 mL/日开始，逐渐加量至 2000 mL/d，口服酚苄明 30 mg，bid。体重 59 kg→62 kg，Hb 113 g/L→100 g/L，心率血压较稳定 141/89 mmHg，HR 90 次/分，患者感胸闷、头晕、头痛、肩背部疼痛、乏力，坐起后胸闷可缓解，甲床红润。

2. 麻醉方案（麻醉方案、用药及术中麻醉处理）

气管插管全身麻醉，术中行桡动脉穿刺监测动脉血压，颈内静脉穿刺监测 CVP，并监测血气分析＋电解质＋血糖。

患者入室常规心电监护：血压 174/99 mmHg，心率 86 次/分。

舒芬太尼 5 μg＋利多卡因 40 mg 静推，右美托咪定 40 μg 静脉滴注，行桡动脉穿刺监测动脉血压。

全麻诱导：咪达唑仑 3 mg＋舒芬太尼 45 μg＋丙泊酚 150 mg＋罗库溴铵 50 mg＋酚妥拉明 1 mg。

可视喉镜下气管插管，颈内静脉穿刺置管，监测 CVP，测血气、电解质、血糖。

麻醉维持：瑞芬太尼＋七氟烷，间断追加罗库溴铵；手术开始，肿瘤切除前泵注酚妥拉明＋艾司洛尔控制血压和心率；肿瘤切除后泵注去甲肾上腺素，扩容，维持血压，复查血气、电解质、血糖。

手术结束：停用麻醉药及去甲肾上腺素，血压 110/65 mmHg，心率 78 次 / 分，安返 ICU。

出入量：入量晶体液 2800 mL、胶体液 1000 mL。出血量 600 mL，尿量 1000 mL。

五、讨论

嗜铬细胞瘤（pheochromocytoma，PHEO）是一种起源于肾上腺髓质能够产生儿茶酚胺的嗜铬细胞的肿瘤，在所有分泌儿茶酚胺的肿瘤中占 85%～90%（起源于肾上腺外的叫作副神经节瘤 paraganglioma，PGL），女性略高于男性。

该病通常病情十分凶险，占高血压发病率的 1%，其高血压特点是阵发性、持续性，可于体位改变、压迫腹部、活动或排便时发作，头痛、心悸、出汗三联征，部分病例出现高血压及低血压交替。

PHEO 可累及靶器官，引起脑出血、代谢紊乱（高代谢、高血压）、心脏改变（儿茶酚胺心肌病）、眼底病变、肾功能不全等。常见致死原因有充血性心衰、心梗、颅内出血。

实验室诊断首选 24 h 尿甲氧基肾上腺素类物质（metanephrines，MNs）或血浆游离 MNs 测定，MNs 为儿茶酚胺在肿瘤中的代谢产物；其次为血或尿儿茶酚胺测定，其相关检查有助于明确肿瘤分泌儿茶酚胺的类型，对后续儿茶酚胺补充治疗有重要指导意义。该病例中患者是以去甲肾上腺素（NAD）增高为显著特点的，故肿瘤切除后应及时补充外源性去甲肾上腺素，维持血压稳定。

手术切除肿瘤目前是治疗嗜铬细胞瘤的一线方案，围术期常因为挤压肿瘤导致大量的儿茶酚胺释放，引起血流动力学的大幅度波动，甚至发生高血压危象、恶性心律失常、多器官功能衰竭等致死性并发症。麻醉管理难度非常大，需要熟练的麻醉技术及术中管理和判断能力。

未提前发现的 PHEO 和 PGL 患者麻醉和围术期死亡率达 50%。多学科协作、科学合理的围术期管理是降低围术期死亡率、降低并发症发生率、改善临床预后的重要保障，也是加速康复外科策略的要求。

降低风险的根本措施就是良好的术前准备。术前准备充分的标准有以下几点。

（1）血压和心率达标，有直立性低血压；一般认为，坐位血压应低于 120/80 mmHg，立位收缩压高于 90 mmHg；坐位心率为 60～70 次 / 分，立位心率为 70～80 次 / 分；可根据患者的年龄及合并的基础疾病做出适当调整。

（2）术前 1 周心电图无 ST–T 段改变，室性期前收缩 ＜ 1 次 /5 min。

（3）血管扩张，血容量恢复：血细胞比容降低，体重增加，肢端皮肤温暖，出汗减少，有鼻塞症状，微循环改善。

（4）高代谢症群及糖代谢异常得到改善。

本病例，术前我们结合病史、影像学及实验室检查，嗜铬细胞瘤基本明确诊断，并对颅脑、内分泌、肝肾功等靶器官受累情况进行评估，不足之处是缺少了心脏彩超对心脏结构和功能的评估。术前多学科会诊，制定了全面的手术方案及围术期管理方案，进行了充足的术前准备，通过扩容和血管活性药的使用，达到了术前准备充分的标准。围术期对各项生命体征及内环境进行全面监测，术中肿瘤切除前控制血压心率，切除后及时补充去甲肾上腺素和充分补液，维持血压稳定，术后送 ICU 继续观察治疗，术后第 2 天生命体征平稳安返病房，1 周后患者循环稳定，恢复良好出院。

六、参考文献

［1］中华医学会麻醉学分会. 2017 版中国麻醉学指南与专家共识［M］. 北京：人民卫生出版社，2017.

［2］LENDERS J W M, DUH Q-Y, EISENHOFER G, et al. Pheochromocytoma and Paraganglioma：An Endocrine Society Clinical Practice Guideline［J］. The Journal of Clinical Endocrinology and Metabolism，2014，99（6）：1915-1942.

［3］NARANJO J, DODD S, MARTIN Y N. Perioperative Management of Pheochromocytoma（Review）［J］. Journal of Cardiothoracic and Vascular Anesthesia，2017，31（4）：1427-1439.

［4］CHALLIS B G, CASEY R T, SIMPSON H L, et al. Is There an Optimal Preoperative Management Strategy for Phaeochromocytoma/Paraganglioma？［J］. Clinical Endocrinologg（Oxf），2017，86（2）：163-167.

（陈　琛）

病例 17　室间隔缺损患者腔镜下阑尾切除术的麻醉管理

一、病历介绍

患者女性，19 岁，身高 167 cm，体重 57 kg，因"右下腹痛 3 天"于 2022-06-21 10：38 入院。

现病史：患者 3 天前无诱因出现右下腹痛，为阵发性钝痛，无放散痛，无其他症状，无呕吐，无腹泻。于外院就诊，给予相关治疗后，症状无缓解。为求进一步诊断及治疗来我科就诊，查腹部 CT 提示：急性阑尾炎伴腔内粪石，右附件区低密度影。病来伴有发热，无寒战，无头痛头晕，无胸闷气短，无咳嗽咳痰，无心慌心悸，食欲欠佳，有进食，进食量少，无肉眼血尿，无尿频尿急尿痛，未排大便，睡眠规整。

既往史：既往有"先天性室间隔缺损"病史，否认高血压，否认糖尿病，否认肝炎等传染病史，否认手术、输血、外伤史，有头孢类、青霉素类药物过敏史，预防接种史不详。

二、检查

专科检查如下。视诊：腹部平坦，腹式呼吸，未见腹壁静脉曲张，未见蠕动波，未见包块，未见手术瘢痕。触诊：右下腹局限性肌紧张，可及压痛，有反跳痛，以麦氏点最明显。肝脏肋下未触及肝大，脾脏肋下未触及脾大，胆囊肋下未触及，未触及肿块。叩诊：攘叩诊呈浊音，肝浊音界存在，肝区无叩痛，脾区无叩痛，胆囊区无叩痛，双侧肋脊角无叩痛。听诊：肠鸣音正常，4次份，无气过水音。

辅助检查：

2022-06-21 我院腹部 CT 提示：急性阑尾炎并腔内粪石。

2022-06-21 院血常规提示：WBC 13.69×10^9/L，Neu 88.6%。

ECG：窦性心律，未见明显异常。心脏彩超示先天性心脏病：室间隔膜部瘤伴缺损——室水平左向右分流。EF 63%。

实验室检查：无异常。

三、诊断

初步诊断：腹痛查因，急性阑尾炎。

四、麻醉经过

麻醉方式：插管全麻。

术式：腹腔镜下阑尾切除术。

1. 术前访视

患者先天性室间隔缺损，室间隔膜部有数个缺口，最大 3 mm，各房室腔不大，室间隔与左室壁不厚，肺动脉内径正常。患者平时心脏代谢当量 4 ETs，NYHA 心功能分级 Ⅰ 级，ASA Ⅱ 级。术前与患者及家属讲好风险，签署同意书。

2. 麻醉前准备

术前备好血管活性药物及抢救药品。做好心电监护、血氧监测、有创动态血压监测、麻醉深度 BIS 监测和气管插管的准备用物。

3. 麻醉用药

全麻诱导：根据 BIS 值多次少量给予丙泊酚 100 mg，舒芬太尼 30 μg，罗库溴铵 40 mg；给氧去氮后，气管插管；麻醉维持：七氟醚 1.5% 吸入，瑞芬太尼 0.1 μg/（kg·min），右美托咪定 0.4 μg/（kg·h）。手术过程生命体征比较平稳，手术结束就拔出了气管导管，安返病房。

五、讨论

根据手术方式及患者症状、麻醉方式选择气管插管全身麻醉。

患者既往有先天性室间隔缺损，室间隔膜部有数个缺口，最大 3 mm，各房室腔不大，室间隔与左室壁不厚，肺动脉内径正常。患者平时心脏代谢当量 4 METs，NYHA 心功能分级 I 级。但是患者目前已有左向右分流，引起肺血流增加，导致肺血管充血并会增加血管外肺水，进而影响气体交换，降低肺顺应性，并增加呼吸做功。

麻醉关注点主要在于以下几点。

（1）左心和右心之间存在分流，不管血流方向如何，都应该仔细将静脉输液中的气泡或血块清除掉，防止反常栓塞到脑或冠脉循环。

（2）对于没有心衰症状室间隔缺损患者，吸入麻醉药与静脉麻醉药通常无明显变化，选择吸入麻醉药有利于扩张冠脉，降低心肌氧供。舒芬太尼 + 右美托咪定可减少应激。

（3）术中控制心率与外周血管阻力。术中控制心率与患者术前差不多，同时不增加患者外周血管阻力，从而达到不加重患者左向右分流量。腔镜手术，随着气腹压增高，静脉回流量会下降，心排血量降低，麻醉期间不宜使用过高间歇正压通气（IRRV）或呼气末正压通气（PEEP），否则可引起回心血量进一步下降，可使用肺保护性通气策略。同时气腹会刺激腹膜牵张感受器，兴奋迷走神经，使得心率下降。室间隔缺损患者更应该关注心率变化。术中患者采用头低足高位，进一步加重胸腔压力，限制心肌收缩扩张力，影响心脏做功。术中如有特殊，可适当使用正性肌力药物。

（李燕则）

病例 18 腹膜后肿物切除手术的麻醉管理

一、病历介绍

患者男性，76 岁，身高：166 cm，体重 61 kg，因"发现腹部包块 20 天"于 2021-10-11 15：18 入院。

现病史：患者 20 天前无明显诱因发现左侧腹部包块，无腹痛、腹胀、头晕、头痛、黑便、便血、排便不尽感、肛门坠胀感、恶心、呕吐、反酸、嗳气、发热、畏寒等不适，大小便正常，于某医院查腹部 CT：左侧中下腹囊实性肿块，未予治疗。患者为进一步治疗来我院门诊就诊，门诊拟"腹部肿块"收入我科，自发病以来患者食欲、精神、睡眠正常，大便如前，小便正常，体重无明显变化。

既往史：有高血压病史 20 年，服用"缬沙坦、复方血栓通"，痛风 3 年，服用"秋水仙碱、醋酸泼尼松"，肝囊肿 20 年，行穿刺治疗失败，50 年前因"左肾结石"行手术治疗，有输血史。否认糖尿病，否认冠心病，否认肝炎、结核、菌痢、伤寒等传染病史，否认外伤史，否认磺胺类药物、链霉素、庆大霉素、青霉素、食物、头孢菌素和药物、已知食物过敏史，预防接种按时完成。

二、检查

视诊：腹部平坦，腹式呼吸，未见腹壁静脉曲张，未见蠕动波。触诊：腹壁柔软，左侧可及腹部包块，质软，活动度稍差，全腹部无压痛，不伴肌紧张。肝脏肋下未触及肝大，脾脏肋下未触及脾大，无液波震颤，无振水音。叩诊：腹部叩诊呈鼓音，肝浊音界位于右锁中线第 5 肋间，肝区无叩痛，脾区无叩痛，双侧肋脊角无叩痛。听诊：肠鸣音正常，4次 / 分，无气过水声，无血管杂音，无摩擦音。

辅助检查：

2021-09-02 外院腹部 CT：左侧中下腹囊室性肿块，多发肾结石。

全腹平扫增强：左侧腹膜后可见一软组织肿块，约 110 mm×95 mm×95 mm，提示：左侧腹膜后肿块，考虑良性或低度恶性肿瘤，神经源性肿瘤或间叶来源肿瘤可能。

腹部浅表彩超：左肾沙砾样结石声像。左肾测值偏小并双肾实质回声稍增强。

ECG：窦性心律，ST–T 改变；心脏彩超：收缩功能正常，EF 60%。

实验室检查：血常规、尿常规、大便隐血、肝功、凝血四项、肿瘤五项、糖化均正常。肾功：肌酐 cr：136 μmol/L，eGFR（肾小球滤过率）44.3 mL/min。血儿茶酚胺结果待回报。

三、诊断

初步诊断：①腹部包块；②高血压；③痛风；④肝囊肿；⑤肾结石术后。

四、麻醉经过

麻醉方式：插管全麻。

术式：腹膜后肿物切除术。

1. 术前访视

患者高血压病史，病房血压控制在 100 ～ 160/70 ～ 90 mmHg，P 60 ～ 80 bpm，辅助检查肾功：肌酐 cr：136 μmol/L，eGFR 44.3 mL/min。腹膜后肿物较大，且合并有长期高血压，且血压控制效果不佳，应高度怀疑为嗜铬细胞瘤 / 副神经节瘤（PPGL）。术中对循环影响可能较大，ASA Ⅲ级，术前充分交代麻醉风险，签署同意书。

2. 麻醉前准备

嗜铬细胞瘤 / 副神经节瘤属于功能性肿瘤，因血液循环中 NE（去甲肾上腺素）、E（肾上腺素）、DA（多巴胺）水平明显升高，因此应做好术前充分准备，避免麻醉和术中、术后出现血压大幅度波动或因致命的高血压危象发作、肿瘤切除后出现顽固性低血压而危及生命。术前备好血管活性药物及抢救药（酚妥拉明、艾司洛尔、去甲肾上腺素、肾上腺素）

术中持续监测血压、心率、中心静脉压、心电图、麻醉深度 BIS 监测和气管插管的准备用物。

3. 麻醉用药

全麻诱导：依托咪酯 14 mg，丙泊酚 40 mg，舒芬太尼 25 μg，阿曲库铵 50 mg。

麻醉维持：瑞芬太尼 0.1 μg/（kg·min）泵注，七氟烷 2.5% 吸入。手术开始后 30 min，在剥离肿物时，血压进行性升高 160/60 mmHg，心率 100 bpm，酚妥拉明静脉注射 1 mg 共 10 mg，血压降低不明显；手术开始 75 min，血压升高到 250/100 mmHg，心率 140 bpm，给予 60 mg 艾司洛尔静注；手术开始后 85 min，肿物剥离下来，患者血压急剧降到 50/30 mmHg，给予肾上腺素 60 μg，静脉注射，大量补液（胶体），同时去甲肾上腺素持续泵注，血压维持到 120/50 mmHg 左右，手术结束。整个术中患者入量：晶体 2100 mL，胶体 1500 mL，血浆 200 mL，红悬液 2 U；出量：血 400 mL，尿 300 mL。患者转入 ICU 观察，术后一天拔管，生命体征平稳，安返病房。术后病理结果提示：副神经节瘤 / 嗜铬细胞瘤。

五、讨论

嗜铬细胞瘤和副神经节瘤是分别起源于肾上腺髓质或肾上腺外交感神经链的肿瘤，主要合成和分泌大量儿茶酚胺（CA），如去甲肾上腺素（NE）、肾上腺素（E）及多巴胺（DA），引起患者血压升高等一系列临床症候群，并造成心、脑、肾等严重并发症。

腹膜后肿物合并有长期高血压，且血压控制效果不佳，应高度怀疑为嗜铬细胞瘤 / 副神经节瘤。术前评估应完善定性诊断、心功能评估、血 CA 浓度监测、影像 CT 检查。

嗜铬细胞瘤 / 副神经节瘤属于功能性肿瘤，因血液循环中 NE、E、DA 水平明显升高，因此应做好术前充分准备，避免麻醉和术中、术后出现血压大幅度波动或因致命的高血压危象发作、肿瘤切除后出现顽固性低血压而危及生命。该患者术前血儿茶酚胺结果未回报，病房未按嗜铬细胞瘤处理，未充分扩容。术中血压突然升高时，一般使用选择性 α_1 受体阻滞剂来降低血压，若未控制则加用钙通道阻滞剂。若术前 2 ~ 3 天发生心动过速，加用 β – 受体阻滞剂（如普萘洛尔）。血压正常的 PPGL 患者也建议术前降压治疗。该手术术中我们高度怀疑嗜铬细胞瘤，使用酚妥拉明控制血压。在肿物剥除后，患者由于长期儿茶酚胺导致血容量严重不足，引起恶性低血压，术前应该摄入高钠饮食，增加液体摄入，补充血容量。该患者术前准备不充分，术中出现严重低血压，使用去甲肾上腺素或者肾上腺素后，血压尚可维持，术后安全拔管。

对于该类型患者，我们术前准备需达到如下标准。

（1）持续性高血压 ≤ 140/90 mmHg，阵发性高血压发作频率减少、幅度降低。

（2）心律失常方面应控制室性期前收缩次数在 5 次 / 分，术前一周不出现 ST-T 改变。

（3）血容量恢复：体重增加、肢端回暖，无明显体位性低血压。

（4）高代谢症群及糖代谢异常改善。

（5）术前准备药物时间存在个体差异，一般应为 2 ~ 4 周，伴严重并发症的患者，术前准备时间应相应延长。

术中麻醉管理如下。

（1）术中持续监测血压、心率、中心静脉压、心电图、肺动脉楔压。

（2）保证足够的麻醉深度：良好的肌松、镇痛。

（3）术中若出现血压高可静脉滴入或泵入酚妥拉明、硝普钠。

（4）若心率显著增快或发生快速型心律失常，可在使用 α–受体阻断剂后，静脉用 β–受体阻滞剂治疗。

常用治疗药物有以下几种。

（1）α–肾上腺素能受体阻滞剂。

酚妥拉明：短效、非选择性、作用迅速，常用于高血压危象、术中控制血压。

酚苄明：非选择性、作用时间长，用于术前药物准备（至少 2 W 以上）。

哌唑嗪、乌拉地尔：阻断 α_1 受体为主。

（2）硝普钠、硝酸甘油。

（3）β 肾上腺素能受体阻滞剂：减慢心率，减少心排血量。

普萘洛尔：非选择性，初始计量 10 mg，tid。

阿替洛尔：β_1 受体阻滞，初始计量 25 mg，qd。

艾司洛尔：β_1 受体阻滞，作用快，半衰期短，迅速减慢心率。

美托洛尔：β_1 受体阻滞，初始计量 12.5 g，bid。

切除肿瘤后患者出现血压下降或低血压，立即停用 α–受体阻滞剂，快速补充血容量，维持 CVP 正常，必要时使用血管活性药物。

对于嗜铬细胞瘤切除后处理：

临床上通常停用扩血管药物，予以扩容和输注 CA 类药物，如 NE。但对术中已发生大出血或大量儿茶酚胺释放的患者，则低血压难以纠正。此时可应用血管加压素 0.01 ~ 0.04 U/min，因其缩血管作用不依赖于肾上腺素受体及血中儿茶酚胺水平，特别适用于绕过肾上腺素能系统进行嗜铬细胞瘤切除后顽固、难治性低血压的治疗。

低血糖的处理：嗜铬细胞瘤由于分泌大量儿茶酚胺引起糖原分解，抑制胰岛素分泌导致血糖升高。肿瘤切除后常可导致低血糖性休克，表现为大汗、心慌或循环抑制、对一般处理反应迟钝。因此，应加强血糖监测，必要时输液葡萄糖液。

术前充分评估是否存在嗜铬细胞瘤，完善相关生化检查。

若麻醉期间怀疑嗜铬细胞瘤，出现高血压危象：

（1）加深镇静镇痛，为进一步抗高血压药物治疗提供时间。

（2）应用降压药物，对症处理高血压危象。

（3）停止手术：若血压未控制，出现心、脑血管并发症，应考虑暂停手术。

（4）告知家属手术风险及预后，充分考虑患方意见。

（李燕则）

病例 19 全身多处创伤失血性休克剖腹探查的麻醉处理

一、病历介绍

患者男性，39 岁，以"高处坠落致全身多处疼痛 1 小时"入院。

过敏史：无。

现病史：患者于 1 小时前不慎从 6 ~ 7 米高处摔下，具体过程不详，无昏迷史，头晕头痛伴全身多处疼痛，伴气促腹痛，无发热，无呕吐及抽搐，为进一步诊治，来我院急诊科，完善腹部 CT 检查见腹腔积血，考虑脾破裂。现绿色通道送手术室剖腹探查术。

既往史：既往否认糖尿病、冠心病等病史。

二、检查

BP 95/67 mmHg，R 22 次 / 分，P 148 次 / 分，左肺呼吸音遥远不清，唇口腔开放性损伤，牙列缺失。

辅助检查：

胸部 CT：左侧血气胸，左肺挫裂伤，左侧第 1 ~ 12 肋骨骨折，左锁骨肩胛骨骨折，左肩关节脱位，右肺肺大疱，右肺上叶炎症。

腹部 CT：腹腔积血，考虑脾脏挫裂伤；考虑左肾挫裂伤并包膜下血肿，腹膜后少量积血。

颅脑 CT：未见明显异常。

右侧股骨骨折，左侧肱骨骨折，腰 2 ~ 5 椎体左侧横突断裂。

实验室检查：急诊生化：血糖 8.7 mmol/L，其他电解质大致正常。

血常规：白细胞 18.67，中性粒细胞绝对数 15.38，中性粒细胞 82.3%，血红蛋白 105 g/L，HCT 32%。

三、诊断

腹腔积血，脾破裂，左侧血气胸，左侧 1 ~ 12 肋骨骨折，左肾脏挫伤，左肱骨骨折闭合性，右侧股骨闭合性骨折，口腔开放性损伤。

四、麻醉经过

手术：剖腹探查术。

麻醉方式：气管插管全身麻醉。

1. 麻醉方案

术前：应备血，做好中心静脉穿刺置管、桡动脉置管，还需请相关科室会诊，行胸腔闭式引流术。

术中行气管插管全身麻醉，术中除常规检测，还应该做好血气、中心静脉压、有创动脉测压等体征的监测，还要备好自体血回输的准备，以备血源不足。

术后要有良好的镇痛，如腹横肌筋膜阻滞加静脉镇痛泵，还要联系好ICU，备好床位。

2. 麻醉过程

14：05 入室，急诊已行胸腔闭式引流术，血压 81/45 mmHg，心律 131 次/分，SpO_2 95%，呼吸 25 次/分，神志清醒，双侧瞳孔等大等圆。

14：07 B超引导下右侧肱动脉穿刺测压。

14：09 麻醉诱导：丙泊酚 60 mg，静脉注射，舒芬太尼 30 μg，静脉注射，顺阿曲库铵 15 mg，静脉注射。

14：14 经口气管插管，麻醉维持丙泊酚 60 μg/（mg·min），瑞芬太尼 2 μg/（kg·min）。

14：18 机械通气 VT（室性心动过速）450 mL，PAW（气道压力）18 cmH_2O，R（呼吸频率）12 次/分，I：E（吸呼比）1：2。

14：27 B超引导下中心静脉穿刺置管，中心静脉压 4 cmH_2O，去甲肾上腺素 5 μg/（kg·min）泵注。

14：20 手术开始，输林格氏液 500 mL，聚明胶肽 500 mL，悬浮红细胞 1.5 U。

14：41 右美托咪定 20 μg 滴注。

15：01 血气分析：pH 值 7.26，实质碳酸氢根 19 mmol/L，碱剩余 −5 mmol/L，PCO_2 66 mmHg。血红蛋白 88 g/L，HCT 29%。

15：15 碳酸氢钠 200 mL 滴注，腹腔累计出血 750 mL。

16：00 自体血回输 300 mL。

16：10 血浆 500 mL 滴注，血压 123/70 mmHg，心律 95 次/分，停用去甲肾上腺素。

16：40 血气分析：pH 值 7.39，实质碳酸氢根 22 mmol/L，碱剩余 −1 mmol/L，PCO_2 46 mmHg。血红蛋白 93 g/L，HCT30%。

16：45 布托啡诺 1 mg 静注，林格氏液 500 mL 滴注。

17：00 手术结束，血压 130/71，心律 91 次/分，中心静脉压力 8 cmH_2O，尿量 400 mL。

17：05 离室，送 ICU。

五、讨论

患者病情危重，失血性休克，血气胸，肋骨骨折，左肱骨、右侧股骨骨折，行剖腹探查术，术前患者血压较低，血容量不足，酸碱平衡失调，所以术前应做好中心静脉穿刺、动脉穿刺，以便对中心静脉压、动脉血压和血气进行监测。术中除了血容量、尿量、酸碱平衡、电解质平衡的监测外，不能忽略对体温的关注，提供各种保温措施，如输液加温、保温毯、加温腹腔冲洗液等等。除此之外，要掌握好自体血回输的指征，行自体血回输，而使得血液保护。面对失血性休克患者的手术，麻醉医师需要较好的抗休克治疗的能力、动静脉穿刺操作能力等等各项基本技能的综合素质，除此之外，还需麻醉团队的协作素养。

六、参考文献

［1］吴新民．麻醉学高级教程［M］．北京：中华医学电子音像出版社，2016．

［2］金清河，颜雷雷，黄秀．多模式复温管理对创伤失血性休克患者应用效果评价［J］．中国医院统计，2020，27（06）：537-540．

［3］毛翠萍．自体血液回输在失血性休克术中的应用［J］．数理医药学杂志，2010，23（04）：432-433．

（张一帆）

病例 20　肾功能不全患者的麻醉管理

一、病历介绍

患者女性，50岁，身高149 cm，体重55 kg，因"发现左侧乳房肿物5天余"于2022-05-12 14：49入院。

现病史：患者5天前无意中发现左乳肿物，约鸽子蛋大少，伴酸胀感，无明显疼痛，无乳头溢液，无乳腺皮肤红肿，无乳头内陷，无乳头、乳晕糜烂，患者遂就诊于某保健院，当地医院钼靶提示：患者双侧乳腺小类肿物；双侧乳腺超提示：右侧乳腺I-RADS 1类；左侧乳腺 BI-RADS 4类。现患者为进一步治疗就诊于我院，门诊拟"双侧乳房肿物"收入我科。患者发病以来，饮食正常，睡眠一般，二便正常，体重无减轻。

既往史：高血压病史10年余，口服硝苯地平缓释片，30 mg qd；高脂血症10年余，口服阿托伐他汀20 mg qn；口服阿司匹林片0.1 g qd；10年前左侧脑梗病史，于宝安西乡人民医院对症治疗，予以单抗降脂对症治疗，遗留左侧肌力下降，现已经停用阿司匹林4天，否认"糖尿病、冠心病"等慢性病史，否认"肝炎、结核"等传染病史，否认手术史、输血史及重大外伤史，否认食物及已知药物过敏史，预防接种随当地进行。

二、检查

查体：神经系统：腹壁反射存在，双侧膝腱正常，右侧肢体肌力Ⅴ级，左侧肌力Ⅴ级，肌张力正常，双侧巴宾斯基征阴性。

专科检查：双乳对称（Bcup），局部皮肤未见异常隆起及凹陷，无红肿、破溃及橘皮样外观，无乳头内陷，无乳头、乳晕糜烂。于左乳外上象限2点钟方向距乳头2 cm处可触及一大小约3 cm×2 cm肿物，质地较硬，无压痛，边界不清，表面欠光滑，活动度差，与胸壁及皮肤无明显粘连。右侧乳腺及双侧腋窝未及明显肿物，双侧乳头无溢液。双侧锁骨上区未及明显异常。

辅助检查：

某保健院钼靶提示：患者双侧乳腺北类肿物；双侧乳腺 B 超提示：右侧乳腺 BI-RADS 1 类；左侧乳腺 BI-RADS4 类。

ECG：房性期前收缩；心脏彩超：无明显异常。

实验室检查：

（1）肾功五项电解质四项 + 肝功六项 + 血脂四项 + 碱性磷：酸酶 ALP：尿素［Urea］，11.82 mol/L ↑，肌酐［Cr］，147 μmol/L ↑，尿酸［Ua］，616 μmol/L，eGFR，31.2 mL/min ↓。# 甘油三酯［TG］，3.08 mol/L ↑，# 总胆固醇［TC］，6.36 mol/L ↑，# 低密度脂蛋白胆固醇［LDL-C］，4.02 mmol/L ↑；尿常规分析：# 潜血（BLD），+- ↑。

（2）胸部平扫检查（高分辨）提示：双肺通气不均或间质性病变。予完善肺功能检查：FVC 约 2 L，FEV_1/FVC 约 78%。

（3）血常规五分类：# 血红蛋白，87 g/L；患者自诉地中海贫血家族史，自己未行相关检查。

三、诊断

①双侧乳腺肿物：乳腺癌？②高血压病；③高脂血症；④左侧陈旧性脑梗；⑤中度贫血；⑥高尿酸血症。

四、麻醉经过

麻醉方式：插管全麻。

术式：乳腺癌改良根治术。

1. 术前访视

患者高血压病史、脑梗病史 10 年，遗留左侧肌力下降，规律服用阿司匹林，目前停药 5 天。慢性肾病 3 期，尿量偏少。重度贫血。辅助检查 ECG：房性期前收缩，心脏彩超无明显异常。活动耐量：4 METs。肺功能：小气道通气障碍，FEV_1：77%，门齿前突畸形，牙周炎，ASA3 级，术前充分交代术中心脑血管意外、低氧血症、困难插管、牙齿损伤风险，签署同意书。

2. 麻醉前准备

术前备好血管活性药物及抢救药品。做好心电监护、血氧监测、有创动态血压监测、麻醉深度 BIS 监测和气管插管的准备用物。

3. 麻醉用药

全麻诱导：根据 BIS 值多次少量给予丙泊酚 100 mg，舒芬太尼 20 μg，患者麻醉深度足够后给予阿曲库铵 40 mg；给氧去氮后，气管插管；麻醉维持：七氟醚 2% 吸入，瑞芬太尼 0.1 μg/（kg·min）。鉴于患者有小气道通气障碍，麻醉机参数根据呼吸末二氧化碳及血气二氧化碳分压调节潮气量，使用肺保护性通气策略，根据血压、心率等调整麻醉药物剂量及血管活性药物的剂量，将血压波动维持在基础值的 20% 左右。术中严格控制输液量（输入醋酸林格氏液）并监测尿量，术中及术末做两次血气监测，钠钾离子及酸碱度在正常范围。由于患者贫血是慢性贫血，患者可以耐受，术中没有给予输血。历时 3 个小时手术过程生命体征比较平稳，在手术结束就拔除了气管导管，送入麻醉恢复室。

五、讨论

由于患者有脑梗病史，并且有一侧肌力减弱，硬膜外麻醉显然不合适，所以我们麻醉方案首选插管全麻。

首先，患者既往有高血压及脑梗病史，入院后发现慢性肾病 3 期，这些都对患者术中血流动力学管理有较高要求，在麻醉诱导前最好做好麻醉深度 BIS 监测，然后给予泵注少量血管活性药物（去氧肾上腺素或甲氧明），这样可以保证在麻醉诱导后不会有循环的剧烈波动，引起患者重要脏器脑肾供血不足，再次引发脑梗。对于具有肾功能不全的患者，尽量减少麻醉用药种类（包括有肾毒性的麻醉药物和抗生素），可满足手术要求即可。对于麻醉维持，研究证明：与丙泊酚比较，七氟醚可影响术前肾功能正常的患者的氧合与灌注，但是对于肾脏功能异常的患者，尚缺乏研究证据。我们选择了七氟醚是经验用药，可能给予丙泊酚效果更好。所幸，该患者术后肾功能并未恶化，与术前肾功能基本一样。

其次，对于慢性肾病的麻醉，术中液体管理与尿量监测也非常重要，给晶体溶液是首选，同时要监测尿量保证肾脏灌注，尽量减少手术麻醉对患者肾功能的影响，加重患者慢性肾病。术中，我们监测动态血压与尿量，限制给液体（3 h 给予 2000 mL 晶体液）尿量 500 mL，血气（K^+ 4.4 mmol/L，Na^+ 139 mmol/L，pH 7.40）、血糖（6.2 mmol/L）指标正常。

最后，患者有小气道通气功能障碍，手术时间较长，术中使用肺保护性通气策略，PEEP 可使得患者不张小气道再次开放，可用 50% ~ 60% 氧浓度，减轻术后肺不张的概率。

（李燕则）

病例 21　肾切除手术的麻醉管理

一、病历介绍

患者男性，15 岁，身高 175 cm，体重 60 kg，因"左侧腰部撞击伤 2 天，发热 1 天"于 2022-06-20 10：38 入院。

现病史：患者 2 天前打排手球时被撞击左侧腰引发左侧腰部剧烈疼痛，伴呼吸困难，伴肉眼血尿，无恶心呕吐，无头痛头晕等不适，就诊于某医院，查 CT 提示：①左肾碎裂，左肾包膜下及肾周、左侧结肠旁沟巨大血肿；②左侧输尿管未见明确显影，后予以急诊介入栓塞止血治疗后生命体征稳定，术后予以止血、补液等对症治疗，患者 1 天前出现发热，最高体温 38.5℃，予以对症治疗后体温可下降，但发热反复发作，复查 CT 提示：①"左肾碎裂、左肾动脉栓塞术后"复查，与 2022-06-18 术前 CT 增强对比，腹腔积液较前明显增多，左肾碎裂，左肾下部及包膜下巨大血肿同前。左侧输尿管未见显影，左肾门周围及左肾中下部造影剂外渗，提示尿漏及肾盂输尿管破裂，左肾下部术区部分造影剂留存；②双侧胸腔积液，双肺下叶少许渗出性改变。患儿家长为求进一步治疗转入我院急诊，急诊以"左肾外伤破裂出血"收入我科进一步治疗。起病以来，患者精神、睡眠、食欲一般，大便未解，小便留置尿管持续引流，尿液呈淡红色，尿量不详，体重无明显变化。

既往史：否认高血压，否认糖尿病，否认冠心病，没有肝炎、结核、菌痢、伤寒等传染病史，否认其他外伤及手术史，否认过敏史，预防接种按时完成。

二、检查

专科检查：肾区平坦，无降起，左侧肾区可及包块，触痛阳性，叩击痛阳性，右侧肾区无压痛和叩击痛，双侧输尿管走行区无压痛，耻骨上膀胱区未叩及浊音及压痛，尿管固定通畅，引流尿液呈淡红色。

辅助检查：

2022-06-18 某医院 CTU（尿路造影）提示：①左肾碎裂，左肾包膜下及肾周、左侧结肠旁沟巨大血肿；②左侧输尿管未见明确显影。2022-06-20 某医院 CTU 提示：①"左肾碎裂、左肾动脉栓塞术后"复查，与 2022-06-18 术前 CT 增强对比，腹腔积液较前明显增多，左肾碎裂，左肾下部及包膜下巨大血肿同前。左侧输尿管未见显影，左肾门周围及左肾中下部造影剂外渗，提示尿漏及肾盂输尿管破裂，左肾下部术区部分造影剂留存；②双侧胸腔积液，双肺下叶少许渗出性改变。

ECG：窦性心律，未见明显异常；心脏彩超：无异常。

实验室检查：尿常规［急］+尿沉渣镜检［隐］：蛋白质［PRO］，2+ ↑，# 潜血［BLD］，3+ ↑，红细胞（手工），60 ～ 70/HP ↑，# 尿糖［GLU］，+- ↑。K$^+$，4.0 mmol/L。

肝功六项［急］+肾功五项［急］：# 白蛋白［Alb］，30.0 g/L ↓，白球蛋白比值［A/G］，1.01 ↓，非结合胆红素［UB］，58.4 μmol/L ↑，尿素 / 肌酐比值［urea/Cr］，0.05 ↑，# 总蛋白［TP］，59.6 g/L ↓，总胆红素［TB］，59.3 μmol/L ↑，肌酐［Cr］122 μmol/L ↑；血栓四项（TAT/PAP/TM/t-PAIC）［急］：凝血酶 – 抗凝血酶复合物［TAT］，10.10 ng/mL ↑，NT- 钠尿肽 NT-BNP［急］+感染两项［急］：降钙素原［PCT］，15.90 ng/nL ↑，氨基末端 –B 型利钠肽前体［NT-proBNP］，156.0 pg/mL ↑，白介素 –6［IL-6］，385.0 pg/mL ↑。

三、诊断

初步诊断：①左肾外伤后破裂出血（钝性撞击伤）；②左腹膜后巨大血肿伴感染；③脓毒血症；④腹腔积液；⑤胸腔积液；⑥左肾介入栓塞术后。

四、麻醉经过

麻醉方式：插管全麻。

术式：腹膜后探查术。

1. 术前访视

患者 15 岁，既往无其他并发症，外伤导致左肾损伤。肾功目前正常。患者平时心脏代谢当量 4 mETs，NYHA 心功能分级 I 级。ASA II 级。术前与患者及家属讲好风险，签署同意书。

2. 麻醉前准备

术前备好血管活性药物及抢救药品。做好心电监护、血氧监测、有创动态血压监测、麻醉深度 BIS 监测和气管插管的准备用物。

3. 麻醉用药

全麻诱导：根据 BIS 值多次少量给予丙泊酚 100 mg，舒芬太尼 30 μg，阿曲库铵 40 mg；给氧去氮后，气管插管；麻醉维持：七氟醚 2% 吸入，瑞芬太尼 0.1 μg/（kg·min）。手术过程生命体征比较平稳，在手术结束就拔出了气管导管，安返病房。

五、讨论

患者左肾碎裂，左肾下部及包膜下巨大血肿，手术体位选择折刀位，基于此麻醉方式选择全身麻醉气管插管。做好有创脉监测，防止术中因出血导致血流动力学波动。术前建立通畅的静脉通路，以保证随时可以大量快速输血、输液，防止肾蒂附近腔静脉意外撕裂导致大出血。该患者术前肾功能正常，一侧肾外伤，麻醉药物选择还是慎重为主：诱导药物选择丙泊酚、舒芬太尼、阿曲库铵，麻醉维持选择七氟醚 + 瑞芬太尼，尽量选择不经肾代谢的药物——阿曲库铵经霍夫曼消除、七氟醚不经肝肾代谢。有报道称：七氟醚会激活肾交感神经，进而影响肾脏氧合与灌注，对于术中是否选择丙泊酚与七氟醚，应个体化对待。术中注意维持循环稳定，避免酸中毒，保证肾脏灌注，监测尿量。该手术良好的镇痛和合理输液是肾保护的重要措施。围术期肾保护关键在于维持足够的肾灌注和尿量，防止因灌注不足和缺氧导致肾小管坏死而诱发急性肾功能衰竭。

（李燕则）

病例 22　舒芬太尼麻醉诱导时胸壁僵硬

一、病历介绍

患者老年男性，因"反复左腰腹部疼痛伴血尿 2 周"入院，诊断为：①左侧肾积水伴输尿管结石；②右侧肾结石。拟在气管插管全麻下行"经尿道双侧输尿管镜激光碎石取石 + 双侧输尿管支架植入术"。

患者一般情况良好，平素体健。否认吸烟及酗酒史，活动耐量良好，METs ≥ 6，ASA 分级Ⅰ级。体重 60 kg。气道评估：Mallamppatis 分级Ⅰ级，甲颏间距 7 cm，张口度 4 cm，颈椎活动度正常。相关检验检查：尿蛋白 +/-，隐血 3+，其余检查大致正常。评估麻醉风险较小，可按期行手术麻醉。

二、麻醉过程

患者上午 10：40 入室，鼻导管吸氧，开放外周静脉并常规监护，入室生命体征：NIBP 135/85 mmHg，HR 65 次/分，SpO_2 96%。

10：45 开始麻醉诱导：依次静注咪达唑仑 2 mg、丙泊酚 70 mg，待患者意识消失给予苯磺顺阿曲库铵 15 mg、舒芬太尼 20 μg 后手控辅助通气。患者自主呼吸逐渐消失，单手行面罩控制呼吸，逐渐感到呼吸阻力高，面罩处漏气明显，观察胸廓无起伏。调节 APL 阀至 50 cmH_2O，调整面罩位置后呼吸球囊快速充氧并加压通气，依然无明显改善。此时 SpO_2 降至 90%，呼叫帮助同时改为双手面罩下机械通气，设置呼吸参数 VT 500 mL、F 18 次/分，气道峰压可达 35 cmH_2O，观察双侧胸廓无明显起伏，听诊双肺无呼吸音。

此时考虑舒芬太尼注射后引起的胸壁僵硬，患者脉搏血氧饱和度进行性下降，观察口唇及面色逐渐青紫，遂行气管插管。10：50 电子视频喉镜置入顺利，声门暴露分级Ⅱ级，明视下置入 ID7.5 气管插管成功。快速连接麻醉机行控制通气，此时通气阻力下降，胸廓可见起伏，气道压 16 cmH_2O。听诊双肺呼吸音清，脉搏血氧饱和度回升，1 分钟后 SpO_2 99%、$P_{ET}CO_2$ 55 mmHg。静吸复合维持麻醉，11：15 手术开始。手术顺利，术中生命体征平稳，维持 $P_{ET}CO_2$ 40 ~ 45 mmHg。术后自主呼吸恢复、意识清楚后拔除气管导管，送入 PACU 观察治疗。

三、芬太尼肌僵

芬太尼类药物是常用的阿片类受体激动剂，广泛应用于临床麻醉和镇痛，其副作用包括呼吸抑制、血压波动、恶心呕吐、皮肤瘙痒等。其中，肌肉强直或僵硬是一种少见却往往比较危急的情况。首先，芬太尼类药物肌僵有着基因的特异性，很难在术前准确诊断并识别。其次，发生肌僵时往往很难通过开放气道的方式获得有效通气。如果合并困难气道，情况可能更加难以处理。

1. 机制和诱因

芬太尼类药物肌僵的发生多出现在脂溶性芬太尼类药物应用时，如芬太尼、舒芬太尼、瑞芬太尼、阿芬太尼、雷米芬太尼等。用药方式上，静脉注射、术后静脉镇痛、透皮贴等均有报道。其发生机制尚不明确，可能涉及大脑网状结构中的中缝核及基底节中的尾状核。有动物实验认为可能与中枢多巴胺能神经元及 μ 受体的中枢调节机制相关。常见的诱因可能包括：用药速度和剂量、低龄及高龄患者、并存的神经疾病及代谢疾病、使用作用于多巴胺能神经元的药物、低体温等。

2. 临床表现

芬太尼类药物引起的胸壁肌肉强直主要表现为：在首次应用芬太尼类药物或持续应用突然增大剂量时，出现全身肌肉强直。可以远端肢体的屈曲为首要表现，以胸壁及腹壁肌的强直为主，伴随颈部、肩背部肌张力增高，部分患者伴有意识丧失。清醒患者可诉声嘶、呼吸困难、胸部捆绑感等。麻醉中患者可出现气道压增高、通气困难、控制呼吸时胸廓起伏弱或没有。触诊胸壁或腹壁可感到僵硬、板状腹，无呼吸运动。听诊双肺一般无呼吸音。

症状多发生于用药后 1 ~ 10 min 内，持续静脉镇痛或使用芬太尼类透皮贴时可延迟出现至数小时至数天。不使用拮抗剂或肌松药的情况下症状持续一般在 5 min 以内。一项纳入 12 名健康志愿者的研究中描述：肌肉僵硬发生在芬太尼血浆浓度达峰后的 3 ± 0.9 min（范围 1 ~ 4 min），并持续 11.5 ± 5.8 min（范围 7 ~ 23 min），肌僵发生在芬太尼血浆浓度 21.5 ± 4.4 ng/mL 时并在 6.9 ± 1.5 ng/mL 时停止。

由于尚缺乏大量研究，识别该症状暂无较为有效而客观的临床指标。多数研究将芬太尼肌僵描述为胸壁顺应性减低。有研究指出使用芬太尼行麻醉诱导时气道顺应性平均可降低 16%，而胸壁僵硬对血流动力学指标造成的改变目前还无法确定，因其影响因素可能包括呼吸机参数设置、遗传、患者敏感性、麻醉药品的使用等。

3. 诊断及鉴别诊断

根据阿片类药物相关用药史及典型临床表现可诊断。临床上需与喉痉挛、支气管痉挛、哮喘/COPD 急性发作、呼吸道梗阻等相鉴别：①喉痉挛，常于麻醉浅、喉部分泌物或血液刺激及各种气道操作时发生。喉部肌肉反射性痉挛收缩，声门部分或完全关闭引起呼吸或通气困难。小儿多见。清醒患者可见呼吸困难，吸气时"三凹征"，听诊可闻及典型喉鸣音。胸壁呼吸运动浅而快。②支气管痉挛，多与气道炎症相关。诱因包括气道高反应、某些麻醉药物、气道内操作、分泌物刺激等。主要表现：呼吸困难、气道压升高，肺部可闻及呼气相干啰音及哮鸣音。严重时双肺无呼吸音，称"寂静肺"，症状与芬太尼类肌僵相似，但持续时间更久。应用 β_2 受体激动剂或激素可缓解。③哮喘/COPD 急性发作，存在哮喘或 COPD 病史，发作时表现为喘息，双肺可闻及散在或弥漫性哮鸣音，呼气相延长。④呼吸道梗阻，非全麻患者可因肥胖、舌后坠、分泌物造成呼吸道梗阻。患者存在呼吸运动，但呼吸阻力增加。全麻后患者可因管路弯折等造成无法通气、气道阻力升高。

4．处理措施

根据症状和病史快速诊断可以为进一步处理争取时间。明确诊断后应继续给氧正压通气，部分患者可以自行缓解。持续不缓解者考虑尽快建立人工气道，包括气管插管或喉罩置入。药物选择：①静脉麻醉药，苯二氮类药物可起到抗焦虑、镇静、安眠、肌肉松弛、抗惊厥等作用，并可产生顺行性遗忘。临床常用咪达唑仑等。②吸入麻醉药，吸入麻醉具有诱导迅速、苏醒快，并且能满足一定的肌松和镇痛作用等特点。由于胸壁僵硬时通气不足，因而吸入麻醉使用可能受到限制。③非去极化肌松药，拟行气管插管患者可使用非去极化肌松药对抗芬太尼类药物引起的胸壁肌肉强直。常用药物包括罗库溴铵、维库溴铵、顺式阿曲库铵等。去极化肌松药如琥珀胆碱虽起效迅速，但其本身可引起肌震颤。其与芬太尼类药物对肌肉的相互作用尚不明确。④纳洛酮。纳洛酮属于阿片受体竞争性拮抗剂，且脂溶性较强，能够迅速通过血脑屏障，主要用于阿片类药物中毒的急救处理，逆转阿片药物的药理效应。

四、参考文献

［1］CORUH B，TONELLI M R，PARK D R．Fentanyl-induced Chest Wall Rigidity［J］．Chest，2013，143（4）：1145-1146.

［2］SOKOLL M D，HOYT J L，GERGIS S D．Studies in Muscle Rigidity，Nitrous Oxide，and Narcotic Analgesic Agents［J］．Anesth Analg，1972，51（1）：16-20.

［3］SOARES J H N，BROSNAN R J，SMITH A，et al．Rabbit Model of Chest Wall Rigidity Induced by Fentanyl and the Effects of Apomorphine［J］．Respiratory Physiology & Neurobiology，2014，202：50-52.

［4］屈昕．舒芬太尼致严重肌肉强直1例［J］．中国临床实用医学，2010，（04）：236.

［5］李欣宇，朱深银，邱峰，刘宇．芬太尼透皮贴剂致胸壁肌肉强直继发呼吸困难的药学监护［J］．中国药房，2017，28（02）：266-269.

［6］刘志永，王忠义，丁翠青．雷米芬太尼致严重肌肉强直一例［J］．临床麻醉学杂志，2008，（07）：607.

［7］谢爱凤．PCA泵致腹壁肌肉强直1例［J］．现代中西医结合杂志，2006，（17）：2404+2439.

［8］STREISAND J B，BAILEY P L，LEMAIRE L，et al．Fentanyl-induced Rigidity and Unconsciousness in Human Volunteers．Incidence，Duration，and Plasma Concentrations［J］．Anesthesiology，1993，78（4）：629-634.

［9］SCAMMAN F L．Fentanyl-O_2-N_2O Rigidity and Pulmonary Compliance［J］．Anesth

Analg, 1983, 62（3）: 332–334.

［10］TRUJILLO C, RUDD D, OGUTCU H, et al. Objective Characterization of Opiate-Induced Chest Wall Rigidity［J］. Cureus, 2020, 12（6）: e8459.

［11］朱成云, 梁燕红. 小儿围麻醉期喉痉挛的研究进展［J］. 右江民族医学院学报, 2015, 37（03）: 498–499.

［12］王倩钰, 杨冬, 郅娟, 等. 围术期严重支气管痉挛状态——寂静肺［J］. 临床麻醉学杂志, 2018, 34（12）: 1227–1230.

［13］中华医学会呼吸病学分会哮喘学组. 支气管哮喘防治指南（2020 年版）［J］. 中华结核和呼吸杂志, 2020, 43（12）: 1023–1048.

（杨　光）

病例 23　脊柱侧弯患者行椎管内肿物切除术

一、病历介绍

患者女性, 34 岁, 因"发现脊柱畸形并进行性加重伴行走障碍 34 年"入院。

现病史：患者出生后即发现后背畸形, 逐渐加重, 4 ~ 5 岁才可扶墙行走。身高最高时 135 cm, 后降至 128 cm。近年来症状逐渐加重, 可出现行走时右下肢失去知觉致摔倒, 内脏压迫感, 易气喘, 无法发高音。

既往史：卵巢囊肿切除术、阑尾切除术后；肾盂肾炎、肾结石保守治疗。庆大霉素过敏。

二、检查

查体摘要：身高 128 cm, 体重 40 kg。神志清楚, 意识正常, 强迫体位。头面部及颈部正常, 无畸形, 无肿块及肿大, 气管居中。胸廓双侧不对称, 左侧可见局部隆起脂肪垫, 旁可见局部皮肤凹陷、色素沉着。呼吸动度不对称。双肺呼吸音清。肌力右下肢 Ⅳ 级, 余正常。

检验检查：实验室检查基本正常。ECG 示：$V_1 \sim V_3$ T 波倒置。心脏超声：三尖瓣少量反流, 各心腔及大动脉未见明显异常。肺功能检查示：中重度限制性通气功能障碍（脊柱畸形, 臂长 139.5 cm, 以臂长作为身高参考值）

影像学检查（CT 及 MRI 扫描）：脊柱 S 型畸形, T_8 水平脊髓空洞, T_9 水平椎管内小骨片, $T_{10} \sim L_2$ 椎管旁多发蛛网膜囊肿可能, $T_{10} \sim L_3$ 脊髓纵裂、栓系。

脊柱侧弯图片及影像检查如下（图 11-1）。

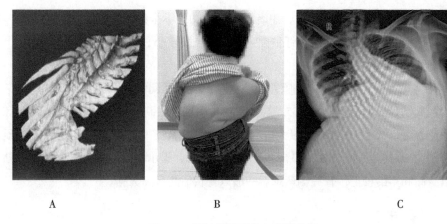

图 11-1　脊柱侧弯图片与影像检查

三、诊断

术前诊断：①椎管内占位；②先天性脊髓栓系综合征；③脊髓纵裂（$T_{10} \sim L_3$）；④脊髓空洞症（T_8）；⑤多发蛛网膜囊肿；⑥先天性脊柱侧凸。

四、手术信息

1. 手术指征

患者重度脊柱侧弯，逐渐加重，影响呼吸，下肢肌力逐渐下降，右侧为著，可进展至瘫痪，拟行脊柱矫形手术。由于 T_9 椎管内占位性病变，骨片可能，矫形手术可能导致占位与脊髓相对位移，造成脊髓损伤。故拟一期脊髓内占位切除术，为二期行矫形手术进行准备，尽可能减少脊髓损伤风险。

2. 拟施手术

后正中路椎管内占位病变切除术（电生理监测下）。

五、麻醉评估

1. 气道评估

由于畸形的存在，患者术前可能存在困难气道，或者无法获得满意的插管体位，进而造成插管困难，术前应仔细评估，详细询问病史并体格检查。有必要时可行胸部 X 线片、颈胸部 CT 三维重建、MRI 等影像学检查，辅助评估气道情况。该患者头面部及颈部活动度正常。张口度 2 个横指，甲颏间距 7 cm，Mallampati 气道分级 I 级。牙齿正常无松动，平素可平卧。未见明显困难气道指征。

2. 心脏评估

患者心脏超声显示三尖瓣少量反流，考虑与胸廓畸形导致的心脏轻微受压位移有关。其余瓣膜、心腔及血管的大小和功能大致正常。由于患者下肢肌力减弱，活动能力受限，活动耐量无法准确评估。根据病史，患者无明显心功能不全症状。ECG 无心律失常，右心导联所见 T 波倒置无显著特异性。评估围术期心脏风险较小。

3. 呼吸功能评估

脊柱侧弯患者多存在围术期呼吸并发症的高风险，因此强调术前呼吸功能的评估。根据患者术前肺功能：FVC/预计值 55.5% < 80%，中重度限制性通气功能障碍。MMEF（最大呼气中期流量）75/25、MEF（最大呼气流量）50 、MEF（最大呼气流量）25 占预计值百分比分别为 30.30%、46.58%、20.58%，均小于 65%，提示小气道功能障碍。正常肺功能预计值以身高和年龄校正，脊柱侧弯患者一般以臂长估测身高数据。

六、麻醉准备

该手术虽非脊柱侧弯矫形手术，但在麻醉管理方面依然复杂。首先，手术体位俯卧位，预计时间 8 小时左右，长时间俯卧位手术对麻醉药物管理、患者内环境稳定等带来极大的挑战。其次，手术虽然预计出血量不大，切口较小，然肿瘤与脊髓及周围组织关系紧密，步骤精细，术中需要显微镜下辅助操作，过程中要求控制性降压。麻醉中平稳而精准地控制血压，目标是在良好的手术视野和良好的组织灌注之间找到平衡。最后，保护脊髓功能术中需要神经电生理监测，药物选择上应避免对神经监测造成影响。

1. 药物准备

静脉麻醉药中，丙泊酚对体感诱发电位和运动诱发电位的抑制呈剂量依赖性，主要表现为降低诱发电位振幅，而对潜伏期影响不大。丙泊酚静脉维持麻醉是一种理想的用于神经电生理监测的方法。依托咪酯对血流动力学影响小，对诱发电位的抑制作用弱于丙泊酚。但应注意，长时间手术持续输注依托咪酯可能产生肾上腺皮质功能抑制，应当警惕。咪达唑仑的镇静作用也是通过激动中枢 GABA 受体产生，可以造成体感诱发电位和运动诱发电位振幅的下降。作为一种短效苯二氮䓬类镇静药，诱导剂量的咪达唑仑对神经功能监测影响较弱，并可显著降低术中知晓的发生率，提高麻醉满意度。应用时需掌握使用剂量和给药时机。氯胺酮/艾司氯胺酮镇痛作用强而持久，静脉麻醉时可以增强诱发电位的振幅，被认为对神经功能监测有益。但也不能忽略其临床副作用，包括精神方面并发症、升高颅内压等。最佳给药时机和剂量还有待进一步研究。α_2 受体激动剂右美托咪定通过作用于蓝斑核激动内源性促睡眠通路产生类似自然睡眠的镇静作用，由于并不直接作用于大脑皮层，因此对诱发电位无明显影响。阿片类药物对神经电生理监测的影响轻微，为全麻过程中主要镇痛药物。肌松药作用于神经肌肉接头，可能阻断运动诱发电位监测。目前指南推荐插管前使用一次短效或中效肌松药后，不在术中追加使用。

吸入麻醉药可以剂量依赖性抑制体感诱发电位和运动诱发电位，表现为振幅降低和潜伏期延长。一直以来吸入麻醉被认为不适合应用于神经监测麻醉，然而随着新型吸入麻醉药物（七氟醚等）的临床应用，其良好的可控性、一定程度的肌松作用被证明在神经监测手术中有着独特的优势。在掌握好浓度并复合静脉麻醉药共同应用时，可以在不影响神经监测的前提下获得满意的麻醉效果。

2. 气道准备

对无明显困难气道指征患者，可考虑在视频喉镜辅助下明视插管。对于困难气道患者或因强迫体位无法有效暴露声门的患者，可采用清醒状态表面麻醉下纤支镜引导插管。对于困难气道，多种方法或途径的尝试往往比单一方法反复尝试有更高的成功率。因此，有条件的情况下可以准备多种建立气道工具，如可视硬镜、视可尼喉镜等。除此之外，为防止紧急情况发生，还应准备好喉罩、口咽或鼻咽通气道等工具。

3. 麻醉监护

除常规心电图、氧饱和度等监测外，长时间手术要保证患者良好的组织灌注，为此，还需要在术前建立合理的有创监测进行容量管理、指导术中用药、维持血流动力学平稳并保护器官功能。有创动脉血压监测可以连续、准确地获得患者血压数据，并可为术中血气分析提供反复取样途径。连接心排量监测仪则可进一步获得患者心排血量 CO、心指数 CI、每搏量变异度 SVV 等指标，进行目标导向液体治疗。

超声技术可以直接观察心脏，评估心脏收缩及舒张功能、容量状态、瓣膜功能和室壁运动等，操作简单并且无创，在大型手术中被越来越多应用。脊柱手术时经胸壁超声使用受限，有条件可行经食道超声 TEE 监测。

神经电生理监测一般要求术中单次应用肌松药，因此应密切监测患者呼吸，关注呼吸参数变化，避免患者因自主呼吸恢复而影响手术，防止造成人机对抗、气道压升高甚至气压伤。不同水平的肌松程度对术中运动诱发电位监测可能造成影响，有条件应同时行肌松监测。目前认为，T_1 在 45% ~ 55% 基础值的肌松水平对神经电生理监测下的脊柱手术较为合适。

脑电双频指数 BIS 用于评估患者围术期镇静程度或清醒状态，帮助麻醉医师有效判断麻醉深度，防止术中知晓的发生。近红外光谱法脑氧饱和度（near-infrared reflectance spectroscopy，NIRS）是通过检测入射光和透射光的强度，经计算获得大脑局部血氧饱和度，可帮助诊断术中大脑缺血缺氧，减少术后神经系统并发症。

当预计术中失血量大或准备行控制性低中心静脉压技术时，可能还需行中心静脉穿刺置管。需要注意的是，俯卧位时胸腔压力升高可传导至心脏，使得 CVP 升高，此时 CVP 并不能很好地反映容量变化。但是，术中低 CVP 水平可有效降低椎静脉丛的充盈度，进而减少失血并改善手术视野。

4. 体位准备

俯卧位手术体位特殊，加之脊柱侧弯患者躯干畸形的存在，手术体位摆放不当时可由于长时间的压力、扭转等因素造成患者损伤。常见眼球压迫、压疮、臂丛神经损伤、牙齿损伤等，应提前予以保护。俯卧位时，为避免臂丛神经过度牵拉，手臂伸展最好不超过90° 并在腋下放置凝胶垫，防止神经受压。头部摆放时常以马蹄形头托或凝胶垫作为支撑，前额、颧骨及下颌一般为主要受力点，应加强保护。头部固定时应仔细检查患者眼球、口唇及气管插管避免受压，术中每小时再次检查并调整位置。

术中行运动诱发电位监测时，咬肌可产生巨大的咬合力，造成舌裂伤、牙齿损伤甚至颌骨骨折。体位摆放前应在口中放置软质牙垫保护气管插管，上下牙之间垫牙垫或者纱布保护牙齿。检查舌体位置，避免咬伤。

5．体温保护

俯卧位脊柱手术由于暴露时间长、输液量大、患者代谢率下降等原因，常有围术期低体温的发生，造成术后寒战、苏醒延迟、凝血异常等并发症，因此术中保温并监测体温非常重要。术中可使用变温毯、热风机及液体加温装置等维持患者体温在合理水平，目标体温 36℃以上。

在实际临床麻醉中，上述因素往往相互作用、互相影响。例如，麻醉药物和容量的管理可能影响到组织灌注、体温变化，而后者可以进一步影响神经功能监测的准确性，因此，围术期的管理往往需要综合各个方面的因素，做出最合适的决策。

七、脊柱侧弯手术的麻醉管理

脊柱侧弯是一种较常见的脊柱畸形，青少年人群的发病率 1% ~ 4%。脊柱侧弯的程度一般通过侧弯的角度，即 Cobb 角来评估，一般将 Cobb > 90° 定义为重度脊柱侧凸。儿童及青少年尚处于生长发育期，容易进展为 Cobb 角更大的重度脊柱侧凸。

脊柱侧弯患者常伴随限制性通气功能障碍，肺功能测试可见肺总量（TLC）的降低。患者肺容量的主要影响因素包括：脊柱侧弯的角度（> 70°）、受累椎体的数量（> 7个）、侧弯的起始位置及正常脊柱后凸的缺失。随着患者的生长发育，由于限制通气功能障碍的存在，长期通气不足和肺不张可以进而导致肺萎陷及更低的肺容量。肺总量的下降又常常伴随残气量（RV）增加，造成超高的 RV/TLC 比。RV/TLC 可以反映肺换气功能，高 RV/TLC 常见于阻塞性通气功能障碍患者（哮喘、COPD 等），而在脊柱侧弯的患者常常反映患者呼吸肌功能减弱，无法完成正常呼吸运动。

严重脊柱侧弯患者往往还伴随呼吸模式的改变，常见于用力呼吸或者睡眠时，通常表现为潮气量的下降和呼吸频率的增加。尽管潮气量的绝对值下降，但由于肺活量下降，潮气量在肺活量中所占比例却明显升高。为此，患者呼吸时常需要膈肌、肋间肌及腹肌等更多辅助呼吸肌的参与，以达到所需的跨肺压，进而导致呼气时腹内压明显增高。这类患者在插管过程中反流误吸风险可能增加。另外，脊柱侧弯患者常存在由低通气或呼吸暂停所导致的血氧饱和度降低，在患者快动眼睡眠期间尤其明显，提示在麻醉苏醒期应严密监视患者呼吸功能。

由于肺容量的减少，小气道功能下降，术中采用小潮气量（6 ~ 8 mL/kg）联合低 PEEP 的保护性肺通气策略对这类患者更加有益。6 ~ 8 mL/kg 的小潮气量更接近患者正常生理水平，而低 PEEP 能使萎陷状态的肺泡保持开放，改善肺内分流，使通气 / 血流比维持在良好的水平，从而大大降低术后呼吸系统并发症的发生率，也避免了大潮气量和高气道压可能带来的肺损伤。

除了肺脏以外，胸廓还容纳心脏、主要大血管、气管支气管等，这些器官相互毗邻，任何空间的位移和扭转都可能造成相互影响。气管及支气管的偏移、扭曲可能造成气道狭窄或梗阻。减小的胸廓容积往往造成心脏的位移及压迫，进而影响部分射血功能。压迫造成的形状改变可能引起瓣膜功能异常。除了空间结构的压迫，瓣膜功能异常往往也跟此类患者先天的胶原蛋白代谢异常相关。

长时间脊柱手术为达到患者循环状态的最优化，需要监测术中有创血流动力学数据，获得 CI、SVV 等动态指标性目标导向液体治疗。与传统循环指标相比，动态监测可以更准确地判断患者容量状态、心功能及外周血管阻力，避免容量不足或者长时间大量输液造成的循环超负荷，并可准确判断患者术中血流动力学波动的原因，指导血管活性药物应用。

值得注意的是，俯卧位手术时，由于重力作用及畸形造成的胸廓活动受限等因素，胸廓顺应性往往下降，使得常用监测指标如每搏量变异度 SVV、脉搏压变异度 PPV 等较正常平卧位时显著增加。因此，评价患者容量状态时应考虑该误差，适当提高预测容量不足时 PPV 及 SVV 阈值，否则可能产生容量不足的假象。另外，随着 PEEP 的增加，PPV、SVV 预测容量不足的准确性亦有所下降。当 PEEP > 10 mmHg 时，PPV、SVV 则不能很好地反映容量状态。

脊柱手术常部位较深、血运丰富、手术操作精细，为了获得满意的手术视野，减少术中出血，常需要在循环优化的基础上采用控制性降压技术。控制性降压是指在保证重要脏器组织灌注的情况下，利用药物及麻醉的技术将平均动脉压降低。常用药物包括血管扩张药物、吸入麻醉药及短效阿片类药物等。为保证大脑、脊髓、肾脏等重要脏器的灌注，一般降压的低限在 MAP 55 ~ 65 mmHg，或者不低于基础血压的 30%。对于术前合并高血压、脑血管病变及肾功能不全的患者则应慎用该技术。近年来，随着血液保护及循环监测技术的发展，控制性降压与血液稀释、自体血回输及目标导向液体治疗等技术的联合应用，使得围术期的安全性大大提高。

八、参考文献

[1] PICKELL M, MANN S M, CHAKRAVERTTY R, et al. Surgeon-driven Neurophysiologic Monitoring in a Spinal Surgery Population [J]. Journal of Spine Surgery, 2016, 2 (3): 173-177.

[2] MALCHAREK M J, LOEFFLER S, SCHIEFER D, et al. Transcranial Motor Evoked Potentials During Anesthesia with Desflurane Versus Propofol—A Prospective Randomized Trial [J]. Clinical Neurophysiology, 2015, 126 (9): 1825-1832.

[3] SLOAN T B. Muscle Relaxant Use During Intraoperative Neurophysiologic Monitoring (Review) [J]. Journal of Clinical Monitoring and Computing, 2013, 27 (1): 35-46.

［4］WINTERMARK P, HANSEN A, WARFIELD S K, et al. Near-infrared Spectroscopy Versus Magnetic Resonance Imaging to Study Brain Perfusion in Newborns with Hypoxic-ischemic Encephalopathy Treated with Hypothermia ［J］. NeuroImage, 2014, 85 Special SI: 287-293.

［5］SOLIMAN D E, MASLOW A D, BOKESCH P M, et al. Transoesophageal Echocardiography During Scoliosis Repair: Comparison with CVP Monitoring（See Comments）［J］. Canadian Journal of Anaesthesia, 1998, 45（10）: 925-932.

［6］YOSHIHARA H, YONEOKA D. Predictors of Allogeneic Blood Transfusion in Spinal Fusion in the United States, 2004-2009 ［J］. Spine, 2014, 39（4）: 304-310.

［7］KEARON C, VIVIANI G R, KIRKLEY A, et al. Factors Determining Pulmonary Function in Adolescent Idiopathic Thoracic Scoliosis ［J］. The American Review of Respiratory Disease, 1993, 148（2）: 288-294.

［8］LISBOA C, MORENO R, FAVA M, et al. Inspiratory Muscle Function in Patients with Severe Kyphoscoliosis ［J］. The American Review of Respiratory Disease, 1985, 132（1）: 48-52.

［9］霍良红, 胡璟, 张建敏. 肺保护性通气策略对脊柱侧弯矫形术患儿术后肺部并发症的影响: 基于倾向性评分匹配的回顾性队列研究 ［J］. 中华麻醉学杂志, 2020, 40（06）: 646-650.

［10］DHUPER S, EHLERS K H, FATICA N S, et al. Incidence and Risk Factors for Mitral Valve Prolapse in Severe Adolescent Idiopathic Scoliosis ［J］. Pediatric Cardiology, 1997, 18（6）: 425-428.

［11］BIAIS M, BERNARD O, HA J C, et al. Abilities of Pulse Pressure Variations and Stroke Volume Variations to Predict Fluid Responsiveness in Prone Position During Scoliosis Surgery［J］. British Journal of Anaesthesia, 2010, 104（4）: 407-413.

［12］WILLEMS J H, BREUKERS R M, DE WILDE R. Less Invasive Indicators of Changes in Thermodilution Cardiac Output by Ventilatory Changes after Cardiac Surgery ［J］. European Journal of Anaesthesiology, 2009, 26（10）: 863-867.

（杨　光）

病例 24　高龄患者腰椎椎管狭窄

一、病历介绍

患者老年男性, 74 岁, 因 "腰痛 5 年余加重伴右下肢疼痛麻木 1 月余" 入院。

现病史: 患者 5 年前无明显诱因出现腰背部疼痛, 未特殊处理。1 月前开始出现右下肢麻木疼痛，右侧为重，站立及行走后加重，行走 50 m 左右需停下休息，卧床可缓解。自服药物无缓解入院。

既往史：高血压 20 余年，最高达 180/100 mmHg，口服硝苯地平缓释片 20 mg，bid 控制。近两年因头晕 2 次入院就诊，诊断为脑梗死，长期服用阿司匹林及血塞通，未有明显后遗症。5 年前行心脏起搏器植入术。

二、检查

身高 175 cm，体重 71 kg。P 61 次/分，R 18 次/分。神志清楚，意识正常。心肺检查基本正常。

辅助检查：

ECG：起搏心率，AAI（心房抑制性起搏）模式。

心脏超声：起搏器植入术后（导线位置固定，表面光滑），主动脉瓣钙化并少量反流，主动脉硬化，升主动脉增宽。

胸部 CT+冠脉 CTA：双肺下叶背侧胸膜下间质性病变；冠状动脉硬化，左前降支及右冠脉关闭多发非钙化斑块、钙化斑块及混合斑块浸润；左前降支中段重度狭窄、近段轻度狭窄，第 1 对角支管腔轻度狭窄，右冠状动脉轻度狭窄。

冠脉造影：冠状动脉粥样硬化性心脏病、三支病变（冠脉分布呈右优势型，LM 未见明显狭窄，LAD 弥漫性动脉硬化表现，中段长病变，可见多处 60% ~ 70% 的狭窄；LCX 弥漫性动脉硬化表现，中段可见 50% 左右管状狭窄，RCA 粗大；近段可见 85% ~ 90% 的明显狭窄）（图 11-2）。

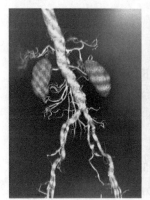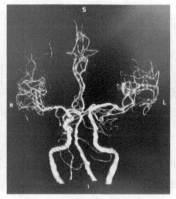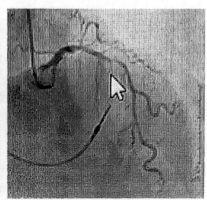

图 11-2 造影检查

腹主动脉 CTA：腹主动脉瘤，腹主动脉及双侧髂血管硬化，管壁钙化及非钙化斑块浸润，双侧髂内动脉血管狭窄。

头部 CT+CTA：①左侧椎动脉颅内段及右侧颈内静脉 C_5 段锥状突起，动脉瘤可能；②颅内动脉硬化，多发血管轻中度狭窄；③双侧放射冠多发腔隙性脑梗死，脑白质变形，脑萎缩。

腹部超声：肝囊肿，胆囊结石。

血常规 +CRP：Hb 109 g/L↓；血沉 34 mm/h↑；CRP 9.61 mg/L↑。

血生化：肌酐 116 μmol/L↑；尿素 12.16 mmol/L↑。

三、诊断

术前诊断：①腰椎椎管狭窄；②腰椎间盘突出；③冠状动脉粥样硬化性心脏病；④腹主动脉瘤；⑤左侧椎动脉瘤；⑥右侧颈动脉瘤；⑦高血压 3 级（极高危）；⑧脑梗死恢复期；⑨肝囊肿；⑩胆囊结石；⑪左肾囊肿；⑫前列腺增生；⑬轻度贫血；⑭轻度肾功能不全；⑮心脏起搏器（植入术后）。

四、手术信息

1. 诊疗经过

入院后予营养神经、消炎镇痛、肌松等对症治疗，并多学科会诊。心内科会诊意见：调整硝苯地平缓释片为 30 mg，bid，监测血压，起搏器功能良好。神经内科会诊意见：强化降脂（阿托伐他汀钙 20 mg，QN），继续口服降压药及阿司匹林。血管外科会诊意见：瘤体较大，必要时手术干预；规律服药控制血压。

2. 手术指征

腰腿疼痛症状明显，严重影响日常生活。保守治疗无效。

3. 拟施手术

$L_{3/4}$ 左侧椎板开窗椎管及神经根管扩大减压术（备椎间盘髓核摘除术）。

五、麻醉评估

1. 手术风险与患者状态

患者年龄较高，并发症多，表现在心肺功能较差，代偿能力下降；长期疼痛、压迫造成机体应激反应加重；另外患者血管病变较多，围术期出血和栓塞风险增加。ESC（欧洲心脏病学会）/ESA（欧洲麻醉学会）指南提出：评估患者体能状态（functional capacity, FC）是围术期心血管事件风险评估的重要一步，常借助代谢当量（metabolic equivalants, METs）进行 FC 的评估。1 MET 表示成人静息状态下的氧消耗 3.5 mL/（kg·min）。Duke 活动耐力指数（表 11-1）以不同代谢等级（MET）来评估活动耐力等级。如患者活动量小于 5 个 MET 即诱发心肌缺血发作，则该患者属高危人群，而在 7 个 MET 活动量以上尚无缺血发作可认为属低危人群。

除患者体能状态，还需考虑不同手术操作的相关风险，心脏病患者行非心脏手术可大致分为三个等级（表 11-2）。患者由于椎管狭窄造成的疼痛和神经症状使得患者腰部及下肢活动明显受限，在保守治疗无效的情况下，手术减压有一定的紧迫性和必要性。手术预计时间 1 小时，预计失血量在 50～100 mL，手术风险分级为中风险。

表 11-1　Duke 活动耐力指数（以 MET 分级）

1 ~ 4 MET	轻度家务劳动，包括家中的日常活动 步行 1 ~ 2 个街区（3 ~ 5 km/h）
5 ~ 9 MET	能爬楼梯或小山 步行速度可达 6 km/h 以上 能短距离跑步 中等运动量的活动，如跳舞、高尔夫球等
> 10 MET	较大运动量活动，如游泳、网球、自行车等 能完成较繁重的日常工作

表 11-2　心脏病患者行非心脏手术风险分级

低风险手术（心血管并发症概率 < 1%） 内窥镜手术；乳腺及浅表手术；眼科手术；整形手术
中等风险手术（心血管并发症概率 1% ~ 5%） 小血管手术（包括颈动脉内膜剥脱术）；胸腹腔手术；神经外科手术；耳鼻喉科手术；骨科手术；前列腺切除术
高风险手术（心血管并发症概率 > 5%） 主动脉或大血管手术；急诊手术，中到大型手术；长时间的手术，有大量失血或体液丢失的手术；可能出现血流动力学不稳定的手术

2. 心血管系统

患者高血压 20 余年，病程较长。《围术期高血压患者管理专家共识》指出对于高血压患者，术前需进行心血管风险分层。患者心血管危险因素包括高龄、高血压Ⅲ级，靶器官受损情况包括肾功能受损，伴随疾病则包括脑梗病史、冠心病、肾功能受损、外周血管病变。因此围术期心血管风险分层为极高危。术前血压控制不理想将大大增加围术期心血管并发症，包括出血、诱发或加重心肌缺血、心律失常、脑卒中等。

患者术前规律口服硝苯地平缓释片，入院期间监测患者血压水平在 130 ~ 150/80 ~ 100 mmHg，可无须调整降压药物用量并维持服用至术前。硝苯地平缓释片属于二氢吡啶类钙离子通道拮抗剂，药物半衰期长，较为稳定的血药浓度可以保证患者平稳的血压控制，并不影响糖代谢。同时，硝苯地平能舒张正常和缺血区的冠状动脉，增加冠状动脉血供，解除和预防冠状动脉痉挛，还可抑制心肌收缩，降低心肌代谢，减少心肌耗氧量，对合并冠心病患者围术期应用更为有益。

患者冠脉造影提示冠心病（三支病变），可能引起广泛、弥漫的心肌缺血缺氧。根据《2018 年欧洲心脏病学会及欧洲心胸外科协会冠心病血运重建指南》，术前冠脉再通指征包括：①左主干严重狭窄且为稳定型心绞痛的患者；②三支病变的稳定型心绞痛，且左心室射血分数（LVEF）< 50% 时；③两支病变但 LAD 近端严重狭窄的稳定型心绞痛，其射血分数（EF）低于 50% 或无创检查提示明显心肌缺血的患者；④不稳定型心绞痛高风险或非 ST 段抬高型心梗患者；⑤急性 ST 段抬高型心梗患者。另外，该指南认为对于低风险手

第十一章　麻醉病例

术患者，术前冠脉再通并不能使患者获益，临床中常常需要根据患者具体情况进行综合考虑。该患者心电图 ST 段无抬高或压低，心脏超声示 EF 63%、CO 3.6 L/min，无室壁运动异常，左室收缩功能正常。目前症状无明显冠脉缺血表现。

患者右冠状动脉狭窄较重，造影显示右冠近端狭窄 85% ~ 90%。右冠状动脉（RCA）一般开口于升主动脉的右冠窦，供应右心房、大部分右心室前壁、全部右心室侧壁和后壁与心脏膈面的大部分心肌，并包括左束支后半及房室结和窦房结的血运。右冠的急性闭塞通常表现为缓慢性心律失常及传导阻滞。此类心律失常的危险性在于窦性停搏时间过长、心率极度缓慢（低于 40 次 / 分）；突然出现 QRS 增宽的束支阻滞，可发生阿斯综合征；或因心动过缓、心室停搏时间过长形成心电不稳定，而造成折返性快速性心律失常，如心房颤动、室速，严重者出现室颤危及生命。

该患者于 5 年前行心脏起搏器植入术，目前起搏器工作良好。心脏起搏器能够有效预防围术期致命性心律失常，使术中心脏不良事件的发生率显著减少，提高手术安全性。同时也应注意，心脏起搏器植入后存在间歇起搏或起搏失效、房早或室早等心律失常、低血压及心脏穿孔等风险，并且存在外科手术过程中电刀干扰起搏器等情况。术前应与心内科医师一起仔细检查起搏器工作状态，确认适宜的起搏参数，并与手术医师沟通，避免术中电刀等设备对心脏起搏器的干扰。

3. 血管病变

患者腹部血管 CTA 显示腹主动脉扩张（最宽处直径约 31 mm）并多处钙化及非钙化斑块形成、双侧髂总动脉瘤样扩张、髂内动脉血管狭窄。腹主动脉瘤破裂死亡率高，术前应认真仔细评估。患者目前无手术治疗指征，围术期应严密监测并严格控制血压，避免术中剧烈的血压波动。

患者多发脑血管硬化、狭窄并陈旧性脑梗，椎动脉颅内段及右颈内动脉 C_5 段动脉瘤可能，术前应积极评估脑血管意外的危险因素，做好针对性预防措施，以提高手术安全性。围术期脑血管意外的术前危险因素包括：①无法干预的患者自身因素，如高龄（> 70 岁）、性别（女性）；②可干预因素（即术前并发症），包括高血压、糖尿病、肾功能不全（Cr > 2 mg/dL 或 Cr > 177 μmol/L）、吸烟、COPD、外周血管疾病、心脏病（冠心病、心律失常、心衰）、左心室收缩功能障碍（射血分数 < 40%）、脑卒中或 TIA 病史、颈动脉狭窄（特别是有症状的）、升主动脉粥样硬化（行心脏手术的患者）、术前抗血栓药物突然中断，以及高胆固醇血症和高脂血症等。术前应着重评估患者并发症情况，包括颅内出血、高血压、脑水肿、迟发性脑缺血、电解质紊乱、癫痫及心肺功能等，帮助做好围术期管理。对于动脉瘤患者，推荐使用尼莫地平缓解脑血管痉挛，减少迟发性缺血及改善神经功能。

4. 术前药物治疗

指南建议冠心病无 ACS 及经皮冠状动脉介入治疗（PCI）病史者，长期服用阿司匹林（75 ~ 100 mg、1 次 / 天）。对于合并脑血管狭窄患者，指南指出：抗血小板治疗能显著降低患者严重心血管事件的发生风险，所有没绝对禁忌证的患者都推荐抗血栓治疗。而围术期抗血小板药物可能增加手术出血风险，停用与否应权衡不同手术的出血风险与患者发生缺血性事件的风险，个体化评估。术前建议使用血栓和出血风险分层策略（表11-3，表11-4）评估出血风险。

表 11-3　手术类型与出血风险

中至高风险	低风险
神经外科	皮肤科小手术，如皮肤活检
脊柱外科	白内障或青光眼手术
泌尿外科手术	牙科操作，如不复杂的拔牙术
血管外科手术	胆囊切除术
胃肠外科 – 大型腹内手术	活检
乳腺手术	关节腔内引流或注射
胸外科手术	
侵入性的眼科手术	
整形外科	
起搏器或 ICD 植入术	
肝组织活检术	

ICD：埋藏式复律除颤器。

表 11-4　血栓栓塞风险分型

	高风险 [a]	中风险	低风险
机械性心脏瓣膜	任何机械性二尖瓣 笼瓣或倾斜式阀瓣主动脉瓣植入 最近（6个月内）脑卒中或短暂性脑缺血发作	双叶主动脉瓣植入并合并以下一个或多个危险因素： 房颤 既往脑卒中或 TIA 高血压 糖尿病 充血性心力衰竭 年龄＞75岁	双叶主动脉瓣植入不伴有房颤或其他引起脑卒中的危险因素
房颤	有风湿性心瓣膜病 最近（3个月内）脑卒中或 TIA CHADS2 得分在 5 ~ 6分	CHADS2 得分在 3 ~ 4分	CHADS2 得分 0 ~ 2（推测之前无脑卒中及 TIA 史）

（续　表）

	高风险[a]	中风险	低风险
静脉血栓栓塞症	3个月内静脉血栓栓塞 严重的血栓形成倾向（蛋白质C、S或抗凝血酶缺乏或抗磷脂抗体；多重异常）	3～12个月前静脉血栓栓塞 复发静脉血栓栓塞 不严重的血栓形成倾向（如杂合子V Leiden突变或凝血酶原基因突变） 癌症（6个月内或姑息治疗）	12个月前静脉血栓或无其他危险因素

注：CHADS2评分包括危险因素：①充血性心衰；②高血压；③糖尿病；④年龄>75岁；⑤脑卒中或TIA、血栓栓塞史，每个评分为1分，脑卒中或TIA发作或血栓栓塞史评分为2分。

高危患者，也包括择期手术前3月发生脑卒中或TIA，CHADS2评分<5分的患者和中断维生素K拮抗剂期间形成血栓性栓塞的患者，以及那些正在接受某些类型的手术，有增加中风或其他血栓性栓塞风险的患者（如心脏瓣膜置换术、颈动脉内膜切除术、大血管手术）。

他汀类药物可以降低心房纤颤的发生率及其他可能与脑卒中相关的危险因素。中断他汀类药物治疗可能会损害血管功能。目前的证据表明如果脑卒中患者既往长期服用他汀类药物，术前应继续服用。

5. 肾功能

老年患者基础肾功能差，并发症和手术会对患者肾功能造成更大的影响。对于糖尿病患者，高血压患者，有肾脏病家族史的患者，可能接受了肾毒性药物、草药或服用本地药物的患者，有急性肾损伤病史的患者和年龄在65岁以上的目标人群应着重关注肾损伤情况。肾小球滤过率GFR是临床判断肾脏功能的一项重要指标，GFR通常由血清肌酐水平推算。患者术前血清肌酐116μmol/L，尿素12.16 mmol/L，较正常值升高。然而血肌酐、尿素氮等还受年龄、性别、体形、身高、肌肉量及膳食结构等因素的影响，因此估测eGFR还需要通过国人改良的MDRD方程对上述因素进行校正。计算后可得到患者eGFR 56.74 mL（58.43 mL/min/1.73 m²），参照美国肾病基金会《慢性肾脏病及透析的临床实践指南》评估患者合并中度肾功能损害（30 mL/min/1.73 m² ≤ eGFR < 60 mL/min/1.73 m²）。在合并肾功能不全患者，药物的代谢动力学可能会发生改变，因而更易造成药物不良反应的发生，围术期用药应特别注意。

六、麻醉关注点

老年人钙流失严重，常伴有骨质疏松，受到外伤等容易发生骨折且更难愈合，保守治疗效果往往不佳，并且长期卧床带来的并发症对于老年人可能打击更大，因此需要手术治疗。然而高龄骨科患者往往存在并发症多、多重用药、器官功能衰退等特殊问题，这些问题处理起来有时互相影响，有时又相互矛盾、互相牵制，导致围手术期决策难度加大、术中风险增高、术后严重并发症发生率和病死率高。骨科手术的特点主要有：①手术是治疗骨科疾病的重要手段之一；②大部分骨科手术创伤较大、失血量较大、术中刺激剧烈；

③骨科手术术后疼痛较为剧烈。麻醉管理中，应针对患者自身情况和骨科手术特点综合评估，严密监测，做出最优化的决策。

合并多种心脑血管疾病的老年患者术中管理的核心往往是血压，血压与全身组织灌注、器官功能息息相关。在同一患者的多种并发症之间，血压管理目标有时可能会出现矛盾。如本例患者合并脑血管动脉瘤和腹主动脉瘤，围术期应防止过高的血压对血管的冲击，防止动脉瘤破裂出血。同时患者脑血管狭窄、卒中风险高，术中不能耐受长时间低血压。因此，应提前关注患者术前的血压控制水平，找到患者可以耐受的合理血压范围。围术期尽可能将血压保持在该范围内，避免剧烈的血压波动。

术前应做好监测，此类患者术前行有创动脉血压监测是必要的。有创血压能够及时准确地了解患者围术期血流动力学变化，帮助麻醉医师及时调整和处理术中血压波动。有创动脉的建立最常选用桡动脉穿刺，肱动脉由于俯卧位时手臂弯曲，可能造成套管针的弯折，因此在俯卧位手术时不作为首选。足背动脉测压远离手术区，更方便管理，因此也常被选用。在监测的过程中，为了保证数据的准确性，应首先做好对压力传感器的调整与校对。保持传感器在右心房同一水平，俯卧位手术体位安置好之后要重新检查传感器位置并妥善固定。

麻醉诱导是血压波动较大的一个阶段，因大部分麻醉药物对心血管系统有抑制作用。应选用心血管抑制作用轻微的麻醉诱导药，如依托咪酯、舒芬太尼等。高危患者宜采用"滴定法"给药直到获得满意的麻醉深度，避免单次大量用药对循环造成的波动。插管前可给予利多卡因、艾司洛尔或拉贝洛尔等减少插管反应。同样，拔管期间应适当给予镇痛药物，并做好止吐、预防寒战、抗高血压等措施，维持稳定的平均动脉压和颅内压。手术结束前也可静脉输注右美托咪啶镇静，有助于维持气管导管拔管期间的循环稳定。

除麻醉诱导和插拔管操作，俯卧位手术体位变化也会对心血管系统产生较大影响。最常见的是，在水平俯卧位时，心脏指数会降低，这主要是由于静脉回流减少和胸膜腔内压升高导致左心室顺应性降低。因此，在麻醉诱导完成变换俯卧位之前，要注意适当扩容，备好血管活性药物。翻身动作应保持缓慢轻柔，避免突然的体位变动引起血压剧烈波动。

患者合并的腹主动脉扩张机制复杂，可能与动脉壁的损伤或病变、动脉粥样硬化、蛋白酶异常及遗传易感性有关。通常腹主动脉直径 > 30 mm 可以诊断腹主动脉瘤。

非手术治疗方法中，口服 β - 受体阻滞剂可以降低腹主动脉瘤的扩张速度，降低动脉破裂率并减少围手术期不良心脏事件导致的死亡，为目前主要保守治疗药物。手术治疗的主要指征有：①腹主动脉瘤的直径 ≥ 6 cm；②动脉瘤伴有疼痛和压痛；③随访中证实动脉瘤在继续增大者；④动脉瘤有引起远端血管栓塞者；⑤动脉瘤压迫胃肠道者或其他症状；⑥动脉瘤瘤体直径虽 < 6 cm，但局部瘤体壁菲薄，有破裂的趋向。手术方式主要有传统开放手术和腹主动脉瘤腔内修复术 EVAR。近年来随着微创介入技术的发展，EVAR 适应证也在迅速扩大。对暂无手术指征患者行其他部位手术时同样应重点关注血压变化。

对于老年冠心患者，《高龄老年冠心病诊治中国专家共识》指出高龄稳定性冠心病患者在血管化治疗较药物治疗有更多获益，此类患者如身体条件允许，可在必要时行 CABG（冠状动脉旁路移植术）。有研究建议严重的三支血管病变或左主干病变行冠状动脉旁路移植术治疗，而中度三支血管病变则建议行梗死相关血管的 PCI，择期行延迟冠状动脉旁路移植术手术。而由于 PCI 和 CABG 两种血运重建方案的安全复合终点相似，每例患者具体实施何种方案既要参考患者的意愿，又要考虑手术的安全性及近期和远期疗效。

但应注意，CABG 后，阿司匹林（100 mg/d）和氯吡格雷（75 mg/d）双联抗血小板治疗需持续 12 个月。而 CABG 术后常见并发症包括：房颤、低心排综合征、肺部感染、急性肾损伤、脑缺血 / 卒中等。尽管 CABG 可实现患者冠脉血运重建，然而术后管理和潜在并发症仍可能与患者拟行限期骨科手术冲突，因此需要根据患者功能状态和手术紧迫性综合评估。

七、参考文献

［1］HLATKY M A，BOINEAU R E，HIGGINBOTHAM M B，et al．A Brief Self-administered Questionnaire to Determine Functional Capacity（the Duke Activity Status Index）［J］．The American Journal of Cardiology，1989，64（10）：651-654.

［2］年军，姜胜，陈晓玫．硝苯地平控释片对围手术期合并高血压患者的疗效评价［J］．海南医学，1999，（06）：25-26.

［3］KLASSEN G A．The Coronary Circulation：Quo Vadis［J］．Cardiologia，1999，44（8）：699-710.

［4］赵玉英，李俊峡，汝磊生，等．循环系疾病 75 岁以上老年急性心肌梗死经皮冠状动脉介入治疗 52 例分析［J］．临床误诊误治，2009，22（11）：22-23.

［5］SACCO R L，ADAMS R，ALBERS G，et al．Guidelines for Prevention of Stroke in Patients with Ischemic Stroke or Transient Ischemic Attack：A Statement for Healthcare Professionals from the American Heart Association/American Stroke Association Council on Stroke：Co-sponsored by the Council on Cardiovascular Radiology and Intervention：The American Academy of Neurology Affirms the Value of This Guideline［J］．A Journal of Cerebral Circulation，2006，37（2），577-617.

［6］JOHNSTON D F，SONDEKOPPAM R V．Continuous Quadratus Lumborum Block Analgesia for Total Hip Arthroplasty Revision［J］．Journal of Clinical Anesthesia，2016，35：235-237.

［7］王天龙，王国林．中国颅脑疾病介入治疗麻醉管理专家共识［J］．中华医学杂志，2016，96（16）：1241-1246.

［8］DORHOUT MEES S M，RINKEL G J E，FEIGIN V L，et al．Calcium Antagonists for Aneurysmal Subarachnoid Haemorrhage［J］．Cochrane Database of Systematic Reviews，2007，（3）：CD000277.

［9］王斌，李毅，韩雅玲．稳定性冠心病诊断与治疗指南［J］．中华心血管病杂志，

2018, 46（09）：680-694.

［10］雷洋，苟梦秋，边原，等.《2021 AHA/ASA 指南：卒中和短暂性脑缺血发作患者的卒中预防》解读［J］. 医药导报，2022，41（01）：8-11.

［11］POWERS W J, RABINSTEIN A A, ACKERSON T, et al. 2018 Guidelines for the Early Management of Patients with Acute Ischemic Stroke：A Guideline for Healthcare Professionals From the American Heart Association/American Stroke Association［J］. Stroke, 2018, 49（3）：e46-e110.

［12］LI P K-T, CHOW K M, MATSUO S, et al. Asian Chronic Kidney Disease Best Practice Recommendations：Positional Statements for Early Detection of Chronic Kidney Disease from Asian Forum for Chronic Kidney Disease Initiatives（AFCKDI）［J］. Nephrology（Carlton）, 2011, 16（7）：633-641.

［13］潘柏申. 血肌酐检测和肾小球滤过率估计［J］. 中华检验医学杂志，2007，30（11）：1205-1206.

［14］郭伟. 腹主动脉瘤诊断与治疗指南［J］. 中国实用外科杂志，2008，28（11）：916-918.

［15］储慧民. SHOCK 研究——心源性休克患者的血运重建登记研究［J］. 中国介入心脏病学杂志，2006，（06）：356.

［16］SERRUYS P W, MORICE M C, KAPPETEIN A P, et al. Percutaneous Coronary Intervention Versus Coronary-artery Bypass Grafting for Severe Coronary Artery Disease［J］. New England Journal of Medicne, 2009, 360（10）：961-972.

［17］冠状动脉旁路移植术后心脏康复专家共识［J］. 中国循环杂志，2020，35（01）：4-15.

［18］李杨，李洪利，齐德林，等. 70 岁以上高龄冠状动脉旁路移植患者的临床特征分析［J］. 中国循证心血管医学杂志，2020，12（01）：80-82+86.

［19］LEE D I, ZHU G, CHO G-S, et al. Phosphodiesterase 9A Controls Nitric-oxide-Independent cGMP and Hypertrophic Heart Disease［J］. Nature, 2015, 519（7544）：472-476.

（杨　光）

病例 25　高龄患者左股骨骨折手术的麻醉

一、病历介绍

患者女性，93 岁，ASA 分级Ⅲ级，以"外伤后，左髋部疼痛肿胀 2 小时"入院。

现病史：患者于 2 小时前摔倒，伤后感左髋部疼痛、畸形、活动受限，无四肢湿冷，无腹痛，有恶心、呕吐，无四肢抽搐及大小便失禁，拍片示：左股骨转子间骨折，遂收入院治疗。患者自受伤后，神志清，精神可，进食一般，大小便正常。

既往史：平时身体较差。耳聋 20 年，胃炎 2 年。无高血压病、冠心病、糖尿病史。无肝炎、结核等传染病病史及其密切接触史。无重大外伤、手术史，无输血史。无特殊食物及药物过敏史。预防接种史不详。

个人史：生于原籍，无外地久居史。个人卫生习惯一般。无特殊毒物长期接触史。

月经婚育史：具体结婚年龄不详，育 2 子 3 女，家人及子女身体健康。

家族史：家族成员中无重大传染病及遗传病史。

二、检查

体格检查：T 36.2℃，P 84 次 / 分，R 21 次 / 分，BP 130/75 mmHg。

专科检查：患者发育正常，营养中等，神志清，精神可，被动体位，查体合作。皮肤及其黏膜无黄染。浅表淋巴结无肿大。头颅无畸形。毛发分布均匀，眼睑无水肿。巩膜无黄染，眼球运动灵活，视野无缺损，双侧瞳孔等大、等圆，对光反射灵敏。外耳道无脓性分泌物溢出，鼻通气良好，鼻翼无煽动，口腔无异味，唇淡红，咽无充血，扁桃体无肿大，伸舌居中。颈软，颈静脉无充盈，气管居中，甲状腺无肿大，胸廓无畸形，腹式呼吸，两侧呼吸动度相等，双肺部触觉语颤音正常，无胸膜摩擦感及握雪感。双肺部叩清音，双肺呼吸音清，未闻及干、湿性啰音。心前区无隆起，心尖冲动位于左侧第五肋间锁骨中线内侧 0.5 cm 处，无弥散，未触及细震颤，无心包摩擦感。心浊音界无扩大。心率 84，心律规整，各游膜听诊区未闻及病理性杂音。腹部平坦，腹壁静脉无曲张，无胃肠型及蠕动波。腹肌软，肝脾肋下未触及，全腹无压痛及反跳痛，叩鼓音，肠鸣音正常，腹水征阴性。肛门、直肠及外生殖器未查。脊柱无畸形，各棘突无压痛，活动度可。四肢见骨科情况。腹壁反射，脉腱，跟腱，肱二、三头肌等深浅反射正常存在，巴宾斯基氏征、脑膜刺激征阴性。

骨科情况：左下肢短缩外旋畸形，外旋约 90°，较对侧短缩 2 cm，大转子上移，髋关节反常活动，压痛，扣及骨擦感，左髋关节因疼痛伴活动障碍。左足背动脉搏动可，感觉可。余肢体未见异常。

辅助检查：

2022-03-22 双下肢动脉：双侧髂动脉、股动脉、腘动脉粥样硬化（本院）。

2022-03-22 肝胆胰脾肾子宫附件彩超：肝内钙化灶（本院）。

2022-03-22 心脏 + 心功能彩超：主动脉瓣轻度反流，左室舒张功能减退，心律不齐（本院）。

2022-03-22 双下肢静脉：左侧腘静脉段血流速度缓慢（本院）。

髋关节 CT 三维，颅脑 CT 平扫（128 层），肺部 CT 平扫（128 层）诊断：①双侧放射冠多发腔隙性脑梗死；②支气管炎；③左股骨转子间骨折。

三、诊断

①左股骨转子间骨折；②胃炎；③耳聋；④支气管炎；⑤脑梗死。

四、麻醉经过

麻醉方式：腰硬联合神经阻滞 + 髂筋膜阻滞。

术式：左股骨骨折闭合复位髓内针内固定术。

1．术前准备

（1）入院后常规查体，积极治疗原发病，纠正内环境紊乱。

（2）详细了解既往病史及心肺功能评估，拟订详细麻醉方案：根据患者的病情、麻醉科目前的技术水平及监测仪器综合考虑，全身麻醉循环影响大，术后并发症多，麻醉风险大。单纯的神经阻滞不能满足手术要求，术中疼痛刺激及过度应激都会增加并发症的发生。根据《中国老年髋部骨折患者麻醉及围术期管理指导意见》：建议无禁忌证时优先考虑椎管内麻醉，并在患者摆体位前实施患侧髂筋膜阻滞（解剖定位或超声引导下均可）。因此，最终决定麻醉方案：腰麻 + 髂筋膜阻滞。

（3）麻醉前物品及药品准备（包括麻醉药物及抢救药物等），气管插管设备：腰硬联合包，可视喉镜、通气道气管导管（6.5#）、吸引器（备用状态）、麻醉机及靶控泵（备用状态）。

2．麻醉方案及围术期麻醉管理

术中：患者 12：35 进入手术室，开放静脉通路，监测有创血压，监测生命体征［血压 128/70 mmHg、心率 99 次/分、心电图、脉搏血氧饱和度（入室未吸氧前 95%，面罩吸氧后 99%）］。

髂筋膜间隙阻滞：定位穿刺，患者采取仰卧位，在髂前上棘和耻骨结节之间做一条连线，选择中外 1/3 交界处向尾端旁开 2 cm 作为穿刺点，常规碘附消毒，铺无菌洞巾，利多卡因局麻，穿刺针选择 5 cm 神经阻滞穿刺针，垂直于皮肤进针，穿刺针穿过阔筋膜和髂筋膜时感觉到两层突破感，阻力消失后，注入 0.375% 罗哌卡因注射液 40 mL。

15 min 后患肢疼痛明显减轻，摆体位行腰硬联合麻醉，摆体位前后血压、心率无明显变化。腰硬联合麻醉：患者采取右侧卧的体位，碘附皮肤消毒，铺无菌洞巾，$L_{3~4}$ 正入路穿刺，利多卡因局麻，硬膜外穿刺顺利，黄韧带突破感明显，毛细血管负压（+），无液体流出，5 mL 玻璃注射器注入 1 mL 生理盐水无阻力，置入腰麻针有轻微突破感，退出腰麻针针芯见脑脊液流出，注入等比重腰麻 0.75% 罗哌卡因注射液 2 mL + 1 mL 0.9% 生理盐水，共 3 mL。退出腰麻针，硬膜外腔置管无阻力，置管深度 4 cm。10 min 后测麻醉平面 T_{10} ~ S_5。13：10 开始手术，手术历时 40 min，术中出血 100 mL，输入复方氯化钠注射液 1 000 mL，胶体 500 mL，术中生命体征平稳，血压平稳，维持在 100 ~ 130/60 ~ 82 mmHg，脉搏（P）68 ~ 100 次/分，血氧饱和度（SpO_2）96% ~ 99%，术中尿量共 200 mL。术中注意保护体温（室温 23 ℃，湿度 50%），术中输液液体及术中冲洗液均使用温箱液体（温箱设定温度 38℃）。术毕血压 126/78 mmHg，P 82 次 / 分，呼吸频率（R）16 次 / 分，SpO_2 98%，13：55 患者安全送回病房。

术后静脉自控镇痛（PCIA）舒芬太尼 100 μg+ 生理盐水共 150 mL。术后随访 VAS 评分：术后第一天随访 VAS 评分 3 分，术后第二天随访 VAS 评分 2 分，术后第三天随访 VAS 评分 1 分，术后随访无麻醉相关并发症。

五、讨论

老年骨科麻醉要点：①充分的术前访视与评估；②个性化的麻醉选择；③完善的围术期监护；④术后多模式镇痛；⑤积极处理并发症。

由于并存疾病，老年髋部骨折患者死亡风险比同龄人群高 3 倍。调查显示该类患者住院期间病死率为 2.3% ~ 13.9%，术后 6 个月病死率增至 12% ~ 23%，男性患者病死率高于女性，约 3/4 老年患者死因与其并存疾病有关。本病例为 93 岁高龄患者，合并脑梗死及支气管炎，可能存在突发脑梗死、心肌梗死、呼吸循环衰竭、呼吸心搏骤停的风险。在麻醉药物作用及手术应激等情况下容易出现血流动力学剧烈波动，甚至诱发冠心病术中发作，麻醉风险高。建议早期行手术治疗（入院后 48 h 内实施手术），早期下地活动避免并发症的发生。由于高龄患者摄入及吸收差，伴随贫血和低蛋白血症，需要给予营养支持对症治疗。

（郭　瑜）

病例 26　髋关节置换术的麻醉

一、病历介绍

患者男性，59 岁，因"摔伤致左髋部疼痛、活动受限 3 小时"入院。

既往史：乙肝后肝硬化失代偿期，慢性肾脏病 V 期，2 型糖尿病病史。长期服用护肝片、尿毒清颗粒、二甲双胍片等治疗。

二、检查

查体：面容消瘦、神志清、呼吸平顺，双肺及心脏听诊无异常，腹部查体无明显异常。左髋部压痛，左髋关节被动屈曲，左下肢外旋 30 度，内收畸形，纵向叩击痛（＋），左足趾血运、感觉、活动正常，双下肢稍浮肿。

辅助检查：

髋关节（螺旋＋平扫）：左股骨颈骨折伴周围软组织肿胀。

胸部＋上腹部 CT：双肺上叶肺气肿，陈旧性肋骨骨折，主动脉及冠状动脉粥样硬化，胆囊结石，右肾萎缩，左肾囊状病变，胸、腰椎退行性改变。

血常规：Hb 80 g/L↓，WBC 13.65×10^9/L，血小板正常。

空腹血糖：15.45 mmol/L↑，糖化血红蛋白：7.07%↑。

电解质：血钾 5.98 mmol/L↑。

肝肾功：GGT 69 U/L↑，白蛋白 32.4 g/L↓，球蛋白 17.8 g/L↓，肌酐 239 μmol/L↑，尿素氮 32.44 mmol/L↑。

凝血功能：基本正常。

三、诊断

①左股骨颈骨折（Garden Ⅲ型）；②乙肝后肝硬化失代偿期；③慢性肾脏病Ⅴ期；④2型糖尿病病史；⑤低蛋白血症；⑥高脂血症；⑦中度贫血；⑧高尿酸血症。

四、麻醉经过

麻醉方式：腰硬联合麻醉。

手术术式：髋关节置换术。

1. 术前准备

入院后常规查体，完善心电图、胸腹部及髋关节 CT、血常规、生化电解质等检查，行输血、白蛋白、补液、降糖、护肝、抗炎、消肿止痛等对症及支持治疗。

2. 麻醉方案（麻醉方案、用药及术中麻醉处理）

入室常规心电监护，血压 135/85 mmHg，心率 112 次/分，SpO_2 98%，开放上肢静脉通道，术中林格氏液 500 mL。患者右侧卧位抱膝，常规消毒铺巾后，于 $L_{3/4}$ 间隙穿刺置管行腰硬联合麻醉，蛛网膜下隙给予 0.375% 左旋丁哌卡因 2.5 mL，待麻醉平面稳定在 T_8 后，手术开始消毒铺巾。硬膜外给予 2% 利多卡因 3 mL。患者生命体征无明显波动。

手术开始，患者未诉疼痛等不适，血压呼吸平稳，心率 120 次/分左右，静脉泵注右美托咪定 16 μg/h，适当镇静，控制心率，限制液体输注，共输入林格氏液 600 mL，新鲜冰冻血浆 400 mL，术中出血量 100 mL，尿量 300 mL。手术时长 1 h，术程顺利，患者生命体征平稳，循环呼吸稳定，安返病房。

五、讨论

随着科学技术的发展，髋关节置换术是目前公认治疗晚期髋关节疾病，预计髋部骨折的最有效手段，但髋关节置换术创伤大，出血量多，术中摘除股骨头颈部，打磨髓腔，髋臼，使用骨水泥，肢体牵引复位等操作不同程度地影响患者生命体征，加之老年患者常夹杂多种并发症，手术和麻醉的风险大，高龄增加了更多的危险，但麻醉风险与并发症的相关性要远远超过年龄本身。因此，正确选择科学、安全、有效的麻醉方式，是提高围术期安全性，减少术后并发症的关键。

进行髋关节置换术可采用全麻、硬膜外麻醉、腰硬联合麻醉。全身麻醉需要采用多种药物联合，使用气管插管静吸复合麻醉，最大的特点就是具有良好的通气性，并且供氧较好。但是，此麻醉方式存在的缺点是患者进行诱导与拔管时，患者会引起强烈气管应激反应，产生血流动力学过度变化，易导致高血压、心肌缺血、心律失常、脑血管意外等。老年患者术后肺不张、肺部感染、脑梗、意识障碍等发生率高。

腰硬联合麻醉（CSEA）既保留了脊麻起效快，镇痛与肌松完善的优点，也便于调节麻醉平面，防止麻醉平面过高，术后能施行镇痛。而髋关节置换多发老年人，重要脏器功能减退，腰硬联合麻醉既可以提供良好的镇痛，还对呼吸循环影响小，可以维持稳定的生命体征。

该病例中，患者诊断及手术指征明确，症状严重影响生活质量，疼痛难忍，强烈要求手术治疗。但患者基础疾病多，身体基础差，肝肾功能差，贫血低蛋白血症，营养状况差，手术麻醉风险极大。

麻醉方式首选腰硬联合麻醉复合少量静脉镇静药，麻醉管理的要点是避免使用肝肾毒性药物，适量补液，维持循环稳定。

六、参考文献

［1］徐启明，李文硕. 临床麻醉学［M］. 北京：人民出版社，2000.

［2］谷思汉. 高龄高危髋关节置换术患者的两种麻醉方式比较研究［J］. 中外医疗，2013，32（07）：54-56+58.

［3］陈艳，楼飞刚. 全麻与腰硬联合麻醉在髋关节置换术中应用对比［J］. 中国医刊，2014，49（2）：87-89.

［4］曾因明，邓小明. 米勒麻醉学［M］. 第6版. 北京：北京大学医学出版社，2006.

［5］岳云，等. 摩根临床麻醉学［M］. 北京：人民卫生出版社，2007.

［6］MENDA F, KÖNER Ö, SAYIN M, et al. Dexmedetomidine as an Adjunct to Anesthetic Induction to Attenuate Hemodynamic Response to Endotracheal Intubation in Patients Undergoing Fast-track CABG［J］. Annals of Cardiac Anaesthesia, 2010, 13（1）：16-21.

［7］张鸿，薛张纲，蒋豪，等. 老年患者非心脏手术后呼吸衰竭的危险因素分析［J］. 中华麻醉学杂志，2004，24（2）：94-97.

［8］BERGGREN D, GUSTAFSON Y, ERIKSON B, et al. Postoperative Confusion After Anesthesia in Elderly Patients with Femoral Neck Fractures［J］. Anesthesia Analogy, 1987, 66（6）：497-504.

［9］岑雁源，林晓峰，易仁合，等. 腰硬联合麻醉与气管插管全麻对人术后认知功能的影响［J］. 国际医药卫生导报，2009，15（2）：32-34.

［10］HUSSAIN H. Conversion from Subtypes of Mild Cognitive Impairment to Alzheimer Dementia［J］. Neurology, 2007, 69（4）：409.

［11］李金香，王静，张艳慧. 腰硬联合麻醉用于老年人全髋关节置换术的麻醉体会［J］. 现代医药卫生，2009，25（3）：424.

［12］刘姝. 老年人工髋关节置换中的麻醉选择［J］. 中国组织工程研究与临床康复，2008，12（44）：8742-8745.

［13］DAMBROSIO M，TULLO L，MORETTI B，et al. Hemodynamic and Respiratory Changes During Hip and Knee Arthroplasty. An Echocardiographic Study［J］. Minerva Anestesiologica，2002，68（6）：537-547.

（陈 琛）

病例 27　肋骨骨折手术的麻醉

一、病历介绍

患者男性，14 岁，以"车祸致全身多处疼痛 1 小时"入院。

现病史：患者于 1 小时前车祸致全身多处疼痛，胸部为甚，无恶心、呕吐，无四肢湿冷，无腹胀，无恶心、呕吐，无意识障碍，由救护车急送我院急诊就诊，完善 CT 检查：右侧顶部皮下高密度影，请结合临床；脑实质平扫未见明显异常，颅骨未见明显骨折；右侧第 2、3 前肋骨及左侧第 2～6 肋骨多发骨折，以左侧为主；双侧气胸，双肺组织被压缩约 15%；双肺广泛性肺挫伤。急诊拟"双肺挫伤"收住我院进一步诊治。发病以来，患者精神、饮食、睡眠尚可，二便正常，体重无明显增减。

既往史：平素体健，否认有"肝炎、肺结核、糖尿病、先天性心脏病"等病史，否认有食物药物过敏史，否认手术及严重外伤史，预防接种史不详。

二、检查

T 36.7℃，P 100 次 / 分，R 22 次 / 分，BP 126 mmHg/78 mmHg。

发育正常，营养中等，神志清楚，急性病容，对答切题，自主体位，查体合作，无异常步态。全身皮肤黏膜无黄染，无皮疹及皮下出血点，无肝掌、蜘蛛痣，全身浅表淋巴结未及肿大。头颅五官端正，眼睑无水肿，结膜无充血，巩膜无黄染，双瞳孔等圆等大，直径约 2.5 mm，对光反射灵敏，眼球运动正常。外耳道、鼻道无异常分泌物。唇无发绀，咽无充血，扁桃体不大。颈软，气管居中，甲状腺不大，颈静脉无怒张，肝颈回流征阴性。心前区无隆起，无震颤，心界不大，心率 100 次 / 分，律齐，无杂音。腹部见专科情况，肛门及外生殖器未见异常。脊柱四肢无畸形，四肢肌力、肌张力正常，双下肢无水肿。生理反射存在，病理反射未引出。

专科检查：

全身多处皮肤擦伤，少许渗血，已外用红药水，左胸廓塌陷，胸部可见搓擦伤，周围皮肤淤血，无渗血，右侧第 2、3 肋骨和左侧 2～6 肋骨可及骨擦感，无连痂胸，无反式呼吸，双肺呼吸音粗，可闻及湿性啰音，心律齐，未闻明显杂音。

辅助检查：

颅脑 + 胸部 CT 提示：右侧顶部皮下高密度影，请结合临床；脑实质平扫未见明显异常，颅骨未见明显骨折，必要时短期内复查；右侧第 2、3 前肋骨及左侧第 2～6 肋骨多发骨折，以左侧为主。双侧气胸，双肺组织被压缩约 15%。双肺广泛性肺挫伤。

胸片、心电图未见异常。

实验室检查：

血常规：Hb 108 mmol/L ↓，HCT 32.5% ↓；凝血、肝肾功、电解质正常；血气分析（吸空气）：PaO_2 49 mmHg ↓，PCO_2 44，pH 7.38，SO_2 82.8%。

三、诊断

①双肺肺挫伤；②右侧第 2、3 前肋骨及左侧第 2～6 肋骨骨折；③双侧创伤性气胸；④头皮血肿。

四、麻醉经过

麻醉方式：支气管插管全身麻醉。

手术方式：胸腔镜胸腔探查止血术 + 左侧多发性肋骨骨折切开复位内固定手术 + 左侧胸腔闭式引流手术。

1. 术前准备

入院完善胸片、心电图、胸部 + 颅脑 CT、血常规、尿常规、生化、肝肾功、电解质、凝血功能、血气分析等，予抗炎、止痛、补液、胸腔闭式引流等对症治疗。

2. 麻醉方案

麻醉方案包括麻醉方案、用药及术中麻醉处理。

患者入室常规鼻导管吸氧、心电监护，BP 120/78 mmHg，HR 106 次 / 分，SpO_2 98%，开放上肢静脉通道，输注林格氏液。

麻醉诱导：静推丙泊酚 80 mg+ 舒芬太尼 20 μg，患者呼之不应，睫毛反射消失，面罩通气气道通畅，给予顺式阿曲库铵 8 mg，手控呼吸 3 min，达到插管条件后，在可视喉镜下置入 35 号双腔支气管导管，气管插管顺利，听诊支气管导管位置正确，按呼吸机容量控制呼吸。行桡动脉穿刺置管，监测动脉血压。患者右侧卧位，再次听诊确定支气管导管位置，夹闭左管，右侧肺通气良好，SpO_2 100%，生命体征平稳，开放双肺通气。

麻醉维持：持续静脉泵注瑞芬太尼 0.08～0.1 μg/（kg·min），复合吸入麻醉药七氟烷 1.5%。予托烷司琼 5 mg+ 地塞米松 5 mg 静注，预防呕吐反应。术中探查胸腔时予右侧单肺通气，术程顺利，术中患者循环稳定。

手术结束前 10 min 停用瑞芬太尼和七氟烷，追加舒芬太尼 10 μg，术后 5 min 患者清醒拔管，未诉不适，观察 30 min 后循环呼吸稳定。手术时间 3 h，出血 200 mL，尿 200 mL，输注林格氏液 500 mL，患者安返病房。

五、讨论

胸部外伤的患者常同时伴有胸壁挫伤、胸壁塌陷及多处肋骨骨折，患者由于多根多处肋骨骨折导致胸壁不稳定而发生反常呼吸和纵隔摆动，以及创伤引起的急性肺损伤、疼痛等因素导致的患者不敢咳嗽咳痰引起的肺炎和肺不张等，给麻醉管理带来了很大的困难。肋骨内固定的最佳时机是受伤 72 h 后，目前用记忆合金环抱式接骨器手术治疗是处理多处肋骨骨折较好的方法。临床工作有时仅注意了胸壁创伤的严重程度，而忽略了肺实质创伤的程度。肺挫伤是胸部创伤后严重的并发症，肺挫伤后会继发两个病理生理变化，即肺实质的渗出同时合并肺不张和胸腔的渗出，这是造成创伤后呼吸功能衰竭的主要原因。术中宜选择双腔支气管插管的肺隔离技术，静脉或静吸复合麻醉，可以更好地保护健侧肺，预防术后肺不张。

在气道管理上，采用双腔支气管插管的肺隔离技术有能较好地实现左右肺完全分隔的优点。双肺完全性功能暂时隔离是急诊胸部外伤手术中最重要的环节，此技术有时是救命性的措施，它可以有效地防止血痰或分泌物从感染肺向非受累肺逸出。

在麻醉的管理中，插管后应对气道进行吸引，清理呼吸道分泌物，提高肺的氧合。术中适当膨肺和支气管吸痰，潮气量设置到正常值下限略低。ARDS 早期的特征性表现为肺毛细血管内皮细胞与肺泡上皮细胞屏障的通透性增高，肺泡与肺间质内积聚大量的水肿液，因此患者在麻醉中必须经常充分吸痰，施行肺保护性通气低压缓慢膨肺，充分复张肺部挫伤所致的塌陷肺泡，改善氧合，降低肺内分流，避免因分泌物潴留而肺不张、术后肺炎及低氧血症等。术中一定要维持适宜的麻醉深度，避免交感神经兴奋和内源性儿茶酚胺释放，减少机体的应急反应，维持血流动力学的稳定；胸部外伤可能合并大出血，术中还要注意输液不能过多、过快，避免肺水肿，补充血容量应以胶体液和血液制品为主。

因此，良好的麻醉管理和合理用药，特别是肺隔离技术，保护性肺通气策略，是多发性肋骨骨折内固定手术成功，术后肺复张的保障。

六、参考文献

［1］司建洛，苏跃，宋绍团. 压力－容积曲线指导个体化保护性单肺通气在开胸术中的应用［J］. 实用医学杂志，2011，27（09）：1568-1570.

［2］NARAYANASWAMY M，MCRAE K，SLINGER P，et al. Choosing a Lung Isolation Device for Thoracic Surgery：A Randomized Trial of Three Bronchial Blockers Versus Double-lumen Tubes［J］. Anesthesia and Analgesia，2009，108（4）：1097.

［3］孙莉. 胸科手术麻醉的管理［C］//. 2008 年中华医学会全国麻醉学术年会论文汇编，2008：363-365.

［4］薛富善. 现代呼吸道管理学［M］. 郑州：郑州大学出版社，2001.

［5］安肖霞，周燕丰，祝胜美，金旭东. 窒息性气管狭窄急诊手术麻醉处理 2 例［J］. 中华麻醉学杂志，2006，（09）：860-861.

［6］MCMULLEN M C，GIRLING L G，GRAHAM M R，et al. Biologically Variable Ventilation Improves Oxygenation and Respiratory Mechanics During One-lung Ventilation［J］. Anesthesiology，2006，105（1）：91-97.

［7］马晓春，王辰，方强，等. 急性肺损伤 / 急性呼吸窘迫综合征诊断和治疗指南（2006）［J］. 中国危重病急救医学，2006，（12）：706-710.

（陈 琛）

病例 28　足趾截趾术的麻醉

一、病历介绍

患者男性，72 岁，因"右足溃烂 1 月余"入院。

现病史：患者于 1 月余前出现右足尾趾损伤后开始发红、皮温增高、水肿，间有疼痛，1 周前局部皮肤发黑，伴有臭味，伴四肢麻痹，无恶心呕吐，无胸闷胸痛，无濒死感及大汗淋漓，无胸闷气促，无头晕头痛，无腹胀腹泻，无口干多饮多尿，无天旋地转感，无尿频尿急尿痛，无解黑便，无视物模糊，无意识障碍，遂来我院门诊就诊，建议住院治疗并收住我科。患者近期精神、睡眠一般，大便正常，体重无明显增减。

既往史：患者 2021 年发现 2 型糖尿病，自诉服用"二甲双胍、达格列净"等药物，血糖控制不佳。

二、检查

T 36.5℃，P 92 次 / 分，R 20 次 / 分，BP 151/84 mmHg。神清，发育正常，营养中等，查体合作。心率 92 次 / 分，心律整齐。右足尾趾皮肤发黑，有臭味，周围皮肤红肿，生理反射存在，病理反射未引出。

辅助检查：

肾功 4 项：尿酸 624.0 μmol/L。

血常规：白细胞数目 13.69×10^9/L、中性粒细胞数目 10.74×10^9/L。

胰岛素（2 小时）18.90 μIU/mL，葡萄糖（2 小时）8.82 mmol/L，C 肽（2 小时）2.46 ng/mL，2022-05-22 11：49：胰岛素（空腹）< 10 μIU/mL，葡萄糖（空腹）7.44 mmol/L，C 肽（空腹）1.52 ng/mL。

尿微量白蛋白：尿肌酐 5 658.00 μmol/L、尿微量白蛋白 22.56 mg/g 肌酐。

糖化血红蛋白：糖化血红蛋白 9.52 %。

肝功：白蛋白 36.60 g/L。

尿常规：酮体 +- 0.5、白细胞 28.70 μ/L、细菌 186.30 μ/L。

血脂、乙肝二对半、凝血四项、电解质、G6PD、无机元素、心肌酶均未发现明显异常。

下肢血管彩超示：双下肢可显示动脉硬化伴斑块形成。双下肢静脉未见异常。根据患者提供部位检查未见明显异常声像图。

心电图、胸片无明显异常。

三、诊断

①2 型糖尿病足病；②2 型糖尿病伴有血糖控制不佳；③2 型糖尿病伴有神经的并发症；④下肢动脉粥样硬化伴斑块形成；⑤高血压 3 级；⑥低蛋白血症；⑦高尿酸血症；⑧高脂血症。

四、麻醉经过

麻醉方式：神经阻滞复合静脉麻醉。

手术方式：右足尾趾截趾术。

1. 术前准备

入院后常规查体，完善相关检查，予指导糖尿病饮食、运动，并予更用胰岛素控制血糖，密切监测血糖，并予降血脂、稳定斑块等对症治疗。

2. 麻醉方案

患者入室常规鼻导管吸氧、心电监护，血压 198/88 mmHg，心率 86 次/分，SpO_2 98%，开放上肢静脉，输注林格氏液。

静脉泵注右美托咪定 16 μg/h 镇静，患者左侧卧位，右腿稍弯曲，在超声引导下行腘窝坐骨神经阻滞，组织结构显影良好，常规消毒铺巾，用 0.9 mm×9 mm 神经阻滞专用穿刺针穿刺，选择平面内法，在坐骨神经周围注射 0.5% 罗哌卡因 +1% 利多卡因 20 mL，药液包绕神经良好，患者生命体征平稳。

患者平卧位，消毒铺巾，开始手术，血压 155/62 mmHg，心率 67 次/分，SpO_2 99%，患者未诉疼痛等不适。术中循环稳定，睡眠状态，手术结束前 15 min 停用右美托咪定，患者清醒，无不适，安返病房。

五、讨论

随着人们生活水平的不断提高，我国糖尿病的患病率从 1980 年的 0.6% 上升到目前的 32%。糖尿病是一组以血糖增高为特征的代谢疾病群，高血糖引起全身性代谢紊乱，造成多器官组织结构和功能障碍，尤其眼、肾、神经、心脏及血管损害。糖尿病患者血管和神经病变造成供血不足和感觉障碍，常使踝关节以下部位出现溃疡、坏疽和感染。糖尿病足是糖尿病患者一种常见的并发症，其发病率为 15% ~ 20%。虽然患者经系统的治疗后，可以有效延缓病情的发展，但仍然有 16.88% 的患者需经踝部平面以下的截肢治疗。对于此类患者，由于自身机体功能较差，累及心、脑等多个器官，全身情况差，常合并严重感染，且多为高龄患者，一般需长期服用或注射降血糖等药物治疗，从而增加了麻醉环节的难度，且不同的麻醉方式也会对患者带来不同影响。

气管插管全身麻醉需要采用多种药物联合，最大的优点就是保证良好的通气和氧供，缺点是麻醉镇痛药物，以及进行诱导与拔管操作引起强烈应激反应，使血流动力学变化大，易导致血压波动大、心肌缺血、心律失常、脑血管意外等。在老年患者，特别是糖尿病患者，血管硬化，顺应性降低，末端供血差的情况下，循环的波动可能是致命的。另外，老年患者术后肺不张、肺部感染、脑梗、意识障碍等发生率较高。而老年患者合并脊椎疾病多见，可能穿刺困难，疼痛、老年痴呆或沟通困难者不能配合椎管内麻醉体位。

该病例我们选用超声引导下腘窝坐骨神经阻滞，定位明确，药物扩散良好，镇痛效果好，出血少，心血管风险等低，复合右美托咪定适度镇静，手术医师及患者均满意。

六、参考文献

[1] 陈名智，伍骥，和宪正，等. 糖尿病患者骨科围手术期若干问题探讨 [J]. 空军总医院学报，2002，（01）：18-20+23.

[2] 安静思，路璐，安刚，等. 糖尿病视网膜病变与重症糖尿病足及糖尿病足截肢的相关性研究 [J]. 中国全科医学，2019，22（31）：3830-3835.

[3] 张云峰，胡晓飞，赵继红，等. 红光治疗仪照射糖尿病足截肢后疗效观察 [J]. 实用糖尿病杂志，2019，15（03）：16.

[4] 鲍琼，李红红. 人工真皮联合负压引流技术修复糖尿病足创面的疗效研究 [J]. 中国美容医学，2019，28（6）：85-88.

[5] 巩春智. 全麻与腰丛坐骨神经阻滞对糖尿病截肢术患者凝血功能的影响 [J]. 医学理论与实践，2018，31（12）：1728-1729.

[6] 黄金. 不同麻醉方式对糖尿病足手术患者围术期应激反应及术后认知功能的影响 [D]. 皖南医学院，2017.

（陈　琛）

病例 29　老年患者骨科手术的麻醉管理

一、病历介绍

患者女性，79 岁，因"摔倒致左侧肢体疼痛畸形、活动受限 2 天"于 2022-05-22 13：34 入院。

现病史：患者 2022 年 5 月 20 日在小区内活动时不慎摔倒，顿时出现左侧手腕及左髋部疼痛、腕关节及左髋活动受限，行走不能。受伤当时无头晕、头痛和胸闷气促，无肢体麻木乏力等不适，无昏迷及意识丧失，在家休息2天后疼痛无缓解，无法站立及行走，遂送至我院就诊，门诊X线片检查示；左股骨粗隆间骨折，左桡骨远端骨折。请我科会诊，遂以"左股骨粗隆间骨折，左桡骨远端骨折"收入院拟手术治疗。近期患者精神、胃纳、睡眠可，大、小便基本正常，体重无明显变化。

既往史：平素健康状态一般。否认高血压，否认糖尿病，否认肝炎、结核、菌痢、伤寒等传染病史。抑郁症病史（具体不详）。1993年诊断重症肌无力，新斯的明服用20余年，已停5年，2017年诊断慢性T淋巴细胞增殖性疾病，服用健脾生血片。2000年于妇儿医院行子宫内膜瘤手术，2019年在我院行腰2椎体PKP术。有多次门诊输血史。否认过敏史，预防接种史不详。

二、检查

专科检查：左腕部明显肿胀畸形，局部瘀斑明显，手腕活动明显受限，局部压痛；左下肢轻度屈髋、屈膝及外旋畸形。左髋活动明显受限，主动、被动活动时疼痛加剧，大腿中部深压痛，叩痛明显，轴向叩击痛（＋）。患侧膝关节活动尚可，同侧足趾活动、感觉、末梢血运均良好。余肢体检查基本正常。

辅助检查：

心电图：窦性心律，ST-T改变。

心脏彩超：室间隔增厚；左室流出道梗阻声像（"SAM"征阳性）；升主动脉及主动脉瓣硬化；二、三尖瓣少量反流；心室收缩功能正常范围，EF 64%。

2022-05-02腕关节正侧位（左侧）于我院检查结果如下。

（1）左桡骨远端粉碎性骨折伴尺骨茎突撕脱性骨折外固定术后表现，断端对位对线较前改善。

（2）左侧下尺桡关节对位欠佳，左手、腕诸骨骨质疏松，较前相仿。

实验室检查：

2022-05-23肾功：肌酐178 μmol/L，尿素30.21 mmol/L，尿酸730 μmol/L，eGFR 23.8 mL/min。

K^+ 4.11 mmol/L，Ca^{2+} 1.99 mmol/L，Na^+ 127 mmol/L，P 1.73。

心梗四项：肌钙蛋白I［cTnI］0.206 ng/mL，肌红蛋白［Myo］202.0 ng/mL，高敏肌钙蛋白T［hs-cTnT］0.079 ng/mL；ProBNP 12 424.0 pg/mL。

凝血功能：APTT 54.90秒。

血红蛋白：78 g/L

血气分析急：pH 7.400，PCO_2 30.0 mmHg，氧分PO_2 101 mmHg↑，实际碳酸氢盐，18.6 mol/L，氧气含量37.0%（OI 272 mmHg）。

2022-05-30肾功五项：肌酐［Cr］，65 mol/L，eGFR，76.6 mL/min；电解质四项＋白蛋

白 ALB 急：# 白蛋白〔ALB〕，27.3 g/L；血常规五分类 +hsCRP：# 血红蛋白，98 g/L

2022–06–01 凝血功能：APTT 43.50 秒。

三、诊断

①左股骨粗隆间骨折；②左尺桡骨远端骨折；③贫血；④肾功能不全；⑤心功能不全；⑥慢性 T 淋巴细胞增殖性疾病；⑦重症肌无力；⑧子宫内膜瘤术后；⑨腰椎骨水泥填充术后麻醉方式：椎管内麻醉 + 臂丛神经阻滞。

四、麻醉经过

术式：①左股骨转子间骨折闭合复位髓内固定术；②左桡骨远端骨折切开复位内固定术。

1. 术前访视

患者发育正常，营养中等，被动体位，有重症肌无力病史，腰 1 ~ 2 椎体 PKP 术。否认心脏病。交代患者麻醉方式和术中可能出现的麻醉意外。

2. 麻醉前准备

术前备好血管活性药物及抢救药品，椎管内穿刺包。做好心电监护、血氧监测、有创动态血压监测。

3. 麻醉过程

患者右侧体位，腰椎 3 ~ 4 间隙旁入路穿刺顺利，并给 0.5% 丁哌卡因 10 mg（药物用量较少且可提供良好肌松），穿刺结束，恢复体位侧平面大概 T_{12} ~ T_{10}，患者全程血压比较平稳且波动未超过基础值20%。待患者股骨骨折手术结束前 15 min，给予超声引导下臂丛神经阻滞（肌间沟 + 腋路），使用 0.5% 利多卡因 300 mg+0.16% 罗哌卡因 50 mg（30 mL），肌间沟和腋路各 15 mL，待药物起效，再行桡骨骨折内固定术，整个术程大概 5 h，患者生命体征平稳，术后安返病房。

4. 补液

患者肾功能差，术中按一般速度给予补充晶体液 1000 mL，防止血流动力学剧烈波动。

五、讨论

（1）老年患者各项身体机能在下降，心肺储备功能非常有限甚至无储备功能。该患者 79 岁，术前心电图 ST-T 改变，proBNP 较高，高敏肌钙蛋白及肌红蛋白也明显高，术中随时可能发生心肌缺血甚至心肌梗死；刚入院肾功能检验结果提示患者肾功能 5 期，虽然经过一段时间调整内环境等，术前肾功能基本恢复正常，但是不排除患者在麻醉手术的应激下再次引起肾脏衰竭；患者术前重症肌无力病史更是加重麻醉难度，若患者全身麻醉行手术，不排除术后不能拔除气管导管，甚至去 ICU 观察。综合上述病史，对于该患者，使用最简单麻醉方式及最少的麻醉用药，可将术中并发症的发生风险降到最低。而患者 79 岁，椎体钙化本来比较严重，有腰椎 PKP 术，若选择椎管内麻醉，成功概率也微乎其微。两害相较取其轻，在对比之下，我们还是决定选择椎管内麻醉＋臂丛神经阻滞，对患者循环影响小，且可提供良好的术后镇痛，利于早期恢复。

（2）老年患者术中麻醉管理最重要的是维持血流动力学稳定，波动不超过基础值的20%，对于心脏储备功能差的患者，最好避免使用加大心肌氧耗的药物，可使用去甲肾上腺素泵注，保证心、脑、肾等重要脏器的灌注。

（李燕则）

病例 30　高龄患者在腰硬联合麻醉复合静脉麻醉下行左髋关节置换术

一、病历介绍

患者女性，83 岁，以"摔伤左髋左腕部疼痛伴活动受限 10 小时"入院。

过敏史：无。

现病史：患者于 10 小时前摔伤左髋左腕部，当即觉左髋部左腕部疼痛，伴活动受限，无昏迷抽搐，自诉无胸闷，无头晕、乏力，无气促，无发热，无腹痛、腹胀等特殊不适，立即送当地医院初步处理后，转送我院求治，CT 提示左侧股骨颈骨折。

既往史：既往高血压病病史，未诊治，否认糖尿病、冠心病等病史，否认传染病史，否认输血史。

二、检查

BP 157/99 mmHg，R 20 次 / 分，P 88 次 / 分，SpO_2 95% 双肺未闻及干、湿啰音，未闻及心脏杂音。

辅助检查：

胸部 CT：主动脉硬化，双肺未见实变。

心脏彩超：二尖瓣三尖瓣轻度反流，肺动脉高压（轻度），左室收缩功能正常，舒张功能减退，左室射血分数 61%。

血常规：血红蛋白 101 g/L，HCT 34%。

肝功能检查，心电图检查，颅脑 CT 大致正常。

三、诊断

①左股骨颈骨折；②左桡骨远端骨折；③骨质疏松；④高血压病；⑤左下肢动脉粥样硬化。

四、麻醉经过

手术：左侧半髋关节置换术。

麻醉方式：腰硬联合麻醉复合静脉全身麻醉。

1. 麻醉方案

术前：患者高龄，虽然无贫血，但应术前备血，以应对术中大出血，还需对其呼吸循环功能、肝肾功能、电解质和血常规全面了解与评估，术前还应服用降压药。

术中：腰硬联合麻醉复合静脉全身麻醉，术中应用不依赖肝肾功能麻醉药品，严密监测循环呼吸系统，还要术中血压不可以太高，需要良好的镇痛镇静，解除患者术中焦虑与紧张。

术后：要有良好术后镇痛，选择硬膜外注射吗啡和罗哌卡因为首量，配以静脉镇痛泵术后镇痛。

2. 麻醉经过

8：00 入室，BP 177/88 mmHg，HR 81 次 / 分，R 18 次 / 分，SpO$_2$ 96%，输注林格氏液 500 mL。

8：15 腰硬联合麻醉，穿刺点 L$_{3 \sim 4}$，蛛网膜下隙注入 0.5% 罗哌卡因 1.5 mL，向上置管，麻醉平面 T$_{10}$ ~ S$_5$。

8：46 静脉滴注右美托咪定 25 μg，血压 119/65 mmHg，患者镇静状态。

8：50 手术开始。

9：20 泵注右美托咪定 15 μg/h，滴注聚明胶肽 500 mL，BIS 监测 60 ~ 70。

10：00 硬膜外注射吗啡 2 mg，0.75% 500 mL 罗哌卡因 4 mL。

10：05 手术结束。

10：06 患者清醒，生命体征平稳。

10：10 安全离室送 PACU。

五、讨论

患者高龄，术前做好备血的准备，以应对术中大出血的突发状况。患者有高血压病，术晨虽服用降压药品，入室时紧张焦虑和摆体位时疼痛，血压较高，椎管内麻醉前应适当镇痛镇静。术中麻醉平面应控制在 T$_{10}$ 以下，对高龄患者呼吸与循环波动影响较小。术中应补足血容量，同时还要防止过度输液，造成心脏负担，需要对血容量的一些检测手段，以维持液体出入量的平衡。术中右美托咪定应适当镇静，缓解患者焦虑紧张，控制血压不至于太高，心律不会太快，减少心脏做功。术后应有良好的镇痛，避免疼痛引起血压升高、心跳加快、伤口渗血等。

六、参考文献

［1］张华. 高血压患者手术麻醉和预防血压波动措施问题的探讨［J］. 中国医药指南，2011，9（36）：472-473.

［2］吴新民. 麻醉学高级教程［M］. 北京：中华医学电子音像出版社，2016.

［3］刘进，李文志. 麻醉学临床病案分析［M］. 北京：人民卫生出版社，2014.

［4］钱平. 右美托咪定复合硝酸甘油在老年患者髋关节置换术中控制性降压的效果［J］. 浙江创伤外科，2016，21（03）：584-585.

（张一帆）

病例 31　老年患者腹腔镜下胆囊切除术的麻醉

一、病历介绍

患者女性，73 岁，ASA：Ⅱ级，以"上腹部疼痛 1 天"入院。

现病史：患者 1 天前无明显诱因出现腹痛，呈持续性钝痛，疼痛较剧，位置以中上腹部为主，恶心、呕吐，非喷射性，呕吐物为胃内容物，无血凝块及咖啡色液体，呕吐后疼痛症状稍减轻，背部疼痛，无腹部束带感，无发热、寒战，无皮肤黄染，无心悸、胸闷；就诊于某中医院，给液对症治疗（具体用药不详），腹痛好转。后患者于该院查肝功能示：总胆红素 29.66 μmol/L，胆红素 12.05 μmol/L，谷丙转氨酶 261.90 U/L，谷草转氨酶 268.94 U/L，淀粉酶 791 U/L 个；腹部彩超提示"肝内钙化灶，胆囊结石并炎症，符合胰腺炎声像图"。现患者为求进一步诊治急来我院就诊，急诊科门诊以"急性胰腺炎"收入我科。患者自发病以来，神志清，精神可，未进饮食，未排大便，小便可，四肢肌力无明显改变。

既往史：平时身体情况一般，脑梗死 27 年，遗留有右侧肢体偏瘫；后患者又多次再发脑梗，均外院保守治疗，平时未规律服用抗凝药物。高血压病史 20 余年；糖尿病病史 10 年；8 年前外伤致右股骨头骨折，外院行手术治疗。患者无肝炎、结核等传染病史及接触史，无输血史，无药物过敏史，无食物过敏史，有外伤史及手术史，预防接种史不详。

个人史：出生原籍，无外地长期久居史。

婚育史：25 岁结婚，育有 3 子，配偶及子女均健康。

月经史：月经周期正常，无痛经及阴道不规则流血史。

家族史：父母已故，其因不详，否认家族成员中有传染病及遗传病史。

二、检查

体格检查：T 36.4℃，P 96 次／分，R 23 次／分，BP 176/101 mmHg，体重：58 kg，身高：155 cm。老年女性，发育正常，营养中等，神志清，精神差。自主体位，查体合作。心率 96 次／分，心音有力，心律整齐。

专科检查：皮肤、巩膜无黄染，腹平坦，未见明显胃肠型，Cullen 征（－），Grey-Turner 征（－），中上腹部压痛，无反跳痛及腹肌紧张，肝、胆、脾、肾未触及，Murphy 氏征（－），未扪及明显包块，叩诊浊鼓音，移动性浊音（－），肝、肾区无叩击痛，肠鸣音弱，1～2 次／分。

辅助检查：

2022－03－15 肝功能及淀粉酶：总胆红素 29.66 μmol/L，直接胆红素 12.05 μmol/L，谷丙转氨酶 261.90 U/L，谷草转氨酶 268.94 U/L，淀粉酶 791 U/L。

2022－03－15 腹部彩超：肝内钙化灶，胆囊结石并炎症，符合胰腺炎声像图。

三、诊断

①急性胰腺炎；②胆囊结石伴胆囊炎；③肝损害；④肝内钙化灶；⑤2 型糖尿病；⑥高血压；⑦脑梗死后遗症期。

四、麻醉经过

麻醉方式：气管插管全麻。

术式：腹腔镜下胆囊切除术。

（一）术前准备

（1）入院后常规查体，积极治疗急性胰腺炎。

（2）术前麻醉评估：详细了解既往病史及心肺功能评估，拟订详细麻醉方案。

（3）麻醉前物品及药品准备（包括麻醉药物及抢救药物等），气管插管设备：可视喉镜、通气道、加强型气管导管（6.5#）、吸引器（备用状态）、麻醉机及靶控泵（备用状态）。

（二）麻醉方案

08：30 患者入室，神志清楚，应答切题，进入手术室后监测有创血压、SpO$_2$、心电图等，开放外周静脉及中心静脉压穿刺。

1. 麻醉诱导

08：35 给予阿芬太尼 200 μg 缓慢静推，依托咪酯 15 mg，阿曲库铵 8 mg，08：40 可视喉镜下气管插管顺利，08：45 开始手术。

2. 全麻维持

瑞马唑仑 1～2 mg/（kg·h）、瑞芬太尼 0.1～0.3 μg/（kg·h），术中根据肌松监

测情况，间断给予适量肌松药，麻醉期间 BIS 为 40 ~ 60。

3．术中管理

紧密关注手术操作，监测呼末二氧化碳分压，关注各项生命体征及气道压，维持术中血流动力学平稳。

4．麻醉苏醒

09：25 手术顺利完成，术毕麻醉药物停止后，给予患者氟马西尼 0.3 mg 拮抗，5 min 后患者意识清醒，自主呼吸恢复，苏醒顺利，9：40 拔出气管导管，送 PACU 观察，患者无嗜睡，无恶心呕吐，且未发生呼吸抑制的情况。观察三十分钟后，患者自述无其他不适，改良的 Aldrete 评分 ≥ 9 分，10：10 转入病房。

术后 24 小时访视患者未见明显异常，生命体征平稳。

五、讨论

老年患者机体各系统功能减退，且常常合并多种心脑血管疾病，在行腹腔镜胆囊切除术时，易出现麻醉和手术并发症，给麻醉及管理带来一定的困难。腹腔镜胆囊切除术为有创手术，患者手术期间会产生一系列应激反应，可促使交感神经兴奋和垂体肾上腺皮质分泌，从而引起患者心跳加快、血压升高等一系列应激反应。此外，由于腹腔镜手术期间需使用 CO_2 气腹，而腹压增高会加重应激反应。在应激反应中较为敏感的两项指标是心率和血压，临床常常选用全身麻醉。单纯性全身麻醉只能抑制大脑皮层、边缘系统和下丘脑对大脑皮层的投射系统，而不能有效阻断手术区域伤害性刺激向交感神经低级中枢的传导，气腹所致的腹内压增高和 CO_2 吸收后的作用可引起一系列的应激反应，表现为交感神经兴奋、儿茶酚胺释放增加，因此气腹后患者的收缩压、舒张压、平均动脉压、心率均明显上升。同时气腹使心脏后负荷显著增加，对有冠心病的老年人，可引起心肌缺血、损伤以至坏死。此外镇静、镇痛药物用量偏大，常出现苏醒时间延长。然而用阿芬太尼和依托咪酯诱导具有起效快、作用时间短和苏醒迅速的优点，同时呼吸抑制发生率低，血流动力学稳定；肌松药选用阿曲库铵，是因为阿曲库铵不经肝肾代谢；麻醉的维持用瑞马唑仑对呼吸、循环抑制影响非常小，血流动力学平稳，起效快，时效短，药物稳定性好，且不经过肝肾代谢，并完全被氟马西尼逆转，苏醒快且苏醒质量较高，相比丙泊酚和咪达唑仑更具有临床优势，安全系数更高。

（一）麻醉与术中注意事项

（1）麻醉前建立静脉通路应选择上肢静脉，因腹腔内压增高可压迫下腔静脉，影响血液回流，上肢静脉通路也有利于麻醉用药。

（2）全麻诱导面罩通气期间，其辅助潮气量不宜过大，以避免氧压过高进入胃肠道，形成胃肠积气，气腹后腹腔压增高易引起胃内容物反流。

（3）人工"气腹"时腹腔内压应控制在 10 ~ 15 mmHg 为理想（上腹部手术），若腹腔内压超过 20 mmHg，应密切监测呼吸与循环功能。为避免腹腔内压增高所致的相关并发症发生，可建议手术医师使用腹壁提升器。

（4）当术中采取头高足低体位时，患者易出现外源性肺容量减少与气腹所致的 $PaCO_2$ 增高，选择气管内插管全身麻醉，可根据气道压力与 $P_{ET}CO_2$ 监测结果来调节机械正压通气的潮气量及频率，以便缓冲对呼吸功能的影响。

（5）术中若出现意外性血管损伤而引起难以控制的出血，须改为剖腹手术者，麻醉医师应予以积极配合，并及时输血、补液，甚至应用血管收缩药，以维持循环功能稳定。

（二）并发症及其防治

（1）术中气腹不当可引起气胸、纵隔气肿或皮下气肿等，尤其腹腔内压超过 20 mmHg 时，气体可通过食管裂孔或受损组织进入纵隔或胸腔，导致纵隔气肿并移位、心脏受压及张力性气胸，甚至发展至颈部、胸部皮下气肿。

总之，若发现呼吸困难或机械通气阻力过高，并有皮下气肿者，应考虑张力性气胸发生，并进行针对性处理，不得延误。

（2）气栓形成是很少发生的严重并发症，可能原因为气腹针不慎穿入血管或气体进入破损的静脉而造成大量 CO_2 气体进入血循环。

术中患者一旦出现口唇发绀、SpO_2 突然下降、心率减慢、血压降低、循环虚脱、$P_{ET}CO_2$ 迅速上升、瞳孔散大等，可能是发生气栓。此时应立即暂停手术，解除气腹，纯氧通气且将患者处于头低足高左侧卧位，必要时经中心静脉抽出相关气体，或进行高压氧治疗。

（3）气腹形成的腹腔内压力增高，可使迷走神经张力增强，由此导致心动过缓，严重者可心律失常，甚至心脏停搏，应及时给予阿托品处理。

（4）术中引起高碳酸血症主要由腹腔内压过高、手术时间较长、二氧化碳吸收入血过多造成。

因此，对高碳酸血症患者应逐渐改善通气，缓慢降低 $PaCO_2$，使呼吸与循环中枢有一段适应过程，不可骤然进行过度通气，以避免二氧化碳排除综合征的发生（其临床表现为：血压剧降、脉搏减弱、呼吸抑制等征象，称为二氧化碳排除综合征，严重者可引起心律失常，甚至心脏停搏）。

（郭　瑜）

病例 32　口腔癌手术的麻醉管理

一、病历介绍

患者男性，41 岁，身高 174 cm，体重 74 kg，因"发现左舌肿物四年"于 2022-06-04 10：25 入院。

现病史：4 年前患者自觉左侧舌背部出现白色斑块，可自行剥脱，有烧灼感、异物感，于某市第二人民医院就诊，予以"碳酸氢钠"漱口，未有明显改善。两个月前自觉块处出现一肿物伴有疼痛，约"黄豆"大小，未行特殊处理。近一月来疼痛放散至枕后，自觉肿物有增大。有张口受限、左舌侧缘和舌根处烧灼感。为求进一步诊治，遂来我院求治，门诊以"左舌肿物"收入院。自患病以来，患者全身情况一般，精神及睡眠一般，大小便正常，无明显体重下降。

既往史：否认高血压，否认糖尿病，否认冠心病，否认肝炎、结核、菌痢、伤寒等传染病史，否认手术、输血、外伤史，否认食物、药物过敏史，预防接种史不详。

二、检查

专科检查：颌面部基本对称，轻度开口限，两颊黏膜下可触及条索样改变。全口口腔卫生一般，恒牙列，舌活动良好，左舌背部可见一 1.5 cm×2 cm×0.3 cm 外生性肿物，表面溃烂，伪膜覆盖，不可抹去，基底硬，不可推动，触诊稍痛，与周围组织边界较清。余口内黏膜颜色正常。双侧颏下区、颌下区、颈前区未触及明显肿大淋巴结。

辅助检查：

心电图：窦性心律，未见明显异常。

MRI：①左侧舌体及根部占位，考虑肿瘤性病变，舌癌可能，建议增强检查。②左侧扁桃体囊性灶，必要时增强。③左侧颈部皮下多发异常信号灶，考虑脂肪瘤可能。

心脏彩超：心内结构、活动未见明显异常，心室收缩功能正常。

肝胆胰脾彩超：轻度脂肪肝。

胆囊壁隆起性病变，考虑胆囊息肉。

双下肢动静脉彩超：双侧下肢动脉钙化斑声像，双侧下肢深静脉未见明显栓塞。

颈动脉彩超：双侧颈动脉未见异常声像。

实验室检查：

血常规五分类：嗜碱粒细胞绝对值 0.07×10^9/L ↑，红细胞比积 51.6%。

三、诊断

①舌肿物；②口腔黏膜下纤维化。

四、麻醉经过

术式：①颈部淋巴结清扫术；②口腔颌面部软组织缺损游离皮瓣移植修复术；③舌恶性肿物扩大切除术。

1. 术前访视

患者发育正常，张口度及甲颌间距正常，舌肿物较小且不易出血，不影响插管视野，马氏分级Ⅱ级。交代患者麻醉方式和术中可能出现的麻醉意外。

2. 麻醉前准备

术前备好血管活性药物及抢救药品，做好心电监护、血氧监测、有创动态血压监测。

3. 麻醉过程

全麻诱导：右美托咪定 0.1 mg/（kg·h）泵入 10 分钟，丙泊酚 100 mg，舒芬太尼 30 μg，罗库溴铵 40 mg。经鼻插管全麻后七氟醚 2% 吸入 + 瑞芬太尼 0.1 μg/（kg·min）+ 右美托咪定 0.4 μg/（kg·h）维持麻醉。术中根据血压、心率等调整麻醉药物剂量。前期在切舌部肿物及分离移植皮瓣的过程中，维持血压波动不超过基础血压 20% 左右，维持重要脏器的血供。在移植皮瓣到舌部时，为减少出血和保证术野清晰，实行控制性降压，通过加深麻醉药，或者使用降压药物将血压收缩压控制在基础血压的 80% 左右，在患者能耐受的情况下，将血压控制在收缩压 90 mmHg，舒张压 40 ~ 50 mmHg，平均动脉压在 60 mmHg。在血管吻合成功后，使用去甲肾上腺素稍微升高血压，检验血管吻合是否成功，吻合血管可以为患者移植皮瓣提供足够血供，利于术后恢复。

五、讨论

麻醉方案选择经鼻插管全麻，可以为术者经口手术提供足够视野，术前需要关注患者是否有凝血功能障碍、鼻损伤、鼻出血、鼻骨骨折、颅底骨折、颅内高压，这些是经鼻气管插管的禁忌证。口腔颌面部肿瘤术前需要评估与气管的关系，影响气管插管和呼吸道通气的程度，否则可能需要清醒气管插管。口腔科患者一般多见于中青年，口腔癌手术时间较长，创面较大，操作精细，需麻醉完善、术野清晰。该手术麻醉主要关注点为关注手术不同阶段需要最佳的血流动力学管理，所以要做好有创血压监测，以便于实时监测血压波动。在手术前期，会大面积分离皮瓣或骨头，应激较大，足够的镇痛显得尤为重要，搭配右美托咪定，可将应激损害降低到最小；在皮瓣移植吻合血管阶段，应激反应较小，可适当减浅麻醉深度。为了给术者提供较好的术野并减少出血量，可通过少量泵注硝酸甘油或者乌拉地尔控制性降压，将血压控制在收缩压 90 mmHg，舒张压 40 ~ 50 mmHg，平均动脉压在 60 mmHg。在血管吻合成功后使用去甲肾上腺素适当提高血压，检验血管吻合是否成功，若吻合成功，手术进入最后阶段（缝合阶段）。在此阶段，麻醉主要关注点为提供稳定的血流动力学，保证重要脏器灌注。口腔科患者术后苏醒期管理较一般手术严苛，术后水肿、渗血有呼吸道梗阻的风险，可考虑带管 1 ~ 2 天，待急性水肿期过去再拔管，可行预防性气管切开。该手术由于创面大，吻合血管等操作精细，需要制动较长时间，手术结束做了气管切开，并送入 ICU 镇静，待病情稳定后拔管。

（李燕则）

参考文献

［1］北京医轩国际医学研究院. 临床麻醉学研究［M］. 南昌：江西科学技术出版社，2019.

［2］董慧领. 医学麻醉技术与临床应用［M］. 武汉：湖北科学技术出版社，2018.

［3］孙小青，郭红丽，张力萍. 临床麻醉技术与应用［M］. 武汉：湖北科学技术出版社，2017.

［4］于布为，杭燕南. 麻醉药理基础［M］. 上海：上海世界图书出版公司，2017.

［5］邓小明，姚尚龙，曾因明. 麻醉学新进展［M］. 北京：人民卫生出版社，2017.

［6］俞卫锋. 临床麻醉学理论与实践［M］. 北京：人民卫生出版社，2017.

［7］中华医学会麻醉学分会. 中国麻醉学指南与专家共识［M］. 北京：人民卫生出版社，2017.

［8］梅厚连，许建彪，张强. 外科手术与麻醉医学［M］. 天津：天津科学技术出版社，2017.

［9］王德伟. 现代麻醉理论与技术［M］. 天津：天津科学技术出版社，2017.

［10］马智聪，范俊伯. 临床麻醉学实习指南［M］. 太原：山西经济出版社，2016.

［11］郭曲练，姚尚龙. 临床麻醉学［M］. 北京：人民卫生出版社，2016.

［12］孙增勤. 实用麻醉手册［M］. 6 版. 北京：人民军医出版社，2016.

［13］喻田，王国林. 麻醉药理学［M］. 4 版. 北京：人民卫生出版社，2016.

［14］艾登斌，帅训军，姜敏. 简明麻醉学［M］. 2 版. 北京：人民卫生出版社，2016.

［15］徐铭军，王子千，王国林. 妇产科麻醉学［M］. 2 版. 北京：科学出版社，2016.

［16］杨涵，陈骥. 异丙酚在急性脊柱创伤微创手术麻醉中的应用效果研究——评《脊髓、脊柱和骨盆创伤》［J］. 中国全科医学，2022，25（17）：2089.

［17］杜杨. 椎管内麻醉和全身麻醉在老年骨创伤患者中的临床疗效［J］. 中国医药指南，2021，19（12）：112-113.

［18］马峰. 腹腔镜胆囊切除术应用瑞芬太尼复合丙泊酚的麻醉效果及安全性评价［J］. 现代养生，2022，22（12）：972-974.

［19］瞿高祥. 瑞芬太尼或芬太尼复合异丙酚在腹腔镜胆囊手术麻醉中的应用价值分析［J］. 名医，2022（05）：159-161.

［20］李清，朱燕琴，陈林. 全身麻醉复合腰硬联合麻醉对腹腔镜手术患者术后的影响［J］. 中国卫生标准管理，2022，13（05）：55-58.